中国传统医学经典选读

Chinese Traditional Medicine Classic Readings

◎ 李林森 / 著

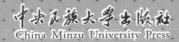

中央民族大学出版社
China Minzu University Press

图书在版编目(CIP)数据

中国传统医学经典选读 / 李林森编著 . —北京：
中央民族大学出版社,2015.2 (2018.3重印)
　ISBN 978-7-5660-0819-0

　Ⅰ.①中…　Ⅱ.①李…　Ⅲ.①中国医药学—古籍—介
绍　Ⅳ.①R2

中国版本图书馆 CIP 数据核字(2014)第 216597 号

中国传统医学经典选读

编 著 者	李林森
责 任 编 辑	周雅丽
封 面 设 计	布拉格
出 版 者	中央民族大学出版社
	北京市海淀区中关村南大街 27 号　邮编:100081
	电话:68472815(发行部)　传真:68933757(发行部)
	传真:68932218(总编室)　　　68932447(办公室)
发 行 者	全国各地新华书店
印 刷 厂	北京盛华达印刷有限公司
开 本	787×1092(毫米)　1/16　印张:27.5
字 数	500 千字
版 次	2015 年 2 月第 1 版　2018 年 3 月第 2 次印刷
书 号	ISBN 978-7-5660-0819-0
定 价	95.00 元

教育部

"长江学者和创新团队发展计划"

资助出版

（**IRT_13R63**）

（Supported by Program for Changjiang Scholars and Innovative Research Team in University PCSIRT）

目　　录

第一章 黄帝内经

第一节 灵枢

1. 九针十二原

黄帝问于岐伯曰：余子万民，养百姓而收其租税。余哀其不给而属有疾病。余欲勿使被毒药，无用砭石，欲以微针通其经脉，调其血气，荣其逆顺出入之会。令可传于后世，必明为之法。令终而不灭，久而不绝，易用难忘，为之经纪，异其章，别其表里，为之终始。令各有形，先立针经。愿闻其情。岐伯答曰：臣请推而次之，令有纲纪，始于一，终于九焉。请言其道！小针之要，易陈而难入。粗守形，上守神。神乎神，客在门。未睹其疾，恶知其原？刺之微在速迟。粗守关，上守机，机之动，不离其空。空中之机，清静而微。其来不可逢，其往不可追。知机之道者，不可挂以发。不知机道，扣之不发。知其往来，要与之期。粗之暗乎，妙哉，工独有之。往者为逆，来者为顺，明知逆顺，正行无问。逆而夺之，恶得无虚？追而济之，恶得无实？迎之随之，以意和之，针道毕矣。凡用针者，虚则实之，满则泄之，宛陈则除之，邪胜则虚之。大要曰：徐而疾则实，疾而徐则虚。言实与虚，若有若无。察后与先。若存若亡。为虚与实，若得若失。虚实之要，九针最妙，补泻之时，以针为之。泻曰，必持内之，放而出之，排阳得针，邪气得泄。按而引针，是谓内温，血不得散，气不得出也。补曰，随之随之，意若妄之。若行若按，如蚊虻止，如留如还，去如弦绝，令左属右，其气故止，外门已闭，中气乃实，必无留血，急取诛之。持针之道，坚者为宝。正指直刺，无针左右。神在秋毫，属意病者。审视血脉者，刺之无殆。方刺之时，必在悬阳，及与两卫。神属勿去，知病存亡。血脉者在俞横居，视之独澄，切之独坚。九针之名，各不同形。一曰镵针，长一寸六分；二曰员针，长一寸六分；三曰鍉针，长三寸半；四曰锋针，长一寸六分；五曰铍针，长四寸，广二分半；六曰员利针，长一寸六分；七曰毫针，长三寸六分；八曰长针，长七寸；九曰大针，长四寸。镵针者，头大末锐，去泻阳气；员针者，针如卵形，揩摩分间，不得伤肌肉，以泻分气；锟针者，锋如黍粟之锐，主按脉勿陷，以致其气；锋针者，刃三隅以发痼疾；铍针者，末如剑锋，以取大脓；员利针者，大如毫，且员且锐，中身微大，以取暴气；毫针者，尖如蚊虻喙，静以徐往，微以久留之而养，以取痛痹；长针者，锋利身薄，可以取远痹；大针者，尖如挺，其锋微员，以泻机关之水也。九针毕矣。夫气之在脉也，邪气在上，浊气在中，清气在下。故针陷脉则邪气出，针中脉则浊气出，针太深则邪气反沉，病益。故曰：皮肉筋脉，各有所处，病各有所宜，各不同形，各以任其所宜，无实无虚。损不足而益有余，是谓甚病，病益甚。取五脉者死，取三脉者恇；夺阴者死，夺阳者狂，针害毕矣。刺之而气不至，无问其数。刺之而气至，乃去之，勿复针。针各有所宜，各不同形，各任其所，为刺之要。气至而有效，效之信，若风之吹云，明乎若见苍天，刺之道毕矣。黄帝曰：愿闻五脏六腑所出之处。岐伯曰：五脏五俞，五五二十五俞，六腑六俞，六六三十六俞，经脉十二，络脉十五，凡二十七气，以上下。所出为井，所溜为荥，所注为俞，所行为经，所入为合，二十七气所行，皆在五俞也。节之交，三百六十五会，知其要者，一言而终，不知其要，流散无穷。所言节者，神气之所游行出入也，非皮肉筋骨也。睹其色，察其目，知其散复。一其形，听其动静，知其邪正，右主推之，左持而御之，气至而去之。凡将用针，必先诊脉，视气之剧易，乃可以治也。五脏之气，已绝于内，而用针者反实其外，是谓重竭。重竭必死，其死也静。治之者辄反其气，取腋与膺。五脏之气，已绝于外，而用针者反实其内，是谓逆厥。逆厥则必死，其死也躁。治之者反取四末。刺之害中而不去，则精泄；害中而去，则致气。精泄则病益甚而恇，致气则生为痈疡。五脏有六腑，六腑有十二原，十二原出于四关，四关主治五脏。五脏有疾，当取之十二原。十二原者，五脏之所以禀三百六十五节气味也。五脏有疾也，应出十二原。十二原各有所出。明知其原，睹其应，而知五脏之害矣。阳中之少阴，肺也，其原出于太渊，太渊二。阳中之太阳，心也，其原出于大陵，大陵二。阴中之少阳，肝也，其原出于太冲，太冲二。阴中之至阴，脾也，其原出于太白，太白二。阴中之太阴，肾也，其原出于太溪，太溪二。膏之原，出于鸠尾，鸠尾一。膏之原，出于脖胦，脖胦一。凡此十二原者，主治五脏六腑之有疾者也。胀取三阳，飧泄取三阴。今夫五脏之有疾也，譬犹刺也，犹污也，犹结也，犹闭也。刺虽久犹可拔也，污虽久犹可雪也，结虽久犹可解也，闭虽久犹可决也。或言久疾之不可取者，非其说也。夫善用针者，取其疾也，犹拔刺也，犹雪污也，犹解结也，犹决闭也。疾虽久，犹可毕也。言不可治者，未得其术也。刺诸热者，如以手探汤；刺寒清者，如人不欲行。阴有阳疾者，取之下陵三里，正往无殆，气下乃止，不下复始也。疾高而内者，取之阴之陵泉；疾高而外者，取之阳之陵泉也。

2. 本输

黄帝问于岐伯曰：凡刺之道，必通十二经络之所终始，络脉之所别处，五俞之所留，六腑之所与合，四时之所出入，五脏之所溜处，阔数之度，浅深之状，高下所至。愿闻其解。岐伯曰：请言其次也。肺出于少商，少商者，手大指端内侧也，为井木；溜于鱼际，鱼际者，手鱼也，为荥；注于太渊，太渊鱼后一寸陷者中也，为俞；行于经渠，经渠寸口中也，动而不居，为经；入于尺泽，尺泽肘中之动脉也，为合，手太阴经也。心出于中冲，中冲，手中指之端也，为井木；流于劳宫，劳宫掌中中指本节之内间也，为荥；注于大陵，大陵掌后两骨之间方下者也，为俞；行于间使，间使之道，两筋之间，三寸之中也，有过则至，无过则止，为经；入于曲泽，曲泽，肘内廉下陷者之中也，屈而得之，为合，手少阴经也。肝出于大敦，大敦者，足大趾之端，及三毛之中也，为井木；溜于行间，行间足大趾间也，为荥；注于太冲，太冲行间上二寸陷者之中也，为俞；行于中封，中封内踝之前一寸半，陷者之中，使逆则宛，使和则通，摇足而得之，为经；入于曲泉，曲泉辅骨之下，大筋之上也，屈膝而得之，为合，足厥阴经也。脾出于隐白，隐白者，足大趾之端内侧也，为井木；溜于大都，大都本节之后下陷者之中也，为荥；注于太白，太白腕骨之下也，为俞；行于商丘，商丘内踝之下陷者之中也，为经；入于阴之陵泉，阴之陵泉，辅骨之下陷者之中也，伸而得之，为合。足太阴经也。肾出于涌泉，涌泉者足心也，为井木；溜于然谷，然谷，然骨之下者也，为荥；注于太溪，太溪内踝之后跟骨之上陷中者也，为俞；行于复溜，复溜，上内踝二寸，动而不休，为经；入于阴谷，阴谷，辅骨之后，大筋之下，小筋之上也，按之应手，屈膝而得之，为合，足少阴经也。膀胱出于至阴，至阴者，足小趾之端也，为井金；溜于通谷，通谷，本节之前外侧也，为荥；注于束骨，束骨，本节之后陷者中也，为俞；过于京骨，京骨，足外侧大骨之下，为原；行于昆仑，昆仑，在外踝之后，跟骨之上，为经；入于委中，委中，腘中央，为合，委而取之，足太阳经也。胆出于窍阴，窍阴者，足小趾次趾之端也，为井金；溜于侠溪，侠溪，足小趾次趾之间也，为荥；注于临泣，临泣，上行一寸半，陷者中也，为俞；过于丘墟，丘墟，外踝之前下陷者中也，为原。行于阳辅，阳辅外踝之上辅骨之前及绝骨之端也，为经；入于阳之陵泉，阳之陵泉，在膝外陷者

3

中也，为合，伸而得之，足少阳经也。胃出于厉兑，厉兑者，足大趾内次趾之端也，为井金；溜于内庭，内庭，次趾外间也，为荥；注于陷谷，陷谷者，上中指内间上行二寸陷者中也，为俞；过于冲阳，冲阳，足跗上五寸陷者中也，为原，摇足而得之；行于解溪，解溪，上冲阳一寸半陷者中也，为经；入于下陵，下陵，膝下三寸胻骨外三里也，为合；复下三里三寸，为巨虚上廉，复下上廉三寸，为巨虚下廉也；大肠属上，小肠属下，足阳明胃脉也。大肠小肠，皆属于胃，是足阳明经也。三焦者，上合手少阳，出于关冲，关冲者，手小指次指之端也，为井金；溜于液门，液门，小指次指之间也，为荥；注于中渚，中渚，本节之后陷者中也，为俞；过于阳池，阳池，在腕上陷者之中也，为原；行于支沟，支沟，上腕三寸两骨之间陷者中也，为经；入于天井，天井，在肘外大骨之上陷者中也，为合，屈肘而得之；三焦下腧在于足大趾之前，少阳之后，出于腘中外廉，名曰委阳，是太阳络也，手少阳经也。三焦者，足少阳太阴之所将太阳之别也，上踝五寸，别入贯腨肠，出于委阳，并太阳之正，入络膀胱，约下焦，实则闭癃，虚则遗溺，遗溺则补之，闭癃则泻之。手太阳小肠者，上合手太阳，出于少泽，少泽，小指之端也，为井金；溜于前谷，前谷，在手外廉本节前陷者中也，为荥；注于后溪，后溪者，在手外侧本节之后也，为俞；过于腕骨，腕骨，在手外侧腕骨之前，为原；行于阳谷，阳谷，在锐骨之下陷者中也，为经；入于小海，小海，在肘内大骨之外，去端半寸，陷者中也，伸臂而得之，为合，手太阳经也。大肠上合手阳明，出于商阳，商阳，大指次指之端也，为井金；溜于本节之前二间，为荥；注于本节之后三间，为俞；过于合谷，合谷，在大指岐骨之间，为原；行于阳溪，阳溪，在两筋间陷者中也，为经；入于曲池，在肘外辅骨陷者中，屈臂而得之，为合，手阳明经也。是谓五脏六腑之俞，五五二十五俞，六六三十六俞也。六腑皆出足之三阳，上合于手者也。缺盆之中，任脉也，名曰天突。一次，任脉侧之动脉足阳明也，名曰人迎；二次脉，手阳明也，名曰扶突；三次脉，手太阳也，名曰天窗；四次脉，足少阳也，名曰天容；五次脉，手少阳也，名曰天牖；六次脉，足太阳也，名曰天柱；七次脉，颈中央之脉，督脉也，名曰风府。腋内动脉手太阴也，名曰天府。腋下三寸手心主也，名曰天池。刺上关者，呿不能欠。刺下关者，欠不能呿。刺犊鼻者，屈不能伸。刺两关者，伸不能屈。足阳明，挟喉之动脉也，其俞在膺中。手阳明，次在其俞外，不至曲颊一寸。手太阳当曲颊。足少阳在耳下曲颊之后。手少阳出耳后，上加完骨之上。足太阳挟项大筋之中发际。阴尺动脉，在五里，五俞之禁也。肺合大肠，大肠者，传道之府。心合小肠，小肠者，受盛之府。肝合胆，胆者中精之腑。脾合胃，胃者五谷之府。肾合膀胱，膀胱者津液之府也。少阳属肾，肾上连肺，故将两脏。三焦者，中渎之府也，水道出焉，属膀胱，是孤之府也，是六腑之所与合者。春取络脉诸荥大经分肉之间，甚者深取之，间者浅取之。夏取诸俞孙络肌肉皮肤之上。秋取诸合，余如春法。冬取诸井诸俞之分，欲深而留之。此四时之序，气之所处，病之所舍，脏之所宜。转筋者，立而取之，可令遂已。痿厥者，张而刺之，可令立快也。

3. 小针解

　　所谓易陈者，易言也。难入者，难着于人也。粗守形者，守刺法也。上守神者，守人之血气有余不足，可补泻也。神客者，正邪共会也。神者正气也，客者邪气也。在门者，邪循正气之所出入也。未睹其疾者，先知邪正何经之疾也。恶知其原者，先知何经之病所取之处也。刺之微在数迟者，徐疾之意也。粗守关者，守四肢而不知血气正邪之往来也。上守机者，知守气也。机之动不离其空中者，知气之虚实，用针之徐疾。空中之机，清静以微者，针以得气，密意守气勿失也。其来不可逢者，气盛不可补也。其往不可追者，气虚不可泻也。不可挂以发者，言气易失也。扣之不发者，言不知补泻之意也。血气已尽而气不下也。知其往来者，知气之逆顺盛虚也。要与之期者，知气之可取之时也。粗之暗者，冥冥不知气之微密。妙哉！工独有之者，尽知针意也。往者为逆者，言气之虚而小，小者逆也。来者为顺者，言形气之平，平者顺也。明知逆顺正行无问者，言知所取之处也。迎而夺之者，泻也；追而济之者，补也。所谓虚则实之者，气口虚而当补之也。满则泄之者，气口盛而当泻之也。宛陈则除之者，去血脉也。邪胜则虚之者，言诸经有盛者，皆泻其邪也。徐而疾则实者，言徐内而疾出也。疾而徐则虚者，言疾内而徐出也。言实与虚若有若无者，言实者有气，虚者无气也。察后与先若亡若存者，言气之虚实，补泻之先后也，察其气之已下与常存也。为虚为实，若得若失者，言补者必然若有得也，泻则恍然若有失也。夫气之在脉也，邪气在上者，言邪气之中人也高，故邪气在上也。浊气在中者，言水谷皆入于胃，其精气上注于肺，浊溜于肠胃，言寒温不适，饮食不节，而病生于肠胃，故命曰浊气在中也。清气在下者，言清湿地气之中人也，必从足始，故曰清气在下也。针陷脉，则邪气出者取之上，针中脉则浊气出者，取之阳明合也。针太深则邪气反沉者，言浅浮之病，不欲深刺也。深则邪气从之入，故曰反沉也。皮肉筋脉各有所处者，言经络各有所主也。取五脉者死，言病在中气不足，但用针尽大泻其诸阴之脉也。取三阳之脉者，唯言尽泻三阳之气，令病人恇然不复也。夺阴者死，言取尺之五里五往者也。夺阳者狂，正言也。睹其色，察其目，知其散复，一其形，听其动静者，言上工知相五色于目。有知调尺寸小大缓急滑涩以言所病也。知其邪正者，知论虚邪与正邪之风也。右主推之，左持而御之者，言持针而出入也。气至而去之者，言补泻气调而去之也。调气在于终始一者，持心也。节之交三百六十五会者，络脉之渗灌诸节者也。所谓五脏之气，已绝于内者，脉口气内绝不至，反取其外之病处，与阳经之合，有留针以致阳气，阳气至则内重竭，重竭则死矣。其死也，无气以动，故静。所谓五脏之气，已绝于外者，脉口气外绝不至，反取其四末之输，有留针以致其阴气，阴气至则阳气反入，入则逆，逆则死矣。其死也，阴气有余，故躁。所以察其目者，五脏使五色循明。循明则声章。声章者，则言声与平生异也。

4. 邪气脏腑病形

黄帝问于岐伯曰：邪气之中人也奈何？岐伯答曰：邪气之中人高也。黄帝曰：高下有度乎？岐伯曰：身半以上者，邪中之也。身半已下者，湿中之也。故曰：邪之中人也，无有常，中于阴则溜于腑，中于阳则溜于经。黄帝曰：阴之与阳也，异名同类，上下相会，经络之相贯，如环无端。邪之中人，或中于阴，或中于阳，上下左右，无有恒常，其故何也？岐伯曰：诸阳之会，皆在于面。中人也，方乘虚时及新用力，若饮食汗出，腠理开而中于邪。中于面，则下阳明。中于项，则下太阳。中于颊，则下少阳。其中于膺背两胁，亦中其经。黄帝曰：其中于阴，奈何？岐伯答曰：中于阴者，常从臂胻始。夫臂与胻，其阴皮薄，其肉淖泽，故俱受于风，独伤其阴。黄帝曰：此故伤其脏乎？岐伯答曰：身之中于风也，不必动脏。故邪入于阴经，则脏气实，邪气入而不能客，故还之于腑。故中阳则溜于经，中阴则溜于腑。黄帝曰：邪之中人脏奈何？岐伯曰：愁忧恐惧则伤心。形寒寒饮则伤肺，以其两寒相感，中外皆伤，故气逆而上行。有所堕坠，恶血留内，若有所大怒，气上而不下，积于胁下，则伤肝。有所击仆，若醉入房，汗出当风，则伤脾。有所用力举重，若入房过度，汗出浴水，则伤肾。黄帝曰：五脏之中风，奈何？岐伯曰：阴阳俱感，邪乃得往。黄帝曰：善哉。黄帝问于岐伯曰：首面与身形也，属骨连筋，同血合于气耳。天寒则裂地凌冰，其卒寒，或手足懈惰，然而其面不衣，何也？岐伯答曰：十二经脉，三百六十五络，其血气皆上于面而走空窍。其精阳气上走于目而为睛。其别气走于耳而为听。其宗气上出于鼻而为臭。其浊气出于胃，走唇舌而为味。其气之津液，皆上熏于面，而皮又厚，其肉坚，故天气甚寒，不能胜之也。黄帝曰：邪之中人，其病形何如？岐伯曰：虚邪之中身也，洒淅动形。正邪之中人也，微，先见于色，不知于身，若有若无，若亡若存，有形无形，莫知其情。黄帝曰：善哉。黄帝问于岐伯曰：余闻之，见其色，知其病，命曰明；按其脉，知其病，命曰神；问其病，知其处，命曰工。余愿闻见而知之，按而得之，问而极之，为之奈何？岐伯答曰：夫色脉与尺之相应也，如桴鼓影响之相应也，不得相失也，此亦本末根叶之出候也，故根死则叶枯矣。色脉形肉，不得相失也。故知一则为工，知二则为神，知三则神且明矣。黄帝曰：愿卒闻之。岐伯答曰：色青者，其脉弦也；赤者，其脉钩也；黄者，其脉代也；白者，其脉毛；黑者，其脉石。见其色而不得其脉，反得其相胜之脉，则死矣；得其相生之脉，则病已矣。黄帝问于岐伯曰：五脏之所生，变化之病形何如？岐伯答曰：先定其五色五脉之应，其病乃可别也。黄帝曰：色脉已定，别之奈何？岐伯说：调其脉之缓、急、小、大、滑、涩，而病变定矣。黄帝曰：调之奈何？岐伯答曰：脉急者，尺之皮肤亦急；脉缓者，尺之皮肤亦缓；脉小者，尺之皮肤亦减而少气；脉大者，尺之皮肤亦贲而起；脉滑者，尺之皮肤亦滑；脉涩者，尺之皮肤亦涩。凡此变者，有微有甚。故善调尺者，不待于寸，善调脉者，不待于色。能参合而行之者，可以为上工，上工十全九。行二者，为中工，中工十全七。行一者，为下工，下工十全六。黄帝曰：请问脉之缓、急、小、大、滑、涩之病形何如？岐伯曰：臣请言五脏之病变也。心脉急甚者为瘛疭；微急，为心痛引背，食不下。缓甚，为狂笑；微缓，为伏梁，在心下，上下行，时唾血。大甚，为喉吤；微大，为心痹引背，善泪出。小甚为善哕；微小为消瘅。滑甚为善渴；微滑为心疝，引脐，小腹鸣。涩甚为瘖；微涩为血溢，维厥，耳鸣，颠疾。肺脉急甚，为癫疾；微急，为肺寒热，怠惰，咳唾血，引腰背胸，若鼻息肉不通。缓甚，为多汗；微缓，为痿痿，偏风，头以下汗出不可止。大甚，为胫肿；微大，为肺痹，引胸背，起恶日光。小甚，为泄；微小，为消瘅。滑甚，为息贲上气；微滑，为上下出血。涩甚，为呕血；微涩，为鼠痿，在颈支腋之间，下不胜其上，其应善瘛矣。肝脉急甚者为恶言；微急为肥气在胁下，若复杯。缓甚为善呕，微缓为水瘕痹也。大甚为内痈，善呕衄；微大为肝痹，阴缩，咳引小腹。小甚为多饮；微小为消瘅。滑甚为癀疝；微滑为遗溺。涩甚为溢饮；微涩为瘛挛筋痹。脾脉急甚为瘛疭；微急为膈中，食饮入而还出，后沃沫。缓甚为痿厥；微缓为风痿，四肢不用，心慧然若无病。大甚为击仆；微大为疝气，腹里大脓血，在肠胃之外。小甚为寒热，微小为消瘅。滑甚为癀癃；微滑为虫毒蛕蝎腹热。涩甚为肠癀；微涩为内癀，多下脓血。肾脉急甚为骨癫疾；微急为沉厥奔豚，足不收，不得前后。缓甚为折脊；微缓为洞，洞者，食不化，下嗌还出。大甚为阴痿；微大为石水，起脐已下至小腹腫腫然，上至胃脘，死不治。小甚为洞泄；微小为消瘅。滑甚为癫疝；微滑为骨痿，坐不能起，起则目无所见。涩甚为大痛；微涩为不月，沉痔。黄帝曰：病之六变者，刺之奈何？岐伯答曰：诸急者多寒；缓者多热；大者多气少血；小者血气皆少；滑者阳气盛，微有热；涩者多血、少气，微有寒。是故刺急者，深内而久留之；刺缓者，浅内而疾发针，以去其热；刺大者，微泻其气，无出其血；刺滑者，疾发针而浅内之，以泻其阳气而去其热；刺涩者，必中其脉，随其逆顺而久留之，必先按而循之，已发针，疾按其痏，无令其血出，以和其脉；诸小者，阴阳形气俱不足，勿取以针而调以甘药也。黄帝曰：余闻五脏六腑之气，荥、输所入为合，令何道从入，入安连过，愿闻其故。岐伯答曰：此阳脉之别入于内，属于腑者也。黄帝曰：荥俞与合，各有名乎？岐伯答曰：荥俞治外经，合治内腑。黄帝曰：治内腑奈何？岐伯答曰：取之于合。黄帝曰：合各有名乎？岐伯答曰：胃合入于三里，大肠合入于巨虚上廉，小肠合入于巨虚下廉，三焦合入于委阳，膀胱合入于委中央，胆合入于阳陵泉。黄帝曰：取之奈何？岐伯答曰：取之三里者，低跗；取之巨虚者，举足；取之委阳者，屈伸而索之；委中者，屈而取之；阳陵泉者，正竖膝予之齐，下至委阳之阳取之；取诸外经者，揄申而从之。黄帝曰：愿闻六腑之病。岐伯答曰：面热者足阳明病，鱼络血者手阳明病，两跗之上脉竖陷者，足阳明病，此胃脉也。大肠病者，肠中切痛，而鸣濯濯。冬日重感于寒即泄，当脐而痛，不能久立，与胃同候，取巨虚上廉。胃病者，腹膜胀，胃脘当心而痛，上肢两胁，膈咽不通，食饮不下，取之三里也。小肠病者，小腹痛，腰脊控睾而痛，时窘之后，当耳前热，若寒甚，若独肩上热甚，及手小指次指之间热，若脉陷者，此其候也。手太阳病也，取之巨虚下廉。三焦病者，腹气满，小腹尤坚，不得小便，窘急，溢则为水，留即为胀。候在足太阳之外大络，大络在太阳少阳之间，赤见于脉，取委阳。膀胱病者，小腹偏肿而痛，以手按之，即欲小便而不得，肩上热，若脉陷，及足小指外廉及胫踝后皆热，若脉陷，取委中央。胆病者，善太息，口苦，呕宿汁，心下澹澹，恐人将捕之，嗌中吤吤然，数唾。在足少阳之本末，亦视其脉之陷下者灸之，其寒热者取阳陵泉。黄帝曰：刺之有道乎？岐伯答曰：刺此者，必中气穴，无中肉节。中气穴，则针游于巷；中肉节，即皮肤痛；补泻反，则病益笃。中筋则筋缓，邪气不出，与其真相搏乱而不去，反还内着。用针不审，以顺为逆也。

5. 根结

岐伯曰：天地相感，寒暖相移，阴阳之道，孰少孰多，阴道偶，阳道奇。

发于春夏，阴气少，阳气多，阴阳不调，何补何泻？发于秋冬，阳气少，阴气多，阴气盛而阳气衰，故茎叶枯槁，湿雨下归，阴阳相移，何泻何补？奇邪离经，不可胜数，不知根结，五脏六腑，折关败枢，开阖而走，阴阳大失，不可复取。九针之玄，要在终始；故能知终始，一言而毕，不知终始，针道咸绝。太阳根于至阴，结于命门。命门者，目也。阳明根于厉兑，结于颡大。颡大者，钳耳也。少阳根于窍阴，结于窗笼。窗笼者，耳中也。太阳为开，阳明为合，少阳为枢，故开折，则肉节渎而暴病起矣。故暴病者，取之太阳，视有余不足。渎者，皮肉宛膲而弱也。阖折，则气无所止息而痿疾起矣。故痿疾者，取之阳明，视有余不足。无所止息者，真气稽留，邪气居之也。枢折，即骨繇而不安于地。故骨繇者，取之少阳，视有余不足。骨路者，节缓而不收也。所谓骨路者，摇故也。当穷其本也。太阴根于隐白，结于太仓。少阴根于涌泉，结于廉泉。厥阴根于大敦，结于玉英，络于膻中。太阴为开，厥阴为阖，少阳为枢。故开折，则仓廪无所输，膈洞。膈洞者，取之太阴，视有余不足，故开折者，气不足而生病也。阖折，即气绝而喜悲。悲者取之厥阴，视有余不足。枢折，则脉有所结而不通。不通者，取之少阴，视有余不足，有结者，皆取之不足。足太阳根于至阴，溜于京骨，注于昆仑，入于天柱、飞扬也。足少阳根于窍阴，溜于丘墟，注于阳辅，入于天容、光明也。足阳明根于厉兑，溜于冲阳，注于下陵，入于人迎、丰隆也。手太阳根于少泽，溜于阳谷，注于少海，入于天窗、支正也。手少阳根于关冲，溜于阳池，注于支沟，入于天牖、外关也。手阳明根于商阳，溜于合谷，注于阳溪，入于扶突、编历也。此所谓十二经者，盛络皆当取之。一日一夜五十营，以营五脏之精，不应数者，名曰狂生。所谓五十营者，五脏皆受气，持其脉口，数其至也。五十动而不一代者，五脏皆受气。四十动一代者，一脏无气。三十动一代者，二脏无气。二十动一代者，三脏无气。十动一代者，四脏无气。不满十动一代者，五脏无气。予之短期，要在终始。所谓五十动而不一代者，以为常也。以知五脏之期，予之短期者，乍数乍疏也。黄帝曰：逆顺五体者，言人骨节之小大，肉之坚脆，皮之厚薄，血之清浊，气之滑涩，脉之长短，血之多少，经络之数，余已知之矣，此皆布衣匹夫之士也。夫王公大人，血食之君，身体柔脆，肌肉软弱，血气慓悍滑利，其刺之徐疾浅深多少，可得同之乎？岐伯答曰：膏粱菽藿之味，何可同世。气滑即出疾，其气涩则出迟，气悍则针小而入浅，气涩则针大而入深，深则欲留，浅则欲疾。以此观之，刺布衣者，深以留之，刺大人者，微以徐之，此皆因气慓悍滑利也。黄帝曰：形气之逆顺奈何？岐伯曰：形气不足，病气有余，是邪胜也，急泻之；形气有余，病气不足，急补之；形气不足，病气不足，此阴阳气俱不足也，不可刺之，刺之则重不足。重不足则阴阳俱竭，血气皆尽，五脏空虚，筋骨髓枯，老者绝灭，壮者不复矣。形气有余，病气有余，此谓阴阳俱有余也。急泻其邪，调其虚实。故曰：有余者泻之，不足者补之，此之谓也。故曰：刺不知逆顺，真邪相搏。满而补之，则阴阳四溢，肠胃充郭，肝肺内膜，阴阳相错。虚而泻之，则经脉空虚，血气竭枯，肠胃辟，皮肤薄着，毛腠夭膲，予之死期。故曰：用针之要，在于知调阴与阳。调阴与阳，精气乃光，合形与气，使神内藏。故曰：上工平气，中工乱脉，下工绝气危生。故曰：下工不可不慎也，必审五脏变化之病，五脉之应，经络之实虚，皮之柔粗，而后取之也。

6. 寿夭刚柔

黄帝问于少师曰：余闻人之生也，有刚有柔，有弱有强，有短有长，有阴有阳，愿闻其方。少师答曰：阴中有阴，阳中有阳，审知阴阳，刺之有方。得病所始，刺之有理。谨度病端，与时相应。内合于五脏六腑，外合于筋骨皮肤。是故内有阴阳，外亦有阴阳。在内者，五脏为阴，六腑为阳；在外者，筋骨为阴，皮肤为阳。故曰，病在阴之阴者，刺阴之荥输，病在阳之阳者，刺阳之合，病在阳之阴者，刺阴之经，病在阴之阳者，刺络之脉。故曰，病在阳者名曰风，病在阴者名曰痹，阴阳俱病名曰风痹。病有形而不痛者，阳之类也；无形而痛者，阴之类也。无形而痛者，其阳完而阴伤之也。急治其阴，无攻其阳。有形而不痛者，其阴完而阳伤之也。急治其阳，无攻其阴。阴阳俱动，乍有形，乍无形，加以烦心，命曰阴胜其阳。此谓不表不里，其形不久。黄帝问于伯高曰：余闻形气之病先后，外内之应奈何？伯高答曰：风寒伤形，忧恐忿怒伤气；气伤脏，乃病脏，寒伤形，乃应形；风伤筋脉，筋脉乃应。此形气外内之相应也。黄帝曰：刺之奈何？伯高答曰：病九日者，三刺而已；病一月者，十刺而已；多少远近，以此衰之。久痹不去身者，视其血络，尽出其血。黄帝曰：外内之病，难易之治奈何？伯高答曰：形先病而未入脏者，刺之半其日。脏先病而形乃应者，刺之倍其日。此月内难易之应也。黄帝问于伯高曰：余闻形有缓急，气有盛衰，骨有大小，肉有坚脆，皮有厚薄，其以立寿夭奈何？伯高曰：形与气相任则寿，不相任则夭。皮与肉相果则寿，不相果则夭。血气经络胜形则寿，不胜形则夭。黄帝曰：何谓形之缓急？伯高答曰：形充而皮肤缓者则寿，形充而皮肤急者则夭，形充而脉坚大者顺也，形充而脉小以弱者气衰，衰则危矣。若形充而颧不起者骨小，骨小则夭矣。形充而大肉坚而有分者肉坚，肉坚则寿矣；形充而大肉无分理不坚者肉脆，肉脆则夭矣。此天之生命，所以立形定气而视寿夭者，必明乎此立形定气，而后以临病人，决死生。黄帝曰：余闻寿夭，无以度之。伯高答曰：墙基卑，高不及其地者，不满三十而死。其有因加疾者，不及二十而死也。黄帝曰：形气之相胜，以立寿夭奈何？伯高答曰：平人而气胜形者寿；病而形肉脱，气胜形者死，形胜气者危矣。黄帝曰：余闻刺有三变，何谓三变？伯高曰：有刺营者，有刺卫者，有刺寒痹之留经者。黄帝曰：刺三变者奈何？伯高答曰：余闻刺营者出血，刺卫者出气，刺寒痹者内热。黄帝曰：营卫寒痹之为病奈何？伯高答曰：营之生病也，寒热少气，血上下行。卫之生病也，气痛时来时去，怫忾贲响，风寒客于肠胃之中。寒痹之生病也，留而不去，时痛而皮不仁。黄帝曰：刺寒痹内热奈何？伯高答曰：刺布衣者，以火焠之；刺大人者，以药熨之。黄帝曰：药熨奈何？伯高答曰：用淳酒二十斤，蜀椒一升，干姜一斤，桂心一斤，凡四种，皆㕮咀，渍酒中，用棉絮一斤，细白布四丈，并纳酒中，置酒马矢煴中，盖封涂，勿使泄。五日五夜，出布棉絮曝干之，干复渍，以尽其汁。每渍必晬其日，乃出干。干，并用滓与棉絮，复布为复巾，长六七尺，为六七巾，则用之生桑炭炙巾，以熨寒痹所刺之处，令热入至于病所，寒复炙巾以熨之，三十遍而止。汗出以巾拭身，亦三十遍而止。起步内中，无见风。每刺必熨，如此病已矣，此所谓内热也。

7. 官针

凡刺之要，官针最妙。九针之宜，各有所为，长、短、大、小，各有所施也。不得其用，病弗能移。疾浅针深，内伤良肉，皮肤为痈；病深针浅，病气不泻，反为大脓。病小针大，气泻太甚，疾必为害；病大针小，气不泄泻，亦复为败。失针之宜。大者泻，小者不移。已言其过，请言其所施。病在皮肤无常处者，取以镵针于病所，肤白勿取。病在分肉间，取以员针于病所。病在经络痼痹者，取以锋针。病在脉，气少，当补之者，取以鍉针于井荥分输。病为大脓者，取以铍针。病痹气暴发者，取以员利针。病痹气痛而不去者，取以毫针。病在中者，取以长针。病水肿不能通关节者，取以大针。病在五脏固居者，取以锋针，泻于井荥分输，取以四时。凡刺有九，日应九变。一曰输刺，输刺者，刺诸经荥输脏俞也；二曰远道刺，远道刺者，病在上，取之下，刺腑俞也；三曰经刺，经刺者，刺大经之结络经分也；四曰络刺，络刺者，刺小络之血脉也；五曰分刺，分刺者，刺分肉之间也；六曰大泻刺，大泻刺者，刺大脓以铍针也；七曰毛刺，毛刺者，刺浮痹皮肤也；八曰巨刺，巨刺者，左取右，右取左；九曰焠刺，焠刺者，刺燔针则取痹也。凡刺有十二节，以应十二经。一曰偶刺，偶刺者，以手直心若背，直痛所，一刺前，一刺后，以治心痹。刺此者，傍针之也。二曰报刺，报刺者，刺痛无常处也。上下行者，直内无拔针，以左手随病所按之，乃出针，复刺之也。三曰恢刺，恢刺者，直刺傍之，举之前后，恢筋急，以治筋痹也。四曰齐刺，齐刺者，直入一，傍入二，以治寒气小深者；或曰三刺，三刺者，治痹气小深者也。五曰扬刺，扬刺者，正内一，傍内四，而浮之，以治寒气之博大者也。六曰直针刺，直针刺者，引皮乃刺之，以治寒气之浅者也。七曰输刺，输刺者，直入直出，稀发针而深之，以治气盛而热者也。八曰短刺，短刺者，刺骨痹，稍摇而深之，致针骨所，以上下摩骨也。九曰浮刺，浮刺者，傍入而浮之，以治肌急而寒者也。十曰阴刺，阴刺者，左右率刺之，以治寒厥，中寒厥，足踝后少阴也。十一曰傍针刺，傍针刺者，直刺傍刺各一，以治留痹久居者也。十二曰赞刺，赞刺者，直入直出，数发针而浅之，出血是谓治痈肿也。脉之所居，深不见者，刺之微内针而久留之，以致其空脉气也。脉浅者，勿刺，按绝其脉乃刺之，无令精出，独出其邪气耳。所谓三刺，则谷气出者，先浅刺绝皮，以出阳邪，再刺则阴邪出者，少益深绝皮，致肌肉，未入分肉间也；已入分肉之间，则谷气出。故刺法曰：始刺浅之，以逐邪气，而来血气，后刺深之，以致阴气之邪，最后刺极深之，以下谷气。此之谓也。故用针者，不知年之所加，气之盛衰，虚实之所起，不可以为工也。凡刺有五，以应五脏，一曰半刺，半刺者，浅内而疾发针，无针伤肉，如拔毛状，以取皮气，此肺之应也。二曰豹文刺，豹文刺者，左右前后针之，中脉为故，以取经络之血者，此心之应也。三曰关刺，关刺者，直刺左右尽筋上，以取筋痹，慎无出血，此肝之应也；或曰渊刺；一曰岂刺。四曰合谷刺，合谷刺者，左右鸡足，针于分肉之间，以取肌痹，此脾之应也。五曰输刺，输刺者，直入直出，深内之至骨，以取骨痹，此肾之应也。

8. 本神

黄帝问于岐伯曰：凡刺之法，先必本于神。血、脉、营、气、精神，此五脏之所藏也。至其淫泆离脏则精失，魂魄飞扬，志意恍乱，智虑去身者，何因而然乎？天之罪与？人之过乎？何谓德、气、生、精、神、魂、魄、心、意、志、思、智、虑？请问其故。岐伯答曰：天之在我者德也，地之在我者气也。德流气薄而生者也。故生之来谓之精；两精相搏谓之神；随神往来者谓之魂；并精而出入者谓之魄；所以任物者谓之心；心有所忆谓之意；意之所存谓之志；因志而存变谓之思；因思而远慕谓之虑；因虑而处物谓之智。故智者之养生也，必顺四时而适寒暑，和喜怒而安居处，节阴阳而调刚柔。如是则僻邪不至，长生久视。是故怵惕思虑者则伤神，神伤则恐惧流淫而不止。因悲哀动中者，竭绝而失生。喜乐者，神惮散而不藏。愁忧者，气闭塞而不行。盛怒者，迷惑而不治。恐惧者，神荡惮而不收。心怵惕思虑则伤神，神伤则恐惧自失。破䐃脱肉，毛悴色夭死于冬。脾忧愁而不解则伤意，意伤则悗乱，四肢不举，毛悴色夭死于春。肝悲哀动中则伤魂，魂伤则狂忘不精，不精则不正，当人，阴缩而挛筋，两胁骨不举，毛悴色夭死于秋。肺喜乐无极则伤魄，魄伤则狂，狂者意不存人，皮革焦，毛悴色夭死于夏。肾盛怒而不止则伤志，志伤则喜忘其前言，腰脊不可以俯仰屈伸，毛悴色夭死于季夏。恐惧而不解则伤精，精伤则骨酸痿厥，精时自下。是故五脏主藏精者也，不可伤，伤则失守而阴虚，阴虚则无气，无气则死矣。是故用针者，察观病人之态，以知精、神、魂、魄之存亡得失之意，五者以伤，针不可以治之也。肝藏血，血舍魂，肝气虚则恐，实则怒。脾藏营，营舍意，脾气虚则四肢不用，五脏不安，实则腹胀经溲不利。心藏脉，脉舍神，心气虚则悲，实则笑不休。肺藏气，气舍魄，肺气虚则鼻塞不利少气，实则喘喝胸盈仰息。肾藏精，精舍志，肾气虚则厥，实则胀。五脏不安。必审五脏之病形，以知其气之虚实，谨而调之也。

9. 终始

凡刺之道，毕于终始，明知终始，五脏为纪，阴阳定矣。阴者主脏，阳者主腑，阳受气于四末，阴受气于五脏，故泻者迎之，补者随之，知迎知随，气可令和，和气之方，必通阴阳。五脏为阴，六腑为阳，传之后世，以血为盟。敬之者昌，慢之者亡。无道行私，必得夭殃。谨奉天道，请言终始。终始者，经脉为纪。持其脉口人迎，以知阴阳有余不足，平与不平，天道毕矣。所谓平人者不病，不病者，脉口人迎应四时也，上下相应而俱往来也，六经之脉不结动也，本末之寒温之相守司也。形肉血气必相称也，是谓平人。少气者，脉口人迎俱少，而不称尺寸也。如是者，则阴阳俱不足，补阳则阴竭，泻阴则阳脱。如是者，可将以甘药，不可饮以至剂，如此者弗灸。不已者因而泻之，则五脏气坏矣。人迎一盛，病在足少阳，一盛而躁，病在手少阳。人迎二盛，病在足太阳，二盛而躁，病在手太阳。人迎三盛，病在足阳明，三盛而躁，病在手阳明。人迎四盛，且大且数，名曰溢阳，溢阳为外格。脉口一盛，病在足厥阴，厥阴一盛而躁，在手心主。脉口二盛，病在足少阴，二盛而躁，在手少阴。脉口三盛，病在足太阴，三盛而躁，在手太阴。脉口四盛，且大且数者，名曰溢阴。溢阴为内关，内关不通，死不治。人迎与太阴脉口俱盛四倍以上，名曰关格。关格者，与之短期。人迎一盛，泻足少阳而补足厥阴，二泻一补，日一取之，必切而验之，疎取之，上气和乃止。人迎二盛，泻足太阳补足少阴，二泻一补，二日一取之，必切而验之，疎取之上，气和乃止。人迎三盛，泻足阳明而补足太阴，二泻一补，日二取之，必切而验之，疎取之，上气和乃止。脉口一盛，泻足厥阴而补足少阳，二补一泻，日一取之，必切而验之，疎而取之上，气和乃止。脉口二盛，泻足少阴而补足太阳，二补一泻，二日一取之，必切而验之，疏取之，上气和乃止。脉口三盛，泻足太阴而补足阳明，二补一泻，日二取之，必切而验之，疎而取之，上气和乃止。所以日二取之者，阳明主胃，大富于谷气，故可日二取之也。人迎与脉口俱盛三倍以上，命曰阴阳俱溢，如是者不开，则血脉闭塞，气无所行，流淫于中，五脏内伤。如此者，因而灸之，则变易而为他病矣。凡刺之道，气调而止，补阴泻阳，阴气益彰，耳目聪明。反此者，血气不行。所谓气至而有效者，泻则益虚，虚者，脉大如其故而不坚也；坚如其故者，适虽言故，病未去也。补则益实，实者，脉大如其故而益坚也；夫如其故而不坚者，适虽言快，病未去也。故补则实、泻则虚，痛虽不随针，病必衰去。必先通十二经脉之所生病，而后可得传于终始矣。故阴阳不相移，虚实不相倾，取之其经。凡刺之属，三刺至谷气，邪僻妄合，阴阳易居，逆顺相反，沉浮异处，四时不得，稽留淫泆，须针而去。故一刺则阳邪出，再刺则阴邪出，三刺则谷气至，谷气至而止。所谓谷气至者，已补而实，已泻而虚，故以知谷气至也。邪气独去者，阴与阳未能调而病知愈也。故曰：补则实，泻则虚，痛虽不随针，病必衰去矣。阴盛而阳虚，先补其阳，后泻其阴而和之。阴虚而阳盛，先补其阴，后泻其阳而和之。三脉动于足大趾之间，必审其实虚，虚而泻之，是谓重虚。重虚病益甚。凡刺此者，以指按之，脉动而实且疾者疾泻之，虚而徐者则补之。反此者，病益甚。其动也，阳明在上，厥阴在中，少阴在下。膺俞中膺，背俞中背，肩膊虚者，取之上。重舌，刺舌柱以铍针也。手屈而不伸者，其病在筋，伸而不屈者，其病在骨，在骨守骨，在筋守筋。补须一方实，深取之，稀按其痏，以极出其邪气。一方虚，浅刺之，以养其脉，疾按其痏，无使邪气得入。邪气来也紧而疾，谷气来也徐而和。脉实者深刺之，以泄其气；脉虚者，浅刺之，使精气无得出，以养其脉，独出其邪气。刺诸痛者，其脉皆实。故曰：从腰以上者，手太阴阳明皆主之；从腰以下者，足太阴阳明皆主之。病在上者下取之；病在下者高取之；病在头者取之足；病在腰者取之腘。病生于头者，头重；生于手者，臂重；生于足者，足重。治病者，先刺其病所从生者也。春气在毫毛，夏气在皮肤，秋气在分肉，冬气在筋骨。刺此病者，各以其时为齐。故刺肥人者，以秋冬之齐，刺瘦人者，以春夏之齐。病痛者，阴也，痛而以手按之不得者，阴也，深刺之。病在上者，阳也。病在下者，阴也。痒者，阳也，浅刺之。病先起阴者，先治其阴，而后治其阳；病先起阳者，先治其阳，而后治其阴。刺热厥者，留针反为寒；刺寒厥者，留针反为热。刺热厥者，二阴一阳；刺寒厥者，二阳一阴。所谓二阴者，二刺阴也；一阳者，一刺阳也。久病者，邪气入深。刺此病者，深内而久留之，间日而复刺之，必先调其左右，去其血脉，刺道毕矣。凡刺之法，必察其形气。形肉未脱，少气而脉又躁，躁厥者，必为缪刺之，散气可收，聚气可布。深居静处，占神往来，闭户塞牖，魂魄不散，专意一神，精气之分，毋闻人声，以收其精，必一其神，令志在针。浅而留之，微而浮之，以移其神，气至乃休。男内女外，坚拒勿出，谨守勿内，是谓得气。凡刺之禁：新内勿刺，新刺勿内；已醉勿刺，已刺勿醉；新怒勿刺，已刺勿怒；新劳勿刺，已刺勿劳；已饱勿刺，已刺勿饱；已饥勿刺，已刺勿饥；已渴勿刺，已刺勿渴；大惊大恐，必定其气乃刺之。乘车来者，卧而休之，如食顷乃刺之。出行来者，坐而休之，如行十里顷乃刺之。凡此十二禁者，其脉乱气散，逆其营卫，经气不次，因而刺之，则阳病入于阴，阴病出为阳，则邪气复生。粗工勿察，是谓伐身，形体淫泆，乃消脑髓，津液不化，脱其五味，是谓失气也。太阳之脉，其终也，戴眼，反折，瘛疭，其色白，绝皮乃绝汗，绝汗则终矣。少阳终者，耳聋，百节尽纵，一日半则死矣，其死也，色青白，乃死。阳明终者，口目动作，喜惊，妄言，色黄，其上下之经盛而不行，则终矣。少阴终者，面黑，齿长而垢，腹胀闭塞，上下不通而终矣。厥阴终者，中热溢干，喜溺，心烦，甚则舌卷，卵上缩而终矣。太阴终者，腹胀闭，不得息，气噫，善呕，呕则逆，逆则面赤，不逆则上下不通，上下不通则面黑，皮毛燋而终矣。

10. 经脉

雷公问于黄帝曰：禁脉之言，凡刺之理，经脉为始，营其所行，制其度量，内次五脏，外别六腑，愿尽闻其道。黄帝曰：人始生，先成精，精成而脑髓生，骨为干，脉为营，筋为刚，肉为墙，皮肤坚而毛发长，谷入于胃，脉道以通，血气乃行。雷公曰：愿卒闻经脉之始也。黄帝曰：经脉者，所以能决死生、处百病、调虚实，不可不通。肺手太阴之脉，起于中焦，下络大肠，还循胃口，上膈属肺，从肺系横出腋下，下循臑内，行少阴心主之前，下肘中，循臂内上骨下廉，入寸口，上鱼，循鱼际，出大指之端；其支者，从腕后直出次指内廉出其端。是动则病肺胀满，膨膨而喘咳，缺盆中痛，甚则交两手而瞀，此为臂厥。是主肺所生病者，咳，上气，喘渴，烦心，胸满，臑臂内前廉痛厥，掌中热。气盛有余，则肩背痛，风寒汗出中风，小便数而欠。气虚则肩背痛，寒，少气不足以息，溺色变。为此诸病，盛则泻之，虚则补之，热则疾之，寒则留之，陷下则灸之，不盛不虚，以经取之。盛者，寸口大三倍于人迎，虚者，则寸口反小于人迎也。大肠手阳明之脉，起于大指次指之端，循指上廉，出合谷两骨之间，上入两筋之中，循臂上廉，入肘外廉，上臑外前廉，上肩，出髃骨之前廉，上出于柱骨之会上，下入缺盆，络肺，下膈，属大肠。其支者，从缺盆上颈，贯颊，入下齿中，还出挟口，交人中，左之右，右之左，上挟鼻孔。是动则病齿痛，颈肿。是主津液所生病者，目黄，口干，鼽衄，喉痹，肩前臑痛，大指次指痛不用，气有余则当脉所过者热肿；虚则寒栗不复。为此诸病，盛则泻之，虚则补之，热则疾之，寒则留之，陷下则灸之，不盛不虚，以经取之。盛者，人迎大三倍于寸口；虚者，人迎反小于寸口也。胃足阳明之脉，起于鼻之交頞中，旁纳太阳之脉，下循鼻外，入上齿中，还出挟口环唇，下交承浆，却循颐后下廉，出大迎，循颊车，上耳前，过客主人，循发际，至额颅；其支者，从大迎前下人迎，循喉咙，入缺盆，下膈，属胃，络脾；其直者，从缺盆下乳内廉，下挟脐，入气街中；其支者，起于胃口，下循腹里，下至气街中而合，以下髀关，抵伏兔，下膝膑中，下循胫外廉，下足跗，入中指内间；其支者，下廉三寸而别下入中趾外间；其支者，别跗上，入大趾间出其端。是动则病洒洒振寒，善呻、数欠、颜黑，病至则恶人与火，闻木声则惕然而惊，心欲动，独闭户塞牖而处。甚则欲登高而歌，弃衣而走，贲响腹胀，是为骭厥。是主血所生病者，狂疟温淫，汗出，鼽衄，口㖞，唇胗，颈肿，喉痹，大腹水肿，膝膑肿痛，循膺乳、气街、股、伏兔、骭外廉、足跗上皆痛，中趾不用，气盛则身以前皆热，其有余于胃，则消谷善饥，溺色黄；气不足则身以前皆寒栗，胃中寒则胀满。为此诸病，盛则泻之，虚则补之，热则疾之，寒则留之，陷下则灸之，不盛不虚，以经取之。盛者，人迎大三倍于寸口，虚者，人迎反小于寸口也。脾足太阴之脉，起于大趾之端，循趾内侧白肉际，过核骨后，上内踝前廉，上端内，循胫骨后，交出厥阴之前，上膝股内前廉，入腹，属脾，络胃，上膈，挟咽，连舌本，散舌下；其支者，复从胃，别上膈，注心中。是动则病舌本强，食则呕，胃脘痛，腹胀，善噫，得后与气，则快然如衰，身体皆重。是主脾所生病者，舌本痛，体不能动摇，食不下，烦心，心下急痛，溏瘕泄，水闭，黄疸，不能卧，强立，股膝内肿厥，足大趾不用。为此诸病，盛则泻之，虚则补之，热则疾之，寒则留之，陷下则灸之，不盛不虚，以经取之。盛者，寸口大三倍于人迎，虚者，寸口反小于人迎。心手少阴之脉，起于心中，出属心系，下膈，络小肠；其支者，从心系，上挟咽，系目系；其直者，复从心系却上肺，下出腋下，下循臑内后廉，行太阴心主之后，下肘内，循臂内后廉，抵掌后锐骨之端，入掌内后廉，循小指之内，出其端。是动则病嗌干，心痛，渴而欲饮，是为臂厥。是主心所生病者，目黄，胁痛，臑臂内后廉痛厥，掌中热痛。为此诸病，盛则泻之，虚则补之，热则疾之，寒则留之，陷下则灸之，不盛不虚，以经取之。盛者，寸口大再倍于人迎，虚者，寸口反小于人迎也。小肠手太阳之脉，起于小指之端，循手外侧，上腕，出踝中，直上循臂骨下廉，出肘内侧两筋之间，上循臑外后廉，出肩解，绕肩胛，交肩上，入缺盆，络心，循咽，下膈，抵胃，属小肠；其支者，从缺盆循颈上颊，至目锐眦，却入耳中；其支者，别颊上𬌗，抵鼻，至目内眦，斜络于颧。是动则病嗌痛，颔肿，不可以顾，肩似拔，臑似折。是主液所生病者，耳聋、目黄、颊肿、颈、颔、肩、臑、肘、臂外后廉痛。为此诸病，盛则泻之，虚则补之，热则疾之，寒则留之，陷下则灸之，不盛不虚，以经取之。盛者，人迎大再倍于寸口，虚者，人迎反小于寸口也。膀胱足太阳之脉，起于目内眦，上额，交巅；其支者，从巅至耳上角；其直者，从巅入络脑，还出别下项，循肩髆内，挟脊，抵腰中，入循膂，络肾，属膀胱；其支者，从腰中下挟脊，贯臀，入腘中；其支者，从髆内左右，别下贯胛，挟脊内，过髀枢，循髀外，从后廉，下合腘中，以下贯踹内，出外踝之后，循京骨，至小趾外侧。是动则病冲头痛，目似脱，项如拔，脊痛，腰似折，髀不可以曲，腘如结，踹如裂，是为踝厥。是主筋所生病者，痔、疟、狂、癫疾、头囟国项痛，目黄、泪出、鼽衄，项、背、腰、尻、腘踹、脚皆痛，小趾不用。为此诸病，盛则泻之，虚则补之，热则疾之，寒则留之，陷下则灸之，不盛不虚，以经取之。盛者，人迎大再倍于寸口，虚者，人迎反小于寸口也。肾足少阴之脉，起于小趾之下，邪走足心，出于然谷之下，循内踝之后，别入跟中，以上踹内，出腘内廉，上股内后廉，贯脊，属肾，络膀胱；其直者，从肾上贯肝膈，入肺中，循喉咙，挟舌本；其支者，从肺出络心，注胸中。是动则病饥不欲食，面如漆柴，咳唾则有血，喝喝而喘，坐而欲起，目䀮䀮如无所见，心如悬若饥状。气不足则善恐，心惕惕如人将捕之，是为骨厥。是主肾所生病者，口热，舌干，咽肿，上气，嗌干及痛，烦心，心痛，黄疸，肠澼，脊股内后廉痛，痿厥，嗜卧，足下热而痛。为此诸病，盛则泻之，虚则补之，热则疾之，寒则留之，陷下则灸之，不盛不虚，以经取之。灸则强食生肉，缓带披发，大杖重履而步。盛者，寸口大再倍于人迎，虚者，寸口反小于人迎也。心主手厥阴心包络之脉，起于胸中，出属心包络，下膈，历络三焦；

其支者，循胸出胁，下腋三寸，上抵腋下，循臑内，行太阴、少阴之间，入肘中，下臂，行两筋之间，入掌中，循中指，出其端；其支者，别掌中，循小指次指，出其端。是动则病手心热，臂肘挛急，腋肿，甚则胸胁支满，心中憺憺大动，面赤，目黄，喜笑不休。是主脉所生病者，烦心，心痛，掌中热。为此诸病，盛则泻之，虚则补之，热则疾之，寒则留之，陷下则灸之，不盛不虚，以经取之。盛者，寸口大一倍于人迎，虚者，寸口反小于人迎也。三焦手少阳之脉，起于小指次指之端，上出两指之间，循手表腕，出臂外两骨之间，上贯肘，循臑外，上肩，而交出足少阳之后，入缺盆，布膻中，散落心包，下膈，循属三焦；其支者，从膻中上出缺盆，上项系耳后，直上出耳上角，以屈下颊至𫐀，其支者，从耳后入耳中，出走耳前，过客主人前，交颊，至目锐眦。是动则病耳聋浑浑淳淳，嗌肿，喉痹。是主气所生病者，汗出，目锐眦痛，颊痛，耳后、肩、臑、肘、臂外皆痛，小指次指不用。为此诸病，盛则泻之，虚则补之，热则疾之，寒则留之，陷下则灸之，不盛不虚，以经取之。盛者，人迎大一倍于寸口，虚者，人迎反小于寸口也。胆足少阳之脉，起于目锐眦，上抵头角，下耳后，循颈行手少阳之前，至肩上却交出手少阳之后，入缺盆；其支者，从耳后入耳中，出走耳前，至目锐眦后；其支者，别锐眦，下大迎，合于手少阳，抵于𫐀下，加颊车，下颈，合缺盆，以下胸中，贯膈，络肝，属胆，循胁里，出气街，绕毛际，横入髀厌中；其直者，从缺盆下腋，循胸，过季胁下合髀厌中，以下循髀阳，出膝外廉，下外辅骨之前，直下抵绝骨之端，下出外踝之前，循足跗上，入小趾次趾之间；其支者，别跗上，入大指之间，循大指歧骨内，出其端，还贯爪甲，出三毛。是动则病口苦，善太息，心胁痛，不能转侧，甚则面微有尘，体无膏泽，足外反热，是为阳厥。是主骨所生病者，头痛，颔痛，目锐眦痛，缺盆中肿痛，腋下肿，马刀侠瘿，汗出振寒，疟，胸、胁、肋、髀、膝外至胫、绝骨、外踝前及诸节皆痛，小趾次趾不用。为此诸病，盛则泻之，虚则补之，热则疾之，寒则留之，陷下则灸之，不盛不虚，以经取之。盛者，人迎大一倍于寸口，虚者，人迎反小于寸口也。肝足厥阴之脉，起于大趾丛毛之际，上循足跗上廉，去内踝一寸，上踝八寸，交出太阴之后，上腘内廉，循股阴，入毛中，过阴器，抵小腹，挟胃，属肝，络胆，上贯膈，布胁肋，循喉咙之后，上入颃颡，连目系，上出额，与督脉会于巅；其支者，从目系下颊里，环唇内；其支者，复从肝，别贯膈，上注肺。是动则病腰痛不可以俛仰，丈夫㿉疝，妇人少腹肿，甚则嗌干，面尘，脱色。是主肝所生病者，胸满，呕逆，飧泄，狐疝，遗溺，闭癃。为此诸病，盛则泻之，虚则补之，热则疾之，寒则留之，陷下则灸之，不盛不虚，以经取之。盛者，寸口大一倍于人迎，虚者，寸口反小于人迎也。手太阴气绝，则皮毛焦。太阴者，行气温于皮毛者也。故气不荣，则皮毛焦；皮毛焦，则津液去皮节；津液去皮节者，则爪枯毛折；毛折者，则毛先死。丙笃丁死，火胜金也。手少阴气绝，则脉不通，脉不通，则血不流；血不流，则发色不泽，故其面黑如漆柴者，血先死。壬笃癸死，水胜火也。足太阴气绝者，则脉不荣肌肉。唇舌者，肌肉之本也。脉不荣，则肌肉软；肌肉软，则舌萎人中满；人中满，则唇反；唇反者，肉先死。甲笃乙死，木胜土也。足少阴气绝，则骨枯。少阴者，冬脉也，伏行而濡骨髓者也，故骨不濡，则肉不能着也；骨肉不相亲，则肉软却；肉软却，故齿长而垢，发无泽；发无泽者，骨先死。戊笃己死，土胜水也。足厥阴气绝，则筋绝。厥阴者，肝脉也，肝者，筋之合也，筋者，聚于阴气，而脉络于舌本也。故脉弗荣，则筋急；筋急则引舌与卵，故唇青舌卷卵缩，则筋先死。庚笃辛死，金胜木也。五阴气俱绝，则目系转，转则目运；目运者，为志先死；志先死，则远一日半死矣。六阳气绝，则阴与阳相离，离则腠理发泄，绝汗乃出，故旦占夕死，夕占旦死。经脉十二者，伏行分肉之间，深而不见；其常见者，足太阴过于外踝之上，无所隐故也。诸脉之浮而常见者，皆络脉也。六经络，手阳明少阳之大络，起于五指间，上合肘中。饮酒者，卫气先行皮肤，先充络脉，络脉先盛。故卫气已平，营气乃满，而经脉大盛。脉之卒然动者，皆邪气居之，留于本末，不动则热，不坚则陷且空，不与众同，是以知其何脉之动也。雷公曰：何以知经脉之与络脉异也？黄帝曰：经脉者，常不可见也，其虚实也，以气口知之。脉之见者，皆络脉也。雷公曰：细子无以明其然也。黄帝曰：诸络脉皆不能经大节之间，必行绝道而出入，复合于皮中，其会皆见于外。故诸刺络脉者，必刺其结上。甚血者虽无结，急取之，以泻其邪而出其血。留之发为痹也。凡诊络脉，脉色青，则寒，且痛；赤则有热。胃中寒，手鱼之络多青矣；胃中有热，鱼际络赤。其暴黑者，留久痹也。其有赤、有黑、有青者，寒热气也。其青短者，少气也。凡刺寒热者，皆多血络，必间日而一取之，血尽而止，乃调其虚实。其小而短者，少气，甚者，泻之则闷，闷甚则仆，不得言，闷则急坐之也。手太阴之别，名曰列缺。起于腕上分间，并太阴之经，直入掌中，散入于鱼际。其病实则手锐掌热；虚则欠㰦，小便遗数。取之去腕半寸。别走阳明也。手少阴之别，名曰通里。去腕一寸半，别而上行，循经入于心中，系舌本，属目系。其实则支膈，虚则不能言。取之掌后一寸，别走太阳也。手心主之别，名曰内关。去腕二寸，出于两筋之间，循经以上，系于心包络。心系实则心痛，虚则为头强。取之两筋间也。手太阳之别，名曰支正。上腕五寸，内注少阴；其别者，上走肘，络肩髃。实则节弛肘废；虚则生肬，小者如指痂疥。取之所别也。手阳明之别，名曰偏历。去腕三寸，别入太阴；其别者，上循臂，乘肩髃，上曲颊偏齿；其别者，入耳，合于宗脉。实则龋聋；虚则齿寒痹隔。取之所别也。手少阳之别，名曰外关。去腕二寸，外绕臂，注胸中，合心主。病实则肘挛，虚则不收。取之所别也。足太阳之别，名曰飞阳。去踝七寸，别走少阴。实则鼽窒，头背痛；虚则鼽衄。取之所别也。足少阳之别，名曰光明，去踝五寸，别走厥阴，下络足跗。实则厥，虚则痿躄，坐不能起。取之所别也。足阳明之别，名曰丰隆。去踝八寸。别走太阴；其别者，循胫骨外廉，上络头项，合诸经之气，下络喉嗌。其病气逆则喉痹瘁瘖。实则狂巅，虚则足不收，胫枯。取之所别也。足太阴之别，名曰公孙。去本节之后一寸，别走阳明；其别者，入络肠胃，厥气上逆则霍乱，实则肠中切痛；虚则鼓胀。取之所别也。足少阴之别，名曰大钟。当踝后绕跟，别走太阳；其别者，并经上走于心包下，外贯腰脊。其病气逆则烦闷，实则闭癃，虚则腰痛。取之所别者也。足厥阴之别，名曰蠡沟。去内踝五寸，别走少阳；其别者，经胫上睾，结于茎。其病气逆则睾肿卒疝。实则挺长，虚则暴痒。取之所别也。任脉之别，名曰尾翳。下鸠尾，散于腹。实则腹皮痛，虚则痒搔。取之所别也。督脉之别，名曰长强。挟膂上项，散头上，下当肩胛左右，别走太阳，入贯膂。实则脊强，虚则头重，高摇之，挟脊之有过者。取之所别也。脾之大络，名曰大包。出渊腋下三寸，布胸胁。实则身尽痛，虚则百节尽皆纵。此脉若罢络之血者，皆取之脾之大络脉也。凡此十五络者，实则必见，虚则必下。视之不见，求之上下。人经不同，络脉亦所别也。

11. 经别

黄帝问于岐伯曰：余闻人之合于天地道也，内有五脏，以应五音、五色、五时、五味、五位也；外有六腑，以应六律。六律建阴阳诸经而合之十二月、十二辰、十二节、十二经水、十二时、十二经脉者，此五脏六腑之所以应天道。夫十二经脉者，人之所以生，病之所以成，人之所以治，病之所以起，学之所始，工之所止也。粗之所易，上之所难也。请问其离合出入奈何？岐伯稽首再拜曰：明乎哉问也。此粗之所过，上之所息也，请卒言之。足太阳之正，别入于腘中，其一道下尻五寸，别入于肛，属于膀胱，散之肾，循膂，当心入散；直者，从膂上出于项，复属于太阳，此为一经也。足少阴之正，至腘中，别走太阳而合，上至肾，当十四椎出属带脉。直者，系舌本，复出于项，合于太阳，此为一合。成以诸阴之别，皆为正也。足少阳之正，绕髀入毛际，合于厥阴，别者入季胁之间，循胸里属胆，散之上肝，贯心以上挟咽，出颐颔中，散于面，系目系，合少阳于外眦也。足厥阴之正，别跗上，上至毛际，合于少阳，与别俱行，此为二合也。足阳明之正，上至髀，入于腹里属胃，散之脾，上通于心，上循咽出于口，上颏颅，还系目系，合于阳明也。足太阴之正，上至髀，合于阳明，与别俱行，上结于咽，贯舌中，此为三合也。手太阳之正，指地，别于肩解，入腋走心，系小肠也。手少阴之正，别入于渊腋两筋之间，属于心，上走喉咙，出于面，合目内眦，此为四合也。手少阳之正，指天，别于巅，入缺盆，下走三焦，散于胸中也。手心主之正，别下渊腋三寸，入胸中，别属三焦，出循喉咙，出耳后，合少阳完骨之下，此为五合也。手阳明之正，从手循膺乳，别于肩髃，入柱骨下，走大肠，属于肺，上循喉咙，出缺盆，合于阳明也。手太阴之正，别入渊腋少阴之前，入走肺，散之太阳，上出缺盆，循喉咙，复合阳明，此六合也。

12. 经水

黄帝问于岐伯曰：经脉十二者，外合于十二经水，而内属于五脏六腑。夫十二经水者，其有大小、深浅、广狭、远近各不同；五脏六腑之高下、大小、受谷之多少亦不等，相应奈何？夫经水者，受水而行之；五脏者，合神气魂魄而藏之；六腑者，受谷而行之，受气而扬之；经脉者，受血而营之。合而以治，奈何？刺之深浅，灸之壮数，可得闻乎？岐伯答曰：善哉问也。天至高不可度，地至广不可量，此之谓也。且夫人生于天地之间，六合之内，此天之高，地之广也，非人力之所能度量而至也。若夫八尺之士，皮肉在此，外可度量切循而得之，其死可解剖而视之。其脏之坚脆，腑之大小，谷之多少，脉之长短，血之清浊，气之多少，十二经之多血少气，与其少血多气，与其皆多血气，与其皆少血气，皆有大数。其治以针艾，各调其经气，固其常有合乎。黄帝曰：余闻之，快于耳不解于心，愿卒闻之。岐伯答曰：此人之所以参天地而应阴阳也，不可不察。足太阳外合清水，内属于膀胱，而通水道焉。足少阳外合于渭水，内属于胆。足阳明外合于海水，内属于胃。足太阴外合于湖水，内属于脾。足少阴外合于汝水，内属于肾。足厥阴外合于渑水，内属于肝。手太阳外合于淮水，内属于小肠，而水道出焉。手少阳外合于漯水，内属于三焦。手阳明外合于江水，内属于大肠。手太阴外合于河水，内属于肺。手少阴外合济水，内属于心。手心主外合于漳水，内属于心包。凡此五脏六腑十二经水者，外有源泉，而内有所禀，此皆内外相贯，如环无端，人经亦然。故天为阳，地为阴，腰以上为天，腰以下为地。故海以北者为阴，湖以北者为阴中之阴；漳以南者为阳，河以北至漳者为阳中之阴；漯以南至江者，为阳中之太阳，此一隅之阴阳也，所以人与天地相参也。黄帝曰：夫经水之应经脉也，其远近浅深，水血之多少，各不同，合而以刺之奈何？岐伯答曰：足阳明，五脏六腑之海也，其脉大，血多气盛，热壮，刺此者不深弗散，不留不泻也。足阳明刺深六分，留十呼。足太阳深五分，留七呼。足少阳深四分，留五呼。足太阴深三分，留四呼。足少阴深二分，留三呼。足厥阴深一分，留二呼。手之阴阳，其受气之道近，其气之来疾，其刺深者，皆无过二分，其留，皆无过一呼。其少长、大小、肥瘦，以心撩之，命曰法天之常，灸之亦然。灸而过此者，得恶火则骨枯脉涩，刺而过此者，则脱气。黄帝曰：夫经脉之大小，血之多少，肤之厚薄，肉之坚脆及䐃之大小，可为量度乎？岐伯答曰：其可为度量者，取其中度也。不甚脱肉，而血气不衰也。若夫度之人，痟而形肉脱者，恶可以度量刺乎。审、切、循、扪、按，视其寒温盛衰而调之，是谓因适而为之真也。

13. 经筋

足太阳之筋，起于足小趾，上结于踝，邪上结于膝，其下循足外侧，结于踵，上循跟，结于腘；其别者，结于踹外，上腘中内廉，与腘中并上结于臀，上挟脊上项；其支者，别入结于舌本；其直者，结于枕骨，上头，下颜，结于鼻；其支者，为目上网，下结于烦；其支者，从腋后外廉结于肩髃；其支者，入腋下，上出缺盆，上结于完骨；其支者，出缺盆，邪上出于烦。其病小趾支跟肿痛，腘挛，脊反折，项筋急，肩不举，腋支缺盆中纽痛，不可左右摇。治在燔针劫刺，以知为数，以痛为输，名曰仲春痹也。足少阳之筋，起于小指次指，上结外踝，上循胫外廉，结于膝外廉；其支者，别起外辅骨，上走髀，前者结于伏兔之上，后者，结于尻；其直者，上乘眇季胁，上走腋前廉，系于膺乳，结于缺盆；直者，上出腋，贯缺盆，出太阳之前，循耳后，上额角，交巅上，下走颔，上结于烦；支者，结于目眦为外维。其病小指次指支转筋，引膝外转筋，膝不可屈伸，腘筋急，前引髀，后引尻，即上乘眇季胁痛，上引缺盆、膺乳、颈维筋急。从左之右，右目不开，上过右角，并跷脉而行，左络于右，故伤左角，右足不用，命曰维筋相交。治在燔针劫刺，以知为数，以痛为输，名曰孟春痹也。足阳明之筋，起于中三指，结于跗上，邪外上加于辅骨，上结于膝外廉，直上结于髀枢，上循胁属脊；其直者，上循骭，结于膝；其支者，结于外辅骨，合少阳；其直者，上循伏兔，上结于髀，聚于阴器，上腹而布，至缺盆而结，上颈，上挟口，合于烦，下结于鼻，上合于太阳。太阳为目上网，阳明为目下网；其支者，从颊结于耳前。其病足中指支，胫转筋，脚跳坚，伏兔转筋，髀前肿，痨疝，腹筋急，引缺盆及颊，卒口僻；急者，目不合，热则筋纵，目不开，颊筋有寒，则急，引颊移口，有热则筋弛纵，缓不胜收，故僻。治之以马膏，膏其急者；以白酒和桂，以涂其缓者，以桑钩钩之，即以生桑炭置之坎中，高下以坐等。以膏熨急颊，且饮美酒，啖美炙肉，不饮酒者，自强也，为之三拊而已。治在燔针劫刺，以知为数，以痛为输，名曰季春痹也。足太阴之筋，起于大指之端内侧，上结于内踝；其直者，络于膝内辅骨，上循阴股，结于髀，聚于阴器，上腹结于脐，循腹里，结于肋，散于胸中；其内者，着于脊。其病足大指支，内踝痛，转筋痛，膝内辅骨痛，阴股引髀而痛，阴器纽痛，上引脐两胁痛，引膺中脊内痛。治在燔针劫刺，以知为数，以痛为输，命曰孟秋痹也。足少阴之筋，起于小指之下，并足太阴之筋，邪走内踝之下，结于踵，与太阳之筋合，而上结于内辅之下，并太阴之筋，而上循阴股，结于阴器，循脊内挟膂上至项，结于枕骨，与足太阳之筋合。其病足下转筋，及所过而结者皆痛及转筋。病在此者，主痫瘛及痉，在外者不能俯，在内者不能仰。故阳病者，腰反折不能俯，阴病者，不能仰。治在燔针劫刺，以知为数，以痛为输。在内者熨引饮药，此筋折扭，扭发数甚者死不治，名曰仲秋痹也。足厥阴之筋，起于大指之上，上结于内踝之前，上循胫，上结内辅之下，上循阴股，结于阴器，络诸筋。其病足大指支内踝之前痛，内辅痛，阴股痛转筋，阴器不用，伤于内则不起，伤于寒则阴缩入，伤于热则纵挺不收，治在行水清阴气；其病转筋者，治在燔针劫刺，以知为数，以痛为输，命曰季秋痹也。手太阳之筋，起于小指之上，结于腕，上循臂内廉，结于肘内锐骨之后，弹之应小指之上，入结于腋下；其支者，后走腋后廉，上绕肩胛，循颈出走太阳之前，结于耳后完骨；其支者，入耳中；直者，出耳上，下结于颔，上属目外眦。其病小指支，肘内锐骨后廉痛，循臂阴，入腋下，腋下痛，腋后廉痛，绕肩胛引颈而痛，应耳中鸣痛引颔，目瞑良久乃得视，颈筋急，则为筋痿颈肿，寒热在颈者。治在燔针劫刺之，以知为数，以痛为输。其为肿者，复而锐之。本支者，上曲牙，循耳前属目外眦，上颔结于角，其痛当所过者支转筋。治在燔针劫刺，以知为数，以痛为输，名曰仲夏痹也。手少阳之筋，起于小指次指之端，结于腕，中循臂，结于肘，上绕臑外廉、上肩、走颈，合手太阳；其支者，当曲颊入系舌本；其支者，上曲牙，循耳前，属目外眦，上乘颔，结于角。其病当所过者，即支转筋，舌卷。治在燔针劫刺，以知为数，以痛为输，名曰季夏痹也。手阳明之筋，起于大指次指之端，结于腕，上循臂，上结于肘外，上臑，结于髃；其支者，绕肩胛，挟脊；直者，从肩髃上颈；其支者，上颊，结于頄；直者，上出手太阳之前，上左角，络头，下右颔。其病当所过者，支痛及转筋，肩不举，颈不可左右视。治在燔针劫刺，以知为数，以痛为输，名曰孟夏痹也。手太阴之筋，起于大指之上，循指上行，结于鱼后，行寸口外侧，上循臂，结肘中，上臑内廉，入腋下，出缺盆，结肩前髃，上结缺盆，下结胸里，散贯贲，合贲下抵季胁。其病当所过者，支转筋，痛甚成息贲，胁急吐血。治在燔针劫刺，以知为数，以痛为输。名曰仲冬痹也。手心主之筋，起于中指，与太阴之筋并行，结于肘内廉，上臂阴，结腋下，下散前后挟胁；其支者，入腋，散胸中，结于臂。其病当所过者，支转筋前及胸痛息贲。治在燔针劫刺，以知为数，以痛为输，名曰孟冬痹也。手太阴之筋，起于小指之内侧，结于锐骨，上结肘内廉，上入腋，交太阴，挟乳里，结于胸中，循臂下系于脐。其病内急心承伏梁，下为肘网。其病当所过者，支转筋，筋痛。治在燔针劫刺，以知为数，以痛为输。其成伏梁唾血脓者，死不治。经筋之病，寒则反折筋急，热则筋弛纵不收，阴痿不用。阳急则反折，阴急则俯不伸。焠刺者，刺寒急也，热则筋纵不收，无用燔针，名曰季冬痹也。足之阳明，手之太阳，筋急则口目为噼，眦急不能卒视，治皆如右方也。

14. 骨度

黄帝问于伯高曰：脉度言经脉之长短，何以立之？伯高曰：先度其骨节之大小、广狭、长短，而脉度定矣。黄帝曰：愿闻众人之度。人长七尺五寸者，其骨节之大小长短各几何？伯高曰：头之大骨围，二尺六寸，胸围四尺五寸。腰围四尺二寸。发所覆者颅至项，尺二寸。发以下至颐，长一尺，君子终折。结喉以下至缺盆中，长四寸。缺盆以下至𩩲骭，长九寸，过则肺大，不满则肺小。𩩲骭以下至天枢，长八寸，过则胃大，不及则胃小。天枢以下至横骨，长六寸半，过则回肠广长，不满则狭短。横骨，长六寸半。横骨上廉以下至内辅之上廉，长一尺八寸。内辅之上廉以下至下廉，长三寸半。内辅下廉，下至内踝，长一尺三寸。内踝以下至地，长三寸。膝腘以下至跗属，长一尺六寸。跗属以下至地，长三寸。故骨围大则太过，小则不及。角以下至柱骨，长一尺。行腋中不见者，长四寸。腋以下至季胁，长一尺二寸。季胁以下至髀枢，长六寸，髀枢以下至膝中，长一尺九寸。膝以下至外踝，长一尺六寸。外踝以下至京骨，长三寸。京骨以下至地，长一寸。耳后当完骨者，广九寸。耳前当耳门者，广一尺三寸。两颧之间，相去七寸。两乳之间，广九寸半。两髀之间，广六寸半。足长一尺二寸，广四寸半。肩至肘，长一尺七寸；肘至腕，长一尺二寸半。腕至中指本节，长四寸。本节至其末，长四寸半。项发以下至背骨，长二寸半，膂骨以下至尾骶，二十一节，长三尺，上节长一寸四分分之一，奇分在下，故上七节至于膂骨，九寸八分分之七。此众人骨之度也，所以立经脉之长短也。是故视其经脉之。在于身也，其见浮而坚，其见明而大者，多血，细而沉者，多气也。

15. 五十营

黄帝曰：余愿闻五十营奈何？岐伯答曰：天周二十八宿，宿三十六分；人气行一周，千八分，日行二十八宿。人经脉上下左右前后二十八脉，周身十六丈二尺，以应二十八宿，漏水下百刻，以分昼夜。故人一呼脉再动，气行三寸，呼吸定息，气行六寸；十息，气行六尺，日行二分。二百七十息，气行十六丈二尺，气行交通于中，一周于身，下水二刻，日行二十五分。五百四十息，气行再周于身，下水四刻，日行四十分。二千七百息，气行十周于身，下水二十刻，日行五宿二十分。一万三千五百息，气行五十营于身，水下百刻，日行二十八宿，漏水皆尽脉终矣。所谓交通者，并行一数也。故五十营备，得尽天地之寿矣，凡行八百一十丈也。

16. 营气

黄帝曰：营气之道，内谷为宝。谷入于胃，乃传之肺，流溢于中，布散于外，精专者，行于经隧，常营无已，终而复始，是谓天地之纪。故气从太阴出注手阳明，上行注足阳明，下行至跗上，注大指间，与太阴合；上行抵髀，从髀注心中；循手少阴，出腋中臂，注小指，合手太阳；上行乘腋，出颇内，注目内眦，上巅，下项，合足太阳；循脊，下尻，下行注小指之端，循足心，注足少阴；上行注肾，从肾注心外，散于胸中；循心主脉，出腋，下臂，出两筋之间，入掌中，出中指之端，还注小指次指之端，合手少阳；上行注膻中，散于三焦，从三焦注胆，出胁，注足少阳；下行至跗上，复从跗注大指间，合足厥阴，上行至肝，从肝上注肺，上循喉咙，入颃颡之窍，究于畜门。其支别者，上额，循巅，下项中，循脊入骶，是督脉也；络阴器，上过毛中，入脐中，上循腹里，入缺盆，下注肺中，复出太阴。此营气之所行也，逆顺之常也。

17. 脉度

黄帝曰：愿闻脉度。岐伯答曰：手之六阳，从手至头，长五尺，五六三丈。手之六阴，从手至胸中，三尺五寸，三六一丈八尺，五六三尺，合二丈一尺。足之六阳，从足上至头，八尺，六八四丈八尺。足之六阴，从足至胸中，六尺五寸，六六三丈六尺，五六三尺，合三丈九尺。蹻脉从足至目，七尺五寸，二七一丈四尺，二五一尺，合一丈五尺。督脉、任脉，各四尺五寸，二四八尺，二五一尺，合九尺。凡都合一十六丈二尺，此气之大经隧也。经脉为里，支而横者为络，络之别者为孙，盛而血者疾诛之，盛者泻之，虚者饮药以补之。五脏常内阅于上七窍也。故肺气通于鼻，肺和则鼻能知臭香矣；心气通于舌，心和则舌能知五味矣；肝气通于目，肝和则目能辨五色矣；脾气通于口，脾和则口能知五谷矣；肾气通于耳，肾和则耳能闻五音矣。五脏不和，则七窍不通；六腑不和则留为痈。故邪在腑则阳脉不和，阳脉不和则气留之，气留之则阳气盛矣。阳气太盛，则阴不利，阴脉不利则血留之，血留之则阴气盛矣。阴气太盛则阳气不能荣也，故曰关。阳气太盛，则阴气弗能荣也，故曰格。阴阳俱盛，不得相荣，故曰关格。关格者，不得尽期而死也。黄帝曰：蹻脉安起安止，何气荣水？岐伯答曰：蹻脉者，少阴之别，起于然骨之后。上内踝之上，直上循阴股，入阴，上循胸里，入缺盆，上出人迎之前，入颃，属目内眦，合于太阳，阳蹻而上行，气并相还，则为濡，目气不荣，则目不合。黄帝曰：气独行五脏，不荣六腑，何也？岐伯答曰：气之不得无行也，如水之流，如日月之行不休，故阴脉荣其脏，阳脉荣其腑，如环之无端，莫知其纪，终而复始，其流溢之气，内溉脏腑，外濡腠理。黄帝曰：蹻脉有阴阳，何脉当其数？岐伯曰：男子数其阳，女子数其阴，当数者为经，其不当数者为络也。

18. 营卫生会

黄帝问于岐伯曰：人焉受气？阴阳焉会？何气为营？何气为卫？营安从生？卫于焉会？老壮不同气，阴阳异位，愿闻其会。岐伯答曰：人受气于谷，谷入于胃，以传与肺，五脏六腑，皆以受气，其清者为营，浊者为卫，营在脉中，卫在脉外，营周不休，五十度而复大会，阴阳相贯，如环无端，卫气行于阴二十五度，行于阳二十五度，分为昼夜，故气至阳而起，至阴而止。故曰日中而阳陇，为重阳，夜半而阴陇，为重阴，故太阴主内，太阳主外，各行二十五度分为昼夜。夜半为阴陇，夜半后而为阳衰，平旦阴尽而阳受气矣。日中而阳陇，日西而阳衰，日入阳尽而阴受气矣。夜半而大会，万民皆卧，命曰合阴，平旦阴尽而阳受气，如是无已，与天地同纪。黄帝曰：老人之不夜瞑者，何气使然？少壮之人，不昼瞑者，何气使然？岐伯答曰：壮者之气血盛，其肌肉滑，气道通，营卫之行不失其常，故昼精而夜瞑。老者之气血衰，其肌肉枯，气道涩，五脏之气相搏，其营气衰少而卫气内伐，故昼不精，夜不瞑。黄帝曰：愿闻营卫之所行，皆何道从来？岐伯答曰：营出中焦，卫出下焦。黄帝曰：愿闻三焦之所出。岐伯答曰：上焦出于胃上口，并咽以上，贯膈，而布胸中，走腋，循太阴之分而行，还至阳明，上至舌，下足阳明，常与营俱行于阳二十五度，行于阴亦二十五度一周也。故五十度而复大会于手太阴矣。黄帝曰：人有热，饮食下胃，其气未定，汗则出，或出于面，或出于背，或出于身半，其不循卫气之道而出，何也？岐伯曰：此外伤于风，内开腠理，毛蒸理泄，卫气走之，固不得循其道，此气慓悍滑疾，见开而出，故不得从其道，故命曰漏泄。黄帝曰：愿闻中焦之所出。岐伯答曰：中焦亦并胃中，出上焦之后，此所受气者，泌糟粕，蒸津液，化其精微，上注于肺脉乃化而为血，以奉生身，莫贵于此，故独得行于经隧，命曰营气。黄帝曰：夫血之与气，异名同类。何谓也？岐伯答曰：营卫者，精气也，血者，神气也，故血之与气，异名同类焉。故夺血者无汗，夺汗者无血，故人生有两死而无两生。黄帝曰：愿闻下焦之所出。岐伯答曰：下焦者，别回肠，注于膀胱，而渗入焉；故水谷者，常并居于胃中，成糟粕，而俱下于大肠而成下焦，渗而俱下。济泌别汁，循下焦而渗入膀胱焉。黄帝曰：人饮酒，酒亦入胃，谷未熟，而小便独先下，何也？岐伯答曰：酒者，熟谷之液也。其气悍以清，故后谷而入，先谷而液出焉。黄帝曰：善。余闻上焦如雾，中焦如沤，下焦如渎，此之谓也。

19. 四时气

黄帝问于岐伯曰：夫四时之气，各不同形，百病之起，皆有所生，灸刺之道，何者为定？岐伯答曰：四时之气，各有所在，灸刺之道，得气穴为定。故春取经血脉、分肉之间，甚者深刺之，间者浅刺之；夏取盛经孙络，取分间绝皮肤；秋取经俞。邪在腑，取之合；冬取井荥，必深以留。温疟汗不出，为五十九痏，风㽷肤胀，为五十七痏。取皮肤之血者，尽取之。飧泄补三阴之上，补阴陵泉，皆久留之，热行乃止。转筋于阳，治其阳；转筋于阴，治其阴。皆卒刺之。徒㽷先取环谷下三寸，以铍针针之，已刺两箭之，而内之，入而复之，以尽其㽷，必坚。来缓则烦悗，来急则安静，间日一刺之，㽷尽乃止。饮闭药，方刺之时徒饮之，方饮无食，方食无饮，无食他食，百三十五日。着痹不去，久寒不已，卒取其三里。骨为干。肠中不便，取三里，盛泻之，虚补之。疠风者，素刺其肿上。已刺，以锐针针其处，按出其恶气，肿尽乃止。常食方食，无食他食。腹中常鸣，气上冲胸，喘不能久立。邪在大肠，刺肓之原、巨虚上廉、三里。小腹控睾，引腰脊，上冲心。邪在小肠者，连睾系，属于脊，贯肝肺，络心系。气盛则厥逆，上冲肠胃，熏肝，散于肓，结于脐，故取之肓原以散之，刺太阴以予之，取厥阴以下之，取巨虚下廉以去之，按其所过之经以调之。善呕，呕有苦，长太息，心中憺憺，恐人将捕之；邪在胆，逆在胃，胆液泄，则口苦，胃气逆，则呕苦，故曰呕胆。取三里以下。胃气逆，则刺少阳血络，以闭胆逆，却调其虚实，以去其邪。饮食不下，膈塞不通，邪在胃脘，在上脘，则刺抑而下之，在下脘，则散而去之。小腹痛肿，不得小便，邪在三焦，约取之太阳大络，视其络脉与厥阴小络结而血者，肿上及胃脘，取三里。睹其色，察其以知其散复者，视其目色，以知病之存亡也。一其形，听其动静者，持气口人迎以视其脉，坚且盛且滑者，病日进，脉软者，病将下，诸经实者，病三日已。气口候阴，人迎候阳也。

20. 海论

黄帝问于岐伯曰：余闻刺法于夫子，夫子之所言，不离于营卫血气。夫十二经脉者，内属于腑脏，外络于肢节，夫子乃合之于四海乎。岐伯答曰：人亦有四海，十二经水。经水者，皆注于海，海有东西南北，命曰四海。黄帝曰：以人应之奈何？岐伯曰：人有髓海，有血海，有气海，有水谷之海，凡此四者，以应四海也。黄帝曰：远乎者，夫子之合人天地四海也，愿闻应之奈何？岐伯曰：必先明知阴阳表荣腧所在，四海定矣。黄帝曰：定之奈何？岐伯曰：胃者水谷之海，其输上在气街，下至三里；冲脉者，为十二经之海，其输上在于大杼，下出于巨虚之上下廉；膻中者，为气之海，其输上在于柱骨之上下，前在于人迎，脑为髓之海，其输上在于其盖，下在风府。黄帝曰：凡此四海者，何利何害？何生何败？岐伯曰：得顺者生，得逆者败；知调者利，不知调者害。黄帝曰：四海之逆顺奈何？岐伯曰：气海有余者，气满胸中，悗息面赤；气海不足，则气少不足以言。血海有余，则常想其身大，怫然不知其所病；血海不足，亦常想其身小，狭然不知其所病。水谷之海有余，则腹满；水谷之海不足，则饥不受谷食。髓海有余，则轻劲多力，自过其度；髓海不足，则脑转耳鸣，胫痠眩冒，目无所见，懈怠安卧。黄帝曰：余已闻逆顺，调之奈何？岐伯曰：审守其俞，而调其虚实，无犯其害，顺者得复，逆者必败。黄帝曰：善。

21. 五乱

黄帝曰：经脉十二者，别为五行，分为四时，何失而乱？何得而治？岐伯曰：五行有序，四时有分，相顺则治，相逆则乱。黄帝曰：何谓相顺？岐伯曰：经脉十二者，以应十二月。十二月者，分为四时。四时者，春秋冬夏，其气各异，营卫相随，阴阳已知，清浊不相干，如是则顺之而治。黄帝曰：何为逆而乱？岐伯曰：清气在阴，浊气在阳，营气顺脉，卫气逆行，清浊相干，乱于胸中，是谓大悗。故气乱于心，则烦心密嘿，俯首静伏；乱于肺，则俯仰喘喝，接手以呼；乱于肠胃，是为霍乱；乱于臂胫，则为四厥；乱于头，则为厥逆，头重眩仆。黄帝曰：五乱者，刺之有道乎？岐伯曰：有道以来，有道以去，审知其道，是谓身宝。黄帝曰：善。愿闻其道。岐伯曰：气在于心者，取之手少阴心主之俞；气在于肺者，取之手太阴荥，足少阴俞；气在于肠胃者，取之足太阴阳明，不下者，取之三里；气在于头者，取之天柱大杼，不知，取足太阳荥俞；气在于臂足，取之先去血脉，后取其阳明少阳之荥俞。黄帝曰：补泻奈何？岐伯曰：徐入徐出，谓之导气。补泻无形，谓之同精。是非有余不足也，乱气之相逆也。黄帝曰：允乎哉道，明乎哉论，请着之玉版，命曰治乱也。

22. 五阅五使

黄帝问于岐伯曰：余闻刺有五官五阅，以观五气。五气者，五脏之使也，五时之副也。愿闻其五使当安出？岐伯曰：五官者，五脏之阅也。黄帝曰：愿闻其所出，令可为常。岐伯曰：脉出于气口，色见于明堂，五色更出，以应五时，各如其常，经气入脏，必当治里。帝曰：善。五色独决于明堂乎？岐伯曰：五官已辨，阙庭必张，乃立明堂，明堂广大，蕃蔽见外，方壁高基，引垂居外，五色乃治，平搏广大，寿中百岁，见此者，刺之必已，如是之人者，血气有余，肌肉坚致，故可苦以针。黄帝曰：愿闻五官。岐伯曰：鼻者，肺之官也；目者，肝之官也；口唇者，脾之官也；舌者，心之官也；耳者，肾之官也。黄帝曰：以官何候？岐伯曰：以候五脏。故肺病者，喘息鼻张；肝病者，眦青；脾病者，唇黄；心病者，舌卷短，颧赤；肾病者，颧与颜黑。黄帝曰：五脉安出，五色安见，其常色殆者如何？岐伯曰：五官不辨，阙庭不张，小其明堂，蕃蔽不见，又埤其墙，墙下无基，垂角去外。如是者，虽平常殆，况加疾哉。黄帝曰：五色之见于明堂，以观五脏之气，左右高下，各有形乎？岐伯曰：脏腑之在中也，各以次舍，左右上下，各如其度也。

23. 逆顺肥瘦

黄帝问于岐伯曰：余闻针道于夫子，众多毕悉矣。夫子之道，应若失，而据未有坚然者也。夫子之问学熟乎，将审察于物而心生之乎？岐伯曰：圣人之为道者，上合于天，下合于地，中合于人事，必有明法，以起度数，法式检押，乃后可传焉。故匠人不能释尺寸而意短长，废绳墨而起平木也，工人不能去规而为圆，去矩而为方。知用此者，固自然之物，易用之教，逆顺之常也。黄帝曰：愿闻自然奈何？岐伯曰：临深决水，不用功力，而水可竭也。循掘决冲，而经可通也。此言气之滑涩，血之清浊，行之逆顺也。黄帝曰：愿闻人之白黑肥瘦小长，各有数乎？岐伯曰：年质壮大，血气充盈，肤革坚固，因加以邪，刺此者，深而留之，此肥人也。广肩腋项，肉薄厚皮而黑色，唇临临然，其血黑以浊，其气涩以迟。其为人也，贪于取与，刺此者，深而留之，多益其数也。黄帝曰：刺瘦人奈何？岐伯曰：瘦人者，皮薄色少，肉廉廉然，薄唇轻言，其血清气滑，易脱于气，易损于血，刺此者，浅而疾之。黄帝曰：刺常人奈何？岐伯曰：视其白黑，各为调之，其端正敦厚者，其血气和调，刺此者，无失常数也。黄帝曰：刺壮士真骨者，奈何？岐伯曰：刺壮士真骨，坚肉缓节，监监然，此人重则气涩血浊，刺此者，深而留之，多益其数；劲则气滑血清，刺此者，浅而疾之。黄帝曰：刺婴儿奈何？岐伯曰：婴儿者，其肉脆，血少气弱，刺此者，以豪刺、浅刺而疾拔针，日再可也。黄帝曰：临深决水，奈何？岐伯曰：血清气浊，疾泻之则气竭焉。黄帝曰：循掘决冲，奈何？岐伯曰：血浊气涩，疾泻之，则经可通也。黄帝曰：脉行之逆顺，奈何？岐伯曰：手之三阴，从脏走手；手之三阳，从手走头；足之三阳，从头走足；足之三阴，从足走腹。黄帝曰：少阴之脉独下行，何也？岐伯曰：不然，夫冲脉者，五脏六腑之海也，五脏六腑皆禀焉。其上者，出于颃颡，渗诸阳，灌诸精；其下者，注少阴之大络，出于气街，循阴股内廉入腘中，伏行骭骨内，下至内踝之后属而别。其下者，并于少阴之经，渗三阴；其前者，伏行出跗属，下循跗，入大趾间，渗诸络而温肌肉。故别络结则跗上不动，不动则厥，厥则寒矣。黄帝曰：何以明之？岐伯曰：以言导之，切而验之，其非必动，然后仍可明逆顺之行也。黄帝曰：窘乎哉！圣人之为道也。明于日月，微于毫厘，其非夫子，孰能道之也。

24. 阴阳清浊

黄帝曰：余闻十二经脉，以应十二经水者，其五色各异，清浊不同，人之血气若一，应之奈何？岐伯曰：人之血气，苟能若一，则天下为一矣，恶有乱者乎？黄帝曰：余问一人，非问天下之众。岐伯曰：夫一人者，亦有乱气，天下之象，亦有乱人，其合为一耳。黄帝曰：愿闻人气之清浊。岐伯曰：受谷者浊，受气者清。清者注阴，浊者注阳。浊而清者，上出于咽，清而浊者，则下行。清浊相干，命曰乱气。黄帝曰：夫阴清而阳浊，浊者有清，清者有浊，清浊别之奈何？岐伯曰：气之大别，清者上注于肺，浊者下走于胃。胃之清气，上出于口；肺之浊气，下注于经，内积于海。黄帝曰：诸阳皆浊，何阳浊甚乎？岐伯曰：手太阳独受阳之浊，手太阴独受阴之清；其清者上走空窍，其浊者下行诸经。诸阴皆清，足太阴独受其浊。黄帝曰：治之奈何？岐伯曰：清者其气滑，浊者其气涩，此气之常也。故刺阴者，深而留之；刺阳者，浅而疾之；清浊相干者，以数调之也。

25. 阴阳系日月

黄帝曰：余闻天为阳，地为阴，日为阳，月为阴，其合之于人，奈何？岐伯曰：腰以上为天，腰以下为地，故天为阳，地为阴，故足之十二经脉，以应为十二月，月生于水，故在下者为阴；手之十指，以应十日，日主火，故在上者为阳。黄帝曰：合之于脉，奈何？岐伯曰：寅者，正月之生阳也，主左足之少阳；未者，六月，主右足之少阳。卯者，二月，主左足之太阳；午者，五月，主右足之太阳。辰者，三月，主左足之阳明；巳者，四月，主右足之阳明。此两阳合于前，故曰阳明。申者，七月之生阴也，主右足之少阴；丑者，十二月，主左足之少阴；酉者，八月，主右足之太阴；子者，十一月，主左足之太阴；戌者，九月，主右足之厥阴；亥者，十月，主左足之厥阴；此两阴交尽，故曰厥阴。甲主左手之少阳；己主右手之少阳；乙主左手之太阳，戊主右手之太阳，丙主左手之阳明，丁主右手之阳明，此两火并合，故为阳明。庚主右手之少阴，癸主左手之少阴，辛主右手之太阴，壬主左手之太阴。故足之阳者，阴中之少阳也；足之阴者，阴中之太阴也。手之阳者，阳中之太阳也；手之阴者，阳中之少阴也。腰以上者为阳，腰以下者为阴。其于五脏也，心为阳中之太阳，肺为阴中之少阴，肝为阴中之少阳，脾为阴中之至阴，肾为阴中之太阴。黄帝曰：以治之奈何？岐伯曰：正月二月三月，人气在左，无刺左足之阳；四月五月六月，人气在右，无刺右足之阳，七月八月九月，人气在右，无刺右足之阴，十月十一月十二月，人气在左，无刺左足之阴。黄帝曰：五行以东方为甲乙木主春。春者，苍色，主肝，肝者，足厥阴也。今乃以甲为左手之少阳，不合于数，何也？岐伯曰：此天地之阴阳也，非四时五行之以次行也。且夫阴阳者，有名而无形，故数之可十，离之可百，散之可千，推之可万，此之谓也。

26. 顺气一日分为四时

黄帝曰：夫百病之所始生者，必起于燥湿寒暑风雨，阴阳喜怒饮食居处，气合而有形，得脏而有名，余知其然也。夫百病者，多以旦慧昼安，夕加夜甚，何也？岐伯曰：四时之气使然。黄帝曰：愿闻四时之气。岐伯曰：春生，夏长，秋收，冬藏，是气之常也，人亦应之，以一日分为四时，朝则为春，日中为夏，日入为秋，夜半为冬。朝则人气始生，病气衰，故旦慧；日中人气长，长则胜邪，故安；夕则人气始衰，邪气始生，故加；夜半人气入脏，邪气独居于身，故甚也。黄帝曰：其时有反者何也？岐伯曰：是不应四时之气，脏独主其病者，是必以脏气之所不胜时者甚，以其所胜时者起也。黄帝曰：治之奈何？岐伯曰：顺天之时，而病可与期。顺者为工，逆者为粗。黄帝曰：善，余闻刺有五变，以主五输。愿闻其数。岐伯曰：人有五脏，五脏有五变。五变有五输，故五五二十五输，以应五时。黄帝曰：愿闻五变。岐伯曰：肝为牝脏，其色青，其时春，其音角，其味酸，其日甲乙；心为牝脏，其色赤，其时夏，其日丙丁，其音徵，其味苦；脾为牝脏，其色黄，其时长夏，其日戊己，其音宫，其味甘；肺为牝脏，其色白，其音商，其时秋，其日庚辛，其味辛；肾为牝脏，其色黑，其时冬，其日壬癸，其音羽，其味咸。是为五变。黄帝曰：以主五输奈何？脏主冬，冬刺井；色主春，春刺荥；时主夏，夏刺输；音主长夏，长夏刺经；味主秋，秋刺合。是谓五变，以主五输。黄帝曰：诸原安和，以致五输。岐伯曰：原独不应五时，以经合之，以应其数，故六六三十六输。黄帝曰：何谓藏主冬，时主夏，音主长夏，味主秋，色主春。愿闻其故。岐伯曰：病在藏者，取之井；病变于色者，取之荥；病时间时甚者，取之输；病变于音者，取之经；经满而血者，病在胃；及以饮食不节得病者，取之于合，故命曰味主合。是谓五变也。

27. 外揣

余闻九针九篇，余亲受其调，颇得其意。夫九针者，始于一而终于九，然未得其要道也。夫九针者，小之则无内，大之则无外，深不可为下，高不可为盖，恍惚无穷，流溢无极，余知其合于天道人事四时之变也，然余愿杂之毫毛，浑束为一，可乎？岐伯曰：明乎哉问也，非独针道焉，夫治国亦然。黄帝曰：余愿闻针道，非国事也。岐伯曰：夫治国者，夫惟道焉，非道，何可小大深浅，杂合而为一乎。黄帝曰：愿卒闻之。岐伯曰：日与月焉，水与镜焉，鼓与响焉。夫日月之明，不失其影，水镜之察，不失其形，鼓响之应，不后其声，动摇则应和，尽得其情。黄帝曰：窘乎哉！昭昭之明不可蔽，其不可蔽，不失阴阳也。合而察之，切而验之，见而得之，若清水明镜之不失其形也。五音不彰，五色不明，五脏波荡，若是则内外相袭，若鼓之应桴，响之应声，影之似形。故远者，司外揣内，近者，司内揣外，是谓阴阳之极，天地之盖，请藏之灵兰之室，弗敢使泄也。

28. 五变

黄帝问于少俞曰：余闻百疾之始期也，必生于风雨寒暑，循毫毛而入腠理，或复还，或留止，或为风肿汗出，或为消瘅，或为寒热，或为留痹，或为积聚。奇邪淫溢，不可胜数，愿闻其故。夫同时得病，或病此，或病彼，意者天之为人生风乎，何其异也？少俞曰：夫天之生风者，非以私百姓也，其行公平正直，犯者得之，避者得无殆，非求人而人自犯之。黄帝曰：一时遇风，同时得病，其病各异，愿闻其故。少俞曰：善乎其问！请论以比匠人。匠人磨斧斤，砺刀削断材木。木之阴阳，尚有坚脆，坚者不入，脆者皮弛，至其交节，而缺斤斧焉。夫一木之中，坚脆不同，坚者则刚，脆者易伤，况其材木之不同，皮之厚薄，汁之多少，而各异耶。夫木之蚤花先生叶者，遇春霜烈风，则花落而叶萎；久曝大旱，则脆木薄皮者，枝条汁少而叶萎；久阴淫雨，则薄皮多汁者，皮溃而漉；卒风暴起，则刚脆之木，根摇而叶落。凡此五者，各有所伤，况于人乎！黄帝曰：以人应木，奈何？少俞答曰：木之所伤也，皆伤其枝。枝之刚脆而坚，未成伤也。人之有常病也，亦因其骨节皮肤腠理之不坚固者，邪之所舍也，故常为病也。黄帝曰：人之善病风厥漉汗者，何以候之？少俞答曰：内不坚，腠理疏，则善病风。黄帝曰：何以候肉之不坚也？少俞答曰：䐃肉不坚，而无分理。理者粗理，粗理而皮不致者，腠理疏。此言其浑然者。黄帝曰：人之善病消瘅者，何以候之？少俞答曰：五脏皆柔弱者，善病消瘅。黄帝曰：何以知五脏之柔弱也？少俞答曰：夫柔弱者，必有刚强，刚强多怒，柔者易伤也。黄帝曰：何以候柔弱之与刚强？少俞答曰：此人薄皮肤，而目坚固以深者，长冲直扬，其心刚，刚则多怒，怒则气上逆，胸中蓄积，血气逆留，腝皮充肌，血脉不行，转而为热，热则消肌肤，故为消瘅。此言其人暴刚而肌肉弱者也。黄帝曰：人之善病寒热者，何以候之？少俞答曰：小骨弱肉者，善病寒热。黄帝曰：何以候骨之小大，肉之坚脆，色之不一也？少俞答曰：颧骨者，骨之本也。颧大则骨大，颧小则骨小。皮肤薄而其肉无䐃，其臂懦懦然，其地色殆然，不与其天同色，污然独异，此其候也。然后臂薄者，其髓不满，故善病寒热也。黄帝曰：何以候人之善病痹者？少俞答曰：粗理而肉不坚者，善病痹。黄帝曰：痹之高下有处乎？少俞答曰：欲知其高下者，各视其部。黄帝曰：人之善病肠中积聚者，何以候之？少俞答曰：皮肤薄而不泽，肉不坚而淖泽。如此，则肠胃恶，恶则邪气留止，积聚乃伤脾胃之间，寒温不次，邪气稍至。蓄积留止，大聚乃起。黄帝曰：余闻病形，已知之矣！愿闻其时。少俞答曰：先立其年，以知其时。时高则起，时下则殆，虽不陷下，当年有冲道，其病必起，是谓因形而生病，五变之纪也。

29. 本脏

黄帝问于岐伯曰：人之血气精神者，所以奉生而周于性命者也；经脉者，所以行血气而营阴阳濡筋骨，利关节者也；卫气者，所以温分肉，充皮肤，肥腠理，司开阖者也；志意者，所以御精神，收魂魄，适寒温，和喜怒者也。是故血和则经脉流行，营覆阴阳，筋骨劲强，关节清利矣；卫气和则分肉解利，皮肤调柔，腠理致密矣；志意和则精神专直，魂魄不散，悔怒不起，五脏不受邪矣；寒温和则六腑化谷，风痹不作，经脉通利，肢节得安矣，此人之常平也。五脏者，所以藏精神血气魂魄者也；六腑者，所以化水谷而行津液者也。此人之所以具受于天也，无愚智贤不肖，无以相倚也。然有其独尽天寿，而无邪僻之病，百年不衰，虽犯风雨卒寒大暑，犹有弗能害也；有其不离屏蔽室内，无怵惕之恐，然犹不免于病，何也？愿闻其故。岐伯对曰：窘乎哉问也。五脏者，所以参天地，副阴阳，而连四时，化五节者也；五脏者，固有小大、高下、坚脆、端正、偏倾者，六腑亦有小大、长短、厚薄、结直、缓急。凡此二十五者，各不同，或善或恶，或吉或凶，请言其方。心小则安，邪弗能伤，易伤以忧；心大则忧，不能伤，易伤于邪。心高则满于肺中，悗而善忘，难开以言；心下，则藏外，易伤于寒，易恐以言。心坚，则藏安守固；心脆则善病消瘅热中。心端正，则和利难伤；心偏倾则操持不一，无守司也。肺小，则少饮，不病喘喝；肺大则多饮，善病胸痹、喉痹、逆气。肺高，则上气，肩息咳；肺下则居贲迫肺，善胁下痛。肺坚则不病，咳上气；肺脆，则苦病消瘅易伤。肺端正，则和利难伤；肺偏倾，则胸偏痛也。肺小则脏安，无胁下之病；肝大则逼胃迫咽，迫咽则苦膈中，且胁下痛。肝高，则上支贲切，胁悗为息贲；肝下则逼胃胁下空，胁下空则易受邪。肝坚则藏安难伤；肝脆则善病消瘅，易伤。肝端正，则和利难伤；肝偏倾，则胁下痛也。脾小，则脏安，难伤于邪也；脾大，则苦凑䏚而痛，不能疾行。脾高，则䏚引季胁而痛；脾下则下归于大肠，下加于大肠，则脏苦受邪。脾坚，则脏安难伤；脾脆，则善病消瘅易伤。脾端正，则和利难伤；脾偏倾，则善满善胀也。肾小，则脏安难伤；肾大，则善病腰痛，不可以俯仰，易伤以邪。肾高，则苦背膂痛，不可以俯仰；肾下则腰尻痛，不可以俯仰，为狐疝。肾坚，则不病腰背痛；肾脆，则善病消瘅，易伤。肾端正，则和利难伤；肾偏倾，则苦腰尻痛也。凡此二十五变者，人之所苦常病。黄帝曰：何以知其然也？岐伯曰：赤色小理者，心小；粗理者，心大。无髑骬者，心高；髑骬小、短、举者，心下。髑骬长者，心下坚；髑骬弱小以薄者，心脆。髑骬直下不举者，心端正；髑骬倚一方者，心偏倾也。白色小理者，肺小；粗理者，肺大。巨肩反膺陷喉者，肺高；合腋张胁者，肺下。好肩背厚者，肺坚；肩背薄者，肺脆。背膺厚者，肺端正；胁偏疏者，肺偏倾也。青色小理者，肝小；粗理者，肝大。广胸反骹者，肝高；合胁兔骹者，肝下。胸胁好者，肝坚；胁骨弱者，肝脆。膺腹好相得者，肝端正；胁骨偏举者，肝偏倾也。黄色小理者，脾小；粗理者，脾大。揭唇者，脾高；唇下纵者，脾下。唇坚者，脾坚；唇大而不坚者，脾脆。唇上下好者，脾端正；唇偏举者，脾偏倾也。黑色小理者，肾小；粗理者，肾大。高耳者，肾高；耳后陷者，肾下。耳坚者，肾坚；耳薄而不坚者，肾脆。耳好前居牙车者，肾端正；耳偏高者，肾偏倾也。凡此诸变者，持则安，减则病也。帝曰：善。然非余之所问也，愿闻人之有不可病者，至尽天寿，虽有深忧大恐，怵惕之志，犹不能减也，甚寒大热，不能伤；其有不离屏蔽室内，又无怵惕之恐，然不免于病者，何也？愿闻其故。岐伯曰：五脏六腑，邪之舍也，请言其故。五脏皆小者，少病，苦燋心，大愁扰；五脏皆大者，缓于事，难使以忧。五脏皆高者，好高举措；五脏皆下者，好出人下。五脏皆坚者，无病；五脏皆脆者，不离于病。五脏皆端正者，和利得人心；五脏皆偏倾者，邪心而善盗，不可以为人平，反复言语也。黄帝曰：愿闻六腑之应。岐伯答曰：肺合大肠，大肠者，皮其应；心合小肠，小肠者，脉其应；肝合胆，胆者，筋其应；脾合胃，胃者，肉其应；肾合三焦膀胱，三焦膀胱者，腠理毫毛其应。黄帝曰：应之奈何？岐伯曰：肺应皮。皮厚者，大肠厚，皮薄者，大肠薄；皮缓者，腹里大者，大肠大而长；皮急者，大肠急而短；皮滑者，大肠直；皮肉不相离者，大肠结。心应脉，皮厚者，脉厚，脉厚者，小肠厚；皮薄者，脉薄，脉薄者，小肠薄；皮缓者，脉缓，脉缓者，小肠大而长；皮薄而脉冲小者，小肠小而短。诸阳经脉皆多纡屈者，小肠结。脾应肉，肉䐃坚大者，胃厚；肉䐃么者，胃薄。肉䐃小而么者，胃不坚；肉䐃不称身者，胃下，胃下者，下管约不利。肉䐃不坚者，胃缓；肉䐃无小里累者，胃急。肉䐃多少里累者，胃结，胃结者，上管约不利也。肝应爪，爪厚色黄者，胆厚；爪薄色红者，胆薄；爪坚色青者，胆急；爪濡色赤者，胆缓；爪直色白无约者，胆直；爪恶色黑多纹者，胆结也。肾应骨，密理厚皮者，三焦膀胱厚；粗理薄皮者，三焦膀胱薄。疏腠理者，三焦膀胱缓；皮急而无毫毛者，三焦膀胱急。毫毛美而粗者，三焦膀胱直，稀毫毛者，三焦膀胱结也。黄帝曰：厚薄美恶，皆有形，愿闻其所病。岐伯答曰：视其外应，以知其内藏，则知所病矣。

30. 禁服

雷公问于黄帝曰：细子得受业，通于九针六十篇，且暮勤服之，近者编绝，久者简垢，然尚讽诵弗置，未尽解于意矣。外揣言浑束为一，未知所谓也。夫大则无外，小则无内，大小无极，高下无度，束之奈何？士之才力，或有厚薄，智虑褊浅，不能博大深奥，自强于学若细子。细子恐其散于后世，绝于子孙，敢问约之奈何？黄帝曰：善乎哉问也。此先师之所禁，坐私传之也，割臂歃血之盟也，子若欲得之，何不斋乎？雷公再拜而起曰：请闻命于是也。乃斋宿三日而请曰：敢问今日正阳，细子愿以受盟。黄帝乃与俱入斋室，割臂歃血，黄帝亲祝曰：今日正阳，歃血传方，有敢背此言者，反受其殃。雷公再拜曰：细子受之。黄帝乃左握其手，右授之书曰：慎之慎之，吾为子言之，凡刺之理，经脉为始，营其所行，知其度量，内刺五脏，外刺六腑，审察卫气，为百病母，调其虚实，虚实乃止，泻其血络，血尽不殆矣。雷公曰：此皆细子之所以通，未知其所约也。黄帝曰：夫约方者，犹约囊也，囊满而弗约，则输泄，方成弗约，则神与弗俱。雷公曰：愿为下材者，勿满而约之。黄帝曰：未满而知约之以为工，不可以为天下师。雷公曰：愿闻为工。黄帝曰：寸口主中，人迎主外，两者相应，俱往俱来，若引绳大小齐等。春夏人迎微大，秋冬寸口微大，如是者，名曰平人。人迎大一倍于寸口，病在足少阳，一倍而躁，在手少阳。人迎二倍，病在足太阳，二倍而躁，病在手太阳。人迎三倍，病在足阳明，三倍而躁，病在手阳明。盛则为热，虚则为寒，紧则为痛痹，代则乍甚乍间。盛则泻之，虚则补之，紧痛则取之分肉，代则取血络，且饮药，陷下则灸之，不盛不虚，以经取之，名曰经刺。人迎四倍者，且大且数，名曰溢阳，溢阳为外格，死不治。必审按其本末，察其寒热，以验其脏腑之病。寸口大于人迎一倍，病在足厥阴，一倍而躁，在手心主。寸口二倍，病在足少阴，二倍而躁，在手少阴。寸口三倍，病在足太阴，三倍而躁，在手太阴。盛则胀满，寒中，食不化，虚则热中、出糜、少气、溺色变，紧则痛痹，代则乍痛乍止。盛则泻之，虚则补之，紧则先刺而后灸之，代则取血络，而后调之，陷下则徒灸之，陷下者，脉血结于中，中有着血，血寒，故宜灸之，不盛不虚，以经取之。寸口四倍者，名曰内关，内关者，且大且数，死不治。必审察其本末之寒温，以验其脏腑之病。通其营输，乃可传于大数。大数曰：盛则徒泻之，虚则徒补之，紧则灸刺，且饮药，陷下则徒灸之，不盛不虚，以经取之。所谓经治者，饮药，亦曰灸刺，脉急则引，脉大以弱，则欲安静，用力无劳也。

31. 论勇

黄帝问于少俞曰：有人于此，并行并立，其年之长少等也，衣之厚薄均也，卒然遇烈风暴雨，或病，或不病，或皆病，或皆不病，其故何也？少俞曰：帝问何急？黄帝曰：愿尽闻之。少俞曰：春青风，夏阳风，秋凉风，冬寒风。凡此四时之风者，其所病各不同形。黄帝曰：四时之风，病人如何？少俞曰：黄色薄皮弱肉者，不胜春之虚风；白色薄皮弱肉者，不胜夏之虚风；青色薄皮弱肉者，不胜秋之虚风；赤色薄皮弱肉者，不胜冬之虚风也。黄帝曰：黑色不病乎？少俞曰：黑色而皮厚肉坚，固不伤于四时之风；其皮薄而肉不坚，色不一者，长夏至而有虚风者，病矣。其皮厚而肌肉坚者，长夏至而有虚风，不病矣。其皮厚而肌肉坚者，必重感于寒，外内皆然，乃病。黄帝曰：善。黄帝曰：夫人之忍痛与不忍痛，非勇怯之分也。夫勇士之不忍痛者，见难则前，见痛则止；夫怯士之忍痛者，闻难则恐，遇痛不动。夫勇士之忍痛者，见难不恐，遇痛不动；夫怯士之不忍痛者，见难与痛，目转面盻，恐不能言，失气，惊，颜色变化，乍死乍生。余见其然也，不知其何由，愿闻其故。少俞曰：夫忍痛与不忍痛者，皮肤之薄厚，肌肉之坚脆，缓急之分也，非勇怯之谓也。黄帝曰：愿闻勇怯之所由然。少俞曰：勇士者，目深以固，长冲直扬，三焦理横，其心端直，其肝大以坚，其胆满以傍，怒则气盛而胸张，肝举而胆横，眦裂而目扬，毛起而面苍，此勇士之由然者也。黄帝曰：愿闻怯士之所由然。少俞曰：怯士者，目大而不减，阴阳相失，其焦理，纵𩩲骬短而小，肝系缓，其胆不满而纵，肠胃挺，胁下空，虽方大怒，气不能满其胸，肝肺虽举，气衰复下，故不能久怒，此怯士之所由然者也。黄帝曰：怯士之得酒，怒不避勇士者，何脏使然？少俞曰：酒者，水谷之精，熟谷之液也，其气慓悍，其入于胃中，则胃胀，气上逆，满于胸中，肝浮胆横，当是之时，固比于勇士，气衰则悔。与勇士同类，不知避之，名曰酒悖也。

32. 背腧

黄帝问于岐伯曰：愿闻五脏之腧，出于背者。岐伯曰：背中大腧，在杼骨之端，肺腧在三焦之间，心腧在五焦之间，膈腧在七焦之间，肝腧在九焦之间，脾腧在十一焦之间，肾腧在十四焦之间。皆挟脊相去三寸所，则欲得而验之，按其处，应在中而痛解，乃其腧也。灸之则可刺之则不可。气盛则泻之，虚则补之。以火补者，毋吹其火，须自灭也；以火泻之，疾吹其火，传其艾，须其火灭也。

33. 卫气

黄帝曰：五脏者，所以藏精神魂魄者也；六腑者，所以受水谷而行化物者也。其气内干五脏，而外络肢节。其浮气之不循经者，为卫气；其精气之行于经者，为营气。阴阳相随，外内相贯，如环之无端。亭亭淳淳乎，孰能窃之。然其分别阴阳，皆有标本虚实所离之处。能别阴阳十二经者，知病之所生；候虚实之所在者，能得病之高下；知六腑之气街者，能知解结契绍于门户；能知虚石之坚软者，知补泻之所在；能知六经标本者，可以无惑于天下。岐伯曰：博哉！圣帝之论。臣请尽意悉言之。足太阳之本，在跟以上五寸中，标在两络命门。命门者，目也。足少阳之本，在窍阴之间，标在窗笼之前。窗笼者，耳也。足少阴之本，在内踝下上三寸中，标在背腧与舌下两脉也。足厥阴之本，在行间上五寸所，标在背腧也。足阳明之本，在厉兑，标在人迎，颊挟颃颡也。足太阴之本，在中封前上四寸之中，标在背腧与舌本也。手太阳之本，在外踝之后，标在命门之上一寸也。手少阳之本，在小指次指之间上二寸，标在耳后上角下外眦也。手阳明之本，在肘骨中，上至别阳，标在颜下合钳上也。手太阴之本，在寸口之中，标在腋内动也。手少阴之本，在锐骨之端，标在背腧也。手心主之本，在掌后两筋之间二寸中，标在腋下下三寸也。凡候此者，下虚则厥，下盛则热；上虚则眩，上盛则热痛。故盛者，绝而止之，虚者，引而起之。请言气街，胸气有街，腹气有街，头气有街，胫气有街。故气在头者，止之于脑；气在胸者，止之膺与背腧；气在腹者，止之背腧，与冲脉于脐左右之动脉者；气在胫者，止之气街，与承山踝上以下。取此者，用毫针，必先按而在久应于手，乃刺而予之。所治者，头痛眩仆，腹痛中满暴胀，及有新。痛可移者，易已也；积不痛，难已也。

34. 天年

黄帝问于岐伯曰：愿闻人之始生，何气筑为基，何立而为楯，何失而死，何得而生？岐伯曰：以母为基，以父为楯；失神者死，得神者生也。黄帝曰：何者为神？岐伯曰：血气已和，营卫已通，五脏已成，神气舍心，魂魄毕具，乃成为人。黄帝曰：人之寿夭各不同，或夭寿，或卒死，或病久，愿闻其道。岐伯曰：五脏坚固，血脉和调，肌肉解利，皮肤致密，营卫之行，不失其常，呼吸微徐，气以度行，六腑化谷，津液布扬，各如其常，故能长久。黄帝曰：人之寿百岁而死，何以致之？岐伯曰：使道隧以长，基墙高以方，通调营卫，三部三里起，骨高肉满，百岁乃得终。黄帝曰：其气之盛衰，以至其死，可得闻乎？岐伯曰：人生十岁，五脏始定，血气已通，其气在下，故好走；二十岁，血气始盛，肌肉方长，故好趋；三十岁，五脏大定，肌肉坚固，血脉盛满，故好步；四十岁，五脏六腑十二经脉，皆大盛以平定，腠理始疏，荣华颓落，发颇斑白，平盛不摇，故好坐；五十岁，肝气始衰，肝叶始薄，胆汁始减，目始不明；六十岁，心气始衰，若忧悲，血气懈惰，故好卧；七十岁，脾气虚，皮肤枯；八十岁，肺气衰，魄离，故言善误；九十岁，肾气焦，四脏经脉空虚；百岁，五脏皆虚，神气皆去，形骸独居而终矣。黄帝曰：其不能终寿而死者，何如？岐伯曰：其五脏皆不坚，使道不长，空外以张，喘息暴疾；又卑基墙薄，脉少血，其肉不石，数中风寒，血气虚，脉不通，真邪相攻，乱而相引，故中寿而尽也。

35. 五味

黄帝曰：愿闻谷气有五味，其入五脏，分别奈何？伯高曰：胃者，五脏六腑之海也，水谷皆入于胃，五脏六腑，皆禀气于胃。五味各走其所喜，谷味酸，先走肝；谷味苦，先走心；谷味甘，先走脾；谷味辛，先走肺；谷味咸，先走肾。谷气津液已行，营卫大通，乃化糟粕，以次传下。黄帝曰：营卫之行奈何？伯高曰：谷始入于胃，其精微者，先出于胃之两焦，以溉五脏，别出两行，营卫之道。其大气之搏而不行者，积于胸中，命曰气海，出于肺，循咽喉，故呼则出，吸则入。天地之精气，其大数常出三入一，故谷不入，半日则气衰，一日则气少矣。黄帝曰：谷之五味，可得闻乎？伯高曰：请尽言之。五谷：秔米甘，麻酸，大豆咸，麦苦，黄黍辛。五果：枣甘，李酸，栗咸，杏苦，桃辛。五畜：牛甘，犬酸，猪咸，羊苦，鸡辛。五菜：葵甘，韭酸，藿咸，薤苦，葱辛。五色：黄色宜甘，青色宜酸，黑色宜咸，赤色宜苦，白色宜辛。凡此五者，各有所宜。五宜所言五色者，脾病者，宜食秔米饭、牛肉枣葵；心病者，宜食麦羊肉杏薤；肾病者，宜食大豆黄卷猪肉栗藿；肝病者，宜食麻犬肉李韭；肺病者，宜食黄黍鸡肉桃葱。五禁：肝病禁辛，心病禁咸，脾病禁酸，肾病禁甘，肺病禁苦。肝色青，宜食甘，秔米饭、牛肉、枣、葵皆甘。心色赤，宜食酸，犬肉、麻、李、韭皆酸。脾黄色，宜食咸，大豆、豕肉、栗、藿皆咸。肺白色，宜食苦，麦、羊肉、杏、薤皆苦。肾色黑，宜食辛，黄黍、鸡肉、桃、葱皆辛。

36. 卫气失常

黄帝曰：卫气之留于腹中，搐积不行，菀蕴不得常所，使人支胁胃中满，喘呼逆息者，何以去之？伯高曰：其气积于胸中者，上取之，积于腹中者，下取之，上下皆满者，旁取之。黄帝曰：取之奈何？伯高对曰：积于上，泻人迎、天突、喉中；积于下者，泻三里与气街；上下皆满者，上下取之，与季胁之下一寸；重者，鸡足取之。诊视其脉大而弦急，及绝不至者，及腹皮急甚者，不可刺也。黄帝曰：善。黄帝问于伯高曰：何以知皮肉气血筋骨之病也？伯高曰：色起两眉薄泽者，病在皮；唇色青黄赤白黑者，病在肌肉；营气濡然者，病在血气；目色青黄赤白黑者，病在筋；耳焦枯受尘垢，病在骨。黄帝曰：病形何如，取之奈何？伯高曰：夫百病变化，不可胜数，然皮有部，肉有柱，血气有输，骨有属。黄帝曰：愿闻其故。伯高曰：皮之部，输于四末；肉之柱，有臂胫诸阳分肉之间，与足少阴分间。血气之输，输于诸络，气血留居，则盛而起，筋部无阴无阳，无左无右，候病所在。骨之属者，骨空之所以受益而益脑髓者也。黄帝曰：取之奈何？伯高曰：夫病变化，浮沉深浅，不可胜究，各在其处，病间者浅之，甚者深之，间者小之，甚者众之，随变而调气，故曰上工。黄帝问于伯高曰：人之肥瘦大小温寒，有老壮少小，别之奈何？伯高对曰：人年五十已上为老，二十已上为壮，十八已上为少，六岁已上为小。黄帝曰：何以度知其肥瘦？伯高曰：人有肥、有膏、有肉。黄帝曰：别此奈何？伯高曰：䐃肉坚，皮满者，肥。䐃肉不坚，皮缓者，膏。皮肉不相离者，肉。黄帝曰：身之寒温何如？伯高曰：膏者，其肉淖而粗理者，身寒，细理者，身热。脂者，其肉坚，细理者热，粗理者寒。黄帝曰：其肥瘦大小奈何？伯高曰：膏者，多气而皮纵缓，故能纵腹垂腴。肉者，身体容大。脂者，其身收小。黄帝曰：三者之气血多少何如？伯高曰：膏者，多气，多气者，热，热者耐寒。肉者，多血则充形，充形则平。脂者，其血清，气滑少，故不能大。此别于众人者也。黄帝曰：众人奈何？伯高曰：众人皮肉脂膏，不能相加也，血与气，不能相多，故其形不小不大，各自称其身，命曰众人。黄帝曰：善。治之奈何？伯高曰：必先别其三形，血之多少，气之清浊，而后调之，治无失常经。是故膏人纵腹垂腴，肉人者，上下容大，脂人者，虽脂不能大者。

37. 五禁

黄帝问于岐伯曰：余闻刺有五禁，何谓五禁？岐伯曰：禁其不可刺也。黄帝曰：余闻刺有五夺。岐伯曰：无泻其不可夺者也。黄帝曰：余闻刺有五过。岐伯曰：补泻无过其度。黄帝曰：余闻刺有五逆。岐伯曰：病与脉相逆，命曰五逆。黄帝曰：余闻刺有九宜。岐伯曰：明知九针之论，是谓九宜。黄帝曰：何谓五禁，愿闻其不可刺之时。岐伯曰：甲乙日自乘，无刺实，无发蒙于耳内。丙丁日自乘，无振埃于肩喉廉泉。戊己日自乘，无刺腹，去爪泻水。庚辛日自乘，无刺关节于股膝。壬癸日自乘，无刺足胫，是谓五禁。黄帝曰：何谓五夺？岐伯曰：形肉已夺，是一夺也；大夺血之后，是二夺也；大汗出之后，是三夺也；大泄之后，是四夺也；新产及大血之后，是五夺也。此皆不可泻。黄帝曰：何谓五逆？岐伯曰：热病脉静，汗已出，脉盛躁，是一逆也；病泄，脉洪大，是二逆也；着痹不移，䐃肉破，身热，脉偏绝，是三逆也；淫而夺形，身热，色夭然白，乃后下血衃，血衃笃重，是谓四逆也；寒热夺形，脉坚搏，是谓五逆也。

38. 动输

黄帝曰：经脉十二，而手太阴、足少阴、阳明，独动不休，何也？岐伯曰：是明胃脉也。胃为五脏六腑之海，其清气上注于肺，肺气从太阴而行之，其行也，以息往来，故人一呼，脉再动，一吸脉亦再动，呼吸不已，故动而不止。黄帝曰：气之过于寸口也，上十焉息，下八焉伏，何道从还？不知其极。岐伯曰：气之离脏也，卒然如弓弩之发，如水之下岸，上于鱼以及衰，其余气衰散以逆上，故其行微。黄帝曰：足之阳明，何因而动？岐伯曰：胃气上注于肺，其悍气上冲头者，循咽，上走空窍，循眼系，入络脑，出颅，下客主人，循牙车，合阳明，并下人迎，此胃气别走于阳明者也。故阴阳上下，其动也若一。故阳病而阳脉小者，为逆；阴病而阴脉大者，为逆。故阴阳俱静俱动，若引绳相倾者病。黄帝曰：足少阴何因而动？岐伯曰：冲脉者，十二经之海也，与少阴之大络，起于肾下，出于气街，循阴股内廉，邪入腘中，循胫骨内廉，并少阴之经，下入内踝之后。入足下，其别者，邪入踝，出属跗上，入大指之间，注诸络，以温足胫，此脉之常动者也。黄帝曰：营卫之行也，上下相贯，如环之无端，今有其卒然遇邪风，及逢大寒，手足懈惰，其脉阴阳之道，相输之会，行相失也，气何由还？岐伯曰：夫四末阴阳之会者，此气之大络也；四街者，气之径路也。故络绝则径通，四末解则气从合，相输如环。黄帝曰：善。此所谓如环无端，莫知其纪，终而复始，此之谓也。

39. 五味论

黄帝问于少俞曰：五味入于口也，各有所走，各有所病，酸走筋，多食之，令人癃；咸走血，多食之，令人渴；辛走气，多食之，令人洞心；苦走骨，多食之，令人变呕；甘走肉，多食之，令人悗心。余知其然也，不知其何由？愿闻其故。少俞答曰：酸入于胃，其气涩以收，上之两焦，弗能出入也，不出即留于胃中，胃中和温，则下注膀胱，膀胱之胞薄以懦，得酸则缩绻，约而不通，水道不行，故癃。阴者，积筋之所终也，故酸入而走筋矣。黄帝曰：咸走血，多食之，令人渴，何也？少俞曰：咸入于胃，其气上走中焦，注于脉，则血气走之，血与咸相得，则凝，凝则胃中汁注之，注之则胃中竭，竭则咽路焦，故舌本干而善渴。血脉者，中焦之道也，故咸入而走血矣。黄帝曰：辛走气，多食之，令人洞心，何也？少俞曰：辛入于胃，其气走于上焦，上焦者，受气而营诸阳者也，姜韭之气熏之，营卫之气，不时受之，久留心下，故洞心。辛与气俱行，故辛入而与汗俱出。黄帝曰：苦走骨，多食之，令人变呕，何也？少俞曰：苦入于胃，五谷之气，皆不能胜苦，苦入下脘，三焦之道，皆闭而不通，故变呕。齿者，骨之所终也，故苦入而走骨，故入而复出，知其走骨也。黄帝曰：甘走肉，多食之，令人悗心，何也？少俞曰：甘入于胃，其气弱小，不能上至于上焦，而与谷留于胃中者，令人柔润者也，胃柔则缓，缓则虫动，虫动则令人悗心。其气外通于肉，故甘走肉。

40. 阴阳二十五人

黄帝曰：余闻阴阳之人何如？伯高曰：天地之间，六合之内，不离于五，人亦应之。故五五二十五人之政，而阴阳之人不与焉。其态又不合于众者五，余已知之矣。愿闻二十五人之形，血气之所生，别而以候，从外知内，何如？岐伯曰：悉乎哉问也，此先师之秘也，虽伯高犹不能明之也。黄帝避席遵循而却曰：余闻之得其人弗教，是谓重失，得而泄之，天将厌之，余愿得而明之，金柜藏之，不敢扬之。岐伯曰：先立五形金木水火土，别其五色，异其五形之人，而二十五人具矣。黄帝曰：愿卒闻之。岐伯曰：慎之慎之，臣请言之。木形之人，比于上角似于苍帝，其为人苍色，小头，长面大肩背直身小，手足好，有才，劳心少力多忧，劳于事，能春夏不能秋冬，秋冬感而病生。足厥阴，佗佗然，大角之人，比于左足少阳，少阳之上遗遗然。左角之人，比于右足少阳，少阳之下随随然。钛角之人，比于右足少阳，少阳之上推推然。判角之人，比于左足少阳，少阳之下栝栝然。火形之人，比于上徵，似于赤帝。其为人赤色广䏖脱面小头，好肩背髀腹，小手足，行安地，疾心，行摇，肩背肉满。有气轻财，少信多虑，见事明，好颜，急心，不寿暴死。能春夏不能秋冬，秋冬感而病生，手少阴核核然。质徵之人，比于左手太阳，太阳之上，肌肌然，少徵之人，比于右手太阳，太阳之下慆慆然，右徵之人，比于右手太阳，太阳之上鲛鲛然。质判之人，比于左手太阳，太阳之下支支颐颐然。土形之人，比于上宫，似于上古黄帝，其为人黄色圆面，大头，美肩背，大腹，美股胫，小手足，多肉，上下相称行安地，举足浮，安心，好利人，不喜权势，善附人也。能秋冬不能春夏，春夏感而病生，足太阴敦敦然。大宫之人，比于左足阳明，阳明之上婉婉然。加宫之人，比于左足阳明，阳明之下坎坎然。少宫之人，比于右足阳明，阳明之上枢枢然。左宫之人，比于右足阳明，阳明之下兀兀然。金形之人，比于上商，似于白帝，其为人方面白色，小头，小肩背小腹，小手足如骨发踵外，骨轻。身清廉，急心静悍，善为吏，能秋冬不能春夏，春夏感而病生。手太阴敦敦然，钛商之人，比于左手阳明，阳明之上廉廉然。右商之人，比于左手阳明，阳明之下脱脱然。大商之人，比于右手阳明，阳明之上监监然。少商之人，比于右手阳明，阳明之下严严然。水形之人，比于上羽，似于黑帝，其为人黑色面不平，大头廉颐，小肩大腹动手足，发行摇身下尻长，背延延然。不敬畏善欺绐人，戮死。能秋冬不能春夏，春夏感而病生。足少阴汗汗然。大羽之人，比于右足太阳，太阳之上颊颊然。少羽之人，比于左足太阳，太阳之下洁洁然。桎之为人，比于左足太阳，太阳之上安安然。是故五形之人二十五变者，众之所以相欺者是也。黄帝曰：得其形，不得其色何如？岐伯曰：形胜色，色胜形者，至其胜时年加，感则病行，失则忧矣。形色相得者，富贵大乐。黄帝曰：其形色相当胜之时，年加可知乎？岐伯曰：凡年忌下上之人，大忌常加七岁，十六岁、二十五岁、三十四岁、四十三岁、五十二岁、六十一岁皆人之大忌，不可不自安也，感则病行，失则忧矣，当此之时，无为奸事，是谓年忌。黄帝曰：夫子之言脉之上下，血气之候似知形气，奈何？岐伯曰：足阳明之上血气盛则髯美长，血少气多则髯短，故气少血多则髯少，血气皆少则无髯。两吻多画，足阳明之下血气盛则下髯美长至胸，血多气少则下髯美短至脐，行则善高举足，足趾少肉足善寒，血少气多则肉而善瘃，血气皆少则无髯有则稀、枯悴，善痿厥，足痹。足少阳之上，气血盛则通髯美长，血多气少则通髯美短，血少气多则少髯，血气皆少则无髯，感于寒湿则善痹，骨痛爪枯也。足少阳之下，血气盛则胻毛美长，外踝肥；血多气少则胻毛美短，外踝皮坚而厚，血少气多则胻毛少，外踝皮薄而软，血气皆少则胻无毛，外踝瘦无肉。足太阳之上，血气盛则美眉，眉有毫毛，血多气少则恶眉，面多少理，血少气多则面多肉，血气和则美色，足太阳之下，血气盛则肉满，踵坚，气少血多则瘦，跟空，血气皆少则善转筋，踵下痛。手阳明之上，血气盛则髭美。血少气多则髭恶，血气皆少则无髭。手阳明之下血气盛则腋下毛美，手鱼肉以温，气血皆少则手瘦以寒。手少阳之上，血气盛则眉美以长，耳色美，血气皆少则耳焦恶色。手少阳之下，血气盛则手卷多肉以温，血气皆少则寒以瘦，气少血多则瘦以多脉。手太阳之上，血气盛则多须，面多肉以平，血气皆少则面瘦恶色。手太阳之下，血气盛则掌肉充满，血气皆少则掌瘦以寒。黄帝曰：二十五人者，刺之有约乎？岐伯曰：美眉者，足太阳之脉，气血多，恶眉者，血气少，其肥而泽者，血气有余，肥而不泽者，气有余，血不足，瘦而无泽者，气血俱不足，审察其形气有余不足而调之，可以知逆顺矣。黄帝曰：刺其诸阴阳奈何？岐伯曰：按其寸口人迎，以调阴阳，切循其经络之凝涩，结而不通者，此于身皆为痛痹，甚则不行，故凝涩，凝涩者，致气以温之血和乃止。其结络者，脉结血不和，决之乃行，故曰：气有余于上者，导而下之，气不足于上者，推而休之，其稽留不至者，因而迎之，必明于经隧，乃能持之，寒与热争者，导而行之，其宛陈血不结者，则而予之，必先明知二十五人则血气之所在，左右上下，刺约毕也。

41. 五音五味

右徵与少徵，调右手太阳二，左商与左徵，调左手阳明上。少徵与大宫，调左手阳明上，右角与大角，调右手少阳下。大徵与少徵，调左手太阳上，众羽与少羽，调右足太阳下，少商与右商，调手太阳下，桎羽与众羽，调右足太阳下，少宫与大宫，调右足阳明下，判角与少角，调右足少阳下，钛商与上商，调右足阳明下，钛商与上角，调左足太阳下。上徵与右徵同谷麦、畜羊、果杏，手少阴藏心，色赤味苦，时夏。上羽与大羽，同谷大豆，畜彘，果栗，足少阴藏肾，色黑味咸，时冬。上宫与大宫同。谷稷，畜牛，果枣，足太阴藏脾，色黄味甘，时季夏。上商与右商同。谷黍，畜鸡，果桃，手太阴藏肺，色白味辛，时秋。上角与大角同，谷麻、畜犬、果李，足厥阴藏肝，色青味酸，时春。大宫与上角同，右足阳明上，左角与大角同，左足阳明上，少羽与大羽同右足太阳下，左商与右商同，左手阳明上，加宫与大宫同，左足少阳上，质判与大宫同，左手太阳下，判角与大角同，左足少阳下，大羽与大角同，右足太阳上，大角与大宫同，右足少阳上，右徵、少徵、质徵、上徵、判徵、右角、钛角、上角、大角、判角。右商、少商、钛商、上商、左商。少宫、上宫、大宫、加宫、左角宫。众羽、桎羽、上羽、大羽、少羽。黄帝曰：妇人无须者，无血气乎？岐伯曰：冲脉任脉皆起于胞中，上循背里，为经络之海，其浮而外者，循腹右上行，会于咽喉，别而络唇口，血气盛则充肤热肉，血独盛者澹渗皮肤，生毫毛。今妇人之生有余于气，不足于血以其数脱血也，冲任之脉，不荣口唇，故须不生焉。黄帝曰：士人有伤于阴，阴气绝而不起，阴不用，然其须不去，其故何也？宦者独去何也？愿闻其故。岐伯曰：宦者去其宗筋，伤其冲脉，血泻不复，皮肤内结，唇口内荣故须不生。黄帝曰：其有天宦者，未尝被伤，不脱于血，然其须不生其故何也？岐伯曰：此天之所不足也，其任冲不盛，宗筋不成，有气无血，唇口不荣，故须不生。黄帝曰：善乎哉！圣人之通万物也，若日月之光影，音声鼓响，闻其声而知其形，其非夫子，孰能明万物之精。是故圣人，视其颜色，黄赤者多热气，青白者少热气，黑色者多血少气，美眉者，太阳多血，通髯极须者，少阳多血，美须者阳明多血，此其时然也。夫人之常数，太阳常多血少气，少阳常多气少血，阳明常多血多气，厥阴常多气少血，少阴常多血少气，太阴常多血少气，此天之常数也。

42. 百病始生

黄帝问于岐伯曰：夫百病之始生也，皆于风雨寒暑，清湿喜怒，喜怒不节则伤脏，风雨则伤上，清湿则伤下。三部之气所伤异类，愿闻其会。岐伯曰：三部之气各不同，或起于阴或起于阳，请言其方。喜怒不节则伤脏，脏伤则病起于阴也，清湿袭虚，则病起于下，风雨袭虚，则病起于上，是谓三部，至于其淫泆，不可胜数。黄帝曰：余固不能数，故问先师愿卒闻其道。岐伯曰：风雨寒暑不得虚，邪不能独伤人。卒然逢疾风暴雨而不病者，盖无虚，故邪不能独伤人。此必因虚邪之风，与其身形，两虚相得，乃客其形，两实相逢，众人肉坚，其中于虚邪也因于天时，与其身形，参以虚实，大病乃成，气有定舍，因处为名，上下中外，分为三员。是故虚邪之中人也，始于皮肤，皮肤缓则腠理开，开则邪从毛发入，入则抵深，深则毛发立，毛发立则淅然，故皮肤痛。留而不去，则传舍于络脉，在络之时，痛于肌肉，故痛之时息，大经乃代，留而不去，传舍于经，在经之时，洒淅喜惊。留而不去，传舍于输，在输之时，六经不通四肢，则肢节痛，腰脊乃强，留而不去，传舍于伏冲之脉，在伏冲之时体重身痛，留而不去，传舍于肠胃，在肠胃之时，贲响腹胀，多寒则肠鸣飧泄，食不化，多热则溏出麋。留而不去，传舍于肠胃之外，募原之间，留着于脉，稽留而不去，息而成积，或着孙脉，或着络脉，或着经脉，或着输脉，或着于伏冲之脉，或着于膂筋，或于肠胃之募原，上连于缓筋，邪气淫泆，不可胜论。黄帝曰：愿尽闻其所由然。岐伯曰：其着孙络之脉而成积者，其积往来上下，臂手孙络之居也，浮而缓，不能聚积而止之，故往来移行肠胃之间，水凑渗注灌，濯濯有音，有寒则䐜满雷引，故时切痛，其着于阳明之经则挟脐而居，饱食则益大，饥则益小。其着于缓筋也，似阳明之积，饱食则痛，饥则安。其着于肠胃之募原也，痛而外连于缓筋，饱食则安，饥则痛。其着于伏冲之脉者，揣之应手而动，发手则热气下于两股，如汤沃之状。其着于膂筋，在肠后者饥则积见，饱则积不见，按之不得。其着于输之脉者，闭塞不通，津液不下，孔窍干壅，此邪气之从外入内，从上至下也。黄帝曰：积之始生，至其已成，奈何？岐伯曰：积之始生，得寒乃生，厥乃成积也。黄帝曰：其成积奈何？岐伯曰：厥气生足悗，悗生胫寒，胫寒则血脉凝涩，血脉凝涩则寒气上入于肠胃，入于肠胃则膜胀，膜胀则肠外之汁沫迫聚不得散，日以成积。卒然多食饮，则肠满，起居不节，用力过度，则络脉伤，阳络伤则血外溢，血外溢则衄血，阴络伤则血内溢，血内溢则后血。肠胃之络伤则血溢于肠外，肠外有寒，汁沫与血相搏，则并合凝聚不得散，而积成矣。卒然中外于寒，若内伤于忧怒，则气上逆，气上逆则六输不通，温气不行，凝血蕴里而不散，津液涩渗，着而不去，而积皆成矣。黄帝曰：其生于阴者，奈何？岐伯曰：忧思伤心，重寒伤肺，忿怒伤肝，醉以入房，汗出当风伤脾，用力过度，若入房汗出浴，则伤肾，此内外三部之所生病者也。黄帝曰：善。治之奈何？岐伯答曰：察其所痛，以知其应，有余不足，当补则补，当泻则泻，毋逆天时，是谓至治。

43. 行针

黄帝问于岐伯曰：余闻九针于夫子，而行之于百姓，百姓之血气，各不同形，或神动而气先针行；或气与针相逢；或针已出，气独行；或数刺乃知；或发针而气逆；或数刺病益剧。凡此六者，各不同形，愿闻其方。岐伯曰：重阳之人，其神易动，其气易往也。黄帝曰：何谓重阳之人？岐伯曰：重阳之人，熇熇高高，言语善疾，举足善高，心肺之脏气有余，阳气滑盛而扬，故神动而气先行。黄帝曰：重阳之人而神不先行者，何也？岐伯曰：此人颇有阴者也。黄帝曰：何以知其颇有阴者也。岐伯曰：多阳者，多喜；多阴者，多怒，数怒者，易解，故曰颇有阴。其阴阳之离合难，故其神不能先行也。黄帝曰：其气与针相逢，奈何？岐伯曰：阴阳和调，而血气淖泽滑利，故针入而气出，疾而相逢也。黄帝曰：针已出而气独行者，何气使然？岐伯曰：其阴气多而阳气少，阴气沉而阳气浮者内藏，故针已出，气乃随其后，故独行也。黄帝曰：数刺乃知，何气使然？岐伯曰：此人之多阴而少阳，其气沉而气往难，故数刺乃知也。黄帝曰：针入而气逆者，何气使然？岐伯曰：其气逆与其数刺病益甚者，非阴阳之气，浮沉之势也。此皆粗之所败，工之所失，其形气无过焉。

44. 通天

黄帝问于少师曰：余尝闻人有阴阳，何谓阴人？何谓阳人？少师曰：天地之间，六合之内，不离于五，人亦应之，非徒一阴一阳而已也，而略言耳，口弗能偏明也。黄帝曰：愿略闻其意，有贤人圣人，心能备而行之乎？少师曰：盖有太阴之人，少阴之人，太阳之人，少阳之人，阴阳和平之人。凡五人者，其态不同，其筋骨气血各不等。黄帝曰：其不等者，可得闻乎？少师曰：太阴之人，贪而不仁，下齐湛湛，好内而恶出，心和而不发，不务于时，动而后之，此太阴之人也。少阴之人，小贪而贼心，见人有亡，常若有得，好伤好害，见人有荣，乃反愠怒，心疾而无恩，此少阴之人也。太阳之人，居处于于，好言大事，无能而虚说，志发乎四野，举措不顾是非，为事如常自用，事虽败，而常无悔，此太阳之人也。少阳之人，諟谛好自责，有小小官，则高自宜，好为外交，而不内附，此少阳之人也。阴阳和平之人，居处安静，无为惧惧，无为欣欣，婉然从物，或与不争，与时变化，尊则谦谦，谭而不治，是谓至治。古之善用针艾者，视人五态，乃治之。盛者泻之，虚者补之。黄帝曰：治人之五态奈何？少师曰：太阴之人，多阴而无阳，其阴血浊，其卫气涩，阴阳不和，缓筋而厚皮，不之疾泻，不能移之。少阴之人，多阴少阳，小胃而大肠，六腑不调，其阳明脉小，而太阳脉大，必审调之，其血易脱，其气易败也。太阳之人，多阳而少阴，必谨调之，无脱其阴，而泻其阳。阳重脱者易狂，阴阳皆脱者，暴死，不知人也。少阳之人，多阳少阴，经小而络大，血在中而气外，实阴而虚阳。独泻其络脉，则强气脱而疾，中气不足，病不起也。阴阳和平之人，其阴阳之气和，血脉调，谨诊其阴阳，视其邪正，安容仪，审有余不足，盛则泻之，虚则补之，不盛不虚，以经取之，此所以调阴阳，别五态之人者也。黄帝曰：夫五态之人者，相与毋故，卒然新会，未知其行也，何以别之？少师答曰：众人之属，不知五态之人者，故五五二十五人，而五态之人不与焉。五态之人，尤不合于众者也。黄帝曰：别五态之人，奈何？少师曰：太阴之人，其状黮黮然黑色，念然下意，临临然长大，䐃然未偻，此太阴之人也。少阴之人，其状清然窃然，固以阴贼，立而躁崄，行而似伏，此少阴之人也。太阳之人，其状轩轩储储，反身折腘，此太阳之人也。少阳之人，其状立则好仰，行则好摇，其两臂两肘，则常出于背，此少阳之人也。阴阳和平之人，其状委委然、随随然、颙颙然、愉愉然、暶暶然、豆豆然，众人皆曰君子，此阴阳和平之人也。

45. 官能

黄帝问于岐伯曰：余闻九针于夫子，众多矣不可胜数，余推而论之，以为一纪。余司诵之，子听其理，非则语余，请正其道，令可久传后世无患，得其人乃传，非其人勿言。岐伯稽首再拜曰：请听圣王之道。黄帝曰：用针之理，必知形气之所在，左右上下，阴阳表里，血气多少，行之逆顺，出入之合，谋伐有过。知解结，知补虚泻实，上下气门，明通于四海。审其所在，寒热淋露以输异处，审于调气，明于经隧，左右肢络，尽知其会。寒与热争，能合而调之，虚与实邻，知决而通之，左右不调，把而行之，明于逆顺，乃知可治，阴阳不奇，故知起时。审于本末，察其寒热，得邪所在，万刺不殆。知官九针，刺道毕矣。明于五腧徐疾所在，屈伸出入，皆有条理。言阴与阳，合于五行，五脏六腑，亦有所藏，四时八风，尽有阴阳。各得其位，合于明堂，各处色部，五脏六腑。察其所痛，左右上下，知其寒温，何经所在。审皮肤之寒温滑涩，知其所苦，膈有上下，知其气所在。先得其道，稀而疏之，稍深以留，故能徐入之。大热在上，推而下之；从上下者，引而去之；视前痛者，常先取之。大寒在外，留而补之；入于中者，从合泻之。针所不为，灸之所宜。上气不足，推而扬之；下气不足，积而从之；阴阳皆虚，火自当之。厥而寒甚，骨廉陷下，寒过于膝，下陵三里。阴络所过，得之留止，寒入于中，推而行之；经陷下者，火则当之；经络坚紧，火所治之。不知所苦，两跷之下，男阴女阳，良工所禁，针论毕矣。用针之服，必有法则，上视天光，下司八正，以辟奇邪，而观百姓，审于虚实，无犯其邪。是得天之灵，遇岁之虚，救而不胜，反受其殃，故曰必知天忌，乃言针意。法于往古，验于来今，观于窈冥，通于无穷。粗之所不见，良工之所贵。莫知其形，若神仿佛。邪气之中人也，洒淅动形；正邪之中人也，微先见于色，不知于其身，若有若无，若亡若存，有形无形，莫知其情。是故上工之取气，乃救其萌芽；下工守其已成，因败其形。是故工之用针也，知气之所在，而守其门户，明于调气，补泻所在，徐疾之意，所取之处。泻必用员，切而转之，其气乃行，疾而徐出，邪气乃出，伸而迎之，遥大其穴，气出乃疾。补必用方，外引其皮，令当其门，左引其枢，右推其肤，微旋而徐推之，必端以正，安以静，坚心无解，欲微以留，气下而疾出之，推其皮，盖其外门，真气乃存。用针之要，无忘其神。雷公问于黄帝曰：针论曰：得其人乃传，非其人勿言，何以知其可传？黄帝曰：各得其人，任之其能，故能明其事。雷公曰：愿闻官能奈何？黄帝曰：明目者，可使视色；聪耳者，可使听音；捷疾辞语者，可使传论；语徐而安静，手巧而心审谛者，可使行针艾，理血气而调诸逆顺，察阴阳而兼诸方。缓节柔筋而心和调者，可使导引行气；疾毒言语轻人者，可使唾痈咒病；爪苦手毒，为事善伤者，可使按积抑痹。各得其能，方乃可行，其名乃彰。不得其人，其功不成，其师无名。故曰：得其人乃言，非其人勿传，此之谓也。手毒者，可使试按龟，置龟于器下，而按其上，五十日而死矣，手甘者，复生如故也。

46. 卫气行

　　黄帝问于岐伯曰：愿闻卫气之行，出入之合，何如？岐伯曰：岁有十二月，日有十二辰，子午为经，卯酉为纬。天周二十八宿，而一面七星，四七二十八星。房昴为纬，虚张为经。是故房至毕为阳，昴至心为阴。阳主昼，阴主夜。故卫气之行，一日一夜五十周于身，昼日行于阳二十五周，夜夜行于阴二十五周，周于五藏。是故平旦阴尽，阳气出于目，目张则气上行于头，循项下足太阳，循背下至小趾之端。其散者，别于目锐眦，下手太阳，下至手小指之间外侧。其散者，别于目锐眦，下足少阳，注小趾次趾之间。以上循手少阳之分侧，下至小指之间。别者以上至耳前，合于颔脉，注足阳明以下行，至跗上，入五趾之间。其散者，从耳下下手阳明，入大指之间，入掌中。其至于足也，入足心，出内踝，下行阴分，复合于目，故为一周。是故日行一舍，人气行一周与十分身之八；日行二舍，人气行三周于身与十分身之六；日行三舍，人气行于身五周与十分身之四；日行四舍，人气行于身七周与十分身之二；日行五舍，人气行于身九周；日行六舍，人气行于身十周与十分身之八；日行七舍，人气行于身十二周在身与十分身之六；日行十四舍，人气二十五周于身有奇分与十分身之二，阳尽于阴，阴受气矣。其始入于阴，常从足少阴注于肾，肾注于心，心注于肺，肺注于肝，肝注于脾，脾复注于肾为周。是故夜行一舍，人气行于阴藏一周与十分藏之八，亦如阳行之二十五周，而复合于目。阴阳一日一夜，合有奇分十分身之四，与十分藏之二，是故人之所以卧起之时，有早晏者，奇分不尽故也。黄帝曰：卫气之在于身也，上下往来不以期，候气而刺之，奈何？伯高曰：分有多少，日有长短，春秋冬夏，各有分理，然后常以平旦为纪，以夜尽为始。是故一日一夜，水下百刻，二十五刻者，半日之度也，常如是毋已，日入而止，随日之长短，各以为纪而刺之。谨候其时，病可与期，失时反候者，百病不治。故曰：刺实者，刺其来也，刺虚者，刺其去也。此言气存亡之时，以候虚实而刺之，是故谨候气之所在而刺之，是谓逢时。在于三阳，必候其气在于阳而刺之，病在于三阴，必候其气在阴分而刺之。水下一刻，人气在太阳；水下二刻，人气在少阳；水下三刻，人气在阳明；水下四刻，人气在阴分。水下五刻，人气在太阳；水下六刻，人气在少阳；水下七刻，人气在阳明；水下八刻，人气在阴分。水下九刻，人气在太阳；水下十刻，人气在少阳；水下十一刻，人气在阳明；水下十二刻，人气在阴分。水下十三刻，人气在太阳；水下十四刻，人气在少阳；水下十五刻，人气在阳明；水下十六刻，人气在阴分。水下十七刻，人气在太阳；水下十八刻，人气在少阳；水下十九刻，人气在阳明；水下二十刻，人气在阴分。水下二十一刻，人气在太阳；水下二十二刻，人气在少阳；水下二十三刻，人气在阳明；水下二十四刻，人气在阴分。水下二十五刻，人气在太阳，此半日之度也。从房至毕一十四舍水下五十刻，日行半度，回行一舍，水下三刻与七分刻之四。大要曰：常以日之加于宿上也，人气在太阳，是故日行一舍，人气行三阳行与阴分，常如是无已，天与地同纪，纷纷盼盼，终而复始，一日一夜水下百刻而尽矣。

47. 九宫八风

太一常以冬至之日，居叶蛰之宫四十六日，明日居天留四十六日，明日居仓门四十六日，明日居阴洛四十五日，明日居天宫四十六日，明日居玄委四十六日，明日居仓果四十六日，明日居新洛四十五日，明日复居叶蛰之宫，曰冬至矣。太一日游，以冬至之日，居叶蛰之宫，数所在，日从一处至九日，复返于一。常如是无已，终而复始。太一移日，天必应之以风雨，以其日风雨则吉，岁美民安少病矣。先之则多雨，后之则多汗。太一在冬至之日有变，占在君；太一在春分之日有变，占在相；太一在中宫之日有变，占在吏；太一在秋分之日有变，占在将；太一在夏至之日有变，占在百姓。所谓有变者，太一居五宫之日，病风折树木，扬沙石，各以其所主，占贵贱。因视风所从来而占之，风从其所居之乡来为实风，主生，长养万物；从其冲后来为虚风，伤人者也，主杀，主害者。谨候虚风而避之，故圣人日避虚邪之道，如避矢石然，邪弗能害，此之谓也。是故太一入徙立于中宫，乃朝八风，以占吉凶也。风从南方来，名曰大弱风，其伤人也，内舍于心，外在于脉，其气主热。风从西南方来，名曰谋风，其伤人也，内舍于脾，外在于肌，其气主为弱。风从西方来，名曰刚风，其伤人也，内舍于肺，外在于皮肤，其气主为燥。风从西北方来，名曰折风，其伤人也，内舍于小肠，外在于手太阳脉，脉绝则溢，脉闭则结不通，善暴死。风从北方来，名曰大刚风，其伤人也，内舍于肾，外在于骨与肩背之膂筋，其气主为寒也。风从东北方来，名曰凶风，其伤人也，内舍于大肠，外在于两胁腋骨下及肢节。风从东方来，名曰婴儿风，其伤人也，内舍于肝，外在于筋纽，其气主为身湿。风从东南方来，名曰弱风，其伤人也，内舍于胃，外在肌肉，其气主体重。此八风皆从其虚之乡来，乃能病人。三虚相搏，则为暴病卒死。两实一虚，病则为淋露寒热。犯其两湿之地，则为痿。故圣人避风，如避矢石焉。其有三虚而偏中于邪风，则为仆偏枯矣。

48. 九针论

黄帝曰：余闻九针于夫子，众多博大矣，余犹不能寤，敢问九针焉生，何因而有名？岐伯曰：九针者，天地之大数也，始于一而终于九。故曰：一以法天，二以法地，三以法人，四以法时，五以法音，六以法律，七以法星，八以法风，九以法野。黄帝曰：以针应九之数，奈何？岐伯曰：夫圣人之起天地之数也，一而九之，故以立九野。九而九之，九九八十一，以起黄钟数焉，以针应数也。一者，天也。天者，阳也。五脏之应天者肺，肺者，五脏六腑之盖也，皮者，肺之合也，人之阳也。故为之治针，必箭其头而锐其末，令无得深入而阳气出。二者，地也。人之所以应土者，肉也。故为之治针，必箭其身而员其末，令无得伤肉分，伤则气得竭。三者，人也。人之所以成生者，血脉也。故为之治针，必箭其身而员其末，令可以按脉物陷，以致其气，令邪气独出。四者，时也。时者，四时八风之客于经络之中，为瘤病者也。故为之治针，必箭其身而锋其末，令可以泻热出血，而瘤病竭。五者，音也。音者，冬夏之分，分于子午，阴与阳别，寒与热争，两气相搏，合为痈脓者也。故为之治针，必令其末如剑锋，可以取大脓。六者，律也。律者，调阴阳四时而合十二经脉，虚邪客于经络而为暴痹者也。故为之治针，必令尖如氂，且员其锐，中身微大，以取暴气。七者，星也。星者，人之七窍，邪之所客于经，而为痛痹，合于经络者也。故为之治针，令尖如蚊虻喙，静以徐往，微以久留，正气因之，真邪俱往，出针而养者也。八者，风也。风者，人之股肱八节也。八正之虚风，八风伤人，内舍于骨解腰脊节腠理之间为深痹也。故为之治针，必长其身，锋其末，可以取深邪远痹。九者，野也。野者，人之节解皮肤之间也。淫邪流溢于身，如风水之状，而留不能过于机关大节者也。故为之治针，令尖如挺，其锋微员，以取大气之不能过于关节者也。黄帝曰：针之长短有数乎？岐伯曰：一曰镵针者，取法于巾针，去末寸半，卒锐之，长一寸六分，主热在头身也。二曰员针，取法于絮针，其身而卵其锋，长一寸六分，主治分间气。三曰锃针，取法于黍粟之锐，长三寸半，主按脉取气，令邪出。四曰锋针，取法于絮针，耀其身，锋其末，长一寸六分，主痈热出血。五曰铍针，取法于剑锋，广二分半，长四寸，主大痈脓，两热争者也。六曰员利针，取法于氂针，微大其末，反小其身，令可深内也，长一寸六分，主取痈痹者也。七曰毫针，取注于毫毛，长一寸六分，主寒热痛痹在络者也。八曰长针，取法于綦针，长七寸，主取深邪远痹者也。九曰大针，取法于锋针，其锋微员，长四寸，主取大气不出关节者也。针形毕矣，此九针大小长短法也。黄帝曰：愿闻身形，应九野，奈何？岐伯曰：请言身形之应九野也，左足应立春，其日戊寅己丑。左胁应春分，其日乙卯。左手应立夏，其日戊辰己巳。膺喉首头应夏至，其日丙午。右手应立秋，其中戊申己未。右胁应秋分，其日辛酉。右足应立冬，其日戊戌己亥。腰尻下窍应冬至，其日壬子。六腑下三脏应中州，其大禁，大禁太一所在之日，及诸戊己。凡此九者，善候八正所在之处。所主左右上下身体有痈肿者，欲治之，无以其所直之日溃治之，是谓天忌日也。形乐志苦，病生于脉，治之于灸刺。形苦志乐，病生于筋，治之以熨引。形乐志乐，病生于肉，治之以针石。形苦志苦，病生于咽喝，治之以甘药。形数惊恐，筋脉不通，病生于不仁，治之以按摩醪药。是谓形。五脏气，心主噫，肺主咳，肝主语，脾主吞，肾主欠。六腑气，胆为怒，胃为气逆哕，大肠小肠为泄，膀胱不约为遗溺，下焦溢为水。五味：酸入肝，辛入肺，苦入心，甘入脾，咸入肾，淡入胃，是谓五味。五并：精气并肝则忧，并心则喜，并肺则悲，并肾则恐，并脾则畏，是谓五精之气，并于脏也。五恶：肝恶风，心恶热，肺恶寒，肾恶燥，脾恶湿，此五脏气所恶也。五液：心主汗，肝主泣，肺主涕，肾主唾，脾主液，此五液所出也。五劳：久视伤血，久卧伤气，久坐伤肉，久立伤骨，久行伤筋，此五久劳所病也。五走：酸走筋，辛走气，苦走血，咸走骨，甘走肉，是谓五走也。五裁：病在筋，无食酸；病在气，无食辛；病在骨，无食咸；病在血，无食苦；病在肉，无食甘。口嗜而欲食之，不可多也，必自裁也，命曰五裁。五发：阴病发于骨，阳病发于血，阴病发于肉，阳病发于冬，阴病发于夏。五邪：邪入于阳，则为狂；邪入于阴，则为血痹；邪入于阳，转则为癫疾；邪入于阴，转则为瘖；阳入于阴，病静；阴出之于阳，病喜怒。五藏：心藏神，肺藏魄，肝藏魂，脾藏意，肾藏精志也。五主：心主脉，肺主皮，肝主筋，脾主肌，肾主骨。阳明多血多气，太阳多血少气，少阳多气少血，太阴多血少气，厥阴多血少气，少阴多气少血。故曰刺阳明出血气，刺太阳出血恶气，刺少阳出气恶血，刺太阴出血恶气，刺厥阴出血恶气，刺少阴出气恶血也。足阳明太阴为里表，少阳厥阴为表里，太阳少阴为表里，是谓足之阴阳也。手阳明太阴为表里，少阳心主为表里，太阳少阴为表里，是谓手之阴阳也。

49. 岁露论

黄帝问于岐伯曰：经言夏日伤暑，秋病疟，疟之发以时，其故何也？岐伯对曰：邪客于风府，病循膂而下，卫气一日一夜，常大会于风府，其明日日下一节，故其日作晏，此其先客于脊背也。故每至于风府则腠理开，腠理开则邪气入，邪气入则病作，此所以日作尚晏也。卫气之行风府，日下一节，二十一日下至尾底，二十二日入脊内，注于伏冲之脉，其行九日，出于缺盆之中，其气上行，故其病稍益至。其内搏于五脏，横连募原，其道远，其气深，其行迟，不能日作，故次日乃蓄积而作焉。黄帝曰：卫气每至于风府，腠理乃发，发则邪入焉。其卫气日下一节，则不当风府，奈何？岐伯曰：风府无常，卫气之所应，必开其腠理，气之所舍节，则其府也。黄帝曰：善。夫风之与疟也，相与同类，而风常在，而疟特以时休，何也？岐伯曰：风气留其处，疟气随经络，沉以内搏，故卫气应，乃作也。帝曰：善。黄帝问于少师：余闻四时八风之中人也，故有寒暑，寒则皮肤急而腠理闭；暑则皮肤缓而腠理开。贼风邪气，因得以入乎？将必须八正虚邪，乃能伤人乎？少师答曰：不然。贼风邪气之中人也，不得以时，然必因其开也，其入深，其内极病，其病人也，卒暴。因其闭也，其入浅以留，其病也，徐以迟。黄帝曰：有寒温和适，腠理不开，然有卒病者，其故何也？少师答曰：帝弗知邪入乎。虽平居其腠理开闭缓急，其故常有时也。黄帝曰：可得闻乎？少师曰：人与天地相参也，与日月相应也。故月满则海水西盛，人血气积，肌肉充，皮肤致，毛发坚，腠理郄，烟垢着，当是之时，虽遇贼风，其入浅不深。至其月郭空，则海水东盛，人气血虚，其卫气去，形独居，肌肉减，皮肤纵，腠理开，毛发残，膲理薄，烟垢落，当是之时，遇贼风则其入深，其病人也，卒暴。黄帝曰：其有卒然暴死暴病者，何也？少师答曰：三虚者，其死暴疾也；得三实者邪不能伤人也。黄帝曰：愿闻三虚。少师曰：乘年之衰，逢月之空，失时之和，因为贼风所伤，是谓三虚。故论不知三虚，工反为粗。帝曰：愿闻三实。少师曰：逢年之盛，遇月之满，得时之和，虽有贼风邪气，不能危之也。黄帝曰：善乎哉论！明乎哉道！请藏之金匮，命曰三实。然此一夫之论也。黄帝曰：愿闻岁之所以皆同病者，何因而然？少师曰：此八正之候也。黄帝曰：候之奈何？少师曰：候此者，常以冬至之日，太一立于叶蛰之宫，其至也，天必应之以风雨者矣。风雨从南方来者，为虚风，贼伤人者也。其以夜半至也，万民皆卧而弗犯也，故其岁民少病。其以昼至者，万民懈惰而皆中于虚风，故万民多病。虚邪入客于骨而不发于外，至其立春，阳气大发，腠理开，因立春之日，风从西方来，万民又皆中于虚风，此两邪相搏，经气结代者矣。故诸逢其风而遇其雨者，命曰遇岁露焉，因岁之和，而少贼风者，民少病而少死。岁多贼风邪气，寒温不和，则民多病而死矣。黄帝曰：虚邪之风，其所伤贵贱何如，候之奈何？少师答曰：正月朔日，太一居天留之宫，其日西北风，不雨，人多死矣。正月朔日，平旦北风，春，民多死。正月朔日，平旦北风行，民病多者，十有三也。正月朔日，日中北风，夏，民多死。正月朔日，夕时北风，秋，民多死。终日北风，大病死者十有六。正月朔日，风从南方来，命曰旱乡；从西方来，命曰白骨，将国有殃，人多死亡。正月朔日，风从东方来，发屋，扬沙石，国有大灾也。正月朔日，风从东南方行，春有死亡。正月朔日，天和温不风耀贱，民不病；天寒而风，粜贵，民多病。此所谓候岁之风，残伤人者也。二月丑不风，民多心腹病；三月戌不温，民多寒热；四月巳不暑，民多瘅病；十月申不寒，民多暴死。诸所谓风者，皆发屋，折树木，扬沙石起毫毛，发腠理者也。

第二节　素问

1. 上古天真论

昔在黄帝，生而神灵，弱而能言，幼而徇齐，长而敦敏，成而登天。乃问于天师曰：余闻上古之人，春秋皆度百岁，而动作不衰；今时之人，年半百而动作皆衰者。时世异耶？人将失之耶？岐伯对曰：上古之人？其知道者，法于阴阳，和于术数，食饮有节，起居有常，不妄作劳，故能形与神俱，而尽终其天年，度百岁乃去。今时之人不然也，以酒为浆，以妄为常，醉以入房，以欲竭其精，以耗散其真，不知持满，不时御神，务快其心，逆于生乐，起居无节，故半百而衰也。夫上古圣人之教下也，皆谓之虚邪贼风，避之有时，恬惔虚无，真气从之，精神内守，病安从来。是以志闲而少欲，心安而不惧，形劳而不倦，气从以顺，各从其欲，皆得所愿。故美其食，任其服，乐其俗，高下不相慕，其民故曰朴。是以嗜欲不能劳其目，淫邪不能惑其心，愚智贤不肖，不惧于物，故合于道。所以能年皆度百岁动作不衰者，以其德全不危也。帝曰：人年老而无子者，材力尽邪？将天数然也？岐伯曰：女子七岁肾气盛，齿更发长。二七而天癸至，任脉通，太冲脉盛，月事以时下，故有子。三七肾气平均，故真牙生而长极。四七筋骨坚，发长极，身体盛壮。五七阳明脉衰，面始焦，发始堕。六七三阳脉衰于上，面皆焦，发始白。七七任脉虚，太冲脉衰少，天癸竭，地道不通，故形坏而无子也。丈夫八岁肾气实，发长齿更。二八肾气盛，天癸至，精气溢泻，阴阳和，故能有子。三八肾气平均，筋骨劲强，故真牙生而长极。四八筋骨隆盛，肌肉满壮。五八肾气衰，发堕齿槁。六八阳气衰竭于上，面焦，发鬓斑白。七八肝气衰，筋不能动，天癸竭，精少，肾脏衰，形体皆极。八八则齿发去。肾者主水，受五脏六腑之精而藏之，故五脏盛，乃能泻。今五脏皆衰，筋骨解堕，天癸尽矣，故发鬓白，身体重，行步不正，而无子耳。帝曰：有其年已老，而有子者何也？岐伯曰：此其天寿过度，气脉常通，而肾气有余也。此虽有子，男子不过尽八八，女子不过尽七七，而天地之精气皆竭矣。帝曰：夫道者年皆百岁，能有子乎？岐伯曰：夫道者能却老而全形，身年虽寿，能生子也。黄帝曰：余闻上古有真人者，提挈天地，把握阴阳，呼吸精气，独立守神，肌肉若一，故能寿敝天地，无有终时，此其道生。中古之时，有至人者，淳德全道，和于阴阳，调于四时，去世离俗，积精全神，游行天地之间，视听八达之外，此盖益其寿命而强者也，亦归于真人。其次有圣人者，处天地之和，从八风之理，适嗜欲于世俗之间，无恚嗔之心，行不欲离于世，被服章，举不欲观于俗，外不劳形于事，内无思想之患，以恬愉为务，以自得为功，形体不敝，精神不散，亦可以百数。其次有贤人者，法则天地，象似日月，辨列星辰。逆从阴阳，分别四时，将从上古合同于道，亦可使益寿而有极时。

2. 四气调神大论

春三月，此谓发陈。天地俱生，万物以荣，夜卧早起，广步于庭，被发缓形，以使志生，生而勿杀，予而勿夺，赏而勿罚，此春气之应，养生之道也；逆之则伤肝，夏为寒变，奉长者少。夏三月，此谓蕃秀。天地气交，万物华实，夜卧早起，无厌于日，使志无怒，使华英成秀，使气得泄，若所爱在外，此夏气之应，养长之道也；逆之则伤心，秋为痎疟，奉收者少，冬至重病。秋三月，此谓容平，天气以急，地气以明，早卧早起，与鸡俱兴，使志安宁，以缓秋刑，收敛神气，使秋气平，无外其志，使肺气清，此秋气之应，养收之道也；逆之则伤肺，冬为飧泄，奉藏者少。冬三月，此谓闭藏。水冰地坼，无扰乎阳，早卧晚起，必待日光，使志若伏若匿，若有私意，若已有得，去寒就温，无泄皮肤，使气亟夺，此冬气之应，养藏之道也；逆之则伤肾，春为痿厥，奉生者少。天气清净，光明者也，藏德不止，故不下也。天明则日月不明，邪害空窍。阳气者闭塞，地气者冒明，云雾不精，则上应白露不下。交通不表，万物命故不施，不施则名木多死。恶气不发，风雨不节，白露不下，则菀藁不荣。贼风数至，暴雨数起，天地四时不相保，与道相失，则未央绝灭。唯圣人从之，故身无奇病，万物不失，生气不竭。逆春气则少阳不生，肝气内变。逆夏气则太阳不长，心气内洞。逆秋气则太阴不收，肺气焦满。逆冬气则少阴不藏，肾气独沉。夫四时阴阳者，万物之根本也。所以圣人春夏养阳，秋冬养阴，以从其根，故与万物沉浮于生长之门。逆其根则伐其本，坏其真矣。故阴阳四时者，万物之终始也，死生之本也，逆之则灾害生，从之则苛疾不起，是谓得道。道者圣人行之，愚者佩之。从阴阳则生，逆之则死；从之则治，逆之则乱。反顺为逆，是谓内格。是故圣人不治已病治未病，不治已乱治未乱，此之谓也。夫病已成而后药之，乱已成而后治之，譬犹渴而穿井，斗而铸锥，不亦晚乎？

3. 生气通天论

黄帝曰：夫自古通天者，生之本，本于阴阳。天地之间，六合之内，其气九州、九窍、五脏十二节，皆通乎天气。其生五，其气三，数犯此者，则邪气伤人，此寿命之本也。苍天之气，清静则志意治，顺之则阳气固，虽有贼邪，弗能害也，此因时之序。故圣人传精神，服天气而通神明。失之则内闭九窍，外壅肌肉，卫气散解，此谓自伤，气之削也。阳气者，若天与日，失其所，则折寿而不彰。故天运当以日光明。是故阳因而上，卫外者也。因于寒，欲如运枢，起居如惊，神气乃浮。因于暑，汗，烦则喘喝，静则多言，体若燔炭，汗出而散。因于湿，首如裹，湿热不攘，大筋绠短，小筋弛长。绠短为拘，弛长为痿。因于气，为肿，四维相代，阳气乃竭。阳气者，烦劳则张，精绝，辟积于夏，使人煎厥；目盲不可以视，耳闭不可以听，溃溃乎若坏都，汩汩乎不可止。阳气者，大怒则形气绝而血菀于上，使人薄厥。有伤于筋，纵，其若不容。汗出偏沮，使人偏枯。汗出见湿，乃生痤痱。高粱之变，足生大丁，受如持虚。劳汗当风，寒薄为皶，郁乃痤。阳气者，精则养神，柔则养筋。开阖不得，寒气从之，乃生大偻。陷脉为瘘，留连肉腠。俞气化薄，传为善畏，及为惊骇。营气不从，逆于肉理，乃生痈肿。魄汗未尽，形弱而气烁，穴俞以闭，发为风疟。故风者，百病之始也，清静则肉腠闭拒，虽有大风苛毒，弗之能害，此因时之序也。故病久则传化，上下不并，良医弗为。故阳畜积病死，而阳气当隔。隔者当泻，不亟正治，粗乃败之。故阳气者，一日而主外。平旦人气生，日中而阳气隆，日西而阳气已虚，气门乃闭。是故暮而收拒，无扰筋骨，无见雾露，反此三时，形乃困薄。岐伯曰：阴者藏精而起亟也，阳者卫外而为固也。阴不胜其阳，则脉流薄疾，并乃狂。阳不胜其阴，则五脏气争，九窍不通。是以圣人陈阴阳，筋脉和同，骨髓坚固，气血皆从。如是则内外调和，邪不能害，耳目聪明，气立如故。风客淫气，精乃亡，邪伤肝也。因而饱食，筋脉横解，肠澼为痔。因而大饮，则气逆。因而强力，肾气乃伤，高骨乃坏。凡阴阳之要，阳密乃固，两者不和，若春无秋，若冬无夏。因而和之，是谓圣度。故阳强不能密，阴气乃绝；阴平阳秘，精神乃治；阴阳离决，精气乃绝。因于露风，乃生寒热。是以春伤于风，邪气留连，乃为洞泄。夏伤于暑，秋为痎疟。秋伤于湿，上逆而咳，发为痿厥。冬伤于寒，春必病温。四时之气，更伤五脏。阴之所生，本在五味；阴之五宫，伤在五味。是故味过于酸，肝气以津，脾气乃绝。味过于咸，大骨气劳，短肌，心气抑。味过于甘，心气喘满，色黑，肾气不衡。味过于苦，脾气不濡，胃气乃厚。味过于辛，筋脉沮弛，精神乃央。是故谨和五味，骨正筋柔，气血以流，腠理以密，如是则骨气以精。谨道如法，长有天命。

4. 金匮真言论

黄帝问曰：天有八风，经有五风，何谓？岐伯对曰：八风发邪以为经风，触五脏，邪气发病。所谓得四时之胜者，春胜长夏，长夏胜冬，冬胜夏，夏胜秋，秋胜春，所谓四时之胜也。东风生于春，病在肝，俞在颈项；南风生于夏，病在心，俞在胸胁；西风生于秋，病在肺，俞在肩背；北风生于冬，病在肾，俞在腰股；中央为土，病在脾，俞在脊。故春气者，病在头；夏气者，病在脏；秋气者，病在肩背；冬气者，病在四肢。故春善病鼽衄，仲夏善病胸胁，长夏善病洞泄寒中，秋善病风疟，冬善病痹厥。故冬不按跷，春不鼽衄，春不病颈项，仲夏不病胸胁，长夏不病洞泄寒中，秋不病风疟，冬不病痹厥，飧泄而汗出也。夫精者，身之本也。故藏于精者，春不病温。夏暑汗不出者，秋成风疟，此平人脉法也。故曰：阴中有阴，阳中有阳。平旦至日中，天之阳，阳中之阳也；日中至黄昏，天之阳，阳中之阴也；合夜至鸡鸣，天之阴，阴中之阴也；鸡鸣至平旦，天之阴，阴中之阳也。故人亦应之。夫言人之阴阳，则外为阳，内为阴。言人身之阴阳，则背为阳，腹为阴。言人身之脏腑中阴阳，则脏者为阴，腑者为阳。肝心脾肺肾五脏皆为阴，胆胃大肠小肠膀胱三焦六腑皆为阳。所以欲知阴中之阴，阳中之阳者，何也？为冬病在阴，夏病在阳，春病在阴，秋病在阳，皆视其所在，为施针石也。故背为阳，阳中之阳心也；背为阳，阳中之阴肺也；腹为阴，阴中之阴肾也；阴中之阳肝也；腹为阴，阴中之至阴脾也。此皆阴阳表里，内外雌雄，相输应也。故以应天之阴阳也。帝曰：五脏应四时，各有收受乎？岐伯曰：东方青色，入通于肝，开窍于目，藏精于肝。其病发惊骇，其味酸，其类草木，其畜鸡，其谷麦，其应四时，上为岁星，是以春气在头也。其音角，其数八，是以知病之在筋也。其臭臊。南方赤色入通于心，开窍于耳，藏于心，故病在五脏。其味苦，其类火，其畜羊，其谷黍，其应四时，上为荧惑星。是以知病之在脉也。其音徵，其数七，其臭焦。中央黄色入通于脾，开窍于口，藏精于脾，故病在舌本。其味甘，其类土，其畜牛，其谷稷，其应四时，上为镇星。是以知病之在肉也。其音宫，其数五，其臭香。西方白色，入通于肺，开窍于鼻，藏精于肺，故病在背。其味辛，其类金，其畜马，其谷稻，其应四时，上为太白星。是以知病之在皮毛也。其音商，其数九，其臭腥。北方黑色，入通于肾，开窍于二阴，藏精于肾，故病在豀。其味咸，其类水，其畜彘，其谷豆，其应四时，上为辰星。是以知病之在骨也。其音羽，其数六，其臭腐。故善为脉者，谨察五脏六腑，一逆一从，阴阳表里雌雄之纪，藏之心意，合心于精，非其人勿教，非其真勿授，是谓得道。

5. 阴阳应象大论

黄帝曰：阴阳者天地之道也，万物之纲纪也，变化之父母，生杀之本始，神明之府也。治病必求于本。故积阳为天，积阴为地。阴静阳躁，阳生阴长，阳杀阴藏，阳化气，阴成形。寒极生热，热极生寒，寒气生浊，热气生清。清气在下，则生飧泄；浊气在上，则生膜胀。此阴阳反作，病之逆从也。故清阳为天，浊阴为地；地气上为云，天气下为雨；雨出地气，云出天气。故清阳出上窍，浊阴出下窍；清阳发腠理，浊阴走五脏；清阳实四肢，浊阴归六腑。水为阴，火为阳；阳为气，阴为味。味归形，形归气，气归精，精归化，精食气，形食味，化生精，气生形。味伤形，气伤精；精化为气，气伤于味。阴味出下窍；阳气出上窍。味厚者为阴，薄为阴之阳。气厚者为阳，薄为阳之阴。味厚则泄，薄则通。气薄则发泄，厚则发热。壮火之气衰，少火之气壮。壮火食气，气食少火。壮火散气，少火生气。气味辛甘发散为阳，酸苦涌泄为阴。阴胜则阳病，阳胜则阴病。阳胜则热，阴胜则寒。重寒则热，重热则寒。寒伤形，热伤气。气伤痛，形伤肿。故先痛而后肿者气伤形也，先肿而后痛者形伤气也。风胜则动，热胜则肿。燥胜则干，寒胜则浮，湿胜则濡泻。天有四时五行以生长收藏，以生寒暑燥湿风。人有五脏化五气，以生喜怒悲忧恐。故喜怒伤气，寒暑伤形。暴怒伤阴，暴喜伤阳。厥气上行，满脉去形。喜怒不节，寒暑过度，生乃不固。故重阴必阳，重阳必阴。故曰：冬伤于寒，春必温病；春伤于风，夏生飧泄；夏伤于暑，秋必痎疟；秋伤于湿，冬生咳嗽。帝曰：余闻上古圣人，论理人形，列别脏腑，端络经脉，会通六合，各从其经，气穴所发，各有处名，谿谷属骨，皆有所起。分部逆从，各有条理。四时阴阳，尽有经纪。外内之应，皆有表里，其信然乎？岐伯对曰：东方生风，风生木，木生酸，酸生肝，肝生筋，筋生心，肝主目。其在天为玄，在人为道，在地为化。化生五味，道生智，玄生神，神在天为风，在地为木，在体为筋，在脏为肝。在色为苍，在音为角，在声为呼，在变动为握，在窍为目，在味为酸，在志为怒。怒伤肝，悲胜怒，风伤筋，燥胜风，酸伤筋，辛胜酸。南方生热，热生火，火生苦，苦生心，心生血，血生脾，心主舌。其在天为热，在地为火，在体为脉，在脏为心，在色为赤，在音为徵，在声为笑，在变动为忧，在窍为舌，在味为苦，在志为喜。喜伤心，恐胜喜。热伤气，寒胜热。苦伤气，咸胜苦。中央生湿，湿生土，土生甘，甘生脾，脾生肉，肉生肺，脾主口。其在天为湿，在地为土，在体为肉，在脏为脾，在色为黄，在音为宫，在声为歌，在变动为哕，在窍为口，在味为甘，在志为思。思伤脾，怒胜思，湿伤肉，风胜湿，甘伤肉，酸胜甘。西方生燥，燥生金，金生辛，辛生肺，肺生皮毛，皮毛生肾，肺主鼻。其在天为燥，在地为金，在体为皮毛，在脏为肺，在色为白，在音为商，在声为哭，在变动为咳，在窍为鼻，在味为辛，在志为忧。忧伤肺，喜胜忧，热伤皮毛，寒胜热，辛伤皮毛，苦胜辛。北方生寒，寒生水，水生咸，咸生肾，肾生骨髓，髓生肝，肾主耳。其在天为寒，在地为水，在体为骨，在脏为肾，在色为黑，在音为羽，在声为呻，在变动为栗，在窍为耳，在味为咸，在志为恐。恐伤肾，思胜恐，寒伤血，燥胜寒，咸伤血，甘胜咸。故曰：天地者，万物之上下也；阴阳者，血气之男女也；左右者，阴阳之道路也；水火者，阴阳之征兆也；阴阳者，万物之能始也。故曰：阴在内，阳之守也；阳在外，阴之使也。帝曰：法阴阳奈何？岐伯曰：阳胜则身热，腠理闭，喘粗为之俯仰，汗不出而热，齿干，烦冤腹满死，能冬不能夏。阴胜则身寒，汗出身常清，数栗而寒，寒则厥，厥则腹满死，能夏不能冬。此阴阳更胜之变，病之形能也。帝曰：调此二者，奈何？岐伯曰：能知七损八益，则二者可调，不知用此，则早衰之节也。年四十而阴气自半也，起居衰矣。年五十，体重，耳目不聪明矣。年六十，阴痿，气大衰，九窍不利，下虚上实，涕泣俱出矣。故曰：知之则强，不知则老，故同出而名异耳。智者察同，愚者察异，愚者不足，智者有余，有余则耳目聪明，身体强健，老者复壮，壮者益治。是以圣人为无为之事，乐恬憺之能，从欲快志于虚无之守，故寿命无穷，与天地终，此圣人之治身也。天不足西北，故西北方阴也，而人右耳目不如左明也。地不满东南，故东南方阳也，而人左手足不如右强也。帝曰：何以然？岐伯曰：东方阳也，阳者其精并于上，并于上则上明而下虚，故使耳目聪明而手足不便也。西方阴也，阴者其精并于下，并于下则下盛而上虚，故其耳目不聪明而手足便也。故俱感于邪，其在上则右甚，在下则左甚，此天地阴阳所不能全也，故邪居之。故天有精，地有形，天有八纪，地有五里，故能为万物之父母。清阳上天，浊阴归地，是故天地之动静，神明为之纲纪，故能以生长收藏，终而复始。惟贤人上配天以养头，下象地以养足，中傍人事以养五脏。天气通于肺，地气通于嗌，风气通于肝，雷气通于心，谷气通于脾，雨气通于肾。六经为川，肠胃为海，九窍为水注之气。以天地为之阴阳，阳之汗以天地之雨名之；阳之气以天地之疾风名之。暴气象雷，逆气象阳。故治不法天之纪，不用地之理，则灾害至矣。故邪风之至，疾如风雨，故善治者，治皮毛，其次治肌肤，其次治筋脉，其次治六腑，其次治五脏。治五脏者，半死半生也。故天之邪气感则害人五脏；水谷之寒热感则害于六腑；地之湿气感则害皮肉筋脉。故善用针者，从阴引阳，从阳引阴，以右治左，以左治右，以我知彼，以表知里，以观过与不及之理，见微得过，用之不殆。善诊者，察色按脉，先别阴阳，审清浊而知部分；视喘息，听音声而知所苦；观权衡规矩，而知病所主；按尺寸，观浮沉滑涩而知病所生。以治无过以诊则不失矣。故曰：病之始起也，可刺而已；其盛，可待衰而已。故因其轻而扬之，因其重而减之，因其衰而彰之。形不足者，温之以气；精不足，补之以味。其高者，因而越之；其下者，引而竭之；中满者，泻之于内；其有邪者，渍形以为汗；其在皮者，汗而发之；其慓悍者，按而收之；其实者散而泻之。审其阴阳，以别柔刚。阳病治阴，阴病治阳。定其血气，各守其乡。血实宜决之，气虚宜掣引之。

6. 阴阳离合论

黄帝问曰：余闻天为阳，地为阴，日为阳，月为阴。大小月三百六十日成一岁，人亦应之。今三阴三阳不应阴阳，其故何也？岐伯对曰：阴阳者数之可十，推之可百，数之可千，推之可万，万之大不可胜数，然其要一也。天覆地载，万物方生。未出地者，命曰阴处，名曰阴中之阴；则出地者，命曰阴中之阳。阳予之正，阴为之主。故生因春，长因夏，收因秋，藏因冬。失常则天地四塞。阴阳之变，其在人者，亦数之可数。帝曰：愿闻三阴三阳之离合也。岐伯曰：圣人南面而立，前曰广明，后曰太冲。太冲之地，名曰少阴。少阴之上，名曰太阳。太阳根起于至阴，结于命门，名曰阴中之阳。中身而上名曰广明。广明之下名曰太阴，太阴之前，名曰阳明。阳明根起于厉兑，名曰阴中之阳。厥阴之表，名曰少阳。少阳根起于窍阴，名曰阴中之少阳。是故三阳之离合也：太阳为开，阳明为阖，少阳为枢。三经者不得相失也，搏而勿浮，命曰一阳。帝曰：愿闻三阴？岐伯曰：外者为阳。内者为阴。然则中为阴，其冲在下，名曰太阴，太阴根起于隐白，名曰阴中之阴。太阴之后，名曰少阴，少阴根起于涌泉，名曰阴中之少阴。少阴之前，名曰厥阴，厥阴根起于大敦，阴之绝阳，名曰阴之绝阴。是故三阴之离合也，太阴为开，厥阴为阖，少阴为枢。三经者不得相失也，搏而勿沉，名曰一阴。阴阳𩅪𩅪，积传为一周，气里形表，而为相成也。

7. 阴阳别论

黄帝问曰：人有四经，十二从，何谓？岐伯对曰：四经应四时；十二从应十二月；十二月应十二脉。脉有阴阳，知阳者知阴，知阴者知阳。凡阳有五，五五二十五阳。所谓阴者，真脏也。见则为败，败必死也。所谓阳者，胃脘之阳也。别于阳者，知病处也，别于阴者，知死生之期。三阳在头，三阴在手，所谓一也。别于阳者，知病忌时，别于阴者，知死生之期。谨熟阴阳，无与众谋。所谓阴阳者，去者为阴，至者为阳，静者为阴，动者为阳，迟者为阴，数者为阳。凡持真脉之藏脉者，肝至悬绝急，十八日死；心至悬绝，九日死；肺至悬绝，十二日死；肾至悬绝，七日死；脾至悬绝，四日死。曰：二阳之病发心脾，有不得隐曲，女子不月；其传为风消，其传为息贲者，死不治。曰：三阳为病，发寒热，下为痈肿，及为痿厥，腨痟；其传为索泽，其传为癫疝。曰：一阳发病，少气，善咳，善泄；其传为心掣，其传为隔。二阳一阴发病，主惊骇、背痛、善噫、善欠，名曰风厥。二阴一阳发病，善胀、心满善气。三阴三阳发病，为偏枯萎易，四肢不举。鼓一阳曰钩，鼓一阴曰毛，鼓阳胜急曰弦，鼓阳至而绝曰石，阴阳相过曰溜。阴争于内，阳扰于外，魄汗未藏，四逆而起，起则熏肺，使人喘鸣。阴之所生，和本曰和。是故刚与刚，阳气破散，阴气乃消亡。淖则刚柔不和，经气乃绝。死阴之属，不过三日而死，生阳之属，不过四日而死。所谓生阳死阴者，肝之心谓之生阳，心之肺谓之死阴，肺之肾谓之重阴，肾之脾谓之辟阴，死不治。结阳者，肿四肢。结阴者，便血一升，再结二升，三结三升。阴阳结斜，多阴少阳曰石水，少腹肿。二阳结，谓之消。三阳结，谓之隔。三阴结，谓之水。一阴一阳结，谓之喉痹。阴搏阳别，谓之有子。阴阳虚，肠澼死。阳加于阴，谓之汗。阴虚阳搏，谓之崩。三阴俱搏，二十日夜半死；二阴俱搏，十三日夕时死；一阴俱搏，十日死；三阳俱搏且鼓，三日死；三阴三阳俱搏，心腹满，发尽不得隐曲，五日死；二阳俱搏，其病温，死不治，不过十日死。

8. 灵兰秘典论

黄帝问曰：愿闻十二脏之相使，贵贱何如？岐伯对曰：悉乎哉问也。请遂言之！心者，君主之官也，神明出焉。肺者，相傅之官，治节出焉。肝者，将军之官，谋虑出焉。胆者，中正之官，决断出焉。膻中者，臣使之官，喜乐出焉。脾胃者，仓廪之官，五味出焉。大肠者，传道之官，变化出焉。小肠者，受盛之官，化物出焉。肾者，作强之官，伎巧出焉。三焦者，决渎之官，水道出焉。膀胱者，州都之官，津液藏焉，气化则能出矣。凡此十二官者，不得相失也。故主明则下安，以此养生则寿，殁世不殆，以为天下则大昌。主不明则十二官危，使道闭塞而不通，形乃大伤，以此养生则殃，以为天下者，其宗大危，戒之戒之。至道在微，变化无穷，孰知其原？窘乎哉，消者瞿瞿，孰知其要？闵闵之当，孰者为良？恍惚之数，生于毫氂，毫厘之数，起于度量，千之万之，可以益大，推之大之，其形乃制。黄帝曰：善哉，余闻精光之道，大圣之业，而宣明大道，非斋戒择吉日不敢受也。黄帝乃择吉日良兆，而藏灵兰之室，以传保焉。

9. 六节藏象论

黄帝问曰：余闻天以六六之节，以成一岁，人以九九制会，计人亦有三百六十五节，以为天地久矣。不知其所谓也？岐伯对曰：昭乎哉问也，请遂言之。夫六六之节，九九制会者，所以正天之度，气之数也。天度者，所以制日月之行也，气数者，所以纪化生之用也。天为阳，地为阴；日为阳，月为阴；行有分纪，周有道理。日行一度，月行十三度而有奇焉。故大小月三百六十五日而成岁，积气余而盈闰矣。立端于始，表正于中，推余于终，而天度毕矣。帝曰：余已闻天度矣。愿闻气数，何以合之？岐伯曰：天以六六为节，地以九九制会，天有十日，日六竟而周甲，甲六复而终岁，三百六十日法也。夫自古通天者，生之本，本于阴阳。其气九州九窍，皆通乎天气。故其生五，其气三。三而成天，三而成地，三而成人，三而三之，合则为九。九分为九野，九野为九脏，故形脏四，神脏五，合为九脏以应之也。帝曰：余已闻六六九九之会也，夫子言积气盈闰，愿闻何谓气？请夫子发蒙解惑焉。岐伯曰：此上帝所秘，先师传之也。帝曰：请遂闻之。岐伯曰：五日谓之候，三候谓之气，六气谓之时，四时谓之岁，而各从其主治焉。五运相袭而皆治之，终期之日，周而复始，时立气布，如环无端，候亦同法。故曰不知年之所加，气之盛衰，虚实之所起，不可以为工矣。帝曰：五运之始，如环无端，其太过不及何如？岐伯曰：五气更立，各有所胜，盛虚之变，此其常也。帝曰：平气何如？岐伯曰：无过者也。帝曰：太过不及奈何？岐伯曰：在经有也。帝曰：何谓所胜？岐伯曰：春胜长夏，长夏胜冬，冬胜夏，夏胜秋，秋胜春，所谓得五行时之胜，各以气命其脏。帝曰：何以知其胜？岐伯曰：求其至也，皆归始春，未至而至，此谓太过，则薄所不胜，而乘所胜也。命曰气淫不分，邪僻内生，工不能禁。至而不至，此谓不及，则所胜妄行，而所生受病，所不胜薄之也，命曰气迫。

所谓求其至者，气至之时也。谨候其时，气可与期，失时反候，五治不分，邪僻内生，工不能禁也。帝曰：有不袭乎？岐伯曰：苍天之气，不得无常也。气之不袭是谓非常，非常则变矣。帝曰：非常而变奈何？岐伯曰：变至则病，所胜则微，所不胜则甚。因而重感于邪则死矣，故非其时则微，当其时则甚也。帝曰：善。余闻气合而有形，因变以正名。天地之运，阴阳之化，其于万物孰少孰多，可得闻乎？岐伯曰：悉哉问也，天至广，不可度，地至大，不可量。大神灵问请陈其方。草生五色，五色之变，不可胜视，草生五味，五味之美，不可胜极，嗜欲不同，各有所通。天食人以五气，地食人以五味。五气入鼻，藏于心肺，上使五色脩明，音声能彰；五味入口，藏于肠胃，味有所藏，以养五气，气和而生，津液相成，神乃自生。帝曰：脏象何如？岐伯曰：心者，生之本，神之变也；其华在面，其充在血脉，为阳中之太阳，通于夏气。肺者，气之本，魄之处也；其华在毛，其充在皮，为阳中之太阴，通于秋气。肾者，主蛰，封藏之本，精之处也；其华在发，其充在骨，为阴中之少阴，通于冬气。肝者，罢极之本，魂之居也；其华在爪，其充在筋，以生血气，其味酸，其色苍，此为阳中之少阳，通于春气。脾、胃、大肠、小肠、三焦、膀胱者、仓廪之本，营之居也，名曰器，能化糟粕，转味而入出者也，其华在唇四白，其充在肌，其味甘，其色黄，此至阴之类，通于土气。凡十一脏，取决于胆也。故人迎一盛病在少阳、二盛病在太阳、三盛病在阳明、四盛以上为格阳。寸口一盛病在厥阴、二盛病在少阴、三盛病在太阴、四盛已上为关阴。人迎与寸口俱盛四倍以上为关格。关格之脉赢，不能极于天地之精气则死矣。

10. 五藏生成

心之合脉也，其荣色也，其主肾也。肺之合皮也，其荣毛也，其主心也。肝之合筋也，其荣爪也，其主肺也。脾之合肉也，其荣唇也，其主肝也。肾之合骨也，其荣发也，其主脾也。是故多食咸，则脉凝泣而变色；多食苦，则皮槁而毛拔；多食辛，则筋急而爪枯；多食酸，则肉胝胎而唇揭；多食甘，则骨痛而发落，此五味之所伤也。故心欲苦，肺欲辛，肝欲酸，脾欲甘，肾欲咸，此五味之所合也。五脏之气，故色见青如草兹者死，黄如枳实者死，黑如炲者死，赤如衃血者死，白如枯骨者死，此五色之见死也。青如翠羽者生，赤如鸡冠者生，黄如蟹腹者生，白如豕膏者生，黑如乌羽者生，此五色之见生也。生于心，如以缟裹朱。生于肺，如以缟裹红。生于肝，如以缟裹绀。生于脾，如以缟裹枯蒌实。生于肾，如以缟裹紫。此五脏所生之外荣也。色味当五脏，白当肺辛，赤当心苦，青当肝酸，黄当脾甘，黑当肾咸。故白当皮，赤当脉，青当筋，黄当肉，黑当骨。诸脉者，皆属于目；诸髓者，皆属于脑；诸筋者，皆属于节；诸血者，皆属于心；诸气者，皆属于肺，此四肢八谿之朝夕也。故人卧血归于肝，肝受血而能视，足受血而能步，掌受血而能握，指受血而能摄。卧出而风吹之，血凝于肤者为痹，凝于脉者为泣，凝于足者为厥。此三者，血行而不得反其空，故为痹厥也。人有大谷十二分，小谿三百五十四名，少十二俞，此皆卫气之所留止，邪气之所客也，针石缘而去之。诊病之始，五决为纪。欲知其始，先建其母。所谓五决者，五脉也。是以头痛巅疾，下虚上实，过在足少阴巨阳，甚则入肾。徇蒙招尤，目冥耳聋，下实上虚，过在足少阳厥阴，甚则入肝。腹满䐜胀，支膈胠胁，下厥上冒，过在足太阴阳明。咳嗽上气，厥在胸中，过在手阳明太阴。心烦头痛，病在膈中，过在手巨阳少阴。夫脉之小大，滑涩浮沈，可以指别。五脏之象，可以类推。五脏相音，可以意识。五色微诊，可以目察。能合脉色，可以万全。赤脉之至也，喘而坚。诊曰有积气在中，时害于食，名曰心痹。得之外疾，思虑而心虚，故邪从之。白脉之至也，喘而浮。上虚下实，惊，有积气在胸中，喘而虚，名曰肺痹，寒热，得之醉而使内也。青脉之至也，长而左右弹。有积气在心下，肢肤，名曰肝痹，得之寒湿，与疝同法，腰痛足清头痛。黄脉之至也，大而虚，有积气在腹中，有厥气，名曰厥疝，女子同法，得之疾使四肢，汗出当风。黑脉之至也，上坚而大，有积气在小腹与阴，名曰肾痹，得之沐浴清水而卧。凡相五色之奇脉，面黄目青，面黄目赤，面黄目白，面黄目黑者，皆不死也。面青目赤，面赤目白，面青目黑，面黑目白，面赤目青，皆死也。

11. 五藏别论

黄帝问曰：余闻方士，或以脑髓为脏，或以肠胃为脏，或以为腑。敢问更相反，皆自谓是，不知其道，愿闻其说。岐伯对曰：脑、髓、骨、脉、胆、女子胞此六者，地气之所生也。皆藏于阴而象于地，故藏而不泻，名曰奇恒之腑。夫胃、大肠、小肠、三焦、膀胱此五者天气之所生也，其气象天，故泻而不藏。此受五藏浊气，名曰传化之腑，此不能久留，输泻者也。魄门亦为五脏使，水谷不得久藏。所谓五脏者，藏精气而不泻也，故满而不能实。六腑者，传化物而不藏，故实而不能满也。所以然者，水谷入口则胃实而肠虚，食下则肠实而胃虚。故曰实而不满，满而不实也。帝曰：气口何以独为五脏之主？岐伯说：胃者水谷之海，六腑之大源也。五味入口，藏于胃以养五脏气，气口亦太阴也，是以五脏六腑之气味，皆出于胃，变见于气口。故五气入鼻，藏于心肺，心肺有病，而鼻为之不利也。凡治病必察其下，适其脉，观其志意，与其病也。拘于鬼神者，不可与言至德；恶于针石者，不可与言至巧。病不许治者，病必不治，治之无功矣。

12. 异法方宜论

黄帝问曰：医之治病也，一病而治各不同，皆愈何也？岐伯对曰：地势使然也。故东方之域，天地之所始生也。鱼盐之地，海滨傍水，其民食鱼而嗜咸，皆安其处，美其食。鱼者使人热中，盐者胜血，故其民皆黑色疏理。其病皆为痈疡，其治宜砭石。故砭石者，亦从东方来。西方者金玉之域，沙石之处，天地之所收引也。其民陵居而多风，水土刚强，其民不衣而褐荐，其民华食而脂肥，故邪不能伤其形体，其病生于内，其治宜毒药。故毒药者亦从西方来。北方者，天地所闭藏之域也。其地高陵居，风寒冰冽，其民乐野处而乳食，脏寒生满病，其治宜灸焫。故灸焫者，亦从北方来。南方者，天地所长养，阳之所盛处也。其地下，水土弱，雾露之所聚也。其民嗜酸而食胕，故其民皆致理而赤色，其病挛痹，其治宜微针。故九针者，亦从南方来。中央者，其地平以湿，天地所以生万物也众。其民食杂而不劳，故其病多痿厥寒热。其治宜导引按跷，故导引按跷者，亦从中央出也。故圣人杂合以治，各得其所宜，故治所以异而病皆愈者，得病之情，知治之大体也。

13. 移精变气论

黄帝问曰：余闻上古之治病，惟其移精变气，可祝由而已。今世治病，毒药治其内，针石治其外，或愈或不愈，何也？岐伯对曰：上古之人居禽兽之间，动作以避寒，阴居以避暑，内无眷慕之累，外无伸宦之形，此恬淡之世，邪不能深入也。故毒药不能治其内，针石不能治其外，故可移精祝由而已。当今之世不然，忧患缘其内，苦形伤其外，又失四时之从，逆寒暑之宜。贼风数至，虚邪朝夕，内至五脏骨髓，外伤空窍肌肤，所以小病必甚，大病必死。故祝由不能已也。帝曰：善。余欲临病人，观死生，决嫌疑，欲知其要，如日月光，可得闻乎？岐伯曰：色脉者，上帝之所贵也，先师之所传也。上古使僦贷季理色脉而通神明，合之金木水火土，四时八风六合，不离其常，变化相移，以观其妙，以知其要，欲知其要，则色脉是矣。色以应日，脉以应月，常求其要，则其要也。夫色之变化以应四时之脉，此上帝之所贵，以合于神明也。所以远死而近生，生道以长，命曰圣王。中古之治病，至而治之，汤液十日，以去八风五痹之病。十日不已，治以草苏草荄之枝，本末为助，标本已得，邪气乃服。暮世之病也，则不然，治不本四时，不知日月，不审逆从，病形已成，乃欲微针治其外，汤液治其内，粗工凶凶以为可攻，故病未已，新病复起。帝曰：愿闻要道。岐伯曰：治之要极，无失色脉，用之不惑，治之大则。逆从到行，标本不得，亡神失国。去故就新，乃得真人。帝曰：余闻其要于夫子矣，夫子言不离色脉，此余之所知也。岐伯曰：治之极于一。帝曰：何谓一？岐伯曰：一者因得之。帝曰：奈何？岐伯曰：闭户塞牖，系之病者，数问其情，以从其意，得神者昌，失神者亡。帝曰：善。

14. 汤液醪醴论

黄帝问曰：为五谷汤液及醪醴奈何？岐伯对曰：必以稻米，炊之稻薪，稻米者完，稻薪者坚。帝曰：何以然？岐伯曰：此得天地之和，高下之宜，故能至完，伐取得时，故能至坚也。帝曰：上古圣人作汤液醪醴，为而不用何也？岐伯曰：自古圣人之作汤液醪醴者，以为备耳，夫上古作汤液，故为而弗服也。中古之世，道德稍衰，邪气时至，服之万全。帝曰：今之世不必已何也？岐伯曰：当今之世，必齐毒药攻其中，镵石针艾治其外也。帝曰：形弊血尽而功不立者何？岐伯曰：神不使也。帝曰：何谓神不使？岐伯曰：针石道也。精神不进，志意不治，故病不可愈。今精坏神去，营卫不可复收。何者？嗜欲无穷，而忧患不止，精气弛坏，营泣卫除，故神去之而病不愈也。帝曰：夫病之始生也，极微极精，必先入结于皮肤。今良工皆称曰病成，名曰逆，则针石不能治，良药不能及也。今良工皆得其法，守其数，亲戚兄弟远近音声日闻于耳，五色日见于目，而病不愈者，亦何暇不早乎？岐伯曰：病为本，工为标，标本不得，邪气不服，此之谓也。帝曰：其有不从毫毛而生，五脏阳以竭也，津液充郭，其魄独居，孤精于内，气耗于外，形不可与衣相保，此四极急而动中，是气拒于内而形施于外，治之奈何？岐伯曰：平治于权衡，去宛陈莝，微动四极，温衣缪刺其处，以复其形。开鬼门，洁净腑，精以时服；五阳已布，疏涤五脏，故精自生，形自盛，骨肉相保，巨气乃平。帝曰：善。

15. 诊要经终论

黄帝问曰：诊要何如？岐伯对曰：正月二月，天气始方，地气始发，人气在肝。三月四月，天气正方，地气定发，人气在脾。五月六月，天气盛，地气高，人气在头。七月八月，阴气始杀，人气在肺。九月十月，阴气始冰，地气始闭，人气在心。十一月十二月冰复，地气合，人气在肾。故春刺散俞，及与分理，血出而止。甚者传气，间者环也。夏刺络俞，见血而止。尽气闭环，痛病必下。秋刺皮肤循理，上下同法，神变而止。冬刺俞窍于分理，甚者直下，间者散下。春夏秋冬，各有所刺，法其所在。春刺夏分，脉乱气微，入淫骨髓，病不能愈，令人不嗜食，又且少气。春刺秋分，筋挛逆气环为咳嗽，病不愈，令人时惊，又且哭。春刺冬分，邪气着藏，令人胀，病不愈，又且欲言语。夏刺春分，病不愈，令人解惰。夏刺秋分，病不愈，令人心中欲无言，惕惕如人将捕之。夏刺冬分，病不愈，令人少气，时欲怒。秋刺春分，病不已，令人惕然，欲有所为，起而忘之。秋刺夏分，病不已，令人益嗜卧，且又善梦。秋刺冬分，病不已，令人洒洒时寒。冬刺春分，病不已，令人欲卧不能眠，眠而有见。冬刺夏分，病不愈，气上发为诸痹。冬刺秋分，病不已，令人善渴。凡刺胸腹者，必避五脏。中心者环死，中脾者五日死，中肾者七日死，中肺者五日死。中膈者，皆为伤中，其病虽愈，不过一岁必死。刺避五脏者，知逆从也。所谓从者，膈与脾肾之处，不知者反之。刺胸腹者，必以布憿著之，乃从单布上刺，刺之不愈复刺。刺针必肃，刺肿摇针，经刺勿摇，此刺之道也。帝曰：愿闻十二经脉之终奈何？岐伯曰：太阳之脉，其终也戴眼，反折，瘛疭，其色白，绝汗乃出，出则死矣。少阳终者，耳聋，百节皆纵，目睘绝系，绝系一日半死，其死也色先青，白乃死矣。阳明终者，口目动作，善惊、妄言、色黄。其上下经盛，不仁则终矣。少阴终者，面黑齿长而垢，腹胀闭，上下不通而终矣。太阴终者，腹胀闭，不得息，善噫善呕，呕则逆，逆则面赤，不逆则上下不通，不通则面黑，皮毛焦而终矣。厥阴终者，中热嗌干，善溺、心烦、甚则舌卷，囊上缩而终矣。此十二经之所败也。

16. 脉要精微论

　　黄帝问曰：诊法何如？岐伯对曰：诊法常以平旦，阴气未动，阳气未散，饮食未进，经脉未盛，络脉调匀，气血未乱，故乃可诊有过之脉。切脉动静而视精明，察五色，观五脏有余不足，六腑强弱，形之盛衰，以此参伍，决死生之分。夫脉者血之府也。长则气治，短则气病，数则烦心，大则病进。上盛则气高，下盛则气胀，代则气衰，细则气少，涩则心痛。浑浑革至如涌泉，病进而色弊，绵绵其去如弦绝死。夫精明五色者，气之华也。赤欲如白裹朱，不欲如赭；白欲如鹅羽，不欲如盐；青欲如苍璧之泽，不欲如蓝；黄欲如罗裹雄黄，不欲如黄土；黑欲如重漆色，不欲如地苍。五色精微象见矣，其寿不久也。夫精明者，所以视万物，别白黑，审短长，以长为短，以白为黑。如是则精衰矣。五脏者，中之守也。中盛脏满，气盛伤恐者，声如从室中言，是中气之湿也。言而微，终日乃复言者，此夺气也。衣被不敛，言语善恶，不避亲疏者，此神明之乱也。仓廪不藏者，是门户不要也，水泉不止者，是膀胱不藏也。得守者生，失守者死。夫五脏者身之强也。头者精明之府，头倾视深，精神将夺矣。背者胸中之府，背曲肩随，腑将坏矣。腰者肾之府，转摇不能，肾将惫矣。膝者筋之府，屈伸不能，行则偻附，筋将惫矣。骨者髓之府，不能久立，行则振掉，骨将惫矣。得强则生，失强则死。岐伯曰：反四时者，有余为精，不足为消。应太过不足为精，应不足有余为消。阴阳不相应，病名曰关格。帝曰：脉其四时动奈何？知病之所在奈何？知病之所变奈何？知病乍在内奈何？知病乍在外奈何？请问此五者，可得闻乎。岐伯曰：请言其与天运转大也。万物之外，六合之内，天地之变，阴阳之应，彼春之暖，为夏之暑，彼秋之忿，为冬之怒，四变之动，脉与之上下，以春应中规，夏应中矩，秋应中衡，冬应中权。是故冬至四十五日，阳气微上，阴气微下；夏至四十五日，阴气微上，阳气微下，阴阳有时，与脉为期，期而相失，知脉所分。分之有期，故知死时。微妙在脉，不可不察，察之有纪，从阴阳始，始之有经，从五行生，生之有度，四时为宜。补泻勿失，与天地如一，得一之情，以知死生。是故声合五音，色合五行，脉合阴阳。是知阴盛则梦涉大水恐惧，阳盛则梦大火燔灼。阴阳俱盛，则梦相杀毁伤。上盛则梦飞，下盛则梦堕，甚饱则梦予，甚饥则梦取；肝气盛则梦怒，肺气盛则梦哭。短虫多则梦聚众，长虫多则梦相击毁伤。是故持脉有道，虚静为保。春日浮，如鱼之游在波；夏日在肤，泛泛乎万物有余；秋日下肤，蛰虫将去；冬日在骨，蛰虫周密，君子居室。故曰：知内者按而纪之，知外者终而始之，此六者持脉之大法。心脉搏坚而长，当病舌卷不能言；其软而散者，当消环自已。肺脉搏坚而长，当病唾血；其软而散者，当病灌汗，至今不复散发也。肝脉搏坚而长，色不青，当病坠若搏，因血在胁下，令人喘逆；其软而散色泽者，当病溢饮，溢饮者，渴暴多饮，而易入肌皮肠胃之外也。胃脉搏坚而长，其色赤，当病折髀，其软而散者，当病食痹。脾脉搏坚而长，其色黄，当病少气；其软而散色不泽者，当病足胻肿，若水状也。肾脉搏坚而长，其色黄而赤者，当病折腰；其软而散者，当病少血至今不复也。帝曰：诊得心脉而急，此为何病，病形何如？岐伯曰：病名心疝，少腹当有形也。帝曰：何以言之？岐伯曰：心为牡脏，小肠为之使，故曰少腹当有形也。帝曰：诊得胃脉，病形何如？岐伯曰：胃脉实则胀，虚则泄。帝曰：病成而变何谓？岐伯曰：风成为寒热，瘅成为消中，厥成为巅疾，久风为飧泄，脉风成为疠。病之变化，不可胜数。帝曰：诸痈肿筋挛骨痛，此皆安生？岐伯曰：此寒气之肿，八风之变也。帝曰：治之奈何？岐伯曰：此四时之病，以其胜治之愈也。帝曰：有故病五脏发动，因伤脉色，各何以知其久暴至之病乎？岐伯曰：悉乎哉问也。徵其脉小色不夺者，新病也；徵其脉不夺其色夺者，此久病也；徵其脉与五色俱夺者，此久病也；徵其脉与五色俱不夺者，新病也。肝与肾脉并至，其色苍赤，当病毁伤不见血，已见血，湿若中水也。尺内两旁则季胁也。尺外以候肾，尺里以候腹中。附上左外以候肝，内以候膈，右外以候胃，内以候脾。上附上右外以候肺，内以候胸中，左外以候心，内以候膻中。前以候前，后以候后。上竟上者，胸喉中事也。下竟下者，少腹腰股膝胫足中事也。粗大者，阴不足阳有余，为热中也。来疾去徐，上实下虚，为厥巅疾。来徐去疾，上虚下实，为恶风也。故中恶风者，阳气受也。有脉俱沉细数者，少阴厥也；沉细数散者，寒热也；浮而散者为眴仆。诸浮不躁者，皆在阳，则为热；其有躁者在手，诸细而沉者，皆在阴，则为骨痛；其有静者在足。数动一代者，病在阳之脉也，泄及便脓血。诸过者切之，涩者阳气有余也，滑者阴气有余也。阳气有余为无汗身热，阴气有余为多汗身寒，阴阳有余则无汗而寒。推而外之，内而不外，有心腹积也。推而内之，外而不内，身有热也。推而上之，上而不下，腰足清也。推而下之，下而不上，头项痛也。按之至骨，脉气少者，腰脊痛而身有痹也。

17. 平人气象论

黄帝问曰：平人何如？岐伯对曰：人一呼脉再动，一吸脉亦再动，呼吸定息，脉五动，闰以太息，命曰平人。平人者不病也。常以不病调病人，医不病，故为病人平息以调之为法。人一呼脉一动，一吸脉一动，曰少气。人一呼脉三动，一吸脉三动而躁，尺热曰病温，尺不热脉滑曰病风，脉涩曰痹。人一呼脉四动以上曰死，脉绝不至曰死，乍疏乍数曰死。平人之常气禀于胃，胃者平人之常气也，人无胃气曰逆，逆者死。春胃微弦曰平，弦多胃少曰肝病，但弦无胃曰死。胃而有毛曰秋病，毛甚曰今病。脏真散于肝，肝藏筋膜之气也。夏胃微钩曰平，钩多胃少曰心病，但钩无胃曰死，胃而有石曰冬病，石甚曰今病。脏真通于心，心藏血脉之气也。长夏胃微软弱曰平，弱多胃少曰脾病，但代无胃曰死，软弱有石曰冬病，弱甚曰今病。脏真濡于脾，脾藏肌肉之气也。秋胃微毛曰平，毛多胃少曰肺病，但毛无胃曰死，毛而有弦曰春病，弦甚曰今病。脏真高于肺，以行营卫阴阳也。冬胃微石曰平，石多胃少曰肾病，但石无胃曰死，石而有钩曰夏病，钩甚曰今病。脏真下于肾，肾藏骨髓之气也。胃之大络，名曰虚里，贯鬲络肺，出于左乳下，其动应衣，脉宗气也。盛喘数绝者，则在病中，结而横有积矣。绝不至曰死，乳之下其动应衣，宗气泄也。欲知寸口太过与不及，寸口之脉中手短者，曰头痛；寸口脉中手长者，曰足胫痛；寸口脉中手促上击者，曰肩背痛；寸口脉沉而坚者，曰病在中；寸口脉浮而盛者，曰病在外；寸口脉沉而弱，曰寒热及疝瘕少腹痛；寸口脉沉而横，曰胁下有积，腹中有横积痛；寸口脉沉而喘，曰寒热。脉盛滑坚者，曰病在外；脉小实而坚者，病在内。脉小弱以涩，谓之久病；脉滑浮而疾者，谓之新病。脉急者，曰疝瘕少腹痛。脉滑曰风，脉涩曰痹，缓而滑曰热中，盛而坚曰胀。脉从阴阳，病易已；脉逆阴阳，病难已；脉得四时之顺，曰病无他；脉反四时及不间脏曰难已。臂多青脉曰脱血，尺脉缓涩，谓之解㑊，安卧脉盛谓之脱血，尺涩脉滑谓之多汗，尺寒脉细谓之后泄，脉尺粗常热者谓之热中。肝见庚辛死，心见壬癸死，脾见甲乙死，肺见丙丁死，肾见戊己死。是谓真脏见，皆死。颈脉动喘疾咳曰水，目裹微肿，如卧蚕起之状曰水。溺黄赤安卧者，黄疸。已食如饥者，胃疸。面肿曰风。足胫肿曰水。目黄者曰黄疸。妇人手少阴脉动甚者，妊子也。脉有逆从四时，未有脏形。春夏而脉瘦，秋冬而脉浮大，命曰逆四时也。风热而脉静，泄而脱血脉实，病在中脉虚，病在外脉涩坚者，皆难治，命曰反四时也。人以水谷为本，故人绝水谷则死，脉无胃气亦死。所谓无胃气者，但得真脏脉不得胃气也。所谓脉不得胃气者，肝不弦，肾不石也。太阳脉至，洪大以长；少阳脉至，乍数乍疏，乍短乍长；阳明脉至，浮大而短。夫平心脉来，累累如连珠，如循琅玕曰心平。夏以胃气为本。病心脉来，喘喘连属，其中微曲曰心病。死心脉来，前曲后居，如操带钩曰心死。平肺脉来，厌厌聂聂，如落榆荚，曰肺平。秋以胃气为本。病肺脉来，不上不下，如循鸡羽，曰肺病。死肺脉来，如物之浮，如风吹毛，曰肺死。平肝脉来，软弱招招，如揭长竿末梢曰肝平。春以胃气为本。病肝脉来，盈实而滑，如循长竿，曰肝病。死肝脉来，急益劲如新张弓弦，曰肝死。平脾脉来，和柔相离，如鸡践地，曰脾平。长夏以胃气为本。病脾脉来，实而盈数，如鸡举足，曰脾病。死脾脉来，锐坚如鸟之喙，如鸟之距，如屋之漏，如水之流，曰脾死。平肾脉来，喘喘累累如钩，按之而坚曰肾平。冬以胃气为本。病肾脉来如引葛，按之益坚，曰肾病。死肾脉来发如夺索，辟辟如弹石，曰肾死。

18. 玉机真藏论

黄帝问曰：春脉如弦，何如而弦？岐伯对曰：春脉者，肝也，东方木也，万物之所以始生也，故其气来软弱，轻虚而滑，端直以长，故曰弦，反此者病。帝曰：何如而反？岐伯曰：其气来实而强，此谓太过，病在外。其气来不实而微，此谓不及，病在中。帝曰：春脉太过与不及，其病皆何如？岐伯曰：太过则令人善忘，忽忽眩冒而巅疾；其不及，则令人胸痛引背，下则两胁胠满。帝曰：善。夏脉如钩，何如而钩？岐伯曰：夏脉者心也，南方火也，万物之所以盛长也，故其气来盛去衰，故曰钩，反此者病。帝曰：何如而反？岐伯曰：其气来盛去亦盛，此谓太过，病在外，其气来不盛去反盛，此谓不及，病在中。帝曰：夏脉太过与不及，其病皆何如？岐伯曰：太过则令人身热而肤痛，为浸淫；其不及则令人烦心，上见咳唾，下为气泄。帝曰：善。秋脉如浮，何如而浮？岐伯曰：秋脉者，肺也，西方金也，万物之所以收成也。故其气来轻虚以浮，来急去散，故曰浮，反此者病。帝曰：何如而反？岐伯曰：其气来毛而中央坚，两傍虚，此谓太过，病在外；其气来毛而微，此谓不及，病在中。帝曰：秋脉太过与不及，其病皆何如？岐伯曰：太过则令人逆气而背痛，愠愠然，其不及则令人喘，呼吸少气而咳，上气见血，下闻病音。帝曰：善。冬脉如营，何如而营？岐伯曰：冬脉者，肾也，北方水也，万物之所以合藏也。故其气来沉以搏，故曰营，反此者病。帝曰：何如而反？岐伯曰：其气来如弹石者，此谓太过，病在外；其去如数者，此谓不及，病在中。帝曰：冬脉太过与不及，其病皆何如？岐伯曰：太过则令人解㑊，脊脉痛，而少气不欲言；其不及则令人心悬，如病饥，眇中清，脊中痛，少腹满，小便变。帝曰：善。帝曰：四时之序，逆从之变异也，然脾脉独何主。岐伯曰：脾脉者土也，孤脏，以灌四傍者也。帝曰：然而脾善恶可得见之乎？岐伯曰：善者不可得见，恶者可见。帝曰：恶者何如可见？岐伯曰：其来如水之流者，此谓太过，病在外。如鸟之喙者，此谓不及，病在中。帝曰：夫子言脾为孤脏，中央土以灌四傍，其太过与不及，其病皆何如？岐伯曰：太过则令人四支不举，其不及则令人九窍不通，名曰重强。帝瞿然而起，再拜而稽首曰：善。吾得脉之大要，天下至数，五色脉变，揆度奇恒，道在于一，神转不回，回则不转，乃失其机，至数之要，迫近以微，著之玉版，藏之脏腑，每旦读之，名曰玉机。五脏受气于其所生，传之于其所胜，气舍于其所生，死于其所不胜。病之且死，必先传行，至其所不胜，病乃死。此言气之逆行也，故死。肝受气于心，传之于脾，气舍于肾，至肺而死。心受气于脾，传之于肺，气舍于肝，至肾而死。脾受气于肺，传之于肾，气舍于心，至肝而死。肺受气于肾，传之于肝，气舍于脾，至心而死。肾受气于肝，传之于心，气舍于肺，至脾而死。此皆逆死也，一日一夜，五分之，此所以占死生之早暮也。黄帝曰：五脏相通，移皆有次。五脏有病，则各传其所胜，不治。法三月，若六月，若三日，若六日。传五脏而当死，是顺传所胜之次。故曰：别于阳者，知病从来；别于阴者，知死生之期。言知至其所困而死。是故风者，百病之长也。今风寒客于人，使人毫毛毕直，皮肤闭而为热。当是之时，可汗而发也。或痹不仁肿痛，当是之时，可汤熨及火灸刺而去之。弗治，病入舍于肺，名曰肺痹，发咳上气。弗治，肺即传而行之肝，病名曰肝痹，一名曰厥，胁痛出食。当是之时，可按若刺耳。弗治，肝传之脾，病名曰脾风，发瘅，腹中热，烦心，出黄。当此之时，可按、可药、可浴。弗治，脾传之肾，病名曰疝瘕，少腹冤热而痛，出白，一名曰蛊。当此之时，可按、可药。弗治，肾传之心，病筋脉相引而急，病名曰瘛。当此之时，可灸、可药。弗治，满十日，法当死。肾因传之心，心即复反传而行之肺，发寒热，法当三岁死，此病之次也。然其卒发者，不必治于传，或其传化有不以次，不以次入者，忧恐悲喜怒，令不得以其次，故令人有大病矣。因而喜，大虚则肾气乘矣，怒则肝气乘矣，悲则肺气乘矣，恐则脾气乘矣，忧则心气乘矣，此其道也。故病有五，五五二十五变及其传化。传，乘之名也。大骨枯槁，大肉陷下，胸中气满，喘息不便，其气动形，期六月死，真脏脉见，乃予之期日。大骨枯槁，大肉陷下，胸中气满，喘息不便，内痛引肩项，期一月死。真脏见，乃予之期日。大骨枯槁，大肉陷下，胸中气满，喘息不便，内痛引肩项，身热、脱肉破䐃。真脏见，十月之内死。大骨枯槁，大肉陷下，肩髓内消，动作益衰。真脏来见，期一岁死，见其真脏，乃予之期日。大骨枯槁，大肉陷下，胸中气满，腹内痛，心中不便，肩项身热，破䐃脱肉，目眶陷。真脏见，目不见人，立死；其见人者，至其所不胜之时则死。急虚身中卒至，五脏绝闭，脉道不通，气不往来，譬如堕溺，不可为期。其脉绝不来，若人一息五、六至，其形肉不脱，真脏虽不见，犹死也。真肝脉至，中外急，如循刀刃，责责然如按琴瑟弦，色青白不泽，毛折，乃死。真心脉至，坚而搏，如循薏苡子，累累然，色赤黑不泽，毛折，乃死。真肺脉至，大而虚，如以毛羽中人，肤色白赤不泽，毛折，乃死。真肾脉至，搏而绝，如指弹石，辟辟然，色黑黄不泽，毛折，乃死，真脾脉至，弱而乍数乍疏，色黄青不泽，毛折，乃死。诸真脏脉者，皆死不治也。黄帝曰：见真脏曰死，何也？岐伯曰：五脏者，皆禀气于胃，胃者五脏之本也；脏气者，不能自致于手太阴，必因于胃气，乃至于手太阴也。故五脏各以其时，自为而至于手太阴也。故邪气胜者，精气衰也。故病甚者，胃气不能与之俱至于手太阴，故真脏之气独见，独见者，病胜脏也，故曰死。帝曰：善。黄帝曰：凡治病察其形气色泽，脉之盛衰，病之新故，乃治之无后其时。形气相得，谓之可治，色泽以浮，谓之易已；脉从四时，谓之可治；脉弱以滑，是有胃气，命曰易治，取之以时；形气相失，谓之难治；色夭不泽，谓之难已；脉实以坚，谓之益甚；脉逆四时，为不可治，必察四难，而明告之。所谓逆四时者，春得肺脉，夏得肾脉，秋得心脉，冬得脾脉；其至皆悬绝沉涩者，命曰逆四时。未有脏形，于春夏而脉沉涩，秋冬而脉浮大，名曰逆四时也。病热脉静；泄而脉大；脱血而脉实；病在中，脉实坚，病在外，脉不实坚者，皆难治。黄帝曰：余闻虚实以决死生，愿闻其情？岐伯曰：五实死，五虚死。帝曰：愿闻五实五虚？岐伯曰：脉盛，皮热，腹胀，前后不通，闷瞀，此谓五实。脉细，皮寒，气少，泄利前后，饮食不入，此谓五虚。帝曰：其时有生者何也？岐伯曰：浆粥入胃，泄注止，则虚者活；身汗得后利，则实者活。此其候也。

19. 三部九候论

黄帝问曰：余闻九针于夫子，众多博大，不可胜数。余愿闻要道，以属子孙，传之后世，著之骨髓，藏之肝肺，歃血而受，不敢妄泄。令合天道，必有终始。上应天光星辰历纪，下副四时五行，贵贱更互，冬阳夏阴，以人应之奈何？愿闻其方。岐伯对曰：妙乎哉问也！此天地之至数。帝曰：愿闻天地之至数，合于人形血气，通决死生，为之奈何？岐伯曰：天地之至数始于一，终于九焉。一者天，二者地，三者人，因而三之，三三者九，以应九野。故人有三部，部有三候，以决死生，以处百病，以调虚实，而除邪疾。帝曰：何谓三部？岐伯曰：有下部、有中部、有上部，部各有三候。三候者，有天、有地、有人也。必指而导之，乃以为真。上部天，两额之动脉；上部地，两颊之动脉；上部人，耳前之动脉。中部天，手太阴也；中部地，手阳明也；中部人，手少阴也。下部天，足厥阴也；下部地，足少阴也；下部人，足太阴也。故下部之天以候肝，地以候肾，人以候脾胃之气。帝曰：中部之候奈何？岐伯曰：亦有天，亦有地，亦有人，天以候肺，地以候胸中之气，人以候心。帝曰：上部以何候之？岐伯曰：亦有天，亦有地，亦有人。天以候头角之气，地以候口齿之气，人以候耳目之气。三部者，各有天，各有地，各有人。三而成天，三而成地，三而成人。三而三之，合则为九，九分为九野，九野为九脏。故神脏五，形脏四，合为九脏。五脏已败，其色必夭，夭必死矣。帝曰：以候奈何？岐伯曰：必先度其形之肥瘦，以调其气之虚实，实则泻之，虚则补之。必先去其血脉而后调之，无问其病，以平为期。帝曰：决死生奈何？岐伯曰：形盛脉细，少气不足以息者危。形瘦脉大，胸中多气者死。形气相得者生。参伍不调者病。三部九候皆相失者死。上下左右之脉相应如参舂者病甚，上下左右相失不可数者死。中部之候虽独调，与众脏相失者死。中部之候相减者死，目内陷者死。帝曰：何以知病之所在？岐伯曰：察九候，独小者病，独大者病，独疾者病，独迟者病，独热者病，独寒者病，独陷下者病。以左手足上，上去踝五寸按之，庶右手足当踝而弹之，其应过五寸以上蠕蠕然者不病，其应疾中手浑浑然者病，中手徐徐然者病。其应上不能至五寸，弹之不应者死。是以脱肉身不去者死。中部乍疏乍数者死。其脉代而钩者，病在络脉。九候之相应也，上下若一，不得相失。一候后则病，二候后则病甚，三候后则病危。所谓后者，应不俱也。察其腑脏，以知死生之期，必先知经脉，然后知病脉。真脏脉见者胜死。足太阳气绝者，其足不可屈伸，死必戴眼。帝曰：冬阴夏阳奈何？岐伯曰：九候之脉皆沉细悬绝者为阴，主冬，故以夜半死。盛躁喘数者为阳，主夏，故以日中死。是故寒热病者以平旦死。热中及热病者以日中死。病风者以日夕死。病水者以夜半死。其脉乍疏乍数，乍迟乍疾者，日乘四季死。形肉已脱，九候虽调犹死。七诊虽见，九候皆从者不死。所言不死者，风气之病，及经月之病，似七诊之病而非也，故言不死。若有七诊之病，其脉候亦败者死矣，必发哕噫。必审问其所始病，与今之所方病，而后各切循其脉，视其经络浮沉，以上下逆从循之。其脉疾者不病，其脉迟者病，脉不往来者死，皮肤著者死。帝曰：其可治者奈何？岐伯曰：经病者治其经，孙络病者治其孙络血。血病身有痛者治其经络。其病者在奇邪，奇邪之脉则缪刺之，留瘦不移节而刺之。上实下虚切而从之，索其结络脉，刺出其血以见通之。瞳子高者太阳不足，戴眼者太阳已绝，此决死生之要，不可不察也。手指及手外踝上，五指留针。

20. 经脉别论

　　黄帝问曰：人之居处动静勇怯，脉亦为之变乎？岐伯对曰：凡人之惊恐恚劳动静，皆为变也。是以夜行则喘出于肾，淫气病肺。有所堕恐，喘出于肝，淫气害脾。有所惊恐，喘出于肺，淫气伤心。渡水跌仆，喘出于肾与骨。当是之时，勇者气行则已，怯者则着而为病也。故曰：诊病之道，观人勇怯，骨肉皮肤，能知其情，以为诊法也。故饮食饱甚，汗出于胃。惊而夺精，汗出于心。持重远行，汗出于肾。疾走恐惧，汗出于肝。摇体劳苦，汗出于脾。故春秋冬夏，四时阴阳，生病起于过用，此为常也。食气入胃，散精于肝，淫气于筋。食气入胃，浊气归心，淫精于脉。脉气流经，经气归于肺，肺朝百脉，输精于皮毛。毛脉合精，行气于府，府精神明，留于四脏，气归于权衡，权衡以平，气口成寸，以决死生。饮入于胃，游溢精气，上输于脾，脾气散精，上归于肺，通调水道，下输膀胱，水精四布，五经并行。合于四时，五脏阴阳，揆度以为常也。太阳脏独至，厥喘虚气逆，是阴不足阳有余也。表里当俱泻，取之下俞。阳明脏独至，是阳气重并也。当泻阳补阴，取之下俞。少阳脏独至，是厥气也。跷前卒大，取之下俞。少阳独至者，一阳之过也。太阴脏搏者，用心省真，五脉气少，胃气不平，三阴也。宜治其下俞，补阳泻阴。一阳独啸，少阳厥也。阳并于上，四脉争张，气归于肾。宜治其经络，泻阳补阴。一阴至，厥阴之治也。真虚痏心，厥气留薄，发为白汗，调食和药，治在下俞。帝曰：太阳脏何象？岐伯曰：象三阳而浮也。帝曰：少阳脏何象？岐伯曰：象一阳也，一阳脏者，滑而不实也。帝曰：阳明脏何象？岐伯曰：象大浮也。太阴脏搏，言伏鼓也。二阴搏至，肾沉不浮也。

21. 藏气法时论

黄帝问曰：合人形以法四时五行而治，何如而从，何如而逆？得失之意，愿闻其事。岐伯对曰：五行者，金木水火土也。更贵更贱，以知死生，以决成败，而定五脏之气，间甚之时，死生之期也。帝曰：愿卒闻之。岐伯曰：肝主春，足厥阴少阳主治。其日甲乙。肝苦急，急食甘以缓之。心主夏，手少阴太阳主治。其日丙丁。心苦缓，急食酸以收之。脾主长夏，足太阴阳明主治。其日戊己。脾苦湿，急食苦以燥之。肺主秋，手太阴阳明主治。其日庚辛。肺苦气上逆，急食苦以泄之。肾主冬，足少阴太阳主治。其日壬癸。肾苦燥，急食辛以润之，开腠理，致津液通气也。病在肝，愈于夏，夏不愈，甚于秋，秋不死，持于冬，起于春。禁当风。肝病者，愈在丙丁，丙丁不愈，加于庚辛，庚辛不死，持于壬癸，起于甲乙。肝病者，平旦慧，下晡甚，夜半静。肝欲散，急食辛以散之，用辛补之，酸泻之。病在心，愈在长夏，长夏不愈，甚于冬，冬不死，持于春，起于夏。禁温食热衣。心病者，愈在戊己，戊己不愈，加于壬癸，壬癸不死，持于甲乙，起于丙丁。心病者，日中慧，夜半甚，平旦静。心欲软，急食咸以软之；用咸补之，甘泻之。病在脾，愈在秋，秋不愈，甚于春，春不死，持于夏，起于长夏。禁温食饱食，湿地濡衣。脾病者愈在庚辛，庚辛不愈，加于甲乙，甲乙不死，持于丙丁，起于戊己。脾病者，日昳慧，日出甚，下晡静。脾欲缓，急食甘以缓之，用苦泻之，甘补之。病在肺，愈在冬。冬不愈，甚于夏，夏不死，持于长夏，起于秋。禁寒饮食，寒衣。肺病者，愈在壬癸，壬癸不愈，加于丙丁，丙丁不死，持于戊己，起于庚辛。肺病者，下晡慧，日中甚，夜半静。肺欲收，急食酸以收之，用酸补之，辛泻之。病在肾，愈在春，春不愈，甚于长夏，长夏不死，持于秋，起于冬，禁犯焠㶼热食，温炙衣。肾病者，愈在甲乙，甲乙不愈，甚于戊己，戊己不死，持于庚辛，起于壬癸。肾病者，夜半慧，四季甚，下晡静。肾欲坚，急食苦以坚之，用苦补之，咸泻之。夫邪气之客于身也，以胜相加，至其所生而愈，至其所不胜而甚，至于所生而持，自得其位而起，必先定五脏之脉，乃可言间甚之时，死生之期也。肝病者，两胁下痛引少腹，令人善怒。虚则目䀮䀮无所见，耳无所闻，善恐，如人将补之。取其经厥阴与少阳，气逆则头痛。耳聋不聪颊肿，取血者。心病者，胸中痛，胁支满，胁下痛，膺背肩胛间痛，两臂内痛。虚则胸腹大，胁下与腰相引而痛。取其经，少阴太阳舌下血者，其变病刺郄中血者。脾病者，身重，善饥，肉痿，足不收行，善瘈，脚下痛。虚则腹满，肠鸣飧泄，食不化。取其经太阴、阳明、少阴血者。肺病者，喘咳逆气，肩背痛，汗出，尻阴股膝髀腨胻足皆痛。虚则少气，不能报息，耳聋嗌干。取其经，太阴足太阳之外，厥阴内血者。肾病者，腹大、胫肿、喘咳身重，寝汗出、憎风。虚则胸中痛，大腹、小腹痛，清厥意不乐。取其经少阴太阳血者。肝色青，宜食甘。粳米、牛肉、枣、葵皆甘。心色赤，宜食酸。小豆、犬肉、李、韭皆酸。肺色白，宜食苦。麦、羊肉、杏、薤皆苦。脾色黄，宜食咸。大豆、猪肉、栗、藿皆咸。肾色黑，宜食辛。黄黍、鸡肉、桃、葱皆辛。辛散、酸收、甘缓、苦坚、咸软。毒药攻邪。五谷为食。五果为助。五畜为益。五菜为充。气味合而服之，以补精益气。此五者，有辛、酸、甘、苦、咸，各有所利，或散、或收、或缓、或急、或坚、或软。四时五脏，病随五味所宜也。

22. 宣明五气

五味所入：酸入肝、辛入肺、苦入心、咸入肾、甘入脾，是为五入。五气所病：心为噫、肺为咳、肝为语、脾为吞、肾为欠，为嚏，胃为气逆，为哕，为恐，大肠小肠为泄，下焦溢为水，膀胱不利为癃，不约为遗溺，胆为怒，是为五病。五精所并：精气并于心则喜，并于肺则悲，并于肝则忧，并于脾则畏，并于肾则恐，是谓五并，虚而相并者也。五脏所恶：心恶热、肺恶寒、肝恶风、脾恶湿、肾恶燥，是谓五恶。五脏化液：心为汗、肺为涕、肝为泪、脾为涎、肾为唾，是为五液。五味所禁：辛走气，气病无多食辛；咸走血，血病无多食咸；苦走骨，骨病无多食苦；甘走肉，肉病无多食甘；酸走筋，筋病无多食酸。是谓五禁，无令多食。五病所发：阴病发于骨，阳病发于血，阴病发于肉，阳病发于冬，阴病发于夏，是谓五发。五邪所乱：邪入于阳则狂，邪入于阴则痹；搏阳则为巅疾，搏阴则为瘖；阳入之阴则静，阴出之阳则怒。是为五乱。五邪所见：春得秋脉，夏得冬脉，长夏得春脉，秋得夏脉，冬得长夏脉，名曰阴出之阳，病善怒不治，是谓五邪，皆同命死不治。五脏所藏：心藏神、肺藏魄、肝藏魂、脾藏意、肾藏志，是谓五脏所藏。五脏所主：心主脉、肺主皮、肝主筋、脾主肉、肾主骨，是为五脏所主。五劳所伤：久视伤血、久卧伤气、久坐伤肉、久立伤骨、久行伤筋，是谓五劳所伤。五脉应象：肝脉弦、心脉钩、脾脉代、肺脉毛、肾脉石，是谓五脏之脉。

23. 血气形志

夫人之常数，太阳常多血少气，少阳常少血多气，阳明常多气多血，少阴常少血多气，厥阴常多血少气，太阴常多气少血，此天之常数。足太阳与少阴为表里，少阳与厥阴为表里，阳明与太阴为表里，是为足之阴阳也。手太阳与少阴为表里，少阳与心主为表里，阳明与太阴为表里，是为手之阴阳也。今知手足阴阳所苦，凡治病必先去其血，乃去其所苦，伺之所欲，然后泻有余，补不足。欲知背俞，先度其两乳间，中折之，更以他草度去半已，即以两隅相拄也，乃举以度其背，令其一隅居上，齐脊大柱，两隅在下，当其下隅者，肺之俞也。复下一度，心之俞也。复下一度，左角肝之俞也，右角脾之俞也，复下一度，肾之俞也。是谓五脏之俞，灸刺之度也。形乐志苦，病生于脉，治之以灸刺。形乐志乐，病生于肉，治之以针石。形苦志乐，病生于筋，治之以熨引。形苦志苦，病生于咽嗌，治之以百药。形数惊恐，经络不通，病生于不仁，治之以按摩醪药。是谓五形志也。刺阳明出血气，刺太阳出血恶气，刺少阳出气恶血，刺太阴出气恶血，刺少阴出气恶血，刺厥阴出血恶气也。

24. 宝命全形论

黄帝问曰：天覆地载，万物悉备，莫贵于人。人以天地之气生，四时之法成。君王众庶，尽欲全形。形之疾病，莫知其情，留淫日深，着于骨髓，心私虑之。余欲针除其疾病，为之奈何？岐伯对曰：夫盐之味咸者，其气令器津泄；弦绝者，其音嘶败；木敷者，其叶发；病深者，其声哕。人有此三者，是谓坏府，毒药无治，短针无取，此皆绝皮伤内，血气争黑。帝曰：余念其痛，心为之乱惑反甚。其病不可更代，百姓闻之，以为残贼，为之奈何？岐伯曰：夫人生于地，悬命于天；天地合气，命之曰人。人能应四时者，天地为之父母；知万物者，谓之天子。天有阴阳，人有十二节。天有寒暑，人有虚实。能经天地阴阳之化者，不失四时。知十二节之理者，圣智不能欺也，能存八动之变，五胜更立，能达虚实之数者独出独入，呿吟至微，秋毫在目。帝曰：人生有形，不离阴阳。天地合气，别为九野，分为四时，月有小大，日有短长。万物并至，不可胜量。虚实呿吟，敢问其方？岐伯曰：木得金而伐，火得水而灭，土得木而达，金得火而缺，水得土而绝，万物尽然，不可胜竭。故针有悬布天下者五，黔首共余食，莫知之也。一曰治神，二曰知养身，三曰知毒药为真，四曰制砭石小大，五曰知腑脏血气之诊。五法俱立，各有所先。今末世之刺也，虚者实之，满者泄之，此皆众工所共知也。若夫法天则地，随应而动，和之者若响，随之者若影，道无鬼神，独来独往。帝曰：愿闻其道。岐伯曰：凡刺之真，必先治神，五脏已定，九候已备，后乃存针，众脉不见，众凶弗闻，外内相得，无以形先，可玩往来，乃施于人。人有虚实，五虚勿近，五实勿远，至其当发，间不容瞚。手动若务，针耀而匀，静意视义，观适之变，是谓冥冥，莫知其形。见其乌乌，见其稷稷，从见其飞，不知其谁。伏如横弩，起如发机。帝曰：何如而虚？何如而实？岐伯曰：刺虚者须其实，刺实者须其虚。经气已至，慎守勿失，深浅在志，远近若一，如临深渊，手如握虎，神无营于众物。

25. 八正神明论

黄帝问曰：用针之服，必有法则焉，今何法何则？岐伯对曰：法天则地，合以天光。帝曰：愿卒闻之。岐伯曰：凡刺之法，必候日月星辰，四时八正之气，气定乃刺之。是故天温日明，则人血淖液而卫气浮，故血易泻，气易行；天寒日阴，则人血凝泣而卫气沉。月始生则血气始精，卫气始行；月郭满则血气实，肌肉坚；月郭空，则肌肉减，经络虚，卫气去，形独居，是以因天时而调血气也。是以天寒无刺，天温无疑，月生无泻，月满无补，月郭空无治。是谓得时而调之。因天之序，盛虚之时，移光定位，正立而待之。故曰月生而泻，是谓脏虚；月满而补，血气扬溢，络有留血，命曰重实；月郭空而治，是谓乱经。阴阳相错，真邪不别，沉以留止，外虚内乱，淫邪乃起。帝曰：星辰八正何候？岐伯曰：星辰者，所以制日月之行也。八正者，所以八风之虚邪以时至者也。四时者所以春秋冬夏之气所在，以时调之也。八正之虚邪而避之勿犯也。以身之虚而逢天之虚，两虚相感，其气至骨，入则伤五脏，工候救之，弗能伤也。故曰：天忌不可不知也。帝曰：善。其法星辰者，余闻之矣，愿闻法往古者。岐伯曰：法往古者，先知针经也，验于来今者，先知日之寒温，月之虚盛，以候气之浮沉，而调之于身，观于立有验也。观其冥冥者，言形气荣卫之不形于外，而工独知之。以日之寒温，月之虚盛，四时气之浮沉，参伍相合而调之，工常先见之。然而不形于外，故曰观于冥冥焉。通于无穷者，可以传于后世也。是故工之所以异也。然而不形见于外，故俱不能见也。视之无形，尝之无味，故谓冥冥，若神仿佛。虚邪者，八正之虚邪气也；正邪者，身形若用力汗出，腠理开，逢虚风，其中人也微。故莫知其情，莫见其形。上工救其萌芽，必先见三部九候之气，尽调不败而救之，故曰上工。下工救其已成，救其已败，救其已成者，言不知三部九候之相失，因病而败之也，知其所在者，知诊三部九候之病脉处而治之，故曰守其门户焉。莫知其情，而见邪形也。帝曰：余闻补泻，未得其意。岐伯曰：泻必用方，方者以气方盛也。以月方满也，以日方温也，以身方定也，以息方吸而内针，乃复候其方吸而转针，乃复候其方呼而徐引针，故曰泻必用方，其气而行焉。补必用员，员者行也。行者，移也。刺必中其荣，复以吸排针也。故员与方，非针也。故养神者，必知形之肥瘦，荣卫血气之盛衰。血气者，人之神，不可不谨养。帝曰：妙乎哉论也，合人形于阴阳四时，虚实之应，冥冥之期，其非夫子孰能通之。然夫子数言形与神，何谓形？何谓神？愿卒闻之。岐伯曰：请言形，形乎形，目冥冥，问其所病，索之于经，慧然在前，按之不得，不知其情，故曰形。帝曰：何谓神？岐伯曰：请言神，神乎神，耳不闻，目明，心开而志先，慧然独悟，口弗能言，俱视独见，适若昏，昭然独明，若风吹云，故曰神。三部九候为之原，九针之论，不必存也。

26. 离合真邪论

黄帝问曰：余闻九针九篇，夫子乃因而九之，九九八十一篇余尽通其意矣。经言气之盛衰，左右倾移。以上调下，以左调右。有余不足，补泻于荣输，余知之矣。此皆荣卫之倾移，虚实之所生，非邪气从外入于经也。余愿闻邪气之在经也，其病人何如？取之奈何？岐伯对曰：夫圣人之起度数，必应于天地，故天有宿度，地有经水，人有经脉。天地温和，则经水安静；天寒地冻，则经水凝泣；天暑地热，则经水沸溢；卒风暴起，则经水波涌而陇起。夫邪之入于脉也，寒则血凝泣，暑则气淖泽，虚邪因而入客，亦如经水之得风也，经之动脉，其至也，亦时陇起，其行于脉中，循循然。其至寸口中手也，时大时小，大则邪至，小则平。其行无常处，在阴与阳，不可为度。从而察之，三部九候，卒然逢之，早遏其路。吸则内针，无令气忤。静以久留，无令邪布。吸则转针，以得气为故。候呼引针，呼尽乃去，大气皆出，故命曰泻。帝曰：不足者补之，奈何？岐伯曰：必先扪而循之，切而散之，推而按之，弹而怒之，抓而下之，通而取之，外引其门，以闭其神。呼尽内针，静以久留，以气至为故，如待所贵，不知日暮。其气以至，适而自护，候吸引针，气不得出，各在其处，推阖其门，令神气存，大气留止，故命曰补。帝曰：候气奈何？岐伯曰：夫邪去络，入于经也，舍于血脉之中，其寒温未相得，如涌波之起也，时来时去，故不常在。故曰方其来也，必按而止之，止而取之，无逢其冲而泻之。真气者，经气也，经气太虚，故曰其来不可逢，此之谓也。故曰候邪不审，大气已过，泻之则真气脱，脱则不复，邪气复至，而病益蓄。故曰其往不可追，此之谓也。不可挂以发者，待邪之至时而发针泻矣。若先若后者，血气已尽，其病不可下。故曰知其可取如发机，不知其取如扣椎。故曰知机道者不可挂以发，不知机者扣之不发，此之谓也。帝曰：补泻奈何？岐伯曰：此攻邪也。疾出以去盛血，而复其真气。此邪新客溶溶未有定处也。推之则前，引之则止，逆而刺之，温血也。刺出其血，其病立已。帝曰：善。然真邪以合，波陇不起，候之奈何？岐伯曰：审扪循三部九候之盛虚而调之。察其左右上下相失及相减者，审其病脏以期之。不知三部者，阴阳不别，天地不分。地以候地，天以候天，人以候人。调之中府，以定三部，故曰刺不知三部九候病脉之处，虽有大过且至，工不能禁也。诛罚无过，命曰大惑，反乱大经，真不可复，用实为虚，以邪为真，用针无义，反为气贼。夺人正气，以从为逆，荣卫散乱，真气已失。邪独内着，绝人长命，予人天殃，不知三部九候，故不能久长。因不知合之四时五行，因加相胜，释邪攻正，绝人长命。邪之新客来也未有定处，推之则前，引之则止，逢而泻之，其病立已。

27. 通评虚实论

黄帝问曰：何谓虚实？岐伯对曰：邪气盛则实，精气夺则虚。帝曰：虚实何如？岐伯曰：气虚者，肺虚也。气逆者，足寒也。非其时则生，当其时则死。余脏皆如此。帝曰：何谓重实？岐伯曰：所谓重实者，言大热病，气热脉满，是谓重实。帝曰：经络俱实何如？何以治之？岐伯曰：经络皆实，是寸脉急而尺缓也，皆当治之。故曰滑则从，涩则逆也。夫虚实者，皆从其物类始，故五脏骨肉滑利，可以长久也。帝曰：络气不足，经气有余，如何？岐伯曰：络气不足，经气有余者，脉口热而尺寒也。秋冬为逆，春夏为从，治主病者。帝曰：经虚络满何如？岐伯曰：经虚络满者，尺热满，脉口寒涩也。此春夏死，秋冬生也。帝曰：治此者奈何？岐伯曰：络满经虚，灸阴刺阳，经满络虚，刺阴灸阳。帝曰：何谓重虚？岐伯曰：脉气上虚尺虚，是谓重虚。帝曰：何以治之？岐伯曰：所谓气虚者，言无常也。尺虚者，行步恇然。脉虚者，不象阴也。如此者，滑则生，涩则死也。帝曰：寒气暴上，脉满而实，何如？岐伯曰：实而滑则生，实而逆则死。帝曰：脉实满，手足寒，头热，何如？岐伯曰：春秋则生，冬夏则死。脉浮而涩，涩而身有热者死。帝曰：其形尽满何如？岐伯曰：其形尽满者，脉急大坚，尺涩而不应。如是者，故从则生，逆则死。帝曰：何谓从则生，逆则死？岐伯曰：所谓从者，手足温也。所谓逆者，手足寒也。帝曰：乳子而病热，脉悬小者何如？岐伯曰：手足温则生，寒则死。帝曰：乳子中风热，喘鸣肩息者，脉何如？岐伯曰：喘鸣肩息者，脉实大也。缓则生，急则死。帝曰：肠澼便血何如？岐伯曰：身热则死，寒则生。帝曰：肠澼下白沫何如？岐伯曰：脉沉则生，脉浮则死。帝曰：肠澼下脓血何如？岐伯曰：脉悬绝则死，滑大则生。帝曰：肠澼之属，身不热，脉不悬绝何如？岐伯曰：滑大者曰生，悬涩者曰死，以脏期之。帝曰：癫疾何如？岐伯曰：脉搏大滑久自已，脉小坚急，死不治。帝曰：癫疾之脉，虚实何如？岐伯曰：虚则可治，实则死。帝曰：消瘅虚实何如？岐伯曰：脉实大，病久可治，脉悬小坚，病久不可治。帝曰：形度、骨度、脉度、筋度，何以知其度也？帝曰：春亟治经络，夏亟治经俞，秋亟治六腑，冬则闭塞。闭塞者，用药而少针石也。所谓少针石者，非痈疽之谓也。痈疽不得顷时回。痈不知所，按之不应手，乍来乍已，刺手大阴傍三痏与缨脉各二。掖痈大热，刺足少阳五，刺而热不止，刺手心主三，刺手太阴经络者，大骨之会各三。暴痈筋缓，随分而痛，魄汗不尽，胞气不足，治在经俞。腹暴满，按之不下，取手太阳经络者，胃之募也。少阴俞去脊椎三寸傍五，用圆利针。霍乱，刺俞傍五，足阳明及上傍三。刺痫惊脉五：针手太阴各五，刺经太阳五，刺手少阴经络傍者一，足阳明一，上踝五寸刺三针。凡治消瘅、仆击、偏枯、痿厥、气满发逆，肥贵人，则高梁之疾也。隔塞闭绝，上下不通，则暴忧之病也。暴厥而聋偏塞闭不通，内气暴薄也。不从内外中风之病，故瘦留着也。蹠跛，寒风湿之病也。黄帝曰：黄疸、暴痛、癫狂、厥狂、久逆之所生也。五脏不平，六腑闭塞之所生也。头痛耳鸣，九窍不利，肠胃之所生也。

28. 太阴阳明论

黄帝问曰：太阴阳明为表里，脾胃脉也。生病而异者何也？岐伯对曰：阴阳异位，更虚更实，更逆更从，或从内，或从外，所从不同，故病异名也。帝曰：愿闻其异状也。岐伯曰：阳者天气也，主外；阴者地气也，主内。故阳道实，阴道虚。故犯贼风虚邪者，阳受之，食饮不节，起居不时者，阴受之。阳受之则入六腑，阴受之则入五脏。入六腑则身热不时卧，上为喘呼；入五脏则膜满闭塞，下为飧泄，久为肠澼。故喉主天气，咽主地气。故阳受风气，阴受湿气。故阴气从足上行至头，而下行循臂至指端；阳气从手上行至头，而下行至足。故曰阳病者上行极而下，阴病者下行极而上。故伤于风者上先受之，伤于湿者，下先受之。帝曰：脾病而四肢不用，何也？岐伯曰：四肢皆禀气于胃而不得至经，必因于脾乃得禀也。今脾病不能为胃行其津液，四肢不得禀水谷气，气日以衰，脉道不利，筋骨肌内，皆无气以生，故不用焉。帝曰：脾不主时何也？岐伯曰：脾者土也。治中央，常以四时长四脏，各十八日寄治，不得独主于时也。脾脏者常着胃土之精也。土者生万物而法天地，故上下至头足不得主时也。帝曰：脾与肾以膜相连耳，而能为之行其津液何也？岐伯曰：足太阴者三阴也，其脉贯胃，属脾，络嗌，故太阴为之行气于三阴。阳明者表也，五脏六腑之海也，亦为之行气于三阳。脏腑各因其经而受气于阳明，故为胃行其津液。四肢不得禀水谷气，日以益衰，阴道不利，筋骨肌肉，无气以生，故不用焉。

29. 阳明脉解

黄帝问曰：足阳明之脉病，恶人与火，闻木音则惕然而惊，钟鼓不为动，闻木音而惊何也？愿闻其故。岐伯对曰：阳明者，胃脉也，胃者土也，故闻木音而惊者，土恶木也。帝曰：善。其恶火何也？岐伯曰：阳明主肉，其脉血气盛，邪客之则热，热甚则恶火。帝曰：其恶人何也？岐伯曰：阳明厥则喘而惋，惋则恶人。帝曰：或喘而死者，或喘而生者，何也？岐伯曰：厥逆连脏则死，连经则生。帝曰：善。病甚则弃衣而走，登高而歌，或至不食数日，踰垣上屋，所上之处，皆非其素所能也，病反能者何也？岐伯曰：四肢者诸阳之本也。阳盛则四肢实，实则能登高也。帝曰：其弃衣而走者何也？岐伯曰：热盛于身，故弃衣欲走也。帝曰：其妄言骂詈，不避亲疏而歌者何也？岐伯曰：阳盛则使人妄言骂詈，不避亲疏而不欲食，不欲食故妄走也。

30. 经络论

黄帝问曰：夫络脉之见也，其五色各异，青黄赤白黑不同，其故何也？岐伯对曰：经有常色，而络无常变也。帝曰：经之常色何如？岐伯曰：心赤、肺白、肝青、脾黄、肾黑，皆亦应其经脉之色也。帝曰：络之阴阳，亦应其经乎？岐伯曰：阴络之色应其经，阳络之色变无常，随四时而行也。寒多则凝泣，凝泣则青黑；热多则淖泽，淖泽则黄赤。此皆常色，谓之无病。五色具见者，谓之寒热。帝曰：善。

31. 调经论

黄帝问曰：余闻刺法言，有余泻之，不足补之，何谓有余，何谓不足？岐伯对曰：有余有五，不足亦有五，帝欲何问？帝曰：愿尽闻之。岐伯曰：神有余，有不足；气有余，有不足；血有余，有不足；形有余，有不足；志有余，有不足。凡此十者，其气不等也。帝曰：人有精气、津液、四肢、九窍、五脏十六部，三百六十五节，乃生百病，百病之生，皆有虚实。今夫子乃言有余有五，不足亦有五，何以生之乎？岐伯曰：皆生于五脏也。夫心藏神，肺藏气，肝藏血，脾藏肉，肾藏志，而此成形。志意通，内连骨髓而成身形五脏。五脏之道，皆出于经隧，以行血气。血气不和，百病乃变化而生，是故守经隧焉。帝曰：神有余不足何如？岐伯曰：神有余则笑不休，神不足则悲。血气未并，五脏安定，邪客于形，洒淅起于毫毛，未入于经络也。故命曰神之微。帝曰：补泻奈何？岐伯曰：神有余则泻其小络之血，出血勿之深斥，无中其大经，神气乃平。神不足者，视其虚络，按而致之，刺而利之，无出其血，无泄其气，以通其经，神气乃平。帝曰：刺微奈何？岐伯曰：按摩勿释，着针勿斥，移气于不足，神气乃得复。帝曰：善。有余不足奈何？岐伯曰：气有余则喘咳上气，不足则息利少气。血气未并，五脏安定，皮肤微病，命曰白气微泄。帝曰：补泻奈何？岐伯曰：气有余则泻其经隧，无伤其经，无出其血，无泄其气。不足则补其经隧，无出其气。帝曰：刺微奈何？岐伯曰：按摩勿释，出针视之曰，我将深之，适人必革，精气自伏，邪气散乱，无所休息，气泄腠理，真气乃相得。帝曰：善。血有余不足奈何？岐伯曰：血有余则怒，不足则恐，血气未并，五脏安定，孙络水溢，则经有留血。帝曰：补泻奈何？岐伯曰：血有余则泻其盛经，出其血；不足则视其虚经，内针其脉中，久留而视，脉大疾出其针，无令血泄。帝曰：刺留血奈何？岐伯曰：视其血络，刺出其血，无令恶血得入于经，以成其疾。帝曰：善。形有余不足奈何？岐伯曰：形有余则腹胀，泾溲不利。不足则四肢不用，血气未并，五脏安定。肌肉蠕动，命曰微风。帝曰：补泻奈何？岐伯曰：形有余则泻其阳经，不足则补其阳络。帝曰：刺微奈何？岐伯曰：取分肉间，无中其经，无伤其络，卫气得复，邪气乃索。帝曰：善。志有余不足奈何？岐伯曰：志有余则腹胀飧泄，不足则厥。血气未并，五脏安定，骨节有动。帝曰：补泻奈何？岐伯曰：志有余则泻然筋血者，不足则补其复溜。帝曰：刺未并奈何？岐伯曰：即取之无中其经，邪所乃能立虚。帝曰：善。余已闻虚实之形，不知其何以生？岐伯曰：气血以并，阴阳相倾，气乱于卫，血逆于经，血气离居，一实一虚。血并于阴，气并于阳，故为惊狂。血并于阳，气并于阴，乃为炅中。血并于上，气并于下，心烦惋善怒。血并于下，气并于上，乱而喜忘。帝曰：血并于阴，气并于阳，如是血气离居，何者为实？何者为虚？岐伯曰：血气者喜温而恶寒，寒则泣不能流，温则消而去之，是故气之所并为血虚，血之所并为气虚。帝曰：人之所有者血与气耳。今夫子乃言血并为虚，气并为虚，是无实乎？岐伯曰：有者为实，无者为虚，故气并则无血，血并则无气。今血与气相失，故为虚焉。络之与孙络俱输于经，血与气并则为实焉。血之与气并走于上，则为大厥，厥则暴死，气复反则生，不反则死。帝曰：实者何道从来？虚者何道从去？虚实之要，愿闻其故。岐伯曰：夫阴与阳皆有俞会。阳注于阴，阴满之外，阴阳匀平，以充其形，九候若一，命曰平人。夫邪之生也，或生于阴，或生于阳。其生于阳者，得之风雨寒暑；其生于阴者，得之饮食居处，阴阳喜怒。帝曰：风雨之伤人奈何？岐伯曰：风雨之伤人也，先客于皮肤，传入于孙脉，孙脉满则传入于络脉，络脉满则输于大经脉，血气与邪并，客于分腠之间，其脉坚大，故曰实。实者，外坚充满不可按之，按之则痛。帝曰：寒湿之伤人，奈何？岐伯曰：寒湿之中人也，皮肤不收，肌肉坚紧，荣血泣，卫气去，故曰虚。虚者，聂辟气不足，按之则气足以温之，故快然而不痛。帝曰：善。阴之生实奈何？岐伯曰：喜怒不节，则阴气上逆，上逆则下虚，下虚则阳气走之，故曰实矣。帝曰：阴之生虚奈何？岐伯曰：喜则气下，悲则气消，消则脉虚空。因寒饮食，寒气熏满，则血泣气去，故曰虚矣。帝曰：经言阳虚则外寒，阴虚则内热，阳盛则外热，阴盛则内寒，余已闻之矣，不知其所由然也。岐伯曰：阳受气于上焦，以温皮肤分肉之间，令寒气在外，则上焦不通，上焦不通，则寒气独留于外，故寒栗。帝曰：阴虚生内热奈何？岐伯曰：有所劳倦，形气衰少，谷气不盛，上焦不行，下脘不通，胃气热，热气熏胸中，故内热。帝曰：阳盛生外热奈何？岐伯曰：上焦不通利，则皮肤致密，腠理闭塞，玄府不通，卫气不得泄越，故外热。帝曰：阴盛生内寒奈何？岐伯曰：厥气上逆，寒气积于胸中而不泻，不泻则温气去寒独留，则血凝泣，凝则脉不通，其脉盛大以涩，故中寒。帝曰：阴与阳并，血气以并，病形以成，刺之奈何？岐伯曰：刺此者取之经隧。取血于营，取气于卫。用形哉，因四时多少高下。帝曰：血气以并，病形以成，阴阳相倾，补泻奈何？岐伯曰：泻实者，气盛乃内针，针与气俱内，以开其门，如利其户，针与气俱出，精气不伤，邪气乃下，外门不闭，以出其疾，摇大其道，如利其路，是谓大泻，必切而出，大气乃屈。帝曰：补虚奈何？岐伯曰：持针勿置，以定其意，候呼内针，气出针入，针空四塞，精无从去，方实而疾出针，气入针出，热不能还，闭塞其门，邪气布散，精气乃得存，动气候时，近气不失，远气乃来，是谓追之。帝曰：夫子言虚实者有十，生于五脏，五脏五脉耳。夫十二经脉皆生其病，今夫子独言五脏。夫十二经脉者，皆络三百六十五节，节有病必被经脉，经脉之病，皆有虚实，何以合之？岐伯曰：五脏者故得六腑与为表里，经络支节，各生虚实，其病所居，随而调之。病在脉，调之血；病在血，调之络；病在气，调之卫；病在肉，调之分肉；病在筋，调之筋；病在骨，调之骨。燔针劫刺其下及与急者。病在骨焠针药熨。病不知所痛，两跷为上。身形有痛，九候莫病，则缪刺之，痛在于左而右脉病者巨刺之。必谨察其九候，针道备矣。

32. 标本病传论

黄帝问曰：病有标本，刺有逆从奈何？岐伯对曰：凡刺之方，必别阴阳，前后相应，逆从得施，标本相移，故曰有其在标而求之于标，有其在本而求之于本，有其在本而求之于标，有其在标而求之于本。故治有取标而得者，有取本而得者，有逆取而得者，有从取而得者。故知逆与从，正行无问，知标本者，万举万当，不知标本，是谓妄行。夫阴阳逆从，标本之为道也，小而大，言一而知百病之害，少而多，浅而博，可以言一而知百也。以浅而知深，察近而知远，言标与本，易而勿及。治反为逆，治得为从。先病而后逆者，治其本；先逆而后病者，治其本。先寒而后生病者，治其本；先病而后生寒者，治其本。先热而后生病者，治其本；先热而后生中满者，治其标。先病而后泄者，治其本；先泄而后生他病者，治其本。必先调之，乃治其他病。先病而后先中满者，治其标；先中满而后烦心者，治其本。人有客气有同气。小大不利，治其标；小大利，治其本。病发而有余，本而标之，先治其本，后治其标。病发而不足，标而本之，先治其标，后治其本。谨察间甚，以意调之；间者并行，甚者独行，先以小大不利而后生病者，治其本。夫病传者心病，先心痛，一日而咳，三日胁肢痛，五日闭塞不通，身痛体重，三日不已死。冬夜半，夏日中。肺病喘咳，三日而胁肢满痛，一日身重体痛，五日而胀，十日不已，死。冬日入，夏日出。肝病头目眩，胁肢满，三日体重身痛，五日而胀，三日腰脊少腹痛胫酸，三日不已，死。冬日入，夏早食。脾病身痛体重，一日而胀，二日少腹腰脊痛，胫酸，三日背䏚筋痛，小便闭，十日不已，死。冬人定，夏晏食。肾病少腹腰脊痛，骱酸，三日背䏚筋痛，小便闭，三日腹胀，三日两胁肢痛，三日不已，死。冬大晨，夏晏晡。胃病胀满，五日少腹腰脊痛，骱酸，三日背䏚筋痛，小便闭，五日身体重，六日不已，死。冬夜半后，夏日昳。膀胱病，小便闭，五日少腹胀，腰脊痛，骱酸，一日腹胀，一日身体痛，二日不已，死。冬鸡鸣，夏下晡。诸病以次是相传，如是者，皆有死期，不可刺。间一脏止及至三四脏者，乃可刺也。

33. 着至教论

黄帝坐明堂，召雷公而问之曰：子知医之道乎？雷公对曰：诵而颇能解，解而未能别，别而未能明，明而未能彰，足以治群僚，不足至侯王。愿得受树天之度，四时阴阳合之，别星辰与日月光，以彰经术，后世益明，上通神农，着至教，疑于二皇。帝曰：善。无失之，此皆阴阳表里，上下雌雄相输应也。而道上知天文，下知地理，中知人事，可以长久，以教众庶，亦不疑殆，医道论篇，可传后世，可以为宝。雷公曰：请受道，讽诵用解。帝曰：子不闻阴阳传乎？曰：不知。曰：夫三阳天为业。上下无常，合而病至，偏害阴阳。雷公曰：三阳莫当，请闻其解。帝曰：三阳独至者，是三阳并至，并至如风雨，上为巅疾，下为漏病。外无期，内无正，不中经纪，诊无上下以书别。雷公曰：臣治踈，愈说意而已。帝曰：三阳者至阳也，积并则为惊，病起疾风，至如礔砺，九窍皆塞，阳气滂溢，干嗌喉塞。并于阴则上下无常，薄为肠澼，此谓三阳直心，坐不得起卧者，便身全三阳之病。且以知天下，何以别阴阳，应四时，合之五行。雷公曰：阳言不别，阴言不理，请起受解，以为至道。帝曰：子若受传，不知合至道以惑师教，语子至道之要。病伤五脏，筋骨以消，子言不明不别，是世主学尽矣。肾且绝，愧愧日暮，从容不出，人事不殷。

34. 示从容论

黄帝燕坐，召雷公而问之曰：汝受术诵书者，若能览观杂学，冀于比类，通合道理，为余言子所长，五脏六腑，胆胃大小肠，脾胞膀胱，脑髓涕唾，哭泣悲哀，水所从行，此皆人之所生，治之过失，子务明之，可以十全，即不能知，为世所怨。雷公曰：臣请诵脉经上下篇，甚众多矣。别异比类，犹未能以十全，又安足以明之？帝曰：子别试通五脏之过，六腑之所不和，针石之败，毒药所宜，汤液滋味，具言其状，悉言以对，请问不知。雷公曰：肝虚、肾虚、脾虚皆令人体重烦冤，当投毒药，刺灸砭石汤液，或已或不已，愿闻其解。帝曰：公何年之长，而问之少，余真问以自谬也。吾问子窈冥，子言上下篇以对，何也？夫脾虚浮似肺，肾小浮似脾，肝急沉散似肾，此皆工之所时乱也，然从客得之。若夫三脏土木水参居，此童子之所知，问之何也？雷公曰：于此有人，头痛、筋挛、骨重，怯然少气、哕、噫、腹满、时惊不嗜卧，此何脏之发也？脉浮而弦，切之石坚，不知其解，复问所以三脏者，以知其比类也。帝曰：夫从容之谓也，夫年长则求之于腑，年少则求之于经，年壮则求之于脏。今子所言皆失，八风菀熟，五脏消烁，传邪相受。夫浮而弦者，是肾不足也；沉而石者，是肾气内着也；怯然少气者，是水道不行，形气消索也。咳嗽烦冤者，是肾气之逆也。一人之气，病在一脏也。若言三脏俱行，不在法也。雷公曰：于此有人，四肢解堕，喘咳血泄，而愚诊之以为伤肺，切脉浮大而紧，愚不敢治。粗工下砭石，病愈，多出血，血止身轻，此何物也？帝曰：

子所能治，知亦众多，与此病失矣。譬以鸿飞，亦冲于天。夫经人之治病，循法守度，援物比类，化之冥冥，循上及下，何必守经。今夫脉浮大虚者，是脾气之外绝，去胃外归阳明也。夫二火不胜三水，是以脉乱而无常也。四支解堕，此脾精之不行也。喘咳者，是水气并阳明也。血泄者，脉急血无所行也。若夫以为伤肺者，由失以狂也。不引比类，是知不明也。夫伤肺者，脾气不守，胃气不清，经气不为使，真脏坏决，经脉傍绝，五脏漏泄，不衄则呕，此二者不相类也。譬如天之无形，地之无理，白与黑相去远矣。是失我过矣，以子知之，故不告子，明引比类从容，是以名曰诊轻，是谓至道也。

35. 疏五过论

黄帝曰：呜呼远哉！闵闵乎若视深渊，若迎浮云，视深渊尚可测，迎浮云莫知其际，圣人之术，为万民式，论裁志意，必有法则，循经守数，按循医事，为万民副。故事有五过四德，汝知之乎？雷公避席再拜曰：臣年幼小，蒙愚以惑，不闻五过与四德，比类形名，虚引其经，心无所对。帝曰：凡未诊病者，必问尝贵后贱，虽不中邪，病从内生，名曰脱营。尝富后贫，名曰失精，五气留连，病有所并。医工诊之，不在脏腑，不变躯形，诊之而疑，不知病名，身体日减，气虚无精，病深无气，洒洒然时惊。病深者，以其外耗于卫，内夺于荣。良工所失，不知病情，此亦治之一过也。凡欲诊病者，必问饮食居处，暴乐暴苦，始乐后苦，皆伤精气。精气竭绝，形体毁沮。暴怒伤阴，暴喜伤阳。厥气上行，满脉去形。愚医治之，不知补泻，不知病情，精华日脱，邪气乃并，此治之二过也。善为脉者，必以比类奇恒，从容知之，为工而不知道，此诊之不足贵，此治之三过也。诊有三常，必问贵贱，封君败伤，及欲侯王。故贵脱势，虽不中邪，精神内伤，身必败亡。始富后贫，虽不伤邪，皮焦筋屈，痿躄为挛，医不能严，不能动神，外为柔弱，乱至失常，病不能移，则医事不行，此治之四过也。凡诊者，必知终始，有知余绪，切脉问名，当合男女。离绝菀结，忧恐喜怒，五脏空虚，血气离守，工不能知，何术之语。尝富大伤，斩筋绝脉，身体复行，令泽不息，故伤败结，留薄归阳，脓积寒炅。粗工治之，亟刺阴阳，身体解散，四支转筋，死日有期，医不能明，不问所发，唯言死日，亦为粗心，此治之五过也。凡此五者，皆受术不通，人事不明也。故曰：圣人之治病也，必知天地阴阳，四时经纪，五脏六腑，雌雄表里。刺灸砭石，毒药所主，从容人事，以明经道，贵贱贫富，各异品理，问年少长勇怯之理，审于分部，知病本始，八正九候，诊必副矣。治病之道，气内为宝，循求其理，求之不得，过在表里。守数据治，无失俞理，能行此术，终身不殆。

不知俞理，五脏菀熟，痈发六腑。诊病不审，是谓失常，谨守此治，与经相明。上经下经，揆度阴阳，奇恒五中，决以明堂，审于始终，可以横行。

36. 微四失论

黄帝在明堂，雷公侍坐。黄帝曰：夫子所通书，受事众多矣。试言得失之意，所以得之，所以失之。雷公对曰：循经受业，皆言十全，其时有过失者，请闻其事解也。帝曰：子年少，智未及邪？将言以杂合耶？夫经脉十二，络脉三百六十五，此皆人之所明知，工之所循用也。所以不十全者，精神不专，志意不理，外内相失，故时疑殆。诊不知阴阳逆从之理，此治之一失矣。受师不卒，妄作杂术，谬言为道，更名自功，妄用砭石，后遗身咎，此治之二失也。不适贫富贵贱之居，坐之薄厚，形之寒温，不适饮食之宜，不别人之勇怯，不知比类，足以自乱，不足以自明，此治之三失也。诊病不问其始，忧患饮食之失节，起居之过度，或伤于毒，不先言此，卒持寸口，何病能中，妄言作名，为粗所穷，此治之四失也。是以世人之语者，驰千里之外，不明尺寸之论，诊无人事，治数之道，从容之葆。坐持寸口，诊不中五脉，百病所起，始以自怨，遗师其咎，是故治不能循理，弃术于市，妄治时愈，愚心自得。呜呼，窈窈冥冥，孰知其道？道之大者，拟于天地，配于四海，汝不知道之谕，受以明为晦。

37. 阴阳类论

孟春始至，黄帝燕坐，临观八极，正八风之气，而问雷公曰：阴阳之类，经脉之道，五中所主，何脏最贵？雷公对曰：春甲乙青，中主肝，治七十二日，是脉之主时，臣以其脏最贵。帝曰：却念上下经，阴阳从容，子所言贵，最其下也。雷公致斋七日，旦复侍坐。帝曰：三阳为经，二阳为维，一阳为游部，此知五脏终始。三阴为表，二阴为里，一阴至绝，作朔晦，却具合以正其理。雷公曰：受业未能明。帝曰：所谓三阳者，太阳为经。三阳脉至手太阴，弦浮而不沉，决以度，察以心，合之阴阳之论。所谓二阳者阳明也，至手太阴，弦而沉急不鼓，炅至以病皆死。一阳者少阳也，至手太阴上连人迎，弦急悬不绝，此少阳之病也，专阴则死。三阴者，六经之所主也。交于太阴，伏鼓不浮，上空志心。二阴至肺，其气归膀胱，外连脾胃。一阴独至，经绝气浮，不鼓，钩而滑。此六脉者，乍阴乍阳，交属相并，缪通五脏，合于阴阳。先至为主，后至为客。雷公曰：臣悉尽意，受传经脉，颂得从容之道，以合从容，不知阴阳，不知雌雄？帝曰：三阳为父，二阳为卫，一阳为纪；三阴为母，二阴为雌，一阴为独使。二阳一阴，阳明主病，不胜一阴，脉软而动，九窍皆沉。三阳一阴，太阳脉胜，一阴不为止，内乱五脏，外为惊骇。二阴二阳，病在肺，少阴脉沉，胜肺伤脾，外伤四支。二阴二阳皆交至，病在肾，骂詈妄行，巅疾为狂。二阴一阳，病出于肾，阴气客游于心脘，下空窍堤，闭塞不通，四肢别离。一阴一阳代绝，此阴气至心，上下无常，出入不知，喉咽干燥，病在土脾。二阳三阴，至阴皆在，阴不过阳，阳气不能止阴，阴阳并绝，浮为血瘕，沉为脓胕。阴阳皆壮，下至阴阳，上合昭昭，下合冥冥，诊决死生之期，遂含岁首。雷公曰：请问短期，黄帝不应。雷公复问，黄帝曰：在经论中。雷公曰：请问短期？黄帝曰：冬三月之病，病合于阳者，至春正月，脉有死证，皆归出春。冬三月之病，在理已尽，草与柳叶皆杀，春阴阳皆绝，期在孟春。春三月之病曰阳杀，阴阳皆绝，期在草干。夏三月之病，至阴不过十日，阴阳交，期在溓水。秋三月之病，三阳俱起，不治自已。阴阳交合者，立不能坐，坐不能起。三阳独至，期在石水。二阴独至，期在盛水。

38. 方盛衰论

雷公请问：气之多少，何者为逆，何者为从？黄帝答曰：阳从左，阴从右，老从上，少从下，是以春夏归阳为生，归秋冬为死，反之则归秋冬为生，是以气多少，逆皆为厥。问曰：有余者厥耶？答曰：一上不下，寒厥到膝，少者秋冬死，老者秋冬生，气上不下，头痛巅疾，求阳不得，求阴不审，五部隔无征，若居旷野，若伏空室，绵绵乎属，不满日。是以少气之厥，令人妄梦，其极至迷。三阳绝，三阴微，是为少气。是以肺气虚则使人梦见白物，见人斩血藉藉，得其时则梦见兵战。肾气虚，则使人梦见舟船溺人，得其时则梦伏水中，若有畏恐。肝气虚，则梦见菌香生草，得其时则梦伏树下不敢起。心气虚，则梦救火阳物，得其时则梦燔灼。脾气虚，则梦饮食不足，得其时则梦筑垣盖屋。此皆五脏气虚，阳气有余，阴气不足，合之五诊，调之阴阳，以在经脉。诊有十度，度人、脉度、脏度、肉度、筋度、俞度。阴阳气尽，人病自具。脉动无常，散阴颇阳，脉脱不具，诊无常行，诊必上下，度民君卿，受师不卒，使术不明，不察逆从，是为妄行，持雌失雄，弃阴附阳，不知并合，诊故不明，传之后世，反论自章。至阴虚，天气绝；至阳盛，地气不足。阴阳并交，至人之所行。阴阳并交者，阳气先至，阴气后至。是以经人持诊之道，先后阴阳而持之，奇恒之势，乃六十首，诊合微之事，追阴阳之变，章五中之情，其中之论，取虚实之要，定五度之事，知此乃足以诊。是以切阴不得阳，诊消亡；得阳不得阴，守学不湛。知左不知右，知右不知左，知上不知下，知先不知后，故治不久。知丑知善，知病知不病，知高知下，知坐知起，知行知止，用之有纪，诊道乃具，万世不殆。起所有余，知所不足，度事上下，脉事因格。是以形弱气虚死，形气有余，脉气不足死；脉气有余，形气不足生。是以诊有大方，坐起有常，出入有行，以转神明，必清必净，上观下观，司八正邪，别五中部，按脉动静，循尺滑涩寒温之意，视其大小，合之病能，逆从以得，复知病名，诊可十全，不失人情，故诊之或视息视意，故不失条理，道甚明察，故能长久。不知此道，失经绝理，亡言妄期，此谓失道。

39. 解精微论

黄帝在明堂，雷公请曰：臣授业传之，行教以经论，从容形法、阴阳、刺灸、汤液所滋，行治有贤不肖，未必能十全。若先言悲哀喜怒，燥湿寒暑，阴阳妇女，请问其所以然者。卑贱富贵，人之形体所从，群下通使，临事以适道术，谨闻命矣。请问有毚愚仆漏之问，不在经者，欲闻其状。帝曰：大矣。公请问：哭泣而泪不出者，若出而少涕，其故何也？帝曰：在经有也。复问：不知水所从生，涕所从出也。帝曰：若问此者，无益于治也。工之所知，道之所生也。夫心者，五脏之专精也，目者其窍也，华色者其荣也。是以人有德也，则气和于目，有亡，忧知于色。是以悲哀则泣下，泣下水所由生，水宗者，积水也，积水者，至阴也。至阴者，肾之精也，宗精之水所以不出者，是精持之也，辅之裹之，故水不行也。夫水之精为志，火之精为神，水火相感，神志俱悲，是以目之水生也。故谚曰：心悲名曰志悲。志与心精共凑于目也。是以俱悲则神气传于心，精上不传于志，而志独悲，故泣出也。泣涕者，脑也，脑者阴也。髓者，骨之充也。故脑渗为涕。志者骨之主也。是以水流而涕从之者，其行类也，夫涕之与泣者，譬如人之兄弟，急则俱死，生则俱生，其志以早悲，是以涕泣俱出而横行也。夫人涕泣俱出而相从者，所属之类也。雷公曰：大矣。请问人哭泣而泪不出者，若出而少，涕不从之何也？帝曰：夫泣不出者，哭不悲也，不泣者，神不慈也，神不慈，则志不悲，阴阳相持，泣安能独来。夫志悲者惋，惋则冲阴，冲阴则志去目，志去则神不守精，精神去目，涕泣出也。且子独不诵不念夫经言乎？厥则目无所见。夫人厥则阳气并于上，阴气并于下，阳并于上则火独光也；阴并于下则足寒，足寒则胀也。夫一水不胜五火，故目眦盲。是以冲风，泣下而不止。夫风之中目也，阳气内守于精。是火气燔目，故见风则泣下也。有以比之，夫火疾风生，乃能雨，此之类也。

第二章　伤寒卒病论

第一节　大阳病

大阳病，发热无汗，反恶寒者，名曰刚痓。

大阳病，发热汗出，而不恶寒，名曰柔痓。

大阳病，发热，脉沉而细者，名曰痓。

大阳病，发汗太多，致痓。

病身热足寒，颈项强急，恶寒，时头热，面赤，目脉赤，独头面摇，卒口噤，背反张者，痓病也。

大阳病，关节疼痛而烦，脉沉而细者，名中湿。

湿痹之候，其人小便不利，大便反快，但当其利小便。

湿家之为病，一身尽痛，发热，身色如薰黄。

湿家，其人但头汗出，背强，欲得被覆向火，若下之早则哕，胸满，小便不利，舌上如胎，渴欲得水而不能饮，口燥渴也。

湿家，下之，额上汗出，微喘，小便利者死。若下利不止者亦死。

问曰：风湿相抟，一身尽疼痛，法当汗出而解。医曰：此可汗，汗之病不愈者，何也？答曰：发其汗，汗大出者，但风气去，湿气在，是故不愈也。

若治风湿者，发其汗，微微□似欲汗出者，风湿俱去也。

湿家病，身上疼痛，发热面黄而喘，头痛鼻塞而烦，其脉大，自能饮食，腹中和无病，内药鼻中则愈。

病者一身尽痛，发热日晡所剧者，此名风湿。

大阳中热者，暍是也。其人汗出恶寒，身热而渴也。

大阳中暍者，身热疼重，而脉微弱。

大阳中暍者，发热恶寒，身重而疼痛，其脉弦细，小便已，洒洒然毛耸，手足逆冷，小有劳，身则热，口开，前板齿燥。

若发汗，则恶寒甚；加温针，则发热甚；下之则淋甚。

大阳之为病，脉浮，头项强痛而恶寒。

大阳病，发热，汗出，恶风，脉缓者，名为中风。

大阳病，或已发热，或未发热，必恶寒，体痛，呕逆，脉阴阳俱紧者，名曰伤寒。

伤寒一日，大阳受之，脉若静者，为不传；颇欲吐，若躁烦，脉数急者，为传也。

伤寒二三日，阳明、少阳证不见者，为不传也。

大阳病，发热而渴，不恶寒者，为温病。

若发汗已，身灼热者，名风温。

风温为病，脉阴阳俱浮，自汗出，身重，多眠睡，鼻息必鼾，语言难出。

若被下者，小便不利，直视失溲；若被火者，微发黄色，剧则如惊痫，时瘛疭；若火熏之，一逆尚引日，再逆促命期。

病有发热恶寒者，发于阳也；无热恶寒者，发于阴也。发于阳者，七日愈；发于阴者，六日愈。以阳数七，阴数六故也。

大阳病，头痛至七日以上自愈者，以行尽其经故也。若欲作再经者，针足阳明使经不传则愈。

大阳病，欲解时，从巳至未上。

风家表解，而不了了者，十二日愈。

病人身大热，反欲得衣者，热在皮肤，寒在骨髓也；身大寒，反不欲近衣者，寒在皮肤，热在骨髓也。

大阳中风，脉阳浮而阴弱，啬啬恶寒，淅淅恶风，翕翕发热，鼻鸣干呕者，桂枝汤主之。

桂枝（去皮）三两　芍药三两　甘草（炙）二两　生姜（切）三两　大枣（擘）十二枚

上五味，㕮咀三味，以水七升，微火煮，取三升，去滓，适寒温，服一升。服已须臾，啜热稀粥一升余，以助药力。温覆令一时许，遍身染染，微似有汗者，益佳，不可令如水流离，病必不除。若一服汗出病差，停后服，不必尽剂。若不汗，更服依前法。又不汗，后服小促其间，半日许，令三服尽。若病重者，一日一夜服，周时观之。

服一剂尽，病证犹在者，更作服。若汗不出，乃服之二三剂。禁生冷、粘滑、肉面、五辛、酒酪、臭恶等物。

大阳病，头痛发热，汗出恶风者，桂枝汤主之。

大阳病，项背强几几，反汗出恶风者，桂枝加葛根汤主之。

葛根四两　芍药二两　生姜（切）三两　甘草（炙）二两　大枣（擘）十二枚　桂枝二两

上六味，以水一斗，先煮葛根，减二升，去白沫，内诸药，煮取三升，去滓。温服一升，覆取微似汗，不须啜粥，余如桂枝法，将息及禁忌。

大阳病下之后，其气上冲者，可与桂枝汤。

大阳病三日，已发汗，若吐，若下，若温针，仍不解者，此为坏病。

桂枝本为解肌，若其人脉浮紧，发热汗不出者，不可与之也。常须识此，勿令误也。

若酒客病，不可与桂枝汤，得汤则呕，以酒客不喜甘故也。

喘家，作桂枝汤，加厚朴杏子佳。

又服桂枝汤吐者，其后必吐脓血也。

大阳病，发汗遂漏不止，其人恶风，小便难，四肢微急，难以屈伸者，桂枝加附子汤主之。

桂枝（去皮）三两　芍药三两　甘草（炙）三两　生姜（切）三两　大枣（擘）十二枚　附子（炮去皮破八片）一枚

上六味，以水七升，煮取三升，去滓，温服一升，将息如前法。

大阳病下之后，脉促胸满者，桂枝去芍药汤主之；若微恶寒者，桂枝去芍药加附子汤主之。

桂枝去芍药汤方

桂枝（去皮）二两　甘草（炙）二两　生姜（切）三两　大枣（擘）十二枚

上四味，以水七升，煮取三升，去滓，温服一升，将息如前法。

桂枝去芍药加附子汤

桂枝（去皮）二两　甘草（炙）二两　生姜（切）三两　大枣（擘）十二枚　附子（炮去皮破八片）一枚

上五味，以水七升，煮取三升，去滓，温服一升，将息如前法。

大阳病，得之八九日，如疟状，发热恶寒，热多寒少，其人不呕，清便欲自可，一日二三度发，以其不能得少汗出，身必痒，宜桂枝麻黄各半汤。

桂枝（去皮）一两十六铢　芍药　生姜（切）　甘草（炙）　麻黄（去节）各一两　大枣（擘）四枚　杏仁（汤渍去皮尖及两仁者）二十四枚

上七味，以水五升，先煮麻黄一两沸，去上沫，内诸药，煮取一升八合去滓，温服六合。

大阳病，初服桂枝汤，反烦不解者，先刺，却与桂枝汤则愈。

服桂枝汤，大汗出，脉洪大者，与桂枝汤，如前法。若形如疟，一日再发者，汗出必解，宜桂枝二麻黄一汤。

桂枝（去皮）一两十六铢　芍药一两六铢　麻黄（去节）十六铢　生姜（切）一两十六铢　杏仁（去皮尖）十六铢　甘草（炙）一两二铢　大枣（擘）五枚

上七味，以水五升，先煮麻黄一二沸，去上沫，内诸药，煮取二升，去滓，温服一升，日再服，将息如上法。

服桂枝汤，大汗出后，大烦渴不解，脉洪大者，白虎加人参汤主之。

大阳病，发热恶寒，热多寒少，脉微弱者，不可大发汗，宜桂枝二越婢一汤。服桂枝汤，或下之，仍头项强痛，翕翕发热，无汗，心下满微痛，小便不利者，桂枝去桂加茯苓白术汤主之。

桂枝二越婢一汤

桂枝（去皮）　芍药　麻黄　甘草（炙）各十八铢　大枣（擘）四枚生姜（切）一两二铢　石膏（擘绵裹）二十四铢

上七味，以水五升，煮麻黄一二沸，去上沫，内诸药，煮取二升，去滓，温服一升。

桂枝去桂加茯苓白术汤

芍药三两　甘草（炙）二两　生姜（切）　白术　茯苓各三两　大枣（擘）十二枚

上六味，以水八升，煮取三升，去滓，温服一升，小便利则愈。

伤寒脉浮，自汗出，小便数，心烦，微恶寒，脚挛急，反与桂枝汤，得之便厥，咽中干烦烦躁，吐逆者，作甘草干姜汤与之。若厥愈，足温者，更作芍药甘草汤与之。若胃气不和，谵语者，小与调胃承气汤。若重发汗，复加烧针，得之者，回逆汤主之。

甘草干姜汤方

甘草（炙）四两　干姜二两

上二味，以水三升，煮取一升五合，去滓，分温再服。

问曰：证象阳旦，按法治之而增剧，厥逆，咽中干燥，两胫拘急而谵语。师曰：言夜半手足当温，两脚当伸，后如师言，何以知之？答曰：寸口脉浮而大，浮为风，大为虚，风则生微热，虚则两胫挛，病形象桂枝，因加附子参其间，增桂令汗出，附子温经，亡阳故也。厥逆，咽中干，烦躁，阳明内结，谵语烦乱，更饮甘草干姜汤，夜半阳气还，两足当热，胫尚微拘急，重与芍药甘草汤，尔乃胫伸，以承气汤微溏，则止其谵语，故知病可愈。

大阳病，项背强几几，无汗恶风，葛根汤主之。

葛根四两　麻黄（去节）三两　桂枝（去皮）二两　生姜（切）三两　甘草（炙）二两　芍药二两　大枣（擘）十二枚

上七味，以水一斗，先煮麻黄、葛根，减二升，去白沫，内诸药，煮取三升，去滓，温服一升，覆取似汗，余如桂枝法将息及禁忌。

大阳与阳明合病者，必自下利，葛根汤主之。

大阳与阳明合病，不下利，但呕者，葛根加半夏汤主之。

葛根四两　麻黄（去节）三两　甘草（炙）二两　芍药二两　桂枝（去皮）二两　生姜（切）二两　半夏（洗）半升　大枣（擘）十二枚

上八味，以水一斗，先煮麻黄、葛根，减二升，去白沫，内诸药，煮取三升，去滓，温服一升，覆取微似汗。

大阳病，桂枝证，医反下之，利遂不止，喘而汗出者，葛根黄连黄芩汤主之。

葛根半斤　甘草（炙）二两　黄芩三两　黄连三两

上四味，以水八升，先煮葛根，减二升，内诸药，煮取二升，去滓，分温再服。

大阳病，头痛发热，身疼腰痛，骨节疼痛，恶风，无汗而喘者，麻黄汤主之。

麻黄（去节）三两　桂枝（去皮）二两　甘草（炙）一两　杏仁（去皮尖）七十个

上四味，以水九升，先煮麻黄，减二升，去上沫，内诸药，煮取二升半，去滓，温服八合，覆取微似汗，不须歠粥，余如桂枝法将息。

大阳与阳明合病，喘而胸满者，不可下，宜麻黄汤。

大阳病，十日以去，脉浮细而嗜卧者，外已解也。设胸满胁痛者，与小柴胡汤。脉但浮者，与麻黄汤。

大阳中风，脉浮紧，发热恶寒，身疼痛，不汗出而烦燥者，大青龙汤主之。若脉微弱，汗出恶风者，不可服之，服之则厥逆，筋惕肉瞤。

大青龙汤方

麻黄（去节）六两　桂枝（去皮）二两　甘草（炙）二两　杏仁（去皮尖）四十枚　生姜（切）三两　大枣（擘）十枚　石膏（碎）鸡子大

上七味，以水九升，先煮麻黄，减二升，去上沫，内诸药，煮取三升，去滓，温服一升，取微似汗，□一服汗者，停后服。

伤寒脉浮缓，身不疼但重，乍有轻时，大青龙汤主之。

伤寒表不解，心下有水气，干呕发热而咳，或渴，或利，或噎，小便不利，小腹满，或喘者，小青龙汤主之。

麻黄（去节）　芍药　细辛　干姜　甘草（炙）　桂枝（去皮）各三两　五味子半升　半夏（洗）半升

上八味，以水一斗，先煮麻黄，减二升，去上沫，内诸药，煮取三升，去滓，温服一升。

若渴者，去半夏，加括蒌根三两；若微利，去麻黄，加荛花如一鸡子；若噎者，去麻黄，加附子（炮）一枚；若小便不利，少腹满者，去麻黄，加茯苓四两；若喘者，去麻黄，加杏仁半升。

伤寒心下有水气，咳而微喘，发热不渴，小青龙汤主之。

大阳病，外证未解，脉浮弱者，当以汗解，宜桂枝汤。

大阳病，下之微喘者，表未解故也，桂枝加厚朴杏子汤主之。

桂枝（去皮）三两　甘草（炙）二两　生姜（切）三两　芍药三两　大枣（擘）十二枚　厚朴（炙去皮）二两　杏仁（去皮尖）五十枚

上七味，以水七升，微火煮取三升，去滓，温服一升，覆取微似汗。

大阳病，外证未解，不可下。欲解外者，宜桂枝汤。

大阳病先发汗不解，而复下之，脉浮者不愈，浮为在外，而反下之，故令不愈。今脉浮，故在外，当须解外则愈，宜桂枝汤。

大阳病，脉浮紧，无汗，发热，身疼痛，八九日不解，表证仍在，其人发烦，目瞑，剧者必衄，所以然者，阳气重故也。麻黄汤主之。

大阳病，脉浮紧，发热，身无汗，自衄者愈。

二阳并病，大阳初得病时，发其汗，汗先出不彻，因转属阳明，续自微汗出，不恶寒，如此可以小发汗。设面色缘缘正赤者，阳气拂郁不得越，其人短气，但坐，更发汗则愈。

脉浮数者，法当汗出而解。若下之，身重心悸者，不可发汗，当自汗出乃解。所以然者，尺中脉微，此里虚，须表里实，津液自和，便自汗出愈。

脉浮紧者，法当身疼痛，宜以汗解之。假令尺中迟者，不可发汗，何以知然？以荣气不足，血少故也。

脉浮者，病在表，可发汗，宜麻黄汤。脉浮而数者，可发汗，宜麻黄汤。

病常自汗出者，此为荣气和。荣气和者，外不谐，以卫气不共荣气谐和故尔。以荣行脉中，卫行脉外，复发其汗，荣卫和则愈，宜桂枝汤。

病人藏无他病，时发热，自汗出而不愈者，此卫气不和也。先其时发汗则愈，宜桂枝汤。

伤寒脉浮紧，不发汗，因致衄者，麻黄汤主之。

伤寒不大便六七日，头痛在热者，与承气汤。其小便清者，知不在里，仍在表也，当须发汗。若头痛者必衄，宜桂枝汤。

伤寒发汗已解，半日许复烦，脉浮数者，可更发汗，宜桂枝汤。

凡病若发汗，若吐，若下，若亡津液，如此者，阴阳自和则必自愈。

发汗后，身疼痛，脉沉迟者，桂枝加芍药生姜各一两人参三两新加汤主之。

发汗后，喘家不可更行桂枝汤。汗出而喘，无大热者，可与麻黄杏仁甘草石膏汤。

麻黄（去节）四两　杏仁（去皮）五十个　甘草（炙）二两　石膏（碎绵裹）半斤

上四味，以水七升，煮麻黄减二升，去上沫，内诸药，煮取二升，去滓，温服一升。

发汗过多，其人叉手自冒心，心下悸，欲得按者，桂枝甘草汤主之。

桂枝（去皮）四两　甘草（炙）二两

上二味，以水三升，煮取一升，去滓，顿服。

发汗后，其人脐下悸者，欲作奔豚，茯苓桂枝甘草大枣汤主之。

茯苓半升　桂枝（去皮）四两　甘草（炙）二两　大枣（擘）十五枚

上四味，以甘澜水一斗，先煮茯苓，减二升，内诸药，取三升，去滓，温服一升，日三服。

作甘澜水法，取水二斗，置大盆内，以勺扬之，水上珠子五六千颗相逐，取用之。

发汗后，腹胀满者，厚朴生姜半夏甘草人参汤主之。

厚朴（去皮）半斤　生姜（切）半斤　半夏（洗）半升　甘草二两　人参一两

上五味，以水一斗，煮取三升，去滓，温服一升，日三服。

伤寒若吐、若下后，心下逆满，气上冲胸，起则头眩，脉沉紧，发汗则动经，身为振振摇者，茯苓桂枝白术甘草汤主之；发汗病不解，反恶寒者，芍药甘草附子汤主之；发汗，若下之，病仍不解，烦燥者，茯苓回逆汤主之；发汗后恶寒者，虚故也。不恶寒但热者，实也。当和胃气，与调胃承气汤。

茯苓桂枝甘草汤方

茯苓四两　桂枝（去皮）三两　白术　甘草（炙）各二两

上四味，以水六升，煮取三升，去滓，分温三服。

芍药甘草附子汤

芍药　甘草（炙）各三两　附子（炮去皮破八片）一枚

上三味，以水五升，煮取一升五合，去滓，分温三服。

茯苓回逆汤方

茯苓四两　人参一两　附子（生用去皮破八片）一枚　甘草（炙）二两
干姜一两

上五味，以水五升，煮取三升，去滓，温服七合，日三服。

调胃承气汤方

芒硝半升　甘草（炙）二两　大黄（去皮清酒洗）四两

上三味，以水三升，煮取一升，去滓，内芒硝，更煮一两沸，顿服。

大阳病，发汗后，大汗出，胃中干，燥烦不得眠，欲得饮水者，少少与饮
之，令胃气和则愈。若脉浮，小便不利，微热消渴者，五苓散主之。

猪苓（去皮）十八铢　泽泻一两六铢　白术十八铢　茯苓十八铢　桂枝
（去皮）半两

上五味，捣为散，以白饮和，服方寸匕，日三服，多饮暖水，汗出愈，如
法将息。

伤寒汗出而渴者，五苓散主之；小渴者，茯苓甘草汤主之。

茯苓二两　桂枝（去皮）二两　甘草（炙）一两　生姜（切）三两

上四味，以水四升，煮取二升，去滓，分温三服。

中风发热，六七日不解而烦，渴欲饮水，水入口吐者，五苓散主之。

未持脉时，病人叉手自冒心，师因教试令咳，而不咳者，此必两□聋无闻
也。所以然者，重以发汗虚故也。

发汗后，饮水多必喘，以水灌之亦喘。

发汗后，水药不得入口，若更发汗，必吐下不止。发汗吐下后，虚烦不得
眠，若剧者，必反复颠倒，心中懊恼，栀子豉汤主之；若少气者，栀子甘草豉
汤主之；若呕者，栀子生姜豉汤主之。

栀子豉汤方

栀子（擘）十四个　香豉（绵囊）四合

上二味，以水四升，先煮栀子得二升半，内豉，煮取一升半，去滓，分为
二服，温进一服，得吐者，止后服。

栀子甘草豉汤方

栀子（擘）十四枚　甘草（炙）二两　香豉（绵囊）四合

上三味，以水四升，先煮栀子甘草，取二升半，内豉，煮取一升半，去

滓，分二服，温进一服，得吐者止后服。

栀子生姜豉汤方

栀子（擘）十四个 生姜五两 香豉（绵囊）四合

上三味，以水四升，先煮栀子生姜，取二升半，内豉，煮取一升半，去滓，分二服，温进一服，得吐者，止后服。

发汗若下之，而烦热胸中窒者，栀子豉汤主之。

伤寒五六日，大下之后，身热不去，心中结痛者，未欲解也，栀子豉汤主之。

伤寒下后，心烦腹满，卧起不安者，栀子厚朴汤主之。

栀子（擘）十四个 厚朴（去皮）四两 枳实（浸水炙令黄）四枚

上三味，以水三升半，煮取一升半，去滓，分二服，温进一服，得吐者，止后服。

伤寒，医以丸药大下之，身热不去，微烦者，栀子干姜汤主之。大下之后，复发汗，小便不利者，勿治之，得小便利必自愈，下之后，复发汗，必振寒脉微细。下之后，发汗，昼日烦燥不得眠，夜而安静，不呕不渴，无表证，脉沉微，身无大热者，干姜附子汤主之。

栀子干姜汤方

栀子（擘）十四个 干姜一两

上二味，以水三升半，煮取一升半，去滓，分二服，温进一服，得吐者，止后服。

凡用栀子汤，病人旧微溏者，不可与服之。

干姜附子汤方

干姜一两 附子（生去皮切八片）一枚

上二味，以水三升，煮取一升，去滓，顿服。

大阳病发汗，汗出不解，其人仍发热，心下悸，头眩，身瞤动，振振欲擗地者，玄武汤主之。

咽喉干燥者，不可发汗。

淋家，不可发汗，发汗必便血。

疮家，虽身疼痛，不可发汗，汗出则痉。衄家，不可发汗，汗出则必额上陷，脉急紧，直视不能目眴，不得眠。

亡血家，不可发汗，发汗则寒栗而振。汗家，重发汗，必恍惚心乱，小便已阴疼，与禹余粮丸。

病人有寒，复发汗，胃中冷，吐蚘。

本发汗，而复下之，此为逆也；若先发汗，治不为逆。本先下之，而反汗之，此为逆；若先下之，治不为逆。

伤寒医下之，续得下利，清谷不止，身疼痛者，急当救里，后身疼痛，清便自调者，急当可救表，救里宜回逆汤，救表宜桂枝汤。

病发热头痛，脉反沉者□□若不差，身体疼痛，当救其里，宜回逆汤。

大阳病，先下而不愈，因后发汗，其人因致冒。

冒家汗出自愈，所以然者，汗出表和故也。里未和，然后复下之。

大阳病未解，脉阴阳俱停，下之必先振栗，汗出而解，若欲下之，宜调胃承气汤。

大阳病，发热汗出者，此荣弱卫强，故使汗出，欲救邪风者，宜桂枝汤。

伤寒五六日，往来寒热，胸胁苦满，默默不欲饮食，心烦喜呕，或胸中烦而不呕，或渴，或腹中痛，或胁下痞鞕，或心下悸，小便不利，或不渴，身有微热，或咳者，小柴胡汤主之。

柴胡半斤　黄芩三两　人参三两　半夏（洗）半升　甘草（炙）　生姜（切）各三两　大枣（擘）十二枚

上七味，以水一斗二升，煮取六升，去滓再煮取三升，温服一升，日三服。

若胸中烦而不呕，去半夏人参，加栝蒌实一枚；若渴者，去半夏，加人参合前成四两半，加栝楼根四两；若腹中痛者，去黄芩，加芍药三两；若胁下痞鞕，去大枣，加牡蛎四两；若心下悸，小便不利者，去黄芩，加茯苓四两；若不渴，外有微热者，去人参，加桂枝三两，温覆微汗愈；若咳者，去人参大枣生姜，加五味子半升，干姜二两。

血弱气尽腠理开，邪气因入，与正气相抟，结于胸下。正邪分争，往来寒热，休作有时，嘿嘿不欲饮食，脏府相违，其病必下，邪高病下，故使呕也。小柴胡汤主之。

服柴胡汤已，渴者，属阳明，以法治之。得病六七日，脉迟浮弱，恶风寒，手足温。医二三下之，不能食，而胁下满痛，面目及身黄，颈项强，小便黄者，与柴胡汤，后必下重。

本渴饮水而呕者，柴胡汤不中与也。食谷者哕。

伤寒四五日，身热恶风，颈项强，胁下满，手足温而渴者，小柴胡汤主之。

伤寒，阳脉涩，阴脉弦，□□先与小建中汤。不差者，小柴胡汤主之。

小建中汤方

桂枝（去皮）三两　甘草（炙）二两　大枣（擘）十二枚　芍药六两生姜三两　胶饴一升

上六味，以水七升，煮取三升，去滓内饴，更上微火消解，温服一升，日三服。

呕家不可用建中汤，以甜故也。

伤寒中风，有柴胡证，但见一证便是，不必悉具。

凡柴胡汤病证而下之，若柴胡证不罢者，复与柴胡汤，必蒸蒸而振，却复发热汗出而解。

伤寒二三日，心中悸而烦者，小建中汤主之。

大阳病十余日，反二三下之，后四五日，柴胡证仍在者，先与小柴胡汤，呕不止，心下急，郁郁微烦者，为未解也。与大柴胡汤，下之则愈。

柴胡半斤　黄芩三两　芍药三两　半夏（洗）半升　生姜（切）五两枳实（炙）四枚　大枣（擘）十二枚

上七味，以水一斗二升，煮取六升，去滓，再煎，温服一升，日三服。

伤寒十三日不解，胸胁满而呕，日晡所发潮热，已而微利。先宜服小柴胡汤以解外，后以柴胡加芒硝汤主之。

柴胡二两十六铢　黄芩一两　人参二两　甘草（炙）一两　生姜（切）一两　半夏（洗本云五枚）二十铢　大枣（擘）四枚　芒硝二两

上八味，以水四升，煮取二升，去滓，内芒硝，更煎微沸，分温再服。

伤寒十三日，不解，时谵语者，以有热也。当以汤下之。

若小便利者，大便当鞭，而反下利，脉调和者，知医以丸药下之，非其治也。若自下利者，脉当微厥，今反和者，此为内实也。调胃承气汤主之。

大阳病不解，热结膀胱，其人如狂，血自下。其外不解者，尚未可攻，当先解其外；外解已，但小腹急结者，乃可攻之，宜桃核承气汤。

桃仁（去皮尖）五十个　大黄四两　桂枝（去皮）二两　甘草（炙）二两　芒硝二两

上五味，以水七升，煮取二升半，去滓，内芒硝，更上火，微沸，下火，先食温服五合，日三服。

伤寒八九日，下之，胸满烦惊，小便不利，谵语，一身尽重，不可转侧者，柴胡加龙骨牡蛎汤主之。

柴胡四两　龙骨　黄芩　生姜（切）　铅丹　人参　桂枝　茯苓各一两半　半夏（洗）二合半　大黄二两　牡蛎一两半　大枣（擘）六枚

上十二味，以水八升，煮取四升，内大黄切如棋子，更煮一两沸，去滓，温服一升。

伤寒，腹满谵语，寸口脉浮而紧，此肝乘脾也，名曰纵，刺期门。

伤寒，发热，啬啬恶寒，大渴欲饮水，其腹必满，自汗出，小便利，其病欲解，此肝乘肺也，名曰横，刺期门。

大阳病二日，反躁，反熨背，而大汗出，大热入胃，胃中水竭，躁烦，必发谵语，故发其汗，从腰以下，不得汗，欲小便不得，反呕欲失溲，足下恶风，大便鞕，大便已，头卓然而痛，其人足心必热。

大阳病中风，以火劫发汗，邪风被火热，血气流溢，其身必发黄。

但头汗出，剂颈而还，腹满微喘，口干咽烂，或不大便，久则谵语，甚者至哕，手足躁扰，捻衣摸床。

伤寒脉浮，医以火迫劫之，必惊狂，卧起不安者，桂枝去芍药加蜀漆牡蛎龙骨救逆汤主之。

桂枝（去皮）三两　甘草（炙）二两　生姜（切）三两　大枣（擘）十二枚　牡蛎（熬）五两　蜀漆（洗去腥）三两　龙骨四两

上七味，以水一斗二升，先煮蜀漆，减二升，内诸药，煮取三升，去滓，温服一升。

形作伤寒，其脉不弦坚而弱，弱者必渴，被火必谵语，弱者发热，脉浮者，解之当汗出愈。

大阳病，以火熏之，不得汗，其人必躁，必清血，名为火邪。

火邪，脉浮热甚，而反灸之，因火而动，必咽燥吐血。

微数之脉，慎不可灸，因火为邪，则为烦逆，血散脉中，火气虽微，内攻有力，血难复也。

脉浮宜以汗解，用火灸之，邪无从出，因火而盛，病从腰以下，必重而痹，欲自解者，必当先烦，乃有汗而解。

烧针令其汗，针处被寒，核起而赤者，必发奔豚，灸其核上各一壮，与桂枝加桂汤。

火逆下之，因烧针烦燥者，桂枝甘草龙骨牡蛎汤主之。

桂枝（去皮）一两　甘草（炙）二两　牡蛎（熬）二两　龙骨二两

上四味，以水五升，煮取二升半，去滓温服，八合，日三服。

大阳伤寒者，加温针必惊也。

大阳病，当恶寒发热，今自汗出，反不恶寒不发热，脉细数者，以医吐之过也。

一二日吐之者，腹中饥口不能食，三四日吐之者，不喜糜粥，欲冷食，朝食夕吐，以医吐之所致也。

大阳病吐之，但大阳病当恶寒，今反不恶寒，不欲近衣，此为吐之内烦也。

病人脉数，数为热，当消谷引食，而反吐者，此以发汗，令阳气微，膈气虚，脉乃数也。数为客热，不能消谷，以胃中虚冷，故吐也。

大阳病，十余日，心中温温欲吐，而胸中痛，大便反溏，腹微满，郁郁微烦，先此时，自极吐下者，与调胃承气汤。

大阳病六七日，表证仍在，脉微而沉，反不结胸，其人发狂者，以热在下焦，小腹当鞕满，小便自利者，下血乃愈，抵当汤主之。

水蛭（熬）　虻虫（去翅足熬）各三十个　桃仁（去皮尖）二十个　大黄（酒洗）二两

上四味，以水五升，煮取三升，去滓，温服一升，不下更服。

大阳病身黄，脉沉结，小腹鞕，小便自利，其人如狂者，抵当汤主之。

伤寒有热，小腹满，应小便不利，今反利者，当可下之，宜抵当丸。

水蛭（熬）二十个　虻虫（去翅足熬）二十个　桃仁（去皮尖）二十五个　大黄三两

上四味，捣分四丸，以水一升，煮一丸，取七合服之，晬时当下血。

结胸

大阳病小便利者，以饮水多，必心下悸；小便少者，必苦里急也。

问曰：病在结胸，有藏结，其状如何？答曰：按之痛，寸脉浮，关脉沉，名曰结胸也。何谓藏结？答曰：如结胸状，饮食如故，时时下利，寸脉浮，关脉小细沉紧，名曰藏结，舌上白胎滑者难治。

藏结无阳症，不往来寒热，其人反静，舌上胎滑者，不可攻也。

病发于阳，而反下之，热入因作结胸，病发于阴而反下之，因作痞也。

所以成结胸者，以下之太早故也。

结胸者，项亦强，如柔痓状，下之则和，宜大陷胸丸。

结胸证，其脉浮大者，不可下，下之则死，结胸证悉具，烦燥者亦死。

大阳病脉浮而动数，头痛发热，微盗汗出，而反恶寒者，表未解也。医反下之，动数变迟，膈内拒痛，短气躁烦，心中懊侬，阳气内陷，心下因鞕，则为结胸，大陷胸汤主之。若不结胸，但头汗出，余处无汗，剂颈而还，小便不利，身必发黄也，宜大陷胸丸。

大陷胸汤方

大黄（去皮）六两　芒硝一升　甘遂一钱匕

上三味，以水六升，先煮大黄，取二升，去滓，内芒硝，煮一两沸，内甘遂末，温服一升，得快利止后服。

大陷胸丸方

大黄半斤　葶苈子（熬）半斤　芒硝半斤　杏仁（去皮尖熬黑）半升

上四味，捣筛二味，内杏仁芒硝，合研如脂，和散，取如弹丸一枚，别捣甘遂末一钱匕，白蜜二合，水二升，煮取一升，温顿服之，一宿乃下，如不下更服，取下为效，禁如药法。

伤寒六七日，结胸热实，脉沉而紧，心下痛，按之石鞕者，大陷胸汤主之。

伤寒十余日，热结在里，复往来寒热者，与大柴胡汤；但结胸无大热，但头微汗出者，大陷胸汤主之。

大阳病，重发汗而复下之，不大便五六日，舌上燥而渴，日晡所小有潮热，发心胸大烦，从心下，至少腹，鞕满而痛，不可近者，大陷胸汤主之；少结胸者，正在心下，按之则痛，脉浮滑者，小陷胸汤主之。

黄连一两　半夏（洗）半升　栝楼实（大者）一枚

上三味，以水六升，先煮栝楼实，取三升，去滓，内诸药，煮取二升，去滓，分温三服。

大阳病二三日，不能卧，但欲起，心下必结，脉微弱者，反下之，若利止，必作结胸；未止者，四五日复下之，此作协热利也。

大阳病下之，其脉促，不结胸者，□□□□□。

脉浮者，必结胸。脉紧者，必咽痛。脉弦者，必两胁拘急。脉细数者，头痛未止。脉沉紧者，必欲呕。脉沉滑者，协热利。脉浮滑者，必下血。

病在阳，应以汗解之，反以冷水潠之，若灌之，其热被劫不得去，弥更益烦，肉上粟起，意欲饮水，反少渴者，服文蛤散；若不差者，与五苓散；寒实结胸，无热证者，与三物小陷胸汤。

文蛤散

文蛤五两

上一味，为散，以沸汤，和一方寸匕服，汤用五合。

白散

桔梗三分　巴豆（去皮去熬黑研如脂）一分　贝母三分

上三味，为散，内巴豆，更于臼中杵之，以白饮和服，强人半钱匕，羸者减之，病在膈上必吐，在膈下必利，不利进热粥一杯，利过不止，进冷粥一杯。

五苓散

身热，皮粟不解，欲引衣自覆者，若以水潠之、洗之，益令热劫不得出，当汗而不汗，则烦。假令汗出已，腹中痛，与芍药三两如上法。

太阳与少阳并病，头项强痛，或眩冒，时如结胸，心下痞鞕者，当刺大椎第一间、肺俞、肝俞，慎不可发汗，发汗则谵语，脉弦，五日谵语不止，当刺期门。

妇人中风，发热恶寒，经水适来，得之七八日，热除而脉迟，身凉，胸胁下满，如结胸状，谵语者，此为热入血室也，当刺期门，随其实而取之。

妇人中风七八日，续得寒热，发作有时，经水适断者，其血必结，故使如疟状，发作有时，小柴胡汤主之。

妇人伤寒发热，经水适来，昼日明了，暮则谵语，如见鬼状者，此为热入血室，无犯胃气及上二焦，必自愈。

伤寒六七日，发热微恶寒，支节烦疼，微呕，心上支结，外证未去者，柴胡桂枝汤主之。

桂枝（去皮）　黄芩一两半　人参一两半　甘草（炙）一两　半夏（洗）二合半　芍药一两半　大枣（擘）六枚　生姜（切）一两半　柴胡四两

上九味，以水七升，煮取三升，去滓，温服一升。

伤寒五六日，已发汗，而复下之，胸胁满，微结，小便不利，渴而不呕，但头汗出，往来寒热，心烦者，柴胡桂枝干姜汤主之。

柴胡半斤　桂枝（去皮）三两　干姜二两　括蒌根四两　黄芩三两　牡蛎（熬）二两　甘草（炙）二两

上七味，以水一斗二升，煮取六升，去滓，再煎，取三升，温服一升，日三服，初服微烦，复服，汗出便愈。

伤寒五六日，头汗出，微恶寒，手足冷，心下满，口不欲食，大便鞕，脉细者，可与小柴胡汤。设不了了者，得屎而解。

伤寒五六日，呕而发热者，柴胡汤证具，而以他药下之，柴胡证仍在者，复与柴胡汤，必蒸蒸而振，却发热汗出而解；若心下满而鞕痛者，大陷胸汤主之；但满而不痛者，柴胡不中与之，宜半夏泻心汤。

半夏半升　黄芩　干姜　人参　甘草（炙）各三两　黄连一两　大枣（擘）十二枚

上七味，以水一斗，煮取六升，去滓，再煮，取三升，温服一升，日三服。

大阳少阳并病，而反下之，成结胸，心下鞕，下利不止，水浆不下，其人心烦，□□□□□。

脉浮而紧，复下之，紧反入里，则作痞，按之自濡，但气痞耳。

大阳中风，下利呕逆，其人漐漐汗出，发作有时，头痛，心下痞鞕满，引胁下痛，干呕短气，汗出不恶寒者，十枣汤主之。

芫花（熬）　甘遂　大戟

上三味等分，各别捣为散，以水一升半，先煮大枣肥者十枚，取八合，去滓，内药末，温服之，若下少，病不除者，明日更服，得快下利后，糜粥自养。

大阳病，医发汗，遂发热恶寒，因复下之，心下痞，复加烧针，因胸烦，心下痞，按之濡，其脉浮者，大黄黄连泻心汤主之；心下痞，而复恶寒，汗出者，附子泻心汤主之；心下痞，与泻心汤，痞不解，其人渴而口燥者，小便不利者，五苓散主之。

大黄黄连泻心汤方

大黄二两　黄连　黄芩各一两

上三味，以麻沸汤二升渍之，须臾绞去滓，分温再服。

附子泻心汤方

大黄二两　黄连一两　黄芩一两　附子（炮去皮破别煮取汁）二枚

上四味，切三味，以麻沸汤二升渍之，须臾绞去滓，内附子汁，分温再服。

伤寒汗出解之后，胃中不和，心下痞鞕，干噫食臭，胁下有水气，腹中雷鸣，下利者，生姜泻心汤主之。

生姜（切）四两　甘草（炙）三两　人参三两　干姜一两　黄芩三两半夏（洗）半升　黄连一两　大枣（擘）十二枚

上八味，以水一斗，煮取六升，去滓，再煎取三升，温服一升，日三服。

伤寒中风，医反下之，其人下利日数十行，谷不化，腹中雷鸣，心下痞鞕而满，干呕，心烦不得安，医见心下痞，谓病不尽，复下之，其痞益甚，甘草泻心汤主之。

甘草（炙）四两　黄芩三两　干姜三两　半夏（洗）半升　大枣（擘）十二枚　黄连一两

上六味，以水一斗，煮取六升，去滓，再煎取三升，温服一升，日三服。

伤寒服汤药，下利不止，心下痞鞕，服泻心汤已，复以他药下之，利不止，医以理中与之，利益甚，赤石脂禹余粮汤主之。

赤石脂（碎）一斤　太一禹余粮（碎）一斤

上二味，以水六升，煮取二升，去滓，分温三服。

伤寒吐下后，发汗，虚烦，脉甚微，八九日心下痞鞕，胁下痛，气上冲咽喉，眩冒，经脉动惕者，久而成痿。

伤寒发汗，若吐，若下，解后，心下痞鞕，噫气不除者，旋复代赭汤主之。

旋复花三两　人参二两　生姜五两　代赭一两　甘草（炙）三两　半夏（洗）半升　大枣（擘）十二枚

上七味，以水一斗，煮取六升，去滓，再煎取三升，温服一升，日三服。

喘家，下后，不可更行桂枝汤，若汗出而喘，无大热者，可与麻黄杏子甘草石膏汤。

大阳病，外证未除，而数下之，遂协热而利，下不止，心下痞鞕，表里不解者，桂枝人参汤主之。

桂枝（别切）四两　甘草（炙）四两　白术三两　人参三两　干姜三两

上五味，以水九升，先煮四味，取五升，内桂，更煮取三升，去滓，温服一升。

伤寒，大下后，复发汗，心下痞，恶寒者，不可攻痞，当先解表，表解乃可攻痞。

伤寒，发热汗出不解，心中痞鞕，呕吐而下利者，□□□□之。

病如桂枝证，头不痛，项不强，寸脉微浮，胸中痞鞕，气上冲喉咽，不得息者，当吐之，宜瓜蒂散。

瓜蒂（熬黄）一分　赤小豆一分

上二味，各别捣筛，为散已，合治之，取一钱匕，以香豉一合，用热汤七合，煮作稀糜，去滓，取汁和散，温顿服之，不吐者，少少加，得快吐乃止。

病胁下素有痞，连在脐傍，痛引少腹，入阴筋者，此名藏结，死。

伤寒，若吐，若下后，七八日不解，表里俱热，时时恶风，大渴，舌上干燥而烦，欲饮水数升者，白虎加人参汤主之。

知母六两　石膏（碎）一斤　甘草（炙）二两　人参二两　粳米六合

上五味，以水一斗，煮米熟，汤成去滓，温服一升，日三服。

伤寒，无大热，口燥渴，心烦背微恶寒者，白虎加人参汤主之。

伤寒，脉浮，发热无汗，渴欲饮水，无表证者，白虎加人参汤主之。

大阳少阳并病，心下鞕，颈项强而眩者，当刺大椎、肺俞、肝俞，慎勿下之。

大阳与少阳合病，自下利者，与黄芩汤；若呕者，黄芩加半夏生姜汤主之。

黄芩汤

黄芩三两　芍药二两　甘草（炙）二两　大枣（擘）十二枚

上四味，以水一斗，煮取三升，去滓，温服一升。

黄芩加半夏生姜汤

黄芩三两　芍药二两　甘草（炙）二两　大枣（擘）十二枚　半夏（洗）半升　生姜（切）一两半

上六味，以水一斗，煮取三升，去滓，温服一升。

伤寒，胸中有热，胃中有邪气，腹中痛，欲呕吐者，黄连汤主之。

黄连三两　甘草（炙）三两　干姜三两　桂枝（去皮）三两　人参二两　半夏（洗）半升　大枣（擘）十二枚

上七味，以水一斗，煮取六升，去滓，温服。

伤寒八九日，风湿相抟，身体疼烦，不能自转侧，不呕，不渴，脉浮虚而涩者，桂枝附子汤主之；若其人大便鞕，小便不利者，去桂加白术汤主之。

桂枝附子汤

桂枝（去皮）四两　附子（炮去皮破）三枚　生姜（切）三两　大枣（擘）十二枚　甘草（炙）二两

上五味，以水六升，煮取二升，去滓，分温三服。

去桂加白术汤

附子（炮去皮破）三枚　白术四两　生姜（切）三两　甘草（炙）二两　大枣（擘）十二枚

上五味，以水六升，煮取二升，去滓，分温三服。

初一服，其人身如痹，半日许复服之，三服都尽，其人如冒状，勿怪，此以附子、术并走皮内，逐水气，未得除，故使之耳，□法当加桂四两。

风湿相抟，骨节疼烦，掣痛不得屈伸，近之则痛剧，汗出短气，小便不利，恶风不欲去衣，或身微肿者，甘草附子汤主之。

甘草二两　附子（炮去皮破）二枚　白术二两　桂枝（去皮）四两

上四味，以水六升，煮取三升，去滓，温服一升，日三服。

伤寒脉浮滑，白虎汤主之。

知母六两　石膏（碎）一斤　甘草（炙）二两　粳米六合

上四味，以水一斗，煮米熟，汤成去滓，温服一升，日三服。

伤寒解而后，脉结代，心动悸，炙甘草汤主之。

甘草（炙）四两　生姜（切）三两　人参二两　生地黄一斤　桂枝三两　阿胶二两　麦门冬（去心）半升　麻仁半升　大枣（擘）三十枚

上九味，以清酒七升，水八升，先煮八味，取三升，去滓，内胶烊消尽，温服一升，日三服。

脉按之来缓，时一止复来者，名曰结。又脉来动而中止，更来小数，中有还者，反动，名曰结，阴也。脉来动而中止，不能自还，因而复动者，名曰代，阴也。得此脉者必难治。

第二节　阳明病

问曰：病有大阳阳明，有正阳阳明，有少阳阳明，何谓也？答曰：大阳阳明者，脾约是也。正阳阳明者，胃家实是也。少阳阳明者，发汗利小便已，胃中燥烦实，大便难，是也。

阳明之为病，胃家实是也。

问曰：何缘得阳明病？答曰：大阳病，发汗，若下，若利小便，此亡津液，胃中干燥，因转属阳明，不更衣，内实大便难者，此名阳明也。

问曰：阳明病外证云何？答曰：身热，汗自出，不恶寒，反恶热也。

问曰：病有得之一日，不发热而恶寒者，何也？答曰：虽得之一日，恶寒将自罢，即自汗而恶热也。

问曰：恶寒何故自罢？答曰：阳明居中，主土也。万物所归，无所复传，始虽恶寒，二日自止，此为阳明病也。

本大阳，初得病时，发其汗，汗先出不彻，因转属阳明也。

伤寒，发热无汗，呕不能食，而反汗出濈濈然者，是转属阳明也。

伤寒三日，阳明脉大。

伤寒脉浮而缓，手足自温者，是为系在太阴。太阴者，身当发黄，若小便自利者，不能发黄。至七八日，大便难者，为阳明病也。

伤寒转系阳明者，其人濈然，微汗出也。

阳明中风，口苦咽干，腹满微喘，发热恶寒，脉浮而紧。若下之，则腹满小便难也。

阳明病，若能食，名中风；不能食，名中寒。

阳明病，若中寒者，不能食，小便不利，手足濈然汗出，必大便初鞕后溏。

阳明病，初欲食，小便反不利，大便自调，其人骨节疼，翕翕如有热状，奄然发狂，□□□□濈然汗出而解。

阳明病，欲解时，从申至戌上。

阳明病，不能食，攻其热必哕。

阳明病，脉迟，食难用饱，饱则微烦，头眩，必小便难，虽下之，腹满如故。

阳明病，法多汗，反无汗，其身如虫行皮中状者，此以久虚故也。

阳明病，反无汗，而小便利，二三日呕而咳，手足厥者，必苦头痛。若不咳不呕，手足不厥者，头不痛。

阳明病，但头眩，不恶寒，故能食而咳，其人咽必痛，若不咳者，咽不痛。

阳明病，无汗，小便不利，心中懊侬者，身必发黄。

阳明病，被火，额上微汗出，而小便不利者，必发黄。

阳明病，脉浮而紧者，必潮热发作有时，但浮者，必盗汗出。

阳明病，口燥，但欲漱水，不欲咽者，此必衄。

阳明病，本自汗出，医更重发汗，病已差，尚微烦不了者，以亡津液胃中干燥，故令大便鞕。

伤寒呕多，虽有阳明证，不可攻之。

阳明病，心下鞕满者，不可攻之，攻之利遂不止者死，利止者愈。

阳明病，面合赤色，不可攻之，必发热色黄者，小便不利也。

阳明病，不吐不下，心烦者，可与调胃承气汤。

阳明病，脉迟，虽汗出，不恶寒者，其身必重，短气腹满而喘，有潮热，手足濈然汗出者，大承气汤主之。

若汗多，微发热恶寒者，外未解也，其热不潮，未可与承气汤。若腹大满，不通者，可与小承气汤，微和胃气，勿令至大泄下。

大承气汤

大黄（酒洗）四两　厚朴（炙去皮）半斤　枳实（炙）五枚　芒硝三合

上四味，以水一斗，先煮二物，取五升，去滓，内大黄，更煮取二升，去滓，内芒硝，更上微火一两沸，分温再服。

小承气汤

大黄四两　厚朴（炙去皮）二两　枳实（大者炙）三枚

上三味，以水四升，煮取一升二合，去滓，分温二服。

阳明病，潮热，大便微鞕者，可与小承气汤。

若不大便六七日，恐有燥屎，欲知之法，少与小承气汤，汤入腹中，转矢气者，此有燥屎也，乃可攻之。若不转矢气者，此但初头鞕，后必溏，不可攻之，攻之必胀满，不能食也。欲饮水者，与水则哕。其后发热者，必大便复鞕而少也，以小承气汤和之。不转矢气者，慎不可攻也。

夫实则谵语，虚则郑声。

直视谵语，喘满者死，下利者亦死。发汗多，若重发汗者，亡其阳，谵语，脉短者死，脉自和者不死。

伤寒，若吐、若下后，不解，不大便五六日以上，至十余日，日晡所发潮热，不恶寒，独语如见鬼状。若剧者，发则不识人，循衣摸床，惕而不安，微喘直视，谵语者大承气汤主之。

阳明病，其人多汗，以津液外出，胃中燥，大便必鞕，鞕则谵语，小承气汤主之。若一服谵语止者，更莫后服。

阳明病，谵语发潮热，脉滑而疾者，小承气汤主之。

因与承气汤一升，腹中转气者，更服一升，若不转气者，勿更与之，明日又不大便，脉反微涩者，里虚也，为难治，不可更与承气汤也。

阳明病，谵语有潮热，反不能食者，胃中必有燥屎五六枚。若能食者，但鞕耳，宜大承气汤下之。

阳明病，下血谵语者，此为热入血室，但头出汗者，刺期门，随其实而泻之，濈然汗出则愈。

汗出谵语者，以有燥屎在胃中也。须下者，过经乃可下之。下之若早，语言必乱，以表虚里实故也。宜大承气汤。伤寒四五日，脉沉而喘满，而反发其汗，津液越出，大便为难，表虚里实，久则谵语。

三阳合病，腹满身重，难以转侧，口不仁，面垢，谵语，遗尿。发汗，谵语，□□□下之则额上生汗，手足逆冷，若自汗出者，白虎汤主之。

二阳并病，大阳证罢，但发潮热，手足漐漐汗出，大便难而谵语者，下之则愈，宜大承气汤。

阳明病，脉浮而紧，咽燥口苦，腹满而喘，发热汗出，不恶寒反恶热，身重。若发汗则躁，心愦愦反谵语。若加温针，必怵惕烦躁不得眠。若下之则胃中空虚，客气动膈心中懊侬，舌上胎者，栀子豉汤主之；若渴欲饮水，口干舌燥者，白虎加人参汤主之；若渴欲饮水，小便不利者，猪苓汤主之。

阳明病汗出多而渴者，不可与猪苓汤，以汗多胃中燥，猪苓汤复利其小便也。

脉浮而迟，表热里寒，下利清谷者，回逆汤主之。

若胃中虚冷，不能食者饮水则哕。脉浮发热，口干鼻燥，能食者，则衄。

阳明病下之，其外有热，手足温，心中懊憹，饥不能食，但头汗出者，栀子豉汤主之。

阳明病发潮热，大便溏，小便自可，胸胁满不去者，柴胡汤主之。

阳明病，胁下鞕满，不大便而呕，舌上白胎者，可与小柴胡汤。上焦得通，津液得下，胃气因和，身濈然汗出而解。

阳明病，中风，脉弦浮大，而短气，腹都满，胁下及心痛，久按之气不通，鼻干不得汗，嗜卧，一身及面目悉黄，小便难，有潮热，时时哕，耳前后肿，刺之小差。外不解，病过十日，脉续浮者，与小柴胡汤。脉但浮，无余症者，与麻黄汤。

阳明病自汗出，若发汗，小便自利者，虽鞕不可攻之，当须自欲大便，宜蜜煎导而通之。若土瓜根，及大猪胆汁，皆可为导。

蜜煎方

食蜜七合

上一味，于铜器内，微火煎，当须凝如饴状，搅之勿令焦着，候可丸，并手捻作挺，令头锐，大如指，长二寸许，当热时急作，冷则鞕，以内谷道中，以手急抱，欲大便时，乃去之，已试甚良。

又大猪胆一枚，泻汁和少许法酢，以灌谷道内，如一食顷，当大便出宿食恶物，甚效。

阳明病，脉迟，汗出多，微恶寒者，表未解也，可发汗，宜桂枝汤。

阳明病，脉浮，无汗而喘者，发汗则愈，宜麻黄汤。

阳明病，发热汗出者，不能发黄也。但头汗出，身无汗，剂颈而还，小便不利，渴引水浆者，身必发黄，茵陈蒿汤主之。

茵陈六两　栀子（擘）十四枚　大黄二两

上三味，以水一斗二升，先煮茵陈，减六升，内二味，煮取三升，去滓，分三服，小便当利。

阳明证，其人喜忘者，必有畜血，尿虽难，大便反易，而其色必黑者，宜抵当汤，下之。

阳明病下之，心中懊憹而烦，胃中有燥屎者，宜大承气汤。

病人不大便五六日，绕脐痛，烦燥，发作有时者，此有燥屎，故使不大便也。病人烦热，汗出则解，又如疟状，日晡所发热者，属阳明也。脉实者，宜下之；脉浮虚者，宜发汗。下之与大承气汤，发汗宜桂枝汤。

大下后，六七日不大便，烦不解，腹满痛者，此有燥屎也，宜大承气汤。

病人小便不利，大便乍鞕乍易，时有微热，喘冒不能卧者，有燥屎也，宜大承气汤。

食谷欲呕者，属阳明也；吴茱萸汤主之。

大阳病，脉缓浮弱，其人发热汗出，复恶寒，不呕，但心下痞者，此以医下之也。如其不下者，病人不恶寒而渴，小便数者，大便必鞕，不更衣十日，无所苦也。渴欲饮水，少少与之，但以法救之。渴者，宜五苓散。

脉阳微而汗出少者，为自和也。汗出多者，为大过。阳脉实，因发其汗，汗出多者，亦为大过。大过者，为阳绝于里，亡津液，大便因鞕也。

脉浮而芤，浮为阳，芤为阴，浮芤相抟，胃气生热，其阳则绝。

趺阳脉浮而涩，浮则胃气强，涩则小便数，浮涩相抟，大便则难，其脾为约，麻子仁丸主之。

麻子仁二升　芍药半斤　枳实（炙）半斤　大黄（去皮）一斤　厚朴（去皮炙）一尺　杏仁（去皮尖熬）一升

上六味，蜜和丸如梧桐子大，饮服十丸，日三服。

大阳病三日，发汗不解，蒸蒸发热者，属胃也，调胃承气汤主之。

伤寒吐后，腹胀满者，与调胃承气汤。大阳病，若吐，若下，若发汗后，微烦，小便数，大便因鞕者，与小承气汤，和之愈。

得病二三日，脉弱，无大阳、柴胡证，烦燥心下鞕，至四五日，虽能食，以小承气汤，少少与之，微和之，令小安，至六日，与承气汤一升。若不大便六七日，小便少者，虽不受食，但初头鞕后必溏，未定成鞕，攻之必溏，须小便利，屎定鞕，乃可攻之，宜大承气汤。

伤寒六七日，目中不了了，睛不和，无表里证，大便难，身微热者，急下之，宜大承气汤。

阳明病，发热汗多者，急下之，宜大承气汤。

发汗不解，腹满痛者，急下之，宜大承气汤。腹满不减，减不足言，当下之，宜大承气汤。

阳明少阳合病，必下利，脉滑而数者，有宿食也，当下之，宜大承气汤。

病人无表里证，发热七八日，虽脉浮数者，可下之。假令已下，脉数不解，合热则消谷喜饥，至六七日，不大便者，有瘀血，宜抵当汤。若脉数不解，而下不止，必协热便脓血也。

伤寒发汗已，身目为黄，所以然者，以寒湿在里不解故也。以为不可下也。□□□□□。

伤寒七八日，身黄如橘子色，小便不利，腹微满者，茵陈蒿主之。

113

伤寒身黄发热者，栀子柏皮汤主之。

肥栀子（擘）十五个　甘草（炙）一两　黄柏二两

上三味，以水四升，煮取一升半，去滓，分温再服。

伤寒瘀热在里，身必发黄，麻黄连轺赤小豆汤主之。

麻黄（去节）二两　连轺（连翘根是也）二两　杏仁（去皮尖）四十个
赤小豆一升　大枣（擘）十二枚　生梓白皮（切）一升　生姜（切）二两
甘草（炙）二两

上八味，以潦水一升，先煮麻黄再沸，去上沫，内诸药，煮取三升，去
滓，分温三服。

第三节　少阳病

少阳之为病，口苦，咽干，目眩也。

少阳病，两耳无所闻，目赤，胸中满而烦者，不可吐下，吐下则悸而惊。

伤寒脉弦细，头痛发热者，属少阳。

少阳不可发汗，发汗则谵语，胃和则愈。

本大阳病不解，转入少阳者，胁下鞕满，干呕不能食，往来寒热，尚未吐
下，脉沉紧者，与小柴胡汤。

若已吐、下、发汗、温针，谵语，柴胡证罢，此为坏病。

三阳合病，脉浮大，但欲眠睡，目合则汗。

伤寒六七日，无大热，其人躁烦者，此为阳去入阴故也。

伤寒三日，三阳为尽，三阴当受邪，其人反能食，而不呕，此三阴不受
邪也。

伤寒三日，少阳脉小者，欲已也。

少阳病，欲解时，从寅至辰上。

第四节　大阴病

大阴之为病，腹满而吐，食不下，自利益甚，时腹自痛。若下之，必胸下
结鞕。

大阴中风，四肢烦疼，脉阳微阴涩而长者，为欲愈。

大阴病，欲解时，从亥至丑上。

大阴病，脉浮者，少可发汗宜桂枝汤，自利不渴者，属大阴，其藏有寒故也，当温之。

伤寒脉浮而缓，手足自温者，系在太阴，当发身黄。若小便自利者，不能发黄，□□□□至七八日，虽暴烦，下利日十余行，必自止。

本大阳病，医反下之，因尔腹满时痛者，桂枝加芍药汤主之。大实痛者，桂枝加大黄汤主之。

桂枝加芍药汤

桂枝（去皮）三两　芍药六两　甘草（炙）二两　大枣（擘）十二枚生姜（切）三两

上五味，以水七升，煮取三升，去滓，分温三服。

桂枝加大黄汤

桂枝三两　大黄二两　芍药六两　生姜（切）三两　甘草二两　大枣十二枚

上六味，以水七升，煮取三升，去滓，温服一升，日三服。

大阴为病，脉弱，其人续自便利，设当行大黄芍药者，宜减之，以其人胃气弱，易动故也。

第五节　少阴病

少阴之为病，脉微细，但欲寐也。

少阴病，欲吐不吐，心烦，但欲寐，五六日，自利而渴者，虚故引水自救。若小便色白者，少阴病形悉具。

病人脉阴阳俱紧，反汗出者，亡阳也，此属少阴，法当咽痛而复吐利。

少阴病，咳而下利谵语者，被火气劫故也，小便必难，以强责少阴汗也。

少阴病，脉细沉数，病为在里，不可发汗。

少阴病，脉微，不可发汗，亡阳故也。阳已虚，尺脉弱涩者，复不可下之。

少阴病，脉紧，至七八日，自下利，脉暴微，手足反温，脉紧反去者，为欲解也。虽烦下利，必自愈。

少阴病，下利，若利自止，恶寒而踡卧，手足温者，可治。

少阴病，恶寒而踡，时自烦，欲去衣被者，可治。

少阴中风，脉阳微阴浮者，为欲愈。

少阴病欲解时，从子至寅上。

少阴病，吐利，手足不逆冷，反发热者，不死。脉不至者，灸少阴七壮。

少阴病，八九日，一身手足尽热者，以热在膀胱，必便血也。

少阴病，但厥无汗，而强发之，必动其血，未知从何道出，或从口鼻，或从目出者，是名下厥上竭，为难治。

少阴病，恶寒身蜷，而利，手足逆冷者，不治。

少阴病，吐利躁烦，四逆者死。

少阴病，下利止而头眩，时时自冒者死。

少阴病，四逆，恶寒为身蜷，脉不至，不烦而躁者死。

少阴病，六七日，息高者死。

少阴病，脉微细沉，但欲卧，汗出不烦，自欲吐，至五六日自利，复烦躁，不得卧寐者死。

少阴病，始得之，反发热，脉沉者，麻黄细辛附子汤主之。

麻黄（去节）二两　细辛二两　附子（炮去皮破八片）一枚

上三味，以水一斗，先煮麻黄，减二升，去上沫，内诸药，煮取三升，去滓，温服一升，日三服。

少阴病，得之二三日，麻黄附子甘草汤，微发汗。

麻黄（去节）二两　甘草（炙）二两　附子（炮去皮破八片）一枚

上三味，以水七升，先煮麻黄，一两沸，去上沫，内诸药，煮取三升，去滓，温服一升，日三服。

少阴病，得之二三日以上，心中烦，不得卧者，黄连阿胶汤主之。

黄连四两　黄芩二两　芍药二两　鸡子黄二枚　阿胶（一云三挺）三两

上五味，以水六升，先煮三物，取二升，去滓，内胶烊尽，小冷，内鸡子黄，搅令相得，温服七合，日三服。

少阴病，得之一二日，口中和，其背恶寒者，附子汤主之。

附子（炮去皮破八片）二枚　茯苓三两　人参二两　白术四两　芍药三两

上五味，以水八升，煮取三升，去滓，一升，日三服。

少阴病，身体痛，手足寒，骨节痛，脉沉者，附子汤主之。

少阴病，下利，便脓血者，桃花汤主之。

赤石脂（一半全用一半筛末）一斤　干姜一两　粳米一升

上三味，以水七升，煮米令熟，去滓，内赤石脂末方寸匕，日三服。

少阴病，二三日至四五日，腹痛，小便不利，下利不止，便脓血者，桃花汤主之。

少阴病，下利，便脓血者，可刺。

少阴病，吐利，手足逆冷，烦躁欲死者，吴茱萸汤主之。

吴茱萸一升　人参二两　生姜（切）六两　大枣（擘）十二枚

上四味，以水七升，煮取二升，去滓，温服七合，日三服。

少阴病，下利咽痛，胸满心烦者，猪肤汤主之。

猪肤一斤

上一味，以水一斗，煮取五升，去滓，加白蜜一斤，白粉五合，熬香，和令相得，温分六服。

少阴病，二三日，咽痛者，可与甘草汤，不差，与桔梗汤。

甘草汤方

甘草二两

上一味，以水三升，煮取一升半，去滓，温服七合，日三服。

桔梗汤方

桔梗一两　甘草二两

上二味，以水三升，煮取一升，去滓，温分再服。

少阴病，咽中伤生疮，不能语言，声不出者，半夏苦酒汤主之。

半夏（洗破如枣核）十四枚　鸡子（去黄内上苦酒，着鸡子壳中）一枚

上二味，内半夏，着苦酒中，以鸡子壳，置刀环中，安火上，令三沸，去滓，少少含咽之，不差，更作三剂。

少阴病，咽中痛，半夏散及汤主之。

半夏（洗）　桂枝（去皮）　甘草（炙）

上三味，等分，各别捣筛已，合治之，白饮和，服方寸匕，日三服，若不能散服者，以水一升，煮七沸，内散两方寸匕，更煮三沸，下火令小冷，少少咽之。

少阴病，下利，白通汤主之。

葱白四茎　干姜一两　附子（生去皮破八片）一枚

上三味，以水三升，煮取一升，去滓，分温再服。

少阴病，下利，脉微者，与白通汤，利不止，厥逆无脉，干呕烦者，白通加猪胆汁汤主之。

葱白四茎　干姜一两　附子（生去皮破八片）一枚　人尿五合　猪胆汁一合

上五味，以水三升，煮取一升，去滓，内胆汁人尿，和令相得，分温再服。

少阴病，二三日不已，至四五日，腹痛，小便不利，四肢沉重疼痛，自下利，其人或咳，或小便利，或下利，或呕者，玄武汤主之。

茯苓三两　芍药三两　白术二两　生姜（切）三两　附子（炮去皮破八片）一枚

上五味，以水八升，煮取三升，去滓，温服七合，日三服。

若咳者，加五味子半升，细辛一两，干姜一两；若小便利者，去茯苓；若下利者，去芍药，加干姜二两；若呕者，去附子，加生姜，足前为半斤。

少阴病，下利清谷，里寒外热，手足厥逆，脉微欲绝，身反不恶寒，其人面色赤，或腹痛，或干呕，或咽痛，或利止，脉不出者，通脉回逆汤主之。

甘草（炙）二两　附子（生用去皮破八片）大者一枚　干姜（强人可四两）三两

上三味，以水三升，煮取一升二合，去滓，分温再服。

其脉即出者愈。面赤色者，加葱九茎；腹中痛者，去葱，加芍药二两；呕者，加生姜二两；咽痛者，去芍药，加桔梗一两；利止脉不出者，去桔梗，加人参二两。

少阴病，其人或咳，或悸，或小便不利，或腹中痛，或泄利下重者，回逆散主之。

甘草（炙）　枳实（破水渍炙干）　柴胡　芍药

上四味，各等分，捣筛，白饮和，服方寸匕，日三服。

咳者，加五味子、干姜各五分，并主下利；悸者，加桂枝五分；小便不利者，加茯苓五分；腹中痛者，加附子一枚，炮令折；泄利下重者，先以水五升，煮薤白三茎。煮取三升，去滓，以散三方寸匕，内汤中，煮取一升半，分温再服。

少阴病，下利六七日，咳而呕渴，心烦不得眠者，猪苓汤主之。

猪苓　茯苓　阿胶　泽泻　滑石各一两

上五味，以水四升，先煮四物，取二升，去滓，内阿胶，烊尽，温服七合，日三服。

少阴病，得之二三日，口燥咽干者，急下之，宜大承气汤。

少阴病，自利清水，色纯青，心下必痛，口干燥者，可下之，宜大承气汤。

少阴病，六七日，腹胀不大便者，急下之，宜大承气汤。

少阴病，脉沉者，急温之，宜回逆汤。

甘草（炙）二两　干姜一两半　附子（生用去皮破八片）一枚

上三味，以水三升，煮取一升二合，去滓，分温再服。

强人可大附子一枚，干姜三两。

少阴病，饮食入口则吐，心中温温欲吐，复不能吐，始得之，手足寒，脉弦迟，不可下也。若隔上有寒饮，干呕者，不可吐也。当温之，宜回逆汤。

少阴病，下利，脉微涩，呕而汗出，必数更衣，反少者，当温其背上，灸之。

第六节　厥阴病

厥阴之为病，气上撞心，心中疼热，饥而不欲食，食则吐。下之，利不止。

厥阴中风，脉微浮，为欲愈，不浮为未愈。

厥阴病，欲解时，从丑至卯上。

厥阴病，渴欲饮水者，少少与之愈。

诸四逆厥者，不可下之，虚家亦然。

伤寒先厥，后发热而利者，必自止，见厥复利。

伤寒始发热六日，厥反九日而利。凡厥利者，当不能食，今反能食者，恐为除中。食以索饼，不发热者，知胃气尚在，必愈，恐暴热来出而复去也。后三日脉之，其热续在者，□期之旦日夜半愈。所以然者，本发热六日，厥反九日，复发热三日，并六日，亦为九日，与厥阴相应，故期之旦日夜半愈。后三日脉之而脉数，其热不罢者，此为热气有余，必发痈脓也。

伤寒脉迟六七日，而反与黄芩汤，彻其热。脉迟为寒，今与黄芩汤，复除其热，腹中应冷，当不能食，今反能食，此名除中，必死。

伤寒先厥后发热，下利必自止，而反汗出，咽中痛者，其喉为痹。发热无汗，而利必自止，若不止必便脓血，便脓血者，其喉不痹。

伤寒二三日至四五日，厥者，必发热，前热者，后必厥，厥深者，热亦深，厥微者，热亦微。厥应下之，而反发汗者，必口伤烂赤。

伤寒病，厥五日，热亦五日，设六日，当复厥，不厥者自愈。厥终不过五日，以热五日，故知自愈。

凡厥者，阴阳气不相顺接，便为厥。

伤寒脉微而厥，至七八日肤冷，其人躁无暂安时者，非为蛔厥也，令病者静，而复时烦，须更复止，得食而呕，又烦，其人当自吐蛔。蛔厥者，乌梅丸主之。

乌梅三百枚　细辛六两　干姜十两　黄连十六两　当归四两　附子（炮去皮）六两　蜀椒（出汗）四两　桂枝（去皮）六两　人参六两　黄柏六两

上十味，异捣筛，合治之，以苦酒渍乌梅一宿，去核，蒸之五斗米下，饭熟捣成泥，和药令相得，内臼中，与蜜杵二千下，丸如梧桐子大，先食饮服十丸，日三服，稍加至二十丸，禁生冷、滑物、臭食等。

伤寒热少厥微，指头寒，嘿嘿不欲食，烦躁，数日小便利，色白者，此热除也。欲得食，其病为愈，若厥而呕，胸胁烦满者，其后必便血。

病者手足厥冷，言我不结胸，小腹满，按之痛者，此冷结在膀胱关元也。

伤寒发热四日，厥反三日，复热四日，厥少热多者，其病当愈。四日至七日，热不除者，必便脓血。

伤寒厥四日，热反三日，复厥五日，其病为进。寒多热少，阳气退，故为进也。

伤寒六七日，脉微，手足厥冷，烦躁，灸厥阴，厥不还者死。

伤寒发热，下利，厥逆，躁不得卧者死。

伤寒发热，下利至甚，厥不止者死。

伤寒六七日，不利，便发热而利，其人汗出不止者死，有阴无阳故也。

伤寒五六日，不结胸，腹濡，脉虚，复厥者，不可下，此亡血，下之死。发热而厥，七日下利者，为难治。

伤寒脉促，手足厥逆者，可灸之。

伤寒脉滑而厥者，里有热也，白虎汤主之。

手足厥寒，脉细欲绝者，当归回逆汤主之。

若其人内有久寒者，宜当归回逆加吴茱萸生姜汤。

又方

当归三两　桂枝（去皮）三两　芍药三两　细辛三两　甘草（炙）二两　通草二两　大枣（擘一法十二枚）二十五枚

上七味，以水八升，煮取三升，去滓，温服一升，日三服。

当归回逆加吴茱萸生姜汤

当归三两　芍药三两　甘草（炙）二两　通草二两　桂枝（去皮）三两　细辛三两　生姜（切）半斤　茱萸二升　大枣（擘）二十五枚

上九味，以水六升，清酒六升，和煮取五升，去滓，分温五服。

大汗出，热不去，内拘急，四肢疼，又下利，厥逆而恶寒者，回逆汤主之。

大汗，若大下利，而厥冷者，回逆汤主之。

病人手足厥冷，脉乍紧者，邪结在胸中，心下满而烦，饥不能食者，病在胸中，当须吐之，宜瓜蒂散。

伤寒厥而心下悸，宜先治水，当服茯苓甘草汤，却治其厥；不尔，水渍入胃，必作利也。

伤寒六七日，大下后，脉沉而迟，手足厥逆，与回逆汤。下部脉不至，咽喉不利，唾脓血，泄利不止者，属麻黄升麻汤。

麻黄（去节）二两半　升麻一两一分　当归一两一分　知母十八铢　黄芩十八铢　萎蕤（一作菖蒲）十八铢　芍药六铢　天门冬（天心）六铢　桂枝（去皮）六铢　茯苓六铢　甘草（炙）六铢　石膏（碎绵裹）六铢　白术六铢　干姜六铢

上十四味，以水一斗，先煮麻黄一两沸，去上沫，内诸药，煮取三升，去滓，分温三服，相去如炊三斗米顷，令尽，汗出愈。

伤寒四五日，腹中痛，若转气下，趣少腹者，此欲自利也。

伤寒本自寒下，医复吐下之，寒格，更逆吐下。若食入口即吐，干姜黄芩黄连人参汤主之。

干姜　黄芩　黄连　人参各三两

上四味，以水六升，煮取二升，去滓，分温再服。

下利有微热而渴，脉弱者，令自愈。

下利脉数，有微热汗出，令自愈。设复紧为未解。

下利，手足厥冷，无脉者，灸之不温，若脉不还，反微喘者死。少阴负跌阳者，为顺也。

下利寸脉反浮数，尺中自涩者，必清脓血。

下利脉沉弦者，下重也。脉大者，为未止。脉微弱数者，为欲自止，虽发热不死。

下利清谷，不可攻表，汗出必胀满。下利脉沉而迟，其人面少赤，身有微热，下利清谷者，必郁冒汗出而解。

病人必微厥，所以然者，其面戴阳，下虚故也。

下利脉数而渴者，令自愈，设不差，必清脓血，以有热故也。

下利后脉绝，手足厥冷，晬时脉还，手足温者生，脉不还者死。

伤寒，下利日十余行，脉反实者死。

下利清谷，里寒外热，汗出而厥者，通脉回逆汤主之。

热利下重者，白头翁汤主之。

白头翁二两　黄柏三两　黄连三两　秦皮三两

上四味，以水七升，煮取二升，去滓，温服一升，不愈，更服一升。

下利腹胀满，身体疼痛者，先温其里，乃攻其表，温里宜回逆汤，攻表宜桂枝汤。

下利欲饮水者，以有热故也，白头翁汤主之。

下利谵语者，有燥屎也，宜小承气汤。

下利后更烦，按之心下濡者，为虚烦也，宜栀子豉汤。

呕家有痈脓者，不可治呕，脓尽自愈。

呕而脉弱，小便复利，有微热，见厥者，难治，回逆汤主之。

干呕，吐涎沫，头痛者，吴茱萸汤主之。

呕而发热者，小柴胡汤主之。

伤寒，大吐，大下之，极虚，复极汗出者，其人外气怫郁，复与之水，以发其汗，因得哕，所以然者，胃中寒冷故也。

伤寒哕而腹满，视其前后，知何部不利，利之即愈。

霍乱

问曰：病有霍乱何？答曰：呕吐而利，此名霍乱。

问曰：病发热，头痛，身疼，恶寒，吐利者，此属何病？答曰：此名霍乱，霍乱自吐下，又利止，复发热也。

伤寒，其脉微涩，本是霍乱，今是伤寒，却四五日，至阴经，上转入阴，必利，本呕下利者，不可治也。欲以大便，而反失气，仍不利，此属阳明也。便必鞕，十三日愈，所以然者，经尽故也。下利后当便鞕，鞕则能食者愈，今反不能食，到后经中，颇能食，后过一经能食，过之一日当愈，不愈者，不属阳明也。

吐利恶寒，脉微而复利，回逆加人参汤主之。

甘草（炙）三两　附子（生去皮破八片）一枚　干姜一两半　人参一两

上四味，以水三升，煮取一升二合，去滓，分温再服。

吐利头痛发热，身疼痛，热多欲饮水者，五苓散主之；寒多不用水者，理中丸主之。

人参　干姜　甘草（炙）　白术各三两

上四味，捣筛，蜜和为丸，如鸡子黄许大，以沸汤数合，和一丸，研碎温服之。

　　腹中未热，益至三四丸，然不及汤，汤法以四物，依两数切，用水八升，煮取三升，去滓，温服一升，日三服。

　　若脐上筑者，肾气动也，去术，加桂四两；吐多者，去术，加生姜三两；下多者，还用术；悸者，加茯苓二两；渴欲得水者，加术，足前成四两半；腹中痛者，加人参，足前成四两半，寒者加干姜，足前成四两半；腹满者，去术，加附子一枚。服汤后，如食顷，饮热粥一升许，微自温，勿发揭衣被，吐利止，而身痛不休者，当消息和解其外，宜桂枝汤。

　　吐利汗出，发热恶寒，四肢拘急，手足厥冷者，回逆汤主之。

　　既吐且利，小便复利，而大汗出，下利清谷内寒外热，脉微欲绝者，回逆汤主之；吐已下断，汗出而厥，四肢拘急不解，脉微欲绝者，通脉回逆加猪胆汁汤主之。

　　甘草（炙）二两　干姜（强人可四两）三两　附子（生去皮破八片）大者一枚　猪胆汁半合

　　上四味，以水三升，煮取一升二合，去滓，内猪胆汁，分温再服。

　　吐利发汗，脉平，小烦者，新虚不胜谷气故也。

第七节　阴阳易差后劳复病

　　伤寒阴阳易之为病，其人身体重，少气，少腹里急，或引阴中拘挛，热上冲胸，头重不欲举，眼中生花，膝胫拘急者，烧裈散主之。

　　妇人中裈近隐处，取烧作灰。

　　上一味，水服方寸匕，日三服，小便即利，阴头微肿。

　　大病差后，劳烦者，枳实栀子汤主之。

　　枳实（炙）三枚　栀子（擘）十四个　豉（包绵）一升

　　上三味，以清浆水七升，空煮取四升，内枳实栀子，煮取二升，下豉，更煮五六沸，去滓，温分再服，覆取微似汗。

　　伤寒差以后，更发热，小柴胡汤主之。

　　脉浮者，少以汗解之。脉沉实者，少以下解之。

　　大病差后，从腰以下，有水气者，牡蛎泽泻散主之。

　　牡蛎（熬）　泽泻　蜀漆（暖水洗去腥）　葶苈子（熬）　商陆根（熬）　海藻　括蒌根各等分

　　上七味，异捣，下筛为散，更于臼中治之，白饮和，服方寸匕，日三服，小便利，止后服。

大病差后，喜唾，久不了了，宜理中丸。

伤寒解后，虚羸少气，逆欲吐，竹叶石膏汤主之。

竹叶（二把）　石膏一斤　半夏（洗）半升　麦门冬（去心）一升　人参二两　甘草（炙）二两　粳米半升

上七味，以水一斗，煮取六升，去滓，内粳米，煮米熟，汤成去米，温服一升，日三服。

病人脉已解，而日暮微烦，以病新差，人强与谷，脾胃气尚弱，不能消谷，故令微烦，损谷则愈。

第三章　金匮要略

第一节　藏府经络先后病脉证

问曰：上工治未病，何也？师曰：夫治未病者，见肝之病，知肝传脾，当先实脾，四季脾旺不受邪，即勿补之。中工不晓相传，见肝之病，不解实脾，惟治肝也。

夫肝之病，补用酸，助用焦苦，益用甘味之药调之。酸入肝，焦苦入心，甘入脾。脾能伤肾，肾气微弱，则水不行；水不行，心火气盛，则伤肺；肺被伤，则金气不行；金气不行，则肝气盛。故实脾，则肝自愈。此治肝补脾之要妙也。肝虚则用此法，实则不在用之。

经曰：虚虚实实，补不足，损有余，是其义也。余藏准此。

夫人禀五常，因风气而生长，风气虽能生万物，亦能害万物，如水能浮舟，亦能覆舟。若五藏元真通畅，人即安和。客气邪风，中人多死。千般疢难，不越三条：一者，经络受邪，入藏府，为内所因也；二者，四肢九窍，血脉相传，壅塞不通，为外皮肤所中也；三者，房室、金刃、虫兽所伤。以此详之，病由都尽。

若人能养慎，不令邪风干忤经络，适中经络，未流传藏府，即医治之，四肢才觉重滞，即导引、吐纳、针灸、膏摩，勿令九窍闭塞；更能无犯王法、禽兽灾伤，房室勿令竭乏，服食节其冷、热、苦、酸、辛、甘，不遗形体有衰，病则无由入其腠理。腠者，是三焦通会元真之处，为血气所注；理者，是皮肤藏府之纹理也。

问曰：病人有气色见于面部，愿闻其说。师曰：鼻头色青者，腹中痛，苦冷者死；鼻头色微黑色，有水气；色黄者，胸上有寒；色白者，亡血也。设微赤非时者死；其目正圆者痓，不治。又色青为痛，色黑为劳，色赤为风，色黄者便难，色鲜明者有留饮。

师曰：病人语声寂然，喜惊呼者，骨节间病；语声喑喑然不彻者，心膈间病；语声啾啾然细而长者，头中病。

师曰：息摇肩者，心中坚；息引胸中上气者，咳；息张口短气者，肺痿唾沫。

师曰：吸而微数，其病在中焦，实也，当下之即愈，虚者不治。在上焦者，其吸促，在下焦者，其吸远，此皆难治。呼吸动摇振振者，不治。

师曰：寸口脉动者，因其旺时而动。假令肝旺色青，四时各随其色。肝色青而反白，非其时色脉，皆当病。

问曰：有未至而至，有至而不至，有至而不去，有至而太过，何谓也？师曰：冬至之后，甲子夜半少阳起，少阳之时，阳始生，天得温和。以未得甲子，天因温和，此为未至而至也；以得甲子，而天未温和，为至而不至也；以得甲子，而天大寒不解，此为至而不去也；以得甲子，而天温如盛夏五六月时，此为至而太过也。

师曰：病人脉浮者在前，其病在表；浮者在后，其病在里，腰痛背强不能行，必短气而极也。

问曰：经云"厥阳独行"，何谓也？师曰：此为有阳无阴，故称厥阳。

问曰：寸脉沉大而滑，沉则为实，滑则为气，实气相抟，血气入藏即死，入府即愈，此为卒厥，何谓也？师曰：唇口青，身冷，为入藏，即死；如身温和，汗自出，为入府，即愈。

问曰：脉脱，入藏即死，入府即愈，何谓也？师曰：非为一病，百病皆然。譬如浸淫疮，从口起流向四肢者可治，从四肢流来入口者不可治；病在外者可治，入里者即死。

问曰：阳病十八何谓也？师曰：头痛、项、腰、脊、臂、脚掣痛。

问曰：阴病十八，何谓也？师曰：咳、上气、喘、哕、咽、肠鸣、胀满、心痛、拘急。

五藏病各有十八，合为九十病；人又有六微，微有十八病，合为一百八病，五劳、七伤、六极、妇人三十六病，不在其中。

清邪居上，浊邪居下，大邪中表，小邪中里，槃饪之邪，从口入者，宿食也。五邪中人，各有法度，风中于前，寒中于暮，湿伤于下，雾伤于上。风令脉浮，寒令脉急，雾伤皮肤，湿流关节，食伤脾胃，极寒伤经，极热伤络。

问曰：病有急当救里、救表者，何谓也？师曰：病，医下之，续得下利清谷不止，身体疼痛者，急当救里；后身体疼痛，清便自调者，急当救表也。

夫病痼疾加以卒病，当先治其卒病，后乃治其痼疾也。

师曰：五藏病各有所得者愈；五藏病各有所恶，各随其所不喜者为病。病者素不应食，而反暴思之，必发热也。

夫诸病在藏，欲攻之，当随其所得而攻之，如渴者，与猪苓汤。余皆仿此。

第二节 痉湿暍病脉证

太阳病，发热无汗，反恶寒者，名曰刚痉。太阳病，发热汗出，而不恶寒，名曰柔痉。太阳病，发热，脉沉而细者，名曰痉，为难治。太阳病，发汗太多，因致痉。夫风病，下之则痉，复发汗，必拘急。疮家，虽身疼痛，不可发汗，汗出则痉。

病者，身热足寒，颈项强急，恶寒，时头热，面赤，目赤，独头动摇，卒口噤，背反张者，痉病也。若发其汗者，寒湿相得，其表益虚，即恶寒甚。发其汗已，其脉如蛇。暴腹胀大者，为欲解；脉如故，反伏弦者，痉。夫痉脉，按之紧如弦，直上下行。痉病有灸疮，难治。

太阳病，其证备，身体强，几几然，脉反沉迟，此为痉，栝蒌桂枝汤主之。

栝蒌桂枝汤方

栝蒌根二两　桂枝三两　芍药三两　甘草二两 生姜三两　大枣十二枚

右六味，以水九升，煮取三升，分温三服，取微汗。汗不出，食顷，啜热粥发之。

太阳病，无汗而小便反少，气上冲胸，口噤不得语，欲作刚痉，葛根汤主之。

葛根汤方

葛根四两　麻黄三两（去节）　桂枝二两（去皮）　芍药二两 甘草二两（炙）生姜三两 大枣十二枚

右七味，㕮咀，以水七升，先煮麻黄、葛根，减二升，去沫，内诸药，煮取三升，去滓，温服一升，覆取微似汗，不须啜粥，余如桂枝汤法将息及禁忌。

痉为病，胸满口噤，卧不着席，脚挛急，必齘齿，可与大承气汤。

大承气汤方

大黄四两（酒洗）　厚朴半斤（炙去皮）　枳实五枚（炙）　芒硝三合

右四味，以水一斗，先煮二物，取五升，去滓，内大黄。煮取二升，去滓，内芒硝，更上火微一二沸，分温再服，得下止服。

太阳病，关节疼痛而烦，脉沉而细者，此名湿痹。湿痹之候，小便不利，大便反快，但当利其小便。

湿家之为病，一身尽疼，发热，身色如熏黄也。湿家，其人但头汗出，背强，欲得被覆向火。若下之早则哕，或胸满，小便不利，舌上如胎者，以丹田有热，胸上有寒，渴欲得饮而不能饮，则口燥烦也。

湿家下之，额上汗出，微喘，小便利者死；若下利不止者，亦死。

风湿相抟，一身尽疼痛，法当汗出而解。值天阴雨不止，医云此可发汗，汗之病不愈者，何也？盖发其汗，汗大出者，但风气去，湿气在，是故不愈也。若治风湿者，发其汗，但微微似欲出汗者，风湿俱去也。

湿家病身疼发热，面黄而喘，头痛鼻塞而烦，其脉大，自能饮食，腹中和无病，病在头中寒湿，故鼻塞，内药鼻中则愈。

湿家身烦疼，可与麻黄加术汤，发其汗为宜，慎不可以火攻之。

麻黄加术汤方

麻黄二两（去节）桂枝二两（去皮）甘草一两（炙）杏仁七十个（去皮尖）白术四两

右五味，以水九升，先煮麻黄，减二升，去上沫，内诸药，煮取二升半，去滓，温取八合，覆取微似汗。

病者一身尽疼，发热，日晡所剧者，名风湿。此病伤于汗出当风，或久伤取冷所致也。可与麻黄杏仁薏苡甘草汤。

麻黄杏仁薏苡甘草汤方

麻黄（去节）半两（汤泡）甘草一两（炙）薏苡仁半两 杏仁十个（去皮尖，炒）

右锉麻豆大，每服四钱匕，水盏半，煮八分，去滓，温服，有微汗，避风。

风湿，脉浮，身重，汗出，恶风者，防己黄芪汤主之。

防己黄芪汤方

防己一两 甘草半两（炒）白术七钱半 黄芪一两一分（去芦）

右锉麻豆大，每抄五钱匕，生姜四片，大枣一枚，水盏半，煎八分，去滓，温服，良久再服。喘者加麻黄半两；胃中不和者加芍药三分；气上冲者加桂枝三分；下有陈寒者加细辛三分。服后当如虫行皮中，从腰下如冰，后坐被上，又以一被绕腰以下，温令微汗，差。

伤寒八九日，风湿相抟，身体疼烦，不能自转侧，不呕不渴，脉浮虚而涩者，桂枝附子汤主之；若大便坚，小便自利者，去桂加白术汤主之。

桂枝附子汤方

桂枝四两（去皮）生姜三两（切）附子三枚（炮去皮，破八片）甘草二两（炙）大枣十二枚（擘）

右五味，以水六升，煮取二升，去滓，分温三服。

白术附子汤方

白术二两 附子一枚半（炮去皮）甘草一两（炙）生姜一两半（切）大枣六枚

右五味，以水三升，煮取一升，去滓，分温三服。一服觉身痹，半日许再服，三服都尽，其人如冒状，勿怪，即是术、附并走皮中，逐水气，未得除故耳。

风湿相抟，骨节疼烦，掣痛不得伸屈，近之则痛剧，汗出短气，小便不利，恶风不欲去衣，或身微肿者，甘草附子汤主之。

甘草附子汤方

甘草二两（炙）白术二两 附子二枚（炮去皮）桂枝四两（去皮）

右四味，以水六升，煮取三升，去滓，温服一升，日三服。初服得微汗则解。能食，汗出复烦者，服五合。恐一升多者，取六七合为妙。

太阳中暍，发热恶寒，身重而疼痛，其脉弦细芤迟。小便已，洒洒然毛耸，手足逆冷，小有劳，身即热，口开，前板齿燥。若发其汗，则其恶寒甚；加温针，则发热甚；数下之，则淋甚。

太阳中热者，暍是也。汗出恶寒，身热而渴，白虎加人参汤主之。

白虎加人参汤方

知母六两 石膏一斤（碎）甘草二两 粳米六合 人参三两

右五味，以水一斗，煮米熟汤成，去滓，温服一升，日三服。

太阳中暍，身热疼重，而脉微弱，此以复月伤冷水，水行皮中所致也。一物瓜蒂汤主之。

一物瓜蒂汤方

瓜蒂二十个

右锉，以水一升，煮取五合，去滓，顿服。

第三节 百合狐惑阴阳毒病证治

论曰：百合病者，百脉一宗，悉致其病也。意欲食复不能食，常默默，欲

129

卧不能卧，欲行不能行，饮食或有美时，或有不用闻食臭时，如寒无寒，如热无热，口苦，小便赤，诸药不能治，得药则剧吐利，如有神灵者。身形如和，其脉微数。

每溺时头痛者，六十日乃愈；若溺时头不痛，淅然者，四十日愈；若溺快然，但头眩者，二十日愈。其证或未病而预见，或病四五日而出，或病二十日，或一月微见者，各随证治之。

百合病，发汗后者，百合知母汤主之。

百合知母汤方

百合七枚（劈）知母三两（切）

右先以水洗百合，渍一宿，当白沫出，去其水；更以泉水二升，煎取一升，去滓；别以泉水二升，煎知母，取一升，去滓；后合和，煎取一升五合，分温再服。

百合病，下之后者，滑石代赭汤主之。

滑石代赭汤方

百合七枚（劈）滑石三两（碎绵裹）代赭石（如弹丸大一枚）（碎绵裹）

右先以水洗百合，渍一宿，当白沫出，去其水，更以泉水二升，煎取一升，去滓；别以泉水二升煎滑石、代赭，取一升，去滓；后合和重煎，取一升五合，分温服。

百合病，吐之后者，用后方主之。

百合鸡子汤方

百合七枚（劈）鸡子黄一枚

右先以水洗百合，渍一宿，当白沫出，去其水，更以泉水二升，煎取一升，去滓，内鸡子黄，搅匀，煎五分，温服。

百合病，不经吐、下、发汗，病形如初者，百合地黄汤主之。

百合地黄汤方

百合七枚（劈）生地黄汁一升

右以水洗百合，渍一宿，当白沫出，去其水，更以泉水二升，煎取一升，去滓，内地黄汁，煎取一升五合，分温再服。中病，勿更取。大便当如漆。

百合病一月不解，变成渴者，百合洗方主之。

百合洗方

右以百合一升，以水一斗，渍之一宿，以洗身，洗已，食煮饼，勿以盐豉也。

百合病，渴不差者，用后方主之。

栝蒌牡蛎散方

栝蒌根 牡蛎（熬）等分 右为细末，饮服方寸匕，日三服。

百合病，变发热者，百合滑石散主之。

百合滑石散方

百合一两（炙）滑石三两

右为散，饮服方寸匕，日三服。当微利者，止服，热则除。

百合病见于阴者，以阳法救之；见于阳者，以阴法救之。见阳攻阴，复发其汗，此为逆；见阴攻阳，乃复下之，此亦为逆。

狐惑之为病，状如伤寒，默默欲眠，目不得闭，卧起不安。蚀于喉为惑，蚀于阴为狐。不欲饮食，恶闻饮臭，其面目乍赤、乍黑、乍白。蚀于上部则声喝，甘草泻心汤主之。

甘草泻心汤方

甘草四两 黄芩三两 人参三两 干姜三两 黄连一两 大枣十二枚 半夏半斤

右七味，水一斗，煮取六升，去滓再煎，温服一升，日三服。

蚀于下部则咽干，苦参汤洗之。

苦参汤方

苦参一升，以水一斗，煎取七升，去滓，熏洗，日三服。

蚀于肛者，雄黄熏之。

雄黄熏方

雄黄 右一味为末，筒瓦二枚合之，烧，向肛熏之。

病者脉数，无热微烦，默默但欲卧，汗出。初得之三四日，目赤如鸠眼；七八日，目四眦黑。若能食者，脓已成也，赤小豆当归散主之。

赤小豆当归散方

赤小豆三升（浸令芽出，曝干）当归三两

右二味，杵为散，浆水服方寸匕，日三服。

阳毒之为病，面赤斑斑如锦文，咽喉痛，唾脓血。五日可治，七日不可治，升麻鳖甲汤主之。阴毒之为病，面目青，身痛如被杖，咽喉痛。五日可治，七日不可治，升麻鳖甲汤去雄黄、蜀椒主之。

升麻鳖甲汤方

升麻二两 当归一两 蜀椒（炒去汗）一两 甘草二两 雄黄（研）半两 鳖甲（炙）手指大一片

右六味，以水四升，煮取一升，顿服之，老小再服，取汗。

第四节 疟病脉证并治

师曰：疟脉自弦，弦数者多热，弦迟者多寒。弦小紧者下之差，弦迟者可温之，弦紧者可发汗、针灸也，浮大者可吐之，弦数者风发也，以饮食消息止之。

病疟，以月一日发，当以十五日愈，设不差，当月尽解。如其不差，当云何？师曰：此结为癥瘕，名曰疟母，急治之，宜鳖甲煎丸。

鳖甲煎丸方

鳖甲十二分（炙）乌扇三分（烧）黄芩三分 柴胡六分 鼠妇三分（熬）干姜三分 大黄三分 芍药五分 桂枝三分 葶苈一分（熬）石韦三分（去毛）厚朴三分 牡丹五分（去心）瞿麦二分 紫葳三分 半夏一分 人参一分 䗪虫五分（熬）阿胶三分（炙）蜂巢四分（炙）赤硝十二分 蜣螂六分（熬）桃仁二分

右二十三味，为末，取锻灶下灰一斗，清酒一斛五斗，浸灰，候酒尽一半，着鳖甲于中，煮令泛烂如胶漆，绞取汁，内诸药，煎为丸，如梧子大，空心服七丸，日三服。

师曰：阴气孤绝，阳气独发，则热而少气烦冤，手足热而欲呕，名曰瘅疟。若但热不寒者，邪气内藏于心，外舍分肉之间，令人消铄脱肉。

温疟者，其脉如平，身无寒但热，骨节疼烦，时呕，白虎加桂枝汤主之。

白虎加桂枝汤方

知母六两　甘草二两（炙）石膏一斤 粳米二合 桂（去皮）三两

右锉，每五钱，水一盏半，煎至八分，去滓，温服，汗出愈。

疟多寒者，名曰牡疟，蜀漆散主之。

蜀漆散方

蜀漆（烧去腥）云母（烧二日夜）龙骨等分

右三味，作为散，未发前以浆水服半钱。温疟加蜀漆半分，临发时服一钱匕。

附《外台秘要》方：

牡蛎汤 治牡疟。

牡蛎四两（熬）麻黄（去节）四两 甘草二两 蜀漆三两

右四味，以水八升，先煮蜀漆、麻黄，去上沫，得六升，内诸药，煮取三升，温服一升，若吐，则勿更服。

小柴胡去半夏加栝蒌汤 治疟病发渴者，亦治劳疟。

柴胡八两 人参三两 黄芩三两 甘草三两 栝楼根四两 生姜二两 大枣十二枚 右七味，以水一斗二升，煮取六升，去滓，再煎取三升，温服一升，日二服。

柴胡姜桂汤 治疟寒多，微有热，或但寒不热。

柴胡半斤 桂枝三两（去皮）干姜二两 黄芩三两 栝楼根四两 牡蛎三两（熬）甘草二两（炙）

右七味，以水一斗二升，煮取六升，去滓，再煎取三升，温服一升，日三服，初服微烦，复服汗出便愈。

第五节 中风历节病脉证并治

夫风之为病，当半身不遂，或但臂不遂者，此为痹。脉微而数，中风使然。

寸口脉浮而紧，紧则为寒，浮则为虚，寒虚相抟，邪在皮肤。浮者血虚，络脉空虚，贼邪不泻，或左或右，邪气反缓，正气即急，正气引邪，㖞僻不遂。

邪在于络，肌肤不仁；邪在于经，即重不胜；邪入于府，即不识人；邪入于藏，舌即难言，口吐涎。

侯氏黑散 治大风，四肢烦重，心中恶寒不足者。

菊花四十分 白术十分 细辛三分 茯苓三分 牡蛎三分 桔梗八分 防风十分 人参三分 矾石三分 黄芩五分 当归三分 干姜三分 穹劳三分 桂枝三分

右十四味，杵为散，酒服方寸匕，日一服，初服二十日，温酒调服，禁一切鱼肉大蒜，常宜冷食，在腹中不下也，热食即下矣，冷食自能助药力。

寸口脉迟而缓，迟则为寒，缓则为虚；荣缓则为亡血，卫缓则为中风。邪气中经，则身痒而瘾疹；心气不足，邪气入中，则胸满而短气。

风引汤 除热瘫痫。

大黄 干姜 龙骨各四两 桂枝三两 甘草 牡蛎各二两 寒水石 滑石 赤石脂 白石脂 紫石英 石膏各六两

右十二味，杵，粗筛，以韦囊盛之，取三指撮，井花水三升，煮三沸，温服一升。

防己地黄汤 治病如狂状，妄行，独语不休，无寒热，其脉浮。

防己一钱 桂枝三钱 防风三钱 甘草二钱

右四味，以酒一杯，浸之一宿，绞取汁，生地黄二斤，㕮咀，蒸之如斗米饭久，以铜器盛其汁，更绞地黄汁，和分再服。

头风摩散方

大附子一枚（炮）盐等分

右二味为散，沐了，以方寸匕，已摩疾上，令药力行。

寸口脉沉而弱，沉即主骨，弱即主筋，沉即为肾，弱即为肝。

汗出入水中，如水伤心。历节黄汗出，故曰历节。

跌阳脉浮而滑，滑则谷气实，浮则汗自出。少阴脉浮而弱，弱则血不足，浮则为风，风血相搏，即疼痛如掣。盛人脉涩小，短气，自汗出，历节疼，不可屈伸，此皆饮酒汗出当风所致。

诸肢节疼痛，身体魁羸，脚肿如脱，头眩短气，温温欲吐，桂枝芍药知母汤主之。

桂枝芍药知母汤方

桂枝四两 芍药三两 甘草二两 麻黄二两 生姜五两 白术五两 知母四两 防风四两 附子二枚（炮）

右九味，以水七升，煮取二升，温服七合，日三服。

味酸则伤筋，筋伤则缓，名曰泄；咸则伤骨，骨伤则痿，名曰枯。枯泄相搏，名曰断泄。荣气不通，卫不独行，荣卫俱微，三焦无所御，四属断绝，身体羸瘦，独足肿大，黄汗出，胫冷。假令发热，便为历节也。

病历节不可屈伸，疼痛，乌头汤主之。

乌头汤方 治脚气疼痛，不可屈伸。

麻黄 芍药 黄芪各三两 甘草（炙）川乌五枚（㕮咀，以蜜二升，煎取一升，即出乌豆）

右五味，㕮咀四味，以水三升，煮取一升，去滓，内蜜煎中，更煎之，服七合。不知，尽服之。

矾石汤 治脚气冲心。

矾石二两

右一味，以浆水一斗五升，煎三五沸，浸脚良。

附方

《古今录验》续命汤

治中风痱，身体不能自收，口不能言，冒昧不知痛处，或拘急，不得转侧。

麻黄 桂枝 当归 人参 石膏 干姜 甘草各三两 芎䓖一两 杏仁四十枚

右九味，㕮咀以水一斗，煮取四升，温服一升，当小汗，薄覆脊，凭几坐，汗出则愈，不汗更服，无所禁，勿当风。并治但伏不得卧，咳逆上气，面目浮肿。

《千金》三黄汤

治中风手足拘急，百节疼痛，烦热心乱，恶寒，经日不欲饮食。

麻黄五分 独活四分 细辛二分 黄芪三分 黄芩三分

右五味，以水六升，煮取二升，分温三服，一服小汗，二服大汗，心热加大黄二分，腹满加枳实一枚，气逆加人参三分，悸加牡蛎三分，渴加栝蒌根三分，先有寒，加附子一枚。

《近效方》术附汤

治风虚头重眩，苦极，不知食味，暖肌补中，益精气。

白术二两 附子一枚半（炮去皮）甘草一两（炙）

右三味，每七钱匕，姜五片，枣一枚，水盏半，煎七分，去滓，温服。

崔氏八味丸

治脚气上入，少腹不仁。

干地黄八两　山茱萸　薯蓣各四两　泽泻　茯苓　牡丹皮各三两　桂枝 附子（炮）各一两

右八味，末之，炼蜜和丸，梧子大，酒下十五丸。日再服。

《千金方》越婢加术汤

治肉极热，则身体津脱，腠理开，汗大泄，历节风，下焦脚弱。

麻黄六两　石膏半斤　生姜三两　甘草二两　白术四两　大枣十五枚

右六味，以水六升，先煮麻黄，去上沫，内诸药，煮取三升，分温三服。恶风加附子一枚炮。

第六节　血痹虚劳病脉证并治

问曰：血痹病从何得之？师曰：夫尊荣人，骨弱肌肤盛重，因疲劳汗出，卧不时动摇，加被微风，遂得之。但以脉自微涩，在寸口、关上小紧，宜针引阳气，令脉和，紧去则愈。

血痹，阴阳俱微，寸口关上微，尺中小紧，外证身体不仁，如风痹状，黄芪桂枝五物汤主之。

135

黄芪桂枝五物汤方

黄芪三两 芍药三两 桂枝三两 生姜六两 大枣十二枚

右五味，以水六升，煮取二升，温服七合，日三服。

夫男子平人，脉大为劳，极虚亦为劳。

男子面色薄者，主渴及亡血，卒喘悸，脉浮者，里虚也。

男子脉虚沉弦，无寒热，短气里急，小便不利，面色白，时目瞑，兼衄，少腹满，此为劳使之然。

劳之为病，其脉浮大，手足烦，春夏剧，秋冬瘥，阴寒精自出，酸削不能行。

男子脉浮弱而涩，为无子，精气清冷。

夫失精家，少腹弦急，阴头寒，目眩，发落，脉极虚芤迟，为清谷，亡血失精。脉得诸芤动微紧，男子失精，女子梦交。桂枝加龙骨牡蛎汤主之。

桂枝加龙骨牡蛎汤方

桂枝 芍药 生姜各三两 甘草二两 大枣十二枚 龙骨 牡蛎各三两

右七味，以水七升，煮取三升，分温三服。

天雄散方

天雄三两（炮）白术八两 桂枝六两 龙骨三两

右四味，杵为散，洒服半钱匕，日三服，不知，稍增之。

男子平人，脉虚弱细微者，喜盗汗也。

人年五六十，其病脉大者，痹侠背行，若肠鸣、马刀、侠瘿者，皆为劳得之。

脉沉小迟，名脱气，其人疾行则喘喝，手足逆寒，腹满，甚则溏泄，食不消化也。

脉弦而大，弦则为减，大则为芤，减则为寒，芤则为虚，虚寒相搏，此名为革。妇人则半产漏下，男子则亡血失精。

虚劳里急，悸，衄，腹中痛，梦失精，四肢酸疼，手足烦热，咽干口燥，小建中汤主之。

小建中汤方

桂枝三两（去皮）甘草三两（炙）大枣十二枚 芍药六两 生姜三两 胶饴一升

右六味，以水七升，煮取三升，去滓，内胶饴，更上微火消解，温服一升，日三服。

虚劳里急，诸不足，黄芪建中汤主之。

黄芪建中汤方

于小建中汤内加黄芪一两半，余依上法。气短胸满者，加生姜；腹满者，去枣加茯苓一两半，及疗肺虚损不足，补气，加半夏三两。

虚劳腰痛，少腹拘急，小便不利者，八味肾气丸主之。

虚劳诸不足，风气百疾，薯蓣丸主之。

薯蓣丸方

薯蓣三十八分 当归 桂枝 干地黄 曲 豆黄卷各十分 甘草二十八分 芎劳 麦门冬 芍药 白术 杏仁各六分 人参七分 柴胡 桔梗 茯苓各五分 阿胶七分 干姜三分 白蔹二分 防风六分 大枣百枚（为膏）

右二十一味，末之，炼蜜和丸，如弹子大，空腹酒服一丸，一百丸为剂。

虚劳虚烦不得眠，酸枣汤主之。

酸枣汤方

酸枣仁二升 甘草一两 知母二两 茯苓二两 芎劳二两

右五味，以水八升，煮酸枣仁，得六升，内诸药，煮取三升，分温三服。

五劳虚极羸瘦，腹满不能饮食，食伤、忧伤、饮伤、房室伤、饥伤、劳伤、经络营卫气伤，内有干血，肌肤甲错，两目黯黑。缓中补虚，大黄䗪虫丸主之。

大黄䗪虫丸方

大黄十分（蒸）黄芩二两 甘草三两 桃仁一升 杏仁一升 芍药四两 干地黄十两 干漆一两 虻虫一升 水蛭百枚 蛴螬一升 䗪虫半升

右十二味，末之，炼蜜和丸小豆大，酒饮服五丸，日三服。

附方

《千金翼》炙甘草汤

治虚劳不足，汗出而闷，脉结悸，行动如常，不出百日，危急者十一日死。

甘草四两（炙）桂枝 生姜各三两 麦门冬半升 麻仁半升 人参 阿胶各二两 大枣三十枚 生地黄一斤

右九味，以酒七升，水八升，先煮八味取三升，去滓，内胶消尽，温服一升，日三服。

《肘后》獭肝散 治冷劳，又主鬼疰应一门相染。

獭肝一具炙干末之，水服方寸匕，日三服。

第七节　肺痿肺痈咳嗽上气病脉证治

问曰：热在上焦者，因咳为肺痿。肺痿之病何从得之？师曰：或从汗出，或从呕吐，或从消渴，小便利数，或大便难，又被快药下利，重亡津液，故得之。曰：寸口脉数，其人咳，口中反有浊唾涎沫者何也？师曰：为肺痿之病。若口中辟辟燥，咳即胸中隐隐痛，脉反滑数，此为肺痈，咳唾脓血。脉数虚者为肺痿，数实者为肺痈。

问曰：病咳逆，脉之，何以知此为肺痈？当有脓血，吐之则死，其脉何类？师曰：寸口脉微而数，微则为风，数则为热；微则汗出，数则恶寒。风中于卫，呼气不入；热过于荣，吸而不出。风伤皮毛，热伤血脉。风舍于肺，其人则咳，口干喘满，咽燥不渴，多唾浊沫，时时振寒。热之所过，血为之凝滞，蓄结痈脓，吐如米粥。始萌可救，脓成则死。

上气，面浮肿，肩息，其脉浮大，不治。又加利，尤甚。

上气，喘而躁者，属肺胀，欲作风水，发汗则愈。

肺痿吐涎沫而不咳者，其人不渴，必遗尿，小便数，所以然者，以上虚不能制下故也。此为肺中冷，必眩，多涎唾，甘草干姜汤以温之。若服汤已渴者，属消渴。

甘草干姜汤方

甘草四两（炙）干姜二两（炮）

右㕮咀，以水三升，煮取一升五合，去滓，分温再服。

咳而上气，喉中水鸡声，射干麻黄汤主之。

射干麻黄汤方

射干十三枚（一云三两）麻黄四两 生姜四两 细辛三两 紫菀三两 款冬花三两 五味子半斤 大枣七枚 半夏大者八枚（洗）

右九味，以水一斗二升，先煮麻黄两沸，去上沫，内诸药，煮取三升，分温三服。

咳逆上气，时时唾浊，但坐不得眠，皂荚丸主之。

皂荚丸方

皂荚八两（刮去皮，用酥炙）

右一味，末之，蜜丸梧子大，以枣膏和汤取三丸，日三夜一服。

咳而脉浮者，厚朴麻黄汤主之。

厚朴麻黄汤方

厚朴五两 麻黄四两 石膏如鸡子大 杏仁半升 半夏半升 干姜二两 细辛二两 小麦一升 五味子半升

右九味，以水一斗二升，先煮小麦熟，去滓，内诸药，煮取三升，温服一升，日三服。

脉沉者，泽漆汤主之。

泽漆汤方

半夏半升 紫参五两 泽漆三斤（以东流水五斗，煮取一斗五升）生姜五两 白前五两 甘草 黄芩 人参 桂枝各三两

右九味，㕮咀，内泽漆汁中，煮取五升，温服五合，至夜尽。

大逆上气，咽喉不利，止逆下气者，麦门冬汤主之。

麦门冬汤方

麦门冬七升 半夏一升 人参三两 甘草二两 粳米三合 大枣十二枚

右六味，以水一斗二升，煮取六升，温服一升，日三夜一服。

肺痈，喘不得卧，葶苈大枣泻肺汤主之。

葶苈大枣泻肺汤方

葶苈（熬令黄色，捣丸如弹子大）大枣十二枚

右先以水三升，煮枣取二升，去枣，内葶苈，煮取一升，顿服。

咳而胸满，振寒脉数，咽干不渴，时出浊唾腥臭，久久吐脓如米粥者，为肺痈，桔梗汤主之。

桔梗汤方

桔梗一两 甘草二两

右二味，以水三升，煮取一升，分温再服，则吐脓血也。

咳而上气，此为肺胀，其人喘，目如脱状，脉浮大者，越婢加半夏汤主之。

越婢加半夏汤方

麻黄六两 石膏半斤 生姜三两 大枣十五枚 甘草二两 半夏半升

右六味，以水六升，先煮麻黄，去上沫，内诸药，煮取三升，分温三服。

肺胀，咳而上气，烦躁而喘，脉浮者，心下有水，小青龙加石膏汤主之。

小青龙加石膏汤方

麻黄 芍药 桂枝 细辛 甘草 干姜各三两 五味子 半夏各半升 石膏二两

右九味，以水一斗，先煮麻黄，去上沫，内诸药，煮取三升。强人服一升，羸者减之，日三服，小儿服四合。

附方：

《外台》炙甘草汤

治肺痿涎唾多，心中温温液液者（方见虚劳中）。

《千金》甘草汤

甘草二两

右一味，以水三升，煮减半，分温三服。

《千金》生姜甘草汤

治肺痿咳唾涎沫不止，咽燥而渴。

生姜五两 人参三两 甘草四两 大枣十五枚

右四味，以水七升，煮取三升，分温三服。

《千金》桂枝去芍药加皂荚汤　治肺痿吐涎沫。

桂枝三两 生姜三两 甘草二两 大枣十枚 皂荚二枚（去皮子炙焦）

右五味，以水七升，微微火煮取三升，分温三服。

《外台》桔梗白散 治咳而胸满，振寒，脉数，咽干不渴，时出浊唾腥臭，久久吐脓如米粥者，为肺痈。

桔梗 贝母各三分 巴豆一分（去皮熬，研如脂）

右三味，为散，强人饮服半钱匕，羸者减之。病在膈上者吐脓血；膈下者泻出；若下多不止，饮冷水一杯则定。

《千金》苇茎汤 治咳有微热，烦满，胸中甲错，是为肺痈。

苇茎二升 薏苡仁半升 桃仁五十枚 瓜瓣半升

右四味，以水一斗，先煮苇茎得五升，去滓，内诸药，煮取二升，服一升，再服，当吐如脓。

肺痈胸满胀，一身面目浮肿，鼻塞清涕出，不闻香臭酸辛，咳逆上气，喘鸣迫塞，葶苈大枣泻肺汤主之。

第八节　奔豚气病脉证治

师曰：病有奔豚，有吐脓，有惊怖，有火邪，此四部病，皆从惊发得之。

师曰：奔豚病，从少腹起，上冲咽喉，发作欲死，复还止，皆从惊恐得之。

奔豚气上冲胸，腹痛，往来寒热，奔豚汤主之。

奔豚汤方

甘草 芎䓖 当归各二两　半夏四两　黄芩二两　生葛五两　芍药二两

生姜四两 甘李根白皮一升

右九味，以水二斗，煮取五升，温服一升，日三夜一服。

发汗后，烧针令其汗，针处被寒，核起而赤者，必发奔豚，气从少腹上至心，灸其核上各一壮，与桂枝加桂汤主之。

桂枝加桂汤方

桂枝五两 芍药三两 甘草二两（炙）生姜三两 大枣十二枚

右五味，以水七升，微火煮取三升，去滓，温服一升。

发汗后，脐下悸者，欲作奔豚，茯苓桂枝甘草大枣汤主之。

茯苓桂枝甘草大枣汤方

茯苓半斤 甘草二两（炙）大枣十五枚 桂枝四两

右四味，以甘澜水一斗，先煮茯苓，减二升，内诸药，煮取三升，去滓，温服一升，日三服。（甘澜水法：取水二斗，置大盆内，以勺扬之，水上有珠子五六千颗相逐，取用之。）

第九节　胸痹心痛短气病脉证治

师曰：夫脉当取太过不及，阳微阴弦，即胸痹而痛，所以然者，责其极虚也。今阳虚知在上焦，所以胸痹、心痛者，以其阴弦故也。

平人无寒热，短气不足以息者，实也。

胸痹之病，喘息咳唾，胸背痛，短气，寸口脉沉而迟，关上小紧数，栝蒌薤白白酒汤主之。

栝蒌薤白白酒汤方

栝蒌实一枚（捣）薤白半斤 白酒七升

右三味，同煮，取二升，分温再服。

胸痹不得卧，心痛彻背者，栝蒌薤白半夏汤主之。

栝蒌薤白半夏汤方

栝蒌实一枚 薤白三两 半夏半斤 白酒一斗

右四味，同煮，取四升，温服一升，日三服。

胸痹心中痞，留气结在胸，胸满，胁下逆抢心，枳实薤白桂枝汤主之；人参汤亦主之。

枳实薤白桂枝汤方

枳实四枚 厚朴四两 薤白半斤 桂枝一两 栝蒌实（捣）一枚

右五味，以水五升，先煮枳实、厚朴，取二升，去滓，内诸药，煮数沸，分温三服。

人参汤方

人参 甘草 干姜 白术 各三两

右四味，以水八升，煮取三升，温服一升，日三服。

胸痹，胸中气塞，短气，茯苓杏仁甘草汤主之；橘枳姜汤亦主之。

茯苓杏仁甘草汤方

茯苓三两 杏仁五十个 甘草一两

右三味，以水一斗，煮取五升，温服一升，日三服，不差，更服。

橘枳姜汤方

橘皮一斤 枳实三两 生姜半斤

右三味，以水五升，煮取二升，分温再服。

胸痹缓急者，薏苡附子散主之。

薏苡附子散方

薏苡仁十五两 大附子十枚（炮）

右二味，杵为散，服方寸匕，日三服。

心中痞，诸逆，心悬痛，桂枝生姜枳实汤主之。

桂枝生姜枳实汤方

桂枝三两 生姜三两 枳实五枚

右三味，以水六升，煮取三升，分温三服。

心痛彻背，背痛彻心，乌头赤石脂丸主之。

乌头赤石脂丸方

蜀椒一两（一法二分）乌头一分（炮）附子半两（炮）（一法一分）干姜一两（一法一分）赤石脂一两（一法二分）

右五味，末之，蜜丸如梧子大，先食服一丸，日三服（不知，稍加服）。

九痛丸治九种心痛

附子三两（炮）生狼牙一两（炙香）巴豆一两（去皮心，熬，研如脂）人参 干姜 吴茱萸各一两

右六味，末之，炼蜜丸如桐子大，酒下，强人初服三丸，日三服，弱者二丸。兼治卒中恶，腹胀痛，口不能言。又连年积冷，流主心胸痛，并冷肿上气，落马坠车血疾等，皆主之。忌口如常法。

第十节 腹满寒疝宿食病脉证治

趺阳脉微弦，法当腹满，不满者必便难，两胠疼痛。此虚寒从下上也，当以温药服之。

病者腹满，按之不痛为虚，痛者为实，可下之。舌黄未下者，下之黄自去。

腹满时减，复如故，此为寒，当与温药。

病者痿黄，躁而不渴，胸中寒实而利不止者，死。

寸口脉弦者，即胁下拘急而痛，其人啬啬恶寒也。

夫中寒家，喜欠，其人清涕出，发热色和者，善嚏。

中寒，其人下利，以里虚也，欲嚏不能，此人肚中寒。

夫瘦人绕脐痛，必有风冷，谷气不行，而反下之，其气必冲，不冲者，心下则痞也。

病腹满，发热十日，脉浮而数，饮食如故，厚朴七物汤主之。

厚朴七物汤方

厚朴半斤 甘草三两 大黄三两 大枣十枚 枳实五枚 桂枝二两 生姜五两

右七味，以水一斗，煮取四升，温服八合，日三服。呕者加半夏五合，下利去大黄，寒多者加生姜至半斤。

腹中寒气，雷鸣切痛，胸胁逆满，呕吐，附子粳米汤主之。

附子粳米汤方

附子一枚（炮）半夏半升 甘草一两 大枣十枚 粳米半升。

右五味，以水八升，煮米熟，汤成，去滓，温服一升，三日服。

痛而闭者，厚朴三物汤主之。

厚朴三物汤方

厚朴八两 大黄四两 枳实五枚

右三味，以水一斗二升，先煮二味，取五升，内大黄，煮取三升，温服一升，以利为度。

按之心下满痛者，此为实也，当下之，宜大柴胡汤。

大柴胡汤方

柴胡半斤 黄芩三两 芍药三两 半夏半升（洗）枳实四枚（炙）大黄二两 大枣十二枚 生姜五两

右八味，以水一斗二升，煮取六升，去滓，再煎，温服一升，日三服。

腹满不减，减不足言，当须下之，宜大承气汤。

大承气汤方

大黄四两（酒洗）厚朴半斤（去皮，炙）枳实五枚（炙）芒硝三合

右四味，以水一斗，先煮二物，取五升，去滓，内大黄，煮取二升，内芒硝，更上火微一二沸，分温再服，得下，余勿服。

心胸中大寒痛，呕不能饮食，腹中寒，上冲皮起，出见有头足，上下痛而不可触近，大建中汤主之。

大建中汤方

蜀椒二合（去汗）干姜四两 人参二两

右三味，以水四升，煮取二升，去滓，内胶饴一升，微火煎取一升半，分温再服；如一炊顷，可饮粥二升，后更服，当一日食糜，温覆之。

胁下偏痛，发热，其脉紧弦，此寒也，以温药下之，宜大黄附子汤。

大黄附子汤方

大黄三两 附子三枚（炮）细辛二两

右三味，以水五升，煮取二升，分温三服。若强人煮取二升半，分温三服，服后如人行四五里，进一服。

寒气厥逆，赤丸主之。

赤丸方

茯苓四两 乌头二两（炮）半夏四两（洗）（一方用桂）细辛一两《千金》作人参

右四味，末之，内真朱为色，炼蜜丸如麻子大，先食酒饮下三丸，日再，夜一服，不知，稍增之，以知为度。

腹痛，脉弦而紧，弦则卫气不行，即恶寒，紧则不欲食，邪正相搏，即为寒疝。

寒疝绕脐痛，若发则白汗出，手足厥冷，其脉沉弦者，大乌头煎主之。

大乌头煎方

乌头大者五枚（熬去皮，不㕮咀）

右以水三升，煮取一升，去滓，内蜜二升，煎令水气尽，取二升，强人服七合，弱人服五合。不差，明日更服，不可一日再服。

寒疝腹中痛，及胁痛里急者，当归生姜羊肉汤主之。

当归生姜羊肉汤方

当归三两 生姜五两 羊肉一斤

右三味，以水八升，煮取三升，温服七合，日三服。若寒多者加生姜成一斤；痛多而呕者，加橘皮二两、白术一两。加生姜者，亦加水五升，煮取三升二合，服之。

寒疝腹中痛，逆冷，手足不仁，若身疼痛，灸刺诸药不能治，抵当乌头桂枝汤主之。

乌头桂枝汤方

乌头

右一味，以蜜二斤，煎减半，去滓，以桂枝汤五合解之，得一升后，初服二合，不知，即取三合；又不知，复加至五合。其知者，如醉状，得吐者，为中病。

桂枝汤方

桂枝三两（去皮）芍药三两 甘草二两（炙）生姜三两 大枣十二枚

右五味，剉，以水七升，微火煮取三升，去滓。

其脉数而紧乃弦，状如弓弦，按之不移。脉数弦者，当下其寒；脉紧大而迟者，必心下坚；脉大而紧者，阳中有阴，可下之。

附方：

《外台》乌头汤

治寒疝腹中绞痛，贼风入攻五藏，拘急，不得转侧，发作有时，使人阴缩，手足厥逆（方见上）。

《外台》柴胡桂枝汤方：治心腹卒中痛者。

柴胡四两 黄芩 人参 芍药 桂枝 生姜各一两半 甘草一两 半夏二合半 大枣六枚

右九味，以水六升，煮取三升，温服一升，日三服。

《外台》走马汤：治中恶心痛腹胀，大便不通。

杏仁二枚 巴豆二枚（去皮心，熬）

右二味，以绵缠，捶令碎，热汤二合，捻取白汁，饮之当下，老小量之，通治飞尸鬼击病。

问曰：人病有宿食，何以别之？师曰：寸口脉浮而大，按之反涩，尺中亦微而涩，故知有宿食，大承气汤主之。

脉数而滑者实也，此有宿食，下之愈，宜大承气汤。

下利不饮食者，有宿食也，当下之，宜大承气汤。

大承气汤方（见前痉病中）

宿食在上脘，当吐之，宜瓜蒂散。

瓜蒂散方

瓜蒂一分（熬黄）赤小豆一分（煮）

右二味，杵为散，以香豉七合煮取汁，和散一钱匕，温服之。不吐者，少加之，以快吐为度而止。

脉紧如转索无常者，有宿食也。

脉紧，头痛风寒，腹中有宿食不化也。

第十一节　五藏风寒积聚病脉证并治

肺中风者，口燥而喘，身运而重，冒而肿胀。

肺中寒，吐浊涕。

肺死藏，浮之虚，按之弱如葱叶，下无根者，死。

肝中风者，头目瞤，两胁痛，行带伛，令人嗜甘。

肝中寒者，两臂不举，舌本燥，喜太息，胸中痛，不得转侧，食则吐而汗出也。

肝死藏，浮之弱，按之如索不来，或曲如蛇行者，死。

肝着，其人常欲蹈其胸上，先未苦时，但欲饮热，旋复花汤主之。

心中风者，翕翕发热，不能起，心中饥，食即呕吐。

心中寒者，其人苦病心如啖蒜状，剧者心痛彻背，背痛彻心，譬如蛊注。其脉浮者，自吐乃愈。

心伤者，其人劳倦，即头面赤而下重，心中痛而自烦，发热，当脐跳，其脉弦，此为心藏伤所致也。

心死藏，浮之实如麻豆，按之益躁疾者，死。

邪哭使魂魄不安者，血气少也。血气少者属于心，心气虚者，其人则畏，合目欲眠，梦远行而精神离散，魂魄妄行。阴气衰者为癫，阳气衰者为狂。

脾中风者，翕翕发热，形如醉人，腹中烦重，皮目瞤瞤 而短气。

脾死藏，浮之大坚，按之如覆杯，洁洁状如摇者，死。

趺阳脉浮而涩，浮则胃气强，涩则小便数，浮涩相搏，大便则坚，其脾为约，麻子仁丸主之。

麻子仁丸方

麻子仁二升 芍药半斤 枳实一斤 大黄一斤 厚朴一尺 杏仁一升

右六味，末之，炼蜜和丸梧桐子大，饮服十丸，日三，渐加，以知为度。

肾着之病，其人身体重，腰中冷，如坐水中，形如水状，反不渴，小便自利，饮食如故，病属下焦，身劳汗出，衣里冷湿，久久得之，腰以下冷痛，腹重如带五千钱，甘姜苓术汤主之。

甘草干姜茯苓白术汤方

甘草二两 白术二两 干姜四两 茯苓四两

右四味，以水五升，煮取三升，分温三服，腰中即温。

肾死藏，浮之坚，按之乱加转丸，益下入尺中者，死。

问曰：三焦竭部，上焦竭善噫，何谓也？师曰：上焦受中焦气未和，不能消谷，故能噫耳；下焦竭，即遗溺失便，其气不和，不能自禁制，不须治，久则愈。

师曰：热在上焦者，因咳为肺痿；热在中焦者，则为坚；热在下焦者，则尿血，亦令淋秘不通。大肠有寒者，多鹜溏；有热者，便肠垢。小肠有寒者，其人下重便血；有热者，必痔。

问曰：病有积、有聚、有槃气，何谓也？师曰：积者，藏病也，终不移；聚者，府病也，发作有时，展转痛移，为可治；槃气者，胁下痛，按之则愈，复发，为槃气。诸积大法：脉来细而附骨者，乃积也。寸口积在胸中；微出寸口，积在喉中；关上积在脐旁；上关上，积在心下；微下关，积在少腹。尺中，积在气冲；脉出左，积在左；脉出右，积在右；脉两出，积在中央；各以其部处之。

第十二节　痰饮咳嗽病脉证并治

问曰：夫饮有四，何谓也？师曰：有痰饮，有悬饮，有溢饮，有支饮。

问曰：四饮何以为异？师曰：其人素盛今瘦，水走肠间，沥沥有声，谓之痰饮；饮后水流在胁下，咳唾引痛，谓之悬饮；饮水流行，归于四肢，当汗出而不汗出，身体疼痛重，谓之溢饮；咳逆倚息，短气不得卧，其形如肿，谓之支饮。

水在心，心下坚筑，短气，恶水不欲饮。水在肺，吐涎沫，欲饮水。水在脾，少气身重。水在肝，胁下支满，嚏而痛。水在肾，心下悸。夫心下有留饮，其人背寒冷如手大。

留饮者，胁下痛引缺盆，咳嗽则辄已。胸中有留饮，其人短气而渴，四肢历节痛。脉沉者，有留饮。

膈上病痰，满喘咳吐，发则寒热，背痛腰疼，目泣自出，其人振振身眴剧，必有伏饮。

夫病人饮水多，必暴喘满。凡食少饮多，水停心下，甚者则悸，微者短气。

脉双弦者寒也，皆大下后善虚，脉偏弦者饮也。

肺饮不弦，但苦喘短气。

支饮亦喘而不能卧，加短气，其脉平也。

病痰饮者，当以温药和之。

心下有痰饮，胸胁支满，目眩，苓桂术甘汤主之。

苓桂术甘汤方

茯苓四两 桂枝三两 白术三两 甘草二两

右四味，以水六升，煮取三升，分温三服，小便则利。

夫短气有微饮，当从小便去之，苓桂术甘汤主之（方见上）；肾气丸亦主之。

病者脉伏，其人欲自利，利反快，虽利，心下续坚满，此为留饮欲去故也，甘遂半夏汤主之。

甘遂半夏汤方

甘遂（大者）三枚 半夏十二枚（以水一升，煮取半升，去滓）芍药五枚 甘草如指大一枚（炙）

右四味，以水二升，煮取半升，去滓，以蜜半升和药汁，煎取八合，顿服之。

脉浮而细滑，伤饮。

脉弦数者，有寒饮，冬夏难治。

脉沉而弦者，悬饮内痛。

病悬饮者，十枣汤主之。

十枣汤方

芫花（熬）甘遂 大戟各等分

右三味，捣筛，以水一升五合，先煮肥大枣十枚，取九合，去滓，内药末，强人服一钱匕，羸人服半钱，平旦温服之；不下者，明日更加半钱。得快下后，糜粥自养。

病溢饮者，当发其汗，大青龙汤主之，小青龙汤亦主之。

大青龙汤方

麻黄六两（去节）桂枝二两（去皮）甘草二两（炙）杏仁四十个（去皮

尖）生姜三两（切）大枣十二枚 石膏如鸡子大（碎）

右七味，以水九升，先煮麻黄，减二升，去上沫，内诸药，煮取三升，去滓，温服一升，微取似汗，汗多者，温粉粉之。

小青龙汤方

麻黄三两（去节）芍药三两 五味子半升 干姜三两 甘草三两（炙）细辛三两 桂枝三两（去皮）半夏半升（洗）

右八味，以水一斗，先煮麻黄，减二升，去上沫，内诸药，煮取三升，去滓，温服一升。

膈间支饮，其人喘满，心下痞坚，面色黧黑，其脉沉紧，得之数十日，医吐下之不愈，木防己汤主之。虚者即愈，实者三日复发，复与不愈者，宜木防己去石膏加茯苓芒硝汤主之。

木防己汤方

木防己三两 石膏十二枚（鸡子大）桂枝二两 人参四两

右四味，以水六升，煮取二升，分温再服。

木防己去石膏加茯苓芒硝汤方

木防己二两 桂枝二两 人参四两 芒硝三合 茯苓四两

右五味，以水六升，煮取二升，去滓，内芒硝，再微煎，分温再服，微利则愈。

心下有支饮，其人苦冒眩，泽泻汤主之。

泽泻汤方

泽泻五两 白术二两

右二味，以水二升，煮取一升，分温再服。

支饮胸满者，厚朴大黄汤主之。

厚朴大黄汤方

厚朴一尺 大黄六两 枳实四枚

右三味，以水五升，煮取二升，分温再服。

支饮不得息，葶苈大枣泻肺汤主之。

呕家本渴，渴者为欲解，今反不渴，心下有支饮故也，小半夏汤主之。

小半夏汤方

半夏一升 生姜半斤

右二味，以水七升，煮取一升半，分温再服。

腹满，口舌干燥，此肠间有水气，己椒苈黄丸主之。

己椒苈黄丸方

防己 椒目 葶苈（熬）大黄各一两

右四味，末之，蜜丸如梧子大，先食饮服一丸，日三服，稍增，口中有津液。渴者加芒硝半两。

卒呕吐，心下痞，膈间有水，眩悸者，小半夏加茯苓汤主之。

小半夏加茯苓汤方

半夏一升 生姜半斤 茯苓三两（一法四两）

右三味，以水七升，煮取一升五合，分温再服。

假令瘦人脐下有悸，吐涎沫而癫眩，此水也，五苓散主之。

五苓散方

泽泻一两一分 猪苓三分（去皮）茯苓三分 白术三分 桂枝二分（去皮）

右五味，为末，白饮服方寸匕，日三服，多饮暖水，汗出愈。

附方：

《外台》茯苓饮

治心胸中有停痰宿水，自吐出水后，心胸间虚，气满不能食。消痰气，令能食。

茯苓 人参 白术各三两 枳实二两 橘皮二两半 生姜四两

右六味，水六升，煮取一升八合，分温三服，如人行八九里进之。

咳家其脉弦，为有水，十枣汤主之。

夫有支饮家，咳烦胸中痛者，不卒死，至一百日，一岁，宜十枣汤（方见上）。

久咳数岁，其脉弱者可治，实大数者死；其脉虚者必苦冒，其人本有支饮在胸中故也，治属饮家。

咳逆倚息，不得卧，小青龙汤主之。青龙汤下已，多唾口燥，寸脉沉，尺脉微，手足厥逆，气从小腹上冲胸咽，手足痹，其面翕热如醉状，因复下流阴股，小便难，时复冒者；与茯苓桂枝五味甘草汤，治其气冲。

桂苓五味甘草汤方

茯苓四两 桂枝四两（去皮）甘草三两（炙）五味子半升

右四味，以水八升，煮取三升，去滓，分三温服。

冲气即低，而反更咳，胸满者，用桂苓五味甘草汤去桂，加干姜、细辛，以治其咳满。

苓甘五味姜辛汤方

茯苓四两 甘草三两 干姜三两 细辛三两 五味半升

右五味，以水八升，煮取三升，去滓，温服半升，日三服。

咳满即止，而更复渴，冲气复发者，以细辛、干姜为热药也。服之当遂渴，而渴反止，为支饮也。支饮者，法当冒，冒者必呕，呕者复内半夏，以去其水。

桂苓五味甘草去桂加姜辛夏汤方

茯苓四两 甘草三两 细辛二两 干姜二两 五味子 半夏各半升

右六味，以水八升，煮取三升，去滓，温服半升，日三服。

水去呕止，其人形肿者，加杏仁主之。其证应内麻黄，以其人逐痹，故不内之。若逆而内之者，必厥。所以然者，以其人血虚，麻黄发其阳故也。

苓甘五味加姜辛半夏杏仁汤方

茯苓四两 甘草三两 五味子半升 干姜三两 细辛三两 半夏半升 杏仁半升（去皮尖）

右七味，以水一斗，煮取三升，去滓，温服半开，日三服。

若面热如醉，此为胃热上冲熏其面，加大黄以利之。

苓甘五味加姜辛半杏大黄汤方

茯苓四两 甘草三两 五味子半升 干姜三两 细辛三两 半夏半升 杏仁半升 大黄三两

右八味，以水一斗，煮取三升，去滓，温服半升，日三服。

先渴后呕，为水停心下，此属饮家，小半夏加茯苓汤主之。

第十三节　消渴小便不利淋病脉证并治

厥阴之为病，消渴，气上冲心，心中疼热，饥而不欲食，食即吐，下之利不止。

寸口脉浮而迟，浮即为虚，迟即为劳；虚则卫气不足，劳则荣气竭。

趺阳脉浮而数，浮即为气，数即为消谷而大坚。气盛则溲数，溲数即坚，坚数相抟，即为消渴。

男子消渴，小便反多，以饮一斗，小便一斗，肾气丸主之。

脉浮，小便不利，微热消渴者，宜利小便发汗，五苓散主之。

渴欲饮水，水入则吐者，名曰水逆，五苓散主之。

渴欲饮水不止者，文蛤散主之。

文蛤散方

文蛤五两

右一味，杵为散，以沸汤五合，和服方寸匕。

淋之为病，小便如粟状，小腹弦急，痛引脐中。

趺阳脉数，胃中有热，即消谷引食，大便必坚，小便即数。

淋家不可发汗，发汗则必便血。

小便不利者，有水气，其人若渴，栝蒌瞿麦丸主之。

栝蒌瞿麦丸方

栝蒌根二两 茯苓三两 薯蓣三两 附子一枚（炮）瞿麦一两

右五味，末之，炼蜜丸梧子大，饮服三丸，日三服。不知，增至七八丸，以小便利，腹中温为知。

小便不利，蒲灰散主之；滑石白鱼散、茯苓戎盐汤并主之。

蒲灰散方

蒲灰七分 滑石三分

右二味，杵为散，饮服方寸匕，日三服。

滑石白鱼散方

滑石二分 乱发二分（烧）白鱼二分

右三味，杵为散，饮服方寸匕，日三服。

茯苓戎盐汤方

茯苓半斤 白术二两 戎盐弹丸大一枚

右三味。

渴欲饮水，口干舌燥者，白虎加人参汤主之（方见中暍中）。

脉浮发热，渴欲饮水，小便不利者，猪苓汤主之。

猪苓汤方

猪苓（去皮）茯苓 阿胶 滑石 泽泻各一两

右五味，以水四升，先煮四味，取二升，去滓，内胶烊消，温服七合，日三服。

第十四节　水气病脉证并治

师曰：病有风水、有皮水、有正水、有石水、有黄汗。风水，其脉自浮，外证骨节疼痛，恶风；皮水，其脉亦浮，外证胕肿，按之没指，不恶风，其腹如鼓，不渴，当发其汗；正水，其脉沉迟，外证自喘；石水，其脉自沉，外证腹满不喘；黄汗，其脉沉迟，身发热，胸满，四肢头面肿，久不愈，必致痈脓。

脉浮而洪，浮则为风，洪则为气。风气相抟，风强则为隐疹，身体为痒，痒为泄风，久为痂癞，气强则为水，难以俯仰。风气相击，身体洪肿，汗出乃愈，恶风则虚，此为风水；不恶风者，小便通利，上焦有寒，其口多涎，此为黄汗。

寸口脉沉滑者，中有水气，面目肿大，有热，名曰风水。视人之目裹上微肿，如蚕新卧起状，其颈脉动，时时咳，按其手足上，陷而不起者，风水。

太阳病，脉浮而紧，法当骨节疼痛，反不疼，身体反重而酸，其人不渴，汗出即愈，此为风水。恶寒者，此为极虚，发汗得之。渴而不恶寒者，此为皮水。身肿而冷，状如周痹，胸中窒，不能食，反聚痛，暮躁不得眠，此为黄汗，痛在骨节。咳而喘，不渴者，此为脾胀，其状如肿，发汗即愈。然诸病此者，渴而下利，小便数者，皆不可发汗。

里水者，一身面目黄肿，其脉沉，小便不利，故令病水。假如小便自利，此亡津液，故令渴也，越婢加术汤主之。

趺阳脉当伏，今反紧，本自有寒，疝瘕，腹中痛，医反下之，下之即胸满短气；趺阳脉当伏，今反数，本自有热，消谷，小便数，今反不利，此欲作水。

寸口脉浮而迟，浮脉则热，迟脉则潜，热潜相抟，名曰沉；趺阳脉浮而数，浮脉即热，数脉即止，热止相抟，名曰伏；沉伏相抟，名曰水；沉则脉络虚，伏则小便难，虚难相抟，水走皮肤，即为水矣。

寸口脉弦而紧，弦则卫气不行，即恶寒，水不沾流，走于肠间。

少阴脉紧而沉，紧则为痛，沉则为水，小便即难。

脉得诸沉，当责有水，身体肿重。水病，脉出者死。

夫水病人，目下有卧蚕，面目鲜泽，脉伏，其人消渴。病水腹大，小便不利，其脉沉绝者，有水，可下之。

问曰：病下利后，渴饮水，小便不利，腹满因肿者，何也？答曰：此法当病水，若小便自利及汗出者，自当愈。

心水者，其身重而少气，不得卧，烦而躁，其人阴肿；肝水者，其腹大，不能自转侧，胁下腹痛，时时津液微生，小便续通；肺水者，其身肿，小便难，时时鸭溏；脾水者，其腹大，四肢苦重，津液不生，但苦少气，小便难；肾水者，其腹大，脐肿腰痛，不得溺，阴下湿如牛鼻上汗，其足逆冷，面反瘦。

师曰：诸有水者，腰以下肿，当利小便；腰以上肿，当发汗乃愈。

师曰：寸口脉沉而迟，沉则为水，迟则为寒，寒水相抟。趺阳脉伏，水谷不化，脾气衰则鹜溏，胃气衰则身肿。少阳脉卑，少阴脉细，男子则小便不利，妇人则经水不通，经为血，血不利则为水，名曰血分。

问曰：病者苦水，面目身体四肢皆肿，小便不利，脉之不言水，反言胸中痛，气上冲咽，状如炙肉，当微咳喘。审如师言，其脉何类？师曰：寸口沉而紧，沉为水，紧为寒，沉紧相抟，结在关元，始时当微，年盛不觉。阳衰之后，营卫相干，阳损阴盛，结寒微动，肾气上冲，喉咽塞噎，胁下急痛，医以为留饮而大下之，气击不去，其病不除。后重吐之，胃家虚烦，咽燥欲饮水，小便不利，水谷不化，面目手足浮肿。又以葶苈丸下水，当时如小差，食饮过度，肿复如前，胸胁苦痛，象若奔豚，其水扬溢，则浮咳喘逆。当先攻击冲气令止，乃治咳，咳止，其喘自差。先治新病，病当在后。

风水，脉浮身重，汗出恶风者，防己黄芪汤主之。腹痛者加芍药。

防己黄芪汤方

防己一两 黄芪一两一分 白术三分 甘草半两（炙）

右锉，每服五钱匕，生姜四片，枣一枚，水盏半，煎取八分，去滓，温服，良久再服。

风水恶风，一身悉肿，脉浮不渴，续自汗出，无大热，越婢汤主之。

越婢汤方

麻黄六两 石膏半斤 生姜三两 大枣十五枚 甘草二两

右五味，以水六升，先煮麻黄，去上沫，内诸药，煮取三升，分温三服。恶风者加附子一枚，炮。风水加术四两。

皮水为病，四肢肿，水气在皮肤中，四肢聂聂动者，防己茯苓汤主之。

防己茯苓汤方

防己三两 黄芪三两 桂枝三两 茯苓六两 甘草二两

右五味，以水六升，煮取二升，分温三服。

里水，越婢加术汤主之，甘草麻黄汤亦主之。

越婢加术汤方（方见上，于内加白术四两，又见脚气中）

甘草麻黄汤方

甘草二两 麻黄四两

右二味，以水五升，先煮麻黄，去上沫，内甘草，煮取三升，温服一升，重复汗出，不汗，再服，慎风寒。

水之为病，其脉沉小，属少阴；浮者为风；无水虚胀者为气；水，发其汗即已。脉沉者宜麻黄附子汤；浮者宜杏子汤。

麻黄附子汤方

麻黄三两 甘草二两 附子一枚（炮）

右三味，以水七升，先煮麻黄，去上沫，内诸药，煮取二升半，温服八分，日三服。

杏子汤方

厥而皮水者，蒲灰散主之。

问曰：黄汗之为病，身体肿，发热汗出而渴，状如风水，汗沾衣，色正黄如药汁，脉自沉，何从得为之？师曰：以汗出入水中浴，水从汗孔入得之，宜黄芪芍桂苦酒汤主之。

黄芪芍桂苦酒汤方

黄芪五两 芍药三两 桂枝三两

右三味，以苦酒一升，水七升，相和，煮取三升，温服一升，当心烦，服至六七日乃解。若心烦不止者，以苦酒阻故也。

黄汗之病，两胫自冷；假令发热，此属历节。食已汗出，又身常暮盗汗出者，此劳气也。若汗出已，反发热者，久久其身必甲错。发热不止者，必生恶疮。若身重，汗出已辄轻者，久久必身瞤。瞤即胸中痛，又从腰以上必汗出，下无汗，腰髋弛痛，如有物在皮中状，剧者不能食，身疼重，烦躁，小便不利，此为黄汗，桂枝加黄芪汤主之。

桂枝加黄芪汤方

桂枝三两 芍药三两 甘草二两 生姜三两 大枣十二枚 黄芪二两

右六味，以水八升，煮取三升，温服一升，须臾饮热稀粥一升余，以助药力，温服取微汗；若不汗，更取。

师曰：寸口脉迟而涩，迟则为寒，涩为血不足。趺阳脉微而迟，微则为气，迟则为寒。寒气不足，则手足逆冷；手足逆冷则营卫不利；营卫不利，则腹满肠鸣相逐，气转膀胱，荣卫俱劳；阳气不通即身冷，阴气不通即骨疼；阳前通则恶寒，阴前通则痹不仁；阴阳相得，其气乃行，大气一转，其气乃散；实则失气，虚则遗尿，名曰气分。

气分，心下坚大如盘，边如旋杯，水饮所作，桂枝去芍药加麻辛附子汤主之。

桂姜草枣黄辛附子汤方

桂枝三两 生姜三两 甘草二两 大枣十二枚 麻黄二两 细辛二两 附子一枚

（炮）

右七味，以水七升，煮麻黄，去上沫，内诸药，煮取二升，分温三服，当汗出，如虫行皮中，即愈。

心下坚大如盘，边如旋盘，水饮所作，枳术汤主之。

枳术汤方

枳实七枚 白术二两

右二味，以水五升，煮取三升，分温三服，腹中软，即当散也。

附方

《外台》防己黄芪汤 治风水，脉浮为在表，其人或头汗出，表无他病，病者但下重，从腰以上为和，腰以下当肿及阴，难以屈伸。

第十五节　黄疸病脉证并治

寸口脉浮而缓，浮则为风，缓则为痹。非中风，四肢苦烦，脾色必黄，瘀热以行。

趺阳脉紧而数，数则为热，热则消谷，紧则为寒，食即为满。尺脉浮为伤肾，趺阳脉紧为伤脾。风寒相抟，食谷即眩，谷气不消，胃中苦浊，浊气下流，小便不通，阴被其寒，热流膀胱，身体尽黄，名曰谷疸。

额上黑，微汗出，手足中热，薄暮即发，膀胱急，小便自利，名曰女劳疸，腹如水状不治。

心中懊恼而热，不能食，时欲吐，名曰酒疸。

阳明病，脉迟者，食难用饱，饱则发烦头眩，小便必难，此欲作谷疸。虽下之，腹满如故，所以然者，脉迟故也。

夫病酒黄疸，必小便不利，其候心中热，足下热，是其证也。酒黄疸者，或无热，靖言了，腹满欲吐，鼻燥，其脉浮者先吐之，沉弦者先下之。

酒疸，心中热，欲呕者，吐之愈。酒疸下之，久久为黑疸，目青面黑，心中如啖蒜齑状，大便正黑，皮肤爪之不仁，其脉浮弱，虽黑微黄，故知之。

师曰：病黄疸，发热烦喘，胸满口燥者，以病发时火劫其汗，两热所得。然黄家所得，从湿得之。一身尽发热而黄，肚热，热在里，当下之。

脉沉，渴欲饮水，小便不利者，皆发黄。

腹满，舌痿黄，燥不得睡，属黄家。

黄疸之病，当以十八日为期，治之十日以上瘥，反极为难治。

疸而渴者，其疸难治，疸而不渴者，其疸可治。发于阴部，其人必呕；阳部，其人振寒而发热也。

谷疸之为病，寒热不食，食即头眩，心胸不安，久久发黄为谷疸，茵陈汤主之。

茵陈汤方

茵陈蒿六两　栀子十四枚　大黄二两

右三味，以水一斗，先煮茵陈，减六升，内二味，煮取三升，去滓，分温三服。

小便当利，尿如皂角汁状，色正赤。一宿腹减，黄从小便去也。

黄家日晡所发热，而反恶寒，此为女劳得之。膀胱急，少腹满，身尽黄，额上黑，足下热，因作黑疸。其腹胀如水状，大便必黑，时溏，此女劳之病，非水也，腹满者难治，用硝矾散主之。

硝石矾石散方

硝石　矾石（烧）等分

右二味，为散，以大麦粥汁和服方寸匕，日三服。病随大小便去，小便正黄，大便正黑，是候也。

酒黄疸，心中懊侬或热痛，栀子大黄汤主之。

栀子大黄汤方

栀子十四枚　大黄一两　枳实五枚　豉一升

右四味，以水六升，煮取二升，分温三服。

诸病黄家，但利其小便；假令脉浮，当以汗解之，宜桂枝加黄芪汤主之。

诸黄，猪膏发煎主之。

猪膏发煎方

猪膏半斤　乱发如鸡子大三枚

右二味，和膏中煎之，发消药成，分再服，病从小便出。

黄疸病，茵陈五苓散主之。

茵陈五苓散方

茵陈蒿末十分　五苓散五分　右二物和，先食饮方寸匕，日三服。

黄疸腹满，小便不利而赤，自汗出，此为表和里实，当下之，宜大黄硝石汤。

大黄硝石汤方

大黄　黄柏　硝石各四两　栀子十五枚

右四味，以水六升，煮取二升，去滓，内硝，更煮取一升，顿服。

黄疸病，小便色不变，欲自利，腹满而喘，不可除热，热除必哕，哕者，小半夏汤主之。

诸黄，腹痛而呕者，宜柴胡汤。

男子黄，小便自利，当与虚劳小建中汤。

附方

瓜蒂汤　治诸黄。

《千金》麻黄醇酒汤　治黄疸。

麻黄三两

右一味，以美清酒五升，煮取二升半，顿服尽。冬月用酒，春月用水煮之。

第十六节　惊悸吐血下血胸满瘀血病脉证治

寸口脉动而弱，动即为惊，弱则为悸。

师曰：夫脉浮，目睛晕黄，衄未止；晕黄去，目睛慧了，知衄今止。

又曰：从春至夏，衄者太阳，从秋至冬，衄者阳明。

衄家不可汗，汗出必额上陷，脉紧急，直视不能眴，不得眠。

病人面无血色，无寒热，脉沉弦者衄；浮弱，手按之绝者，下血；烦咳者，必吐血。

夫吐血，咳逆上气，其脉数而有热，不得卧者，死。夫酒客咳者，必致吐血，此因极饮过度所致也。

寸口脉弦而大，弦则为减，大则为芤，减则为寒，芤则为虚，寒虚相抟，此名曰革，妇人则半产漏下，男子则亡血。亡血不可发其表，汗出则寒慄而振。

病人胸满，唇痿舌青，口燥，但欲漱水，不欲咽，无寒热，脉微大来迟，腹不满，其人言我满，为有瘀血。

病者如热状，烦懑，口干燥而渴，其脉反无热，此为阴状，是瘀血也，当下之。

火邪者，桂枝去芍药加蜀漆牡蛎龙骨救逆汤主之。

桂枝救逆汤方

桂枝三两（去皮）　甘草二两（炙）　生姜三两　牡蛎五两（熬）　龙骨四两　大枣十二枚　蜀漆三两（洗去腥）

右为末，以水一斗二升，先煮蜀漆，减二升，内诸药，煮取三升，去滓，温服一升。

心下悸者，半夏麻黄丸主之。

半夏麻黄丸方

半夏　麻黄等分

右二味，末之，炼蜜和丸小豆大，饮服三丸，日三服。

吐血不止者，柏叶汤主之。

柏叶汤方

柏叶　干姜各三两　艾三把

右三味，以水五升，取马通汁一升，合煮取一升，分温再服。

下血，先便后血，此远血也，黄土汤主之。

黄土汤方

甘草　干地黄　白术　附子（炮）　阿胶　黄芩各三两　灶中黄土半斤

右七味，以水八升，煮取三升，分温二服。

下血，先血后便，此近血也，赤小豆当归散主之。

心气不足，吐血，衄血，泻心汤主之。

泻心汤方

大黄二两　黄连一两　黄芩一两

右三味，以水三升，煮取一升，顿服之。

第十七节　呕吐哕下利病脉证治

夫呕家有痈脓，不可治呕，脓尽自愈。

先呕却渴者，此为欲解；先渴却呕者，为水停心下，此属饮家；呕家本渴，今反不渴者，以心下有支饮故也，此属支饮。

问曰：病人脉数，数为热，当消谷引食，而反吐者，何也？师曰：以发其汗，令阳微膈气虚，脉乃数，数为客热，不能消谷，胃中虚冷故也。脉弦者虚也，胃气无余，朝食暮吐，变为胃反。寒在于上，医反下之，今脉反弦，故名曰虚。

寸口脉微而数，微则无气，无气则荣虚，荣虚则血不足，血不足则胸中冷。

趺阳脉浮而涩，浮则为虚，涩则伤脾，脾伤则不磨，朝食暮吐，暮食朝吐，宿谷不化，名曰胃反。脉紧而涩，其病难治。

病人欲吐者，不可下之。

哕而腹满，视其前后，知何部不利，利之即愈。

呕而胸满者，茱萸汤主之。

茱萸汤方

吴茱萸一升 人参三两 生姜六两 大枣十二枚

右四味，以水五升，煮取三升，温服七合，日三服。

干呕，吐涎沫，头痛者，茱萸汤主之。

呕而肠鸣，心下痞者，半夏泻心汤主之。

半夏泻心汤方

半夏半升（洗）黄芩三两 干姜三两 人参三两 黄连一两 大枣十二枚 甘草三两（炙）

右七味，以水一斗，煮取六升，去滓再煮，取三升，温服一升，日三服。

干呕而利者，黄芩加半夏生姜汤主之。

黄芩加半夏生姜汤方

黄芩三两 甘草二两（炙）芍药二两 半夏半升 生姜三两 大枣十二枚

右六味，以水一斗，煮取三升，去滓，温服一升，日再，夜一服。

诸呕吐，谷不得下者，小半夏汤主之。

呕吐而病在膈上，后思水者解，急与之。思水者，猪苓散主之。

猪苓散方

猪苓　茯苓　白术各等分

右三味，作为散，饮服方寸匕，日三服。

呕而脉弱，小便复利，身有微热，见厥者，难治，四逆汤主之。

四逆汤方

附子一枚（生用）干姜一两半 甘草二两（炙）

右三味，以水三升，煮取一升二合，去滓，分温再服。强人可大附子一枚，干姜三两。

呕而发热者，小柴胡汤主之。

小柴胡汤方

柴胡半斤　黄芩三两　人参三两　甘草三两　半夏半斤　生姜三两　大枣十二枚

右七味，以水一斗二升，煮取六升，去滓再煎，取三升，温服一升，日三服。

胃反呕吐者，大半夏汤主之。

大半夏汤方

半夏二升（洗完用）　人参三两　白蜜一升

右三味，以水一斗二升，和蜜扬之二百四十遍，煮取二升半，温服一升，余分再服。

食已即吐者，大黄甘草汤主之。

大黄甘草汤方

大黄四两　甘草一两

右二味，以水三升，煮取一升，分温再服。

胃反，吐而渴，欲饮水者，茯苓泽泻汤主之。

茯苓泽泻汤方

茯苓半斤　泽泻四两　甘草二两　桂枝二两　白术三两　生姜四两

右六味，以水一斗，煮取三升，内泽泻，再煮取二升半，温服八合，日三服。

吐后，渴欲得水而贪饮者，文蛤汤主之。兼主微风，脉紧，头痛。

文蛤汤方

文蛤五两　麻黄三两　甘草三两　生姜三两　石膏五两　杏仁五十枚　大枣十二枚

右七味，以水六升，煮取二升，温服一升，汗出即愈。

干呕，吐逆，吐涎沫，半夏干姜散主之。

半夏干姜散方

半夏　干姜各等分

右二味，杵为散，取方寸匕，浆水一升半，煎取七合，顿服之。

病人胸中似喘不喘，似呕不呕，似哕不哕，彻心中愦愦然无奈者，生姜半夏汤主之。

生姜半夏汤方

半夏半升　生姜汁一升

右二味，以水三升，煮半夏，取二升，内生姜汁，煮取一升半，小冷，分四服，日三夜一服。止，停后服。

干呕，哕，若手足厥者，橘皮汤主之。

橘皮汤方

橘皮四两　生姜半斤

右二味，以水七升，煮取三升，温服一升，下咽即愈。

哕逆者，橘皮竹茹汤主之。

橘皮竹茹汤方

橘皮二升 竹茹二升 大枣三十枚 生姜半斤 甘草五两 人参一两

右六味，以水一斗，煮取三升，温服一升，日三服。

夫六府气绝于外者，手足寒，上气，脚缩；五藏气绝于内者，利不禁，下甚者，手足不仁。

下利脉沉弦者，下重；脉大者，为未止；脉微弱数者，为欲自止，虽发热不死。

下利手足厥冷，无脉者，灸之不温，若脉不还，反微喘者，死。少阴负趺阳者，为顺也。

下利有微热而渴，脉弱者，今自愈。

下利脉数，有微热，汗出，今自愈；设脉紧，为未解。

下利脉数而渴者，今自愈；设不差，必清脓血，以有热故也。

下利脉反弦，发热身汗者，自愈。

下利气者，当利其小便。

下利，寸脉反浮数，尺中自涩者，必清脓血。

下利清谷，不可攻其表，汗出必胀满。

下利脉沉而迟，其人面少赤，身有微热，下利清谷者，必郁冒，汗出而解。

病人必微热，所以然者，其面戴阳，下虚故也。

下利后脉绝，手足厥冷，晬时脉还，手足温者生，脉不还者死。

下利腹胀满，身体疼痛者，先温其里，乃攻其表。温里宜四逆汤，攻表宜桂枝汤。

四逆汤方

桂枝汤方

桂枝（去皮）三两　芍药三两　甘草（炙）二两　生姜三两　大枣十二枚

右五味，㕮咀，以水七升，微火煮取三升，去滓，适寒温服一升，服已，须臾啜稀粥一升，以助药力，温覆令一时许，遍身漐漐微似有汗者益佳，不可令如水淋漓。若一服汗出病差，停后服。

下利三部脉皆平，按之心下坚者，急下之，宜大承气汤。

下利，脉迟而滑者，实也，利去欲止，急下之，宜大承气汤。

下利，脉反滑者，当有所去，下乃愈，宜大承气汤。

下利已差，至其年月日时复发者，以病不尽故也，当下之，宜大承气汤。

大承气汤方

下利谵语者，有燥屎也，小承气汤主之。

小承气汤方

大黄四两 厚朴（炙）二两 枳实（炙）大者三枚

右三味，以水四升，煮取一升二合，去滓，分温二服。

下利便脓血者，桃花汤主之。

桃花汤方

赤石脂（一半封、一半筛末）一斤 干姜一两 粳米一升

右三味，以水七升，煮米令熟，去滓，温服七合，内赤石脂末方寸匕，日三服，若一服愈，余勿服。

热利下重者，白头翁汤主之。

白头翁汤方

白头翁二两 黄连三两 黄柏三两 秦皮三两

右四味，以水七升，煮取二升，去滓，温服一升。不愈，更服。

下利后，更烦，按之心下濡者，为虚烦也，栀子豉汤主之。

栀子豉汤

栀子十四枚 香豉（绵裹）四合

右二味，以水四升，先煮栀子，得二升半，内豉，煮取一升半，去滓，分二服，温进一服，得吐则止。

下利清谷，里寒外热，汗出而厥者，通脉四逆汤主之。

通脉四逆汤方

附子（生用）大者一枚 干姜三两（强人可四两） 甘草（炙）二两

右三味，以水三升，煮取一斤二合，去滓，分温再服。

下利肺痛，紫参汤主之。

紫参汤方

紫参半斤 甘草三两

右二味，以水五升，先煮紫参，取二升，内甘草，煮取一升半，分温三服。

气利，诃梨勒散主之。

诃梨勒散方

诃梨勒（煨）十枚

右一味为散，粥饮和，顿服。

附方

《千金翼》小承气汤　治大便不通，哕，数谵语。（方见上）

《外台》黄芩汤　治干呕下利。

黄芩三两　人参三两　干姜三两　桂枝一两　大枣十二枚　半夏半升

右六味，以水七升，煮取三升，温分三服。

第十八节　疮痈肠痈浸淫病脉证并治

诸浮数脉，应当发热，而反洒淅恶寒，若有痛处，当发其痈。

师曰：诸痈肿，欲知有脓无脓，以手掩肿上，热者为有脓，不热者为无脓。

肠痈之为病，其身甲错，腹皮急，按之濡，如肿状，腹无积聚，身无热，脉数，此为腹内有痈脓，薏苡附子败酱散主之。

薏苡附子败酱散方

薏苡六十分　附子二分　败酱五分

右三味，杵末，取方寸匕，以水二升，煎减半，顿服。

肠痈者，少腹肿痞，按之即痛，如淋，小便自调，时时发热，自汗出，复恶寒。其脉迟紧者，脓未成，可下之，当有血。脉洪数者，脓已成，不可下也。大黄牡丹汤主之。

大黄牡丹汤方

大黄四两　牡丹一两　桃仁五十个　瓜子半升　芒硝三合

右五味，以水六升，煮取一升，去滓，内芒硝，再煎沸，顿服之，有脓当下；如无脓，当下血。

问曰：寸口脉浮微而涩，然当亡血，若汗出，设不汗者云何？答曰：若身有疮，被刀斧所伤，亡血故也。

病金疮，王不留行散主之。

王不留行散方

王不留行十分（八月八日采）　蒴藋细叶十分（七月七日采）　桑东南根（白皮十分，三月三日采）甘草十八分　川椒三分（除目及闭口者，汗）黄芩二分　干姜二分　芍药　厚朴各二分

右九味，桑根皮以上三味烧灰存性，勿令灰过，各别杵筛，合治之为散，服方寸匕。小疮即粉之，大疮但服之，产后亦可服。如风寒，桑东南根勿取

之。三物皆阴干百日。

排脓散方

枳实十六枚　芍药六分　桔梗二分

右三味，杵为散，取鸡子黄一枚，以药散与鸡子黄相等，揉和令相得饮，和服之，日一服。

排脓汤方

甘草二两　桔梗三两　生姜一两　大枣十枚

右四味，以水三升，煮取一升，温服五合，日再服。

浸淫疮，从口流向四肢者，可治；从四肢流来入口者，不可治。

浸淫疮，黄连粉主之。

第十九节　趺蹶手指臂肿转筋阴狐疝蛔虫病脉证治

师曰：病趺蹶，其人但能前，不能却，刺腨入二寸，此太阳经伤也。

病人常以手指臂肿动，此人身体瞤瞤者，藜芦甘草汤主之。

藜芦甘草汤方

转筋之为病，其人臂脚直，脉上下行，微弦。转筋入腹者，鸡屎白散主之。

鸡屎白散方

右一味，为散，取方寸匕，以水六合，和，温服。

阴狐疝气者，偏有小大，时时上下，蜘蛛散主之。

蜘蛛散方

蜘蛛十四枚（熬焦）桂枝半两

右二味，为散，取八分一匕，饮和服，日再服。蜜丸亦可。

问曰：病腹痛有虫，其脉何以别之？师曰：腹中痛，其脉当沉，若弦，反洪大，故有蛔虫。

蛔虫之为病，令人吐涎，心痛发作有时，毒药不止，甘草粉蜜汤主之。

甘草粉蜜汤方

甘草二两　粉一两　蜜四两

右三味，以水三升，先煮甘草，取二升，去滓，内粉、蜜，搅令和，煎如薄粥，温服一升，差即止。

蛔厥者，当吐蛔，今病者静而复时烦，此为藏寒，蛔上入膈，故烦，须臾复止，得食而呕，又烦者，蛔闻食臭出，其人当自吐蛔。蛔厥者，乌梅丸主之。

乌梅丸方

乌梅三百枚　细辛六两　干姜十两　黄连一斤　当归四两　附子（炮）六两　川椒（去汗）四两　桂枝六两　人参六两　黄柏六两

右十味，异捣筛，合治之，以苦酒渍乌梅一宿，去核，蒸之五升米下，饭熟捣成泥，和药令相得，内臼中，与蜜杵二千下，丸如梧子大，先食饮服十丸，三服，稍加至二十丸。禁生冷滑臭等食。

第二十节　妇人妊娠病脉证并治

师曰：妇人得平脉，阴脉小弱，其人渴，不能食，无寒热，名妊娠，桂枝汤主之。于法六十日当有此证，设有医治逆者，却一月，加吐下者，则绝之。

妇人宿有癥病，经断未及三月，而得漏下不止，胎动在脐上者，为癥痼害。

妊娠六月动者，前三月经水利时，胎也；下血者，后断三月衃也。所以血不止者，其癥不去故也。当下其癥，桂枝茯苓丸主之。

桂枝茯苓丸方

桂枝　茯苓　牡丹（去心）桃仁（去皮尖，熬）芍药各等分

右五味，末之，炼蜜和丸，如兔屎大，每日食前服一丸。不知，加至三丸。

夫人怀娠六七月，脉弦，发热，其胎愈胀，腹痛恶寒者，少腹如扇，所以然者，子藏开故也，当以附子汤温其藏。

师曰：妇人有漏下者，有半产后因续下血都不绝者，有妊娠下血者，假令妊娠腹中痛，为胞阻，胶艾汤主之。

芎归胶艾汤方

芎䓖二两　阿胶二两　甘草二两　艾叶三两　当归三两　芍药四两　干地黄六两

右七味，以水五升，清酒三升，合煮取三升，去滓，内胶，令消尽，温服一升，日三服。不差，更作。

妇人怀娠，腹中㽲痛，当归芍药散主之。

当归芍药散方

当归三两　芍药一斤　茯苓四两　白术四两　泽泻半斤　芎䓖半斤

右六味，杵为散，取方寸匕，酒和，日三服。

妊娠呕吐不止，干姜人参半夏丸主之。

干姜人参半夏丸方

干姜一两 人参一两 半夏二两

右三味，末之，以生姜汁糊为丸，如梧子大，饮服十丸，日三服。

妊娠小便难，饮食如故，当归贝母苦参丸主之。

当归贝母苦参丸方

当归 贝母 苦参各四两

右三味，末之，炼蜜丸如小豆大，饮服三丸，加至十丸。

妊娠有水气，身重，小便不利，洒淅恶寒，起即头眩，葵子茯苓散主之。

葵子茯苓散方

葵子一斤 茯苓三两

右二味，杵为散，饮服方寸匕，日三服，小便利则愈。

妇人妊娠，宜常服当归散主之。

当归散方

当归 黄芩 芍药 芎䓖各一斤 白术半斤

右五味，杵为散，酒饮服方寸匕，日再服。妊娠常服即易产，胎无疾苦。产后百病悉主之。

妊娠养胎，白术散主之。

白术散方

白术 芎䓖 蜀椒（去汗）牡蛎各三分

右四味，杵为散，酒服一钱匕，日三服，夜一服。但苦痛，加芍药；心下毒痛，倍加芎䓖；心烦吐痛，不能食饮，加细辛一两、半夏大者二十枚。服之后，更以醋浆水服之。若呕，以醋浆水服之；复不解者，小麦汁服之；已后渴者，大麦粥服之。病虽愈，服之勿置。

妇人伤胎，怀身腹满，不得小便，从腰以下重，如有水气状，怀身七月，太阴当养不养，此心气实，当刺泻劳宫及关元，小便微利则愈。

第二十一节 妇人产后病脉证治

问曰：新产妇人有三病，一者病痉，二者病郁冒，三者大便难，何谓也？
师曰：新产血虚、多出汗、喜中风，故令病痉；亡血复汗、寒多，故令郁冒；

亡津液，胃燥，故大便难。

产妇郁冒，其脉微弱，不能食，大便反坚，但头汗出，所以然者，血虚而厥，厥而必冒。冒家欲解，必大汗出。以血虚下厥，孤阳上出，故头汗出。所以产妇喜汗出者，亡阴血虚，阳气独盛，故当汗出，阴阳乃复。大便坚，呕不能食，小柴胡汤主之。

病解能食，七八日更发热者，此为胃实，大承气汤主之。

产后腹中疠痛，当归生姜羊肉汤主之；并治腹中寒疝虚劳不足。

当归生姜羊肉汤方

产后腹痛，烦满不得卧，枳实芍药散主之。

枳实芍药散方

枳实（烧令黑，勿太过）芍药等分

右二味，杵为散，服方寸匕，日三服，并主痈脓，以麦粥下之。

师曰：产妇腹痛，法当以枳实芍药散，假令不愈者，此为腹中有干血着脐下，宜下瘀血汤主之；亦主经水不利。

下瘀血汤方

大黄二两 桃仁二十枚 䗪虫二十枚（熬，去足）

右三味，末之，炼蜜和为四丸，以酒一升，煎一丸，取八合，顿服之，新血下如豚肝。

产后七八日，无太阳证，少腹坚痛，此恶露不尽。不大便，烦躁发热，切脉微实，再倍发热，日晡时烦躁者，不食，食则谵语，至夜即愈，宜大承气汤主之。热在里，结在膀胱也。

产后风，续之数十日不解，头微痛，恶寒，时时有热，心下闷，干呕汗出，虽久，阳旦证续在耳，可与阳旦汤。

产后，中风发热，面正赤，喘而头痛，竹叶汤主之。

竹叶汤方

竹叶一把 葛根三两 防风 桔梗 桂枝 人参 甘草各一两 附子一枚（炮）大枣十五枚 生姜五两

右十味，以水一斗，煮取二升半，分温三服，温覆使汗出。颈项强，用大附子一枚，破之如豆大，煎药汤去沫。呕者，加半夏半升洗。

妇人乳中虚，烦乱呕逆，安中益气，竹皮大丸主之。

竹皮大丸方

生竹茹二分 石膏二分 桂枝一分 甘草七分 白薇一分

右五味，末之，枣肉和丸弹子大，以饮服一丸，日三夜二服。有热者，倍白薇，烦喘者加柏实一分。

产后下利，虚极，白头翁加甘草阿胶汤主之。

白头翁加甘草阿胶汤方

白头翁 甘草 阿胶各二两 秦皮 黄连 柏皮各三两

右六味，以水七升，煮取二升半，内胶令消尽，分温三服。

附方

《千金》三物黄芩汤 治妇人在草蓐，自发露得风。四肢苦烦热，头痛者，与小柴胡汤，头不痛但烦者，此汤主之。

黄芩一两 苦参二两 干地黄四两

右三味，以水八升，煮取二升，温服一升，多吐下虫。

《千金》内补当归建中汤 治妇人产后虚羸不足，腹中刺痛不止，呼吸少气，或苦少腹中急，摩痛引腰者，不能食饮。产后一月日，得服四五剂为善，令人强壮宜。

当归四两 桂枝三两 芍药六两 生姜三两 甘草二两 大枣十二枚

右六味，以水一斗，煮取三升，分温三服，一日令尽。若大虚，加饴糖六两，汤成内之，于火上暖令饴消。若去血过多，崩伤内衄不止，加地黄六两、阿胶二两，合八味，汤成内阿胶。若无当归，以芎䓖代之。若无生姜，以干姜代之。

第二十二节 妇人杂病脉证并治

妇人中风七八日，续来寒热，发作有时，经水适断，此为热入血室。其血必结，故使如疟状，发作有时，小柴胡汤主之。

妇人伤寒发热，经水适来，昼日明了，暮则谵语，如见鬼状者，此为热入血室，治之无犯胃气及上二焦，必自愈。

妇人中风，发热恶寒，经水适来，得七八日，热除脉迟，身凉和，胸胁满，如结胸状，谵语者，此为热入血室也，当刺期门，随其实而取之。

阳明病，下血谵语者，此为热入血室，但头汗出，当刺期门，随其实而泻之，濈然汗出者愈。

妇人咽中如有炙脔，半夏厚朴汤主之。

半夏厚朴汤方

半夏一升 厚朴三两 茯苓四两 生姜五两 干苏叶二两

右五味，以水七升，煮取四升，分温四服，日三夜一服。

妇人藏躁，喜悲伤欲哭，象如神灵所作，数欠伸，甘麦大枣汤主之。

甘草小麦大枣汤方

甘草三两　小麦一斤　大枣十枚

右三味，以水六升，煮取三升，温分三服。亦补脾气。

妇人吐涎沫，医反下之，心下即痞，当先治其吐涎沫，小青龙汤主之；涎沫止，乃治痞，泻心汤主之。

小青龙汤方

泻心汤方

妇人之病，因虚、积冷、结气，为诸经水断绝。至有历年，血寒积结胞门，寒伤经络，凝坚在上：呕吐涎唾，久成肺痈，形体损分；在中盘结，绕脐寒疝，或两胁疼痛，与藏相连；或结热中，痛在关元。脉数无疮，肌若鱼鳞，时着男子，非止女身；在下未多，经候不匀，冷阴掣痛，少腹恶寒。或引腰脊，下根气街，气冲急痛，膝胫疼烦。奄忽眩冒，状如厥癫，或有忧惨，悲伤多嗔，此皆带下，非有鬼神。久则羸瘦，脉虚多寒。三十六病，千变万端，审脉阴阳，虚实紧弦，行其针药，治危得安，其虽同病，脉各异源，子当辨记，勿谓不然。

问曰：妇人年五十，所病下利数十日不止，暮即发热，少腹里急，腹满，手掌烦热，唇口干燥，何也？师曰：此病属带下。何以故？曾经半产，瘀血在少腹不去，何以知之？其证唇口干燥，故知之。当以温经汤主之。

温经汤方

吴茱萸三两　当归二两　芎劳二两　芍药二两　人参二两　桂枝二两　阿胶二两　生姜二两　牡丹皮二两（去心）甘草二两　半夏半斤　麦门冬一升（去心）

右十二味，以水一斗，煮取三升，分温三服。亦主妇人少腹寒，久不受胎，兼取崩中去血，或月水来过多，及至期不来。

带下经水不利，少腹满痛，经一月再见者，土瓜根散主之。

土瓜根散方

土瓜根　芍药　桂枝　蟅虫各三两

右四味，杵为散，酒服方寸匕，日三服。

寸口脉弦而大，弦则为减，大则为芤，减则为寒，芤则为虚，寒虚相抟，此名曰革，妇人则半产漏下，旋复花汤主之。

旋复花汤方

旋复花三两　葱十四茎　新绛少许

右三味，以水三升，煮取一升，顿服之。

妇人陷经，漏下黑不解，胶姜汤主之。

妇人少腹满如敦状，小便微难而不渴，生后者，此为水与血俱结在血室也，大黄甘遂汤主之。

大黄甘遂汤方

大黄四两 甘遂二两 阿胶二两

右三味，以水三升，煮取一升，顿服之，其血当下。

妇人经水不利下，抵当汤主之。

抵当汤方

水蛭三十个（熬） 虻虫三十个（熬、去翅足） 桃仁二十个（去皮尖） 大黄三两（酒浸）

右四味，为末，以水五升，煮取三升，去滓，温服一升。

妇人经水闭不利，藏坚癖不止，中有干血，下白物，矾石丸主之。

矾石丸方

矾石三分（烧）杏仁一分

右二味，末之，炼蜜和丸枣核大，内藏中，剧者再内之。

妇人六十二种风，及腹中血气刺痛，红蓝花酒主之。

红蓝花酒方

红蓝花一两

右一味，以酒一大升，煎减半，顿服一半，未止，再取。

妇人腹中诸疾痛，当归芍药散主之。

当归芍药散方

妇人腹中痛，小建中汤主之。

小建中汤方

问曰：妇人病，饮食如故，烦热不得卧，而反倚息者，何也？师曰：此名转胞不得溺也。以胞系了戾，故致此病，但利小便则愈，宜肾气丸主之。

肾气丸方

干地黄八两 薯蓣四两 山茱萸四两 泽泻三两 茯苓三两 牡丹皮三两 桂枝一两 附子（炮）一两

右八味，末之，炼蜜和丸，梧子大，酒下十五丸，加至二十五丸，日再服。

蛇床子散方 温阴中坐药。

蛇床子仁

右一味，末之，以白粉少许，和令相得，如枣大，绵裹内之，自然温。

少阴脉滑而数者，阴中即生疮，阴中蚀疮烂者，狼牙汤洗之。

狼牙汤方

狼牙三两

右一味，以水四升，煮取半升，以绵缠筋如茧，浸汤沥阴中，日四遍。

胃气下泄，阴吹而正喧，此谷气之实也，膏发煎导之。

膏发煎方

小儿疳虫蚀齿方

雄黄 葶苈

右二味，末之，取腊月猪脂，熔以槐枝绵裹头四五枚，占药烙之。

第二十三节　杂疗方

退五藏虚热，四时加减柴胡饮子方：

冬三月加柴胡八分　白术八分　陈皮五分　大腹槟榔四枚并皮子用　生姜五分　桔梗七分　春三月加枳实　减白术共六味　夏三月加生姜三分　枳实五分　甘草三分共八味　秋三月加陈皮三分共六味

上㕮咀，分为三贴，一贴以水三升，煮取二升，分温三服；如人行四五里进一服，如四体壅，添甘草少许，每贴分作三小贴，每小贴以水一升，煮取七合，温服，再合滓为一服。重煮，都成四服。

长服诃黎勒丸方

诃黎勒煨　陈皮　厚朴各三两

上三味，末之，炼蜜丸如梧子大，酒饮服二十丸，加至三十丸。

三物备急丸方

大黄一两　干姜一两　巴豆一两　去皮心熬，外研如脂

上药各须精新，先捣大黄、干姜为末，研巴豆内中，合治一千杵，用为散，蜜和丸亦佳，密器中贮之，莫令歇。主心腹诸卒暴百病，若中恶客忤，心腹胀满，卒痛如锥刺，气急口噤，停尸卒死者，以暖水苦酒服大豆许三四丸，或不下，捧头起，灌令下咽，须臾当差，如未差，更与三丸，当腹中鸣，即吐下便差。若口噤，亦须折齿灌之。

治伤寒令愈不复，紫石寒食散方。

紫石英　白石英　赤石脂　钟乳研炼　栝蒌根　防风　桔梗　文蛤　鬼臼

各十分　太乙余粮十分烧　干姜　附子炮去皮　桂枝去皮各四分

上十三味，杵为散，酒服方寸匕。

救卒死方

薤捣汁，灌鼻中。

又方

雄鸡冠，割取血，管吹内鼻中。

猪脂如鸡子大，苦酒一升，煮沸灌喉中。

鸡肝及血，涂面上，以灰围四旁，立起。

大豆二七粒，以鸡子白并酒和，尽以吞之。

救卒死而壮热者方

矾石半斤，以水一斗半煮消，以渍脚，令没踝。

救卒死而目闭者方

骑牛临面，捣薤汁灌耳中，吹皂荚末鼻中，立效。

救卒死而张口反折者方

灸手足两爪后十四壮了，饮以五毒诸膏散。有巴豆者。

救卒死而四肢不收，失便者方

马屎一升，水三斗，煮取二斗以洗之，又取牛洞一升，温酒灌口中。灸心下一寸，脐上三寸，脐下四寸，各一百壮，差。

救小儿卒死而吐利，不知是何病方

狗屎一丸，绞取汁以灌之；无湿者，水煮干者，取汁。

尸蹶，脉动而无气，气闭不通，故静而死也。菖蒲屑，内鼻两孔中吹之，令人以桂屑着舌下。

又方：剔取左角发方寸，烧末，酒和，灌令入喉立起。

救卒死，客忤死，还魂汤主之。

麻黄三两　（去节）一方四两　杏仁（去皮尖），七十个　甘草一两（炙）

上三味，以水八升，煮取三升，去滓，分令咽之，通治诸感忤。

又方：

韭根一把　乌梅二七个　吴茱萸半升（炒）

上三味，以水一斗煮之，以病人栉内中，三沸，栉浮者生，沉者死，煮取三升，去滓分饮之。

救自缢死，旦至暮，虽已冷，必可治；暮至旦，小难也，恐此当言阴气盛故也。然夏时夜短于昼，又热，犹应可治。又云：心下若微温者，一日以上，犹可治之方。

徐徐抱解，不得截绳，上下安被卧之，一人以脚踏其两肩，手少挽其发，常弦弦勿纵之；一人以手按据胸上，数动之；一人摩捋臂胫，屈伸之。若已僵，但渐渐强屈之，并按其腹，如此一炊顷气从口出，呼吸眼开，而犹引按莫置，亦勿苦劳之，须臾，可少与桂枝汤及粥清，含与之，令濡喉，渐渐能咽，及稍止，若向令两人以管吹其两耳。

凡中暍死，不可使得冷，得冷便死，疗之方：

屈草带，绕暍人脐，使三两人溺其中，令温。亦可用热泥和屈草，亦可扣瓦碗底，按及车缸，以着暍人，取令溺须得流去，此谓道路穷，卒无汤当令溺其中，欲使多人溺，取令温，若汤，便可与之，不可泥及车缸，恐此物冷，暍既在夏月，得热泥土，暖车缸，亦可用也。

救溺死方：

取灶中灰两石余，以埋人，从头至足，水出七孔，即活。

治马坠及一切筋骨损方：

大黄一两，切浸汤成下　绯帛如手大烧灰　乱发如鸡子大烧灰用　久用炊单布一尺，烧灰　败蒲一握三寸　桃仁四十九枚，去皮尖熬　甘草如中指节，炙剉

上七味，以童子小便，量多少，煎成汤，内酒一大盏，次下大黄，去滓，分温三服，先锉败蒲席半领，煎汤浴，衣被盖覆，斯须，通利数行，痛楚立差，利及浴水赤，勿怪，即瘀血也。

第二十四节　禽兽鱼虫禁忌并治

凡饮食滋味以养于生，食之有妨，反能为害，自非服药炼液、焉能不饮食乎？切见时人，不闲调摄，疾疢竞起；若不因食而生，苟全其生，须知切忌者矣。所食之味，有与病相宜，有与身为害，若得宜则益体，害则成疾，以此致危，例皆难疗。凡煮药饮汁以解毒者，虽云救急，不可热饮，诸毒病，得热更甚，宜冷饮之。

肝病禁辛，心病禁咸，脾病禁酸，肺病禁苦，肾病禁甘。春不食肝，夏不食心，秋不食肺，冬不食肾，四季不食脾。辩曰：春不食肝者，为肝气王，脾气败，若食肝，则又补肝，脾气败尤甚，不可救，又肝王之时，不可以死气入肝，恐伤魂也，若非王时即虚，以肝补之佳，余脏准此。

凡肝藏，自不可轻啖，自死者弥甚。

凡心皆为神识所舍，勿食之，使人来生复其报对矣。

凡肉及肝，落地不着尘土者，不可食之。

猪肉落水浮者，不可食。

诸肉及鱼，若狗不食，鸟不啄者，不可食。

诸肉不干，火炙不动，见水自动者，不可食之。

肉中有朱点者，不可食之。

六畜肉，热血不断者，不可食之。

父母及身本命肉，食之令人神魂不安。

食肥肉及热羹，不得饮冷水。

诸五藏及鱼，投地尘土不污者，不可食之。

秽饭，馁肉，臭鱼，食之皆伤人。

自死肉口闭者，不可食之。

六畜自死，皆疫死，则有毒，不可食之。

兽自死，北首及伏地者，食之杀人。

食生肉，饱饮乳，变成白虫。一作血蛊。

疫死牛肉，食之令病洞下，亦致坚积，宜利药下之。

脯藏米瓮中有毒，及经夏食之，发肾病。

治自死六畜肉中毒方：

黄柏屑，捣服方寸匕。

治食郁肉漏脯中毒方：郁肉，密器盖之，隔宿者是也。漏脯，茅屋漏下，沾著者是也。

烧犬屎，酒服方寸匕，每服人乳汁亦良。饮生韭汁三升，亦得。

治黍米中藏干脯，食之中毒方：

大豆浓煮汁，饮数升即解，亦治狸肉漏脯等毒。

治食生肉中毒方：

掘地深三尺，取其下土三升，以水五升，煮数沸，澄清汁，饮一升即愈。

治六畜鸟兽肝中毒方：

水浸豆豉，绞取汁，服数升愈。

马脚无夜眼者，不可食之。

食酸马肉，不饮酒，则杀人。

马肉不可热食，伤人心。

马鞍下肉，食之杀人。

白马黑头者，不可食之。

白马青蹄者，不可食之。

马肉豚肉共食饱，醉卧大忌。

驴、马肉，合猪肉食之，成霍乱。

马肝及毛不可妄食，中毒害人。

食马肝中毒，人未死方：

雄鼠屎二七粒，末之，水和服，日再服。屎尖者是。

又方：人垢取方寸匕，服之佳。

治食马肉中毒欲死方：

香豉二两　杏仁三两

上二味，蒸一食顷，熟杵之服，日再服。

又方：煮芦根汁，饮之良。

疫死牛，或目赤，或黄，食之大忌。

牛肉共猪肉食之，必作寸白虫。

青牛肠，不可合犬肉食之。

牛肺从三月至五月，其中有虫如马尾，割去勿食，食则损人。

牛羊猪肉，皆不得以楮木桑木蒸炙，食之令人腹内生虫。

啖蛇牛肉杀人，何以知之？啖蛇者，毛发向后顺者，是也。

治啖蛇牛肉，食之欲死方：

饮人乳汁一升，立愈。

又方：以泔洗头，饮一升，愈。

牛肚细切，以水一斗，煮取一升，暖饮之，大汗出者愈。

治食牛肉中毒方：

甘草煮汁，饮之即解。

羊肉其有宿热者，不可食之。

羊肉不可共生鱼酪食之，害人。

羊蹄甲中有珠子白者，名羊悬筋，食之令人癫。

白羊黑头，食其脑，作肠痈。

羊肝共生椒食之，破人五脏。

猪肉共羊肝和食之，令人心闷。

猪肉以生胡荽同食，烂人脐。

猪脂不可合梅子食之。

猪肉和葵食之，少气。

鹿肉不可和蒲白作羹，食之发恶疮。

麋脂及梅李子，若妊妇食之，令子青盲，男子伤精。

獐肉不可合虾及生菜、梅李果食之，皆病人。

痼疾人不可食熊肉，令终身不愈。

白犬自死，不出舌者，食之害人。

食狗鼠余，令人发瘘疮。

治食犬肉不消，心下坚或腹胀，口干大渴，心急发热，妄语如狂，或洞下方：

杏仁一升，合皮熟研用

上一味，以沸汤三升和取汁，分三服，利下肉方，大验。

妇人妊娠，不可食兔肉、山羊肉及鳖、鸡、鸭，令子无声音。

兔肉不可合白鸡肉食之，令人面发黄。

兔肉着干姜食之，成霍乱。

凡鸟自死，口不闭，翅不合者，不可食之。

诸禽肉肝青者，食之杀人。

鸡有六翮四距者，不可食之。

乌鸡白首者，不可食之。

鸡不可共葫蒜食之，滞气。

山鸡不可合鸟兽肉食之。

雉肉久食之，令人瘦。

鸭卵不可合鳖肉食之。

妇人妊娠，食雀肉，令子淫乱无耻。

雀肉不可合李子食之。

燕肉勿食，入水为蛟龙所啖。

鸟兽有中毒箭死者，其肉有毒，解之方：

大豆煮汁，及盐汁，服之解。

鱼头正白，如连珠至脊上，食之杀人。

鱼头中无鳃者，不可食之，杀人。

鱼无肠胆者，不可食之，三年阴不起，女子绝生。

鱼头似有角者，不可食之。

鱼目合者，不可食之。

六甲日，勿食鳞甲之物。

鱼不可合鸡肉食之。

鱼不得合鸬鹚肉食之。

鲤鱼、鲊不可合小豆藿食之，其子不可合猪肝食之，害人。

鲤鱼不可合犬肉食之。

鲫鱼不可合猴雉肉食之。一云不可合猪肝食。

鳀鱼合鹿肉生食，令人筋甲缩。

青鱼、鲊不可合生胡荽，及生葵，并麦中食之。

鳝、鳝不可合白犬血食之。

龟肉不可合酒果子食之。

鳖目凹陷者，及压下有王字形者，不可食之。其肉不得合鸡鸭子食之。

龟鳖肉不可合苋菜食之。

虾无须及腹下通黑，煮之反白者，不可食之。

食脍，饮乳酪，令人腹中生虫，为瘕。

鲙食之，在心胸间不化，吐复不出，速下除之，久成症病，治之方：

橘皮一两　大黄二两　朴硝二两

上三味，以水一大升，煮至小升，顿服即消。

食鲙多，不消，结为症病，治之方：

马鞭草

上一味，捣汁饮之，或以姜叶汁饮之一升，亦消。又可服吐药吐之。

食鱼后中毒，两种烦乱，治之方：

橘皮

浓煎汁，服之即解。

食鯸鲐鱼中毒方：

芦根煮汁，服之即解。

蟹目相向，足斑目赤者，不可食之。

食蟹中毒，治之方：

紫苏，煮汁，饮之三升。紫苏子捣汁，饮之亦良。

又方：

冬瓜汁，饮二升，食冬瓜亦可。

凡蟹未遇霜，多毒，其熟者，乃可食之。

蜘蛛落食中，有毒，勿食之。

凡蜂蝇虫蚁等，多集食上，食之致瘘。

第二十五节　果实菜谷禁忌并治

果子生食生疮。

果子落地经宿，虫蚁食之者，人大忌食之。

生米停留多日，有损处，食之伤人。

桃子多食令人热，仍不得入水浴，令人病淋沥寒热病。

杏酪不熟，伤人。

梅多食，坏人齿。

李不可多食，令人胪胀。

林檎不可多食，令人百脉弱。

橘柚多食，令人口爽，不知五味。

梨不可多食，令人寒中，金疮、产妇，亦不宜食。

樱桃杏多食，伤筋骨。

安石榴不可多食，损人肺。

胡桃不可多食，令人动痰饮。

生枣多食，令人热渴，气胀。寒热羸瘦者，弥不可食，伤人。

食诸果中毒，治之方：

猪骨烧灰

上一味，末之，水服方寸匕。亦治马肝漏脯等毒。

木耳赤色，及仰生者，勿食。菌仰卷及赤色者不可食。

食诸菌中毒，闷乱欲死，治之方：

人粪汁饮一升，土浆饮一二升，大豆浓煎汁饮之。服诸吐利药，并解。

食枫柱菌而笑不止，治之以前方。

误食野芋，烦毒欲死，治之以前方。其野芋根，山东人名魁芋，人种芋，三年不收，亦成野芋，并杀人。

蜀椒闭口者有毒，误食之戟人咽喉，气病欲绝。或吐下白沫，身体痹冷，急治之方。

肉桂，煎汁饮之，饮冷水一二升。

或食蒜，或饮地浆。

或浓煮豉汁饮之。并解。

正月勿食生葱，令人面生游风。

二月勿食蓼，伤人肾。

三月勿食小蒜，伤人志性。

四月、八月勿食胡荽，伤人神。

五月勿食韭，令人乏气力。

五月五日勿食一切生菜，发百病。

六月、七月勿食茱萸，伤神气。

八月、九月勿食姜，伤人神。

十月勿食椒，损人心，伤心脉。

十一月、十二月勿食薤，令人多涕唾。

四季勿食生葵，令人饮食不化，发百病，非但食中，药中皆不可用，深宜慎之。

时病差未健，食生菜，手足必肿。

夜食生菜，不利人。

十月勿食被霜生菜，令人面无光，目涩心痛，腰疼，或发心疟，疟发时手足十指爪皆青，困萎。

葱韭初生芽者，食之伤人心气。

饮白酒食生韭，令人病增。

生葱不可共蜜，食之杀人，独颗蒜弥忌。

枣和生葱食之，令人病。

生葱和雄鸡、雉、白犬肉食之，令人七窍经年流血。

食糖蜜后，四日内食生葱蒜，令人心痛。

夜食诸姜蒜葱等，伤人心。

芜菁根多食之，令人气胀。

薤不可共牛肉作羹食之，成瘕病，韭亦然。

莼多病，动痔疾。

野苣不可同蜜食之，作内痔。

白苣不可共酪同食，作䘌虫。

黄瓜食之，发热病。

葵心不可食，伤人；叶尤冷，黄背赤茎者勿食之。

胡荽久食之，令人多忘。

病人不可食胡荽及黄花菜。

芋不可多食，动病。

妊娠食姜，令子余指。

蓼多食，发心痛。

蓼合生鱼食之，令人夺气，阴咳疼痛。

芥菜不可共兔肉食之，成恶邪病。

小蒜多食，伤人心力。

食躁式躁方：

豉浓煮汁饮之。

钩吻与芹菜相似，误食之，杀人，解之方：

荠苨八两

上一味，水六升，煮取二升，分温二服。钩吻生地傍无他草，其茎有毛者，以此别之。

菜中有水莨菪，叶圆而光，有毒，误食之，令人狂乱，状如中风，或吐血，治之方：

甘草煮汁，服之即解。

春秋二时，龙带精入芹菜中，人偶食之为病，发时手青腹满，痛不可忍，名蛟龙病，治之方：

硬糖二、三升

上一味，日两度，服之，吐出如蜥蜴三五枚，差。

食苦瓠中毒，治之方：

黍穰煮汁，数服之解。

扁豆，寒热者，不可食之。

久食小豆，令人枯燥。

食大豆等，忌啖猪肉。

大麦久食，令人作疥。

白黍米不可同饴蜜食，亦不可合葵食之。

荞麦面，多食令人发落。

盐多食，伤人肺。

食冷物，冰人齿。

食热物，勿饮冷水。

饮酒，食生苍耳，令人心痛。

夏月大醉汗流，不得冷水洗着身，及使扇，即成病。

饮酒大忌灸腹背，令人肠结。

醉后勿饱食，发寒热。

饮酒食猪肉，卧秫稻穰中则发黄。

食饴多饮酒，大忌。

凡水及酒，照见人影动者，不可饮之。

醋合酪食之，令人血瘕。

食白米粥勿食生苍耳，成走疰。

食甜粥已，食盐即吐。

犀角筋搅饮食，沫出，及浇地坟起者，食之杀人。

饮食中毒烦满，治之方：

苦参三两　苦酒一升半

上二味，煮三沸，三上三下，服之，吐食出即差，或以水煮亦得。

又方：

犀角汤亦佳。

贪食、食多不消，心腹坚满痛治之方：

盐一升　水三升

上二味，煮令盐消，分三服，当吐出食，便差。

矾石生入腹，破人心肝，亦禁水。

商陆，以水服，杀人。

葶苈子，傅头疮，药成入脑，杀人。

水银入人耳及六畜等，皆死。以金银着耳边，水银则吐。

苦楝无子者杀人。

凡诸毒，多是假毒以投，无知时宜煮甘草荠苨汁饮之，通除诸毒药。

第四章　神农本草经

第一节　玉石部上品

玉泉，味甘平。主治五脏百病。柔筋强骨，安魂魄，长肌肉，益气，久服耐寒暑，不饥渴，不老神仙。人临死服五斤，死三年色不变。一名玉札。

丹砂，味甘微寒。治身体五脏百病。养精神，安魂魄，益气，明目，杀精魅邪恶鬼。久服通神明不老。能化为汞。生山谷。

水银，味辛寒。主治疥瘙痂疡白秃，杀皮肤中虫虱，堕胎，除热。杀金银铜锡毒，熔化还复为丹。久服神仙不死。生平土。

空青，味甘寒。主治青盲、耳聋。明目，利九窍，通血脉，养精神。久服轻身延年不老。能化铜铁铅锡作金。生山谷。

曾青，味酸小寒。主治目痛，止泪出，风痹，利关节，通九窍，破癥瘕积聚。久服轻身不老。能化金铜。生山谷。

白青，味甘平。主明目，利九窍，耳聋，心下邪气。令人吐，杀诸毒三虫。久服通神明，轻身延年不老。生山谷。

扁青，小寒无毒。主治目痛，明目，折跌，痈肿，金创不瘳，破积聚，解毒气，利精神。久服，轻身不老。生山谷。

云母，味甘平。主治身皮死肌，中风寒热如在车船上，除邪气，安五脏，益子精，明目，轻身延年。一名云珠，一名云华，一名云英，一名云液，一名云沙，一名磷石。生山谷。

朴消，味苦寒无毒。主治百病，除寒热邪气，逐六腑积聚，结固留癖。能化七十二种石。炼饵服之，轻身神仙。生山谷。

消石，味苦寒。主治五脏积热，胃胀闭。涤去畜结饮食，推陈致新，除邪气。炼之如膏，久服轻身。一名芒硝。生山谷。

矾石，味酸寒。主治寒热，泄利，白沃，阴蚀，恶疮，目痛，坚骨齿。炼饵服之，轻身，不老，增年。一名羽涅。生山谷。

滑石，味甘寒。主治身热泄澼，女子乳难，癃闭，利小便，荡胃中积聚，寒热，益精气。久服轻身，耐饥，长年。生赭阳山谷。

紫石英，味甘平。主治心腹咳逆邪气，补不足，女子风寒在子宫，绝孕十年无子。久服温中，轻身，延年。生太山山谷。

白石英，味甘微温。主治消渴，阴痿不足，咳逆，胸膈间久寒。益气，除风湿痹。久服轻身，长年。生山谷。

青石、赤石、黄石、白石、黑石脂等，味甘平。主治黄疸，泄利，肠澼脓血，阴蚀，下血赤白，邪气，痈肿，疽痔恶疮，头疡，疥瘙。久服补髓益气，肥健，不饥，轻身，延年。五石脂，各随五色补五脏。生山谷。

太一禹余粮，味甘平。主治咳逆上气，癥瘕，血闭，漏下，除邪气。久服耐寒暑不饥，轻身飞行千里神仙。一名石脑。生山谷。

禹余粮，味甘寒。主治咳逆，寒热，烦满，下利赤白，血闭，癥瘕，大热。炼饵服之，不饥，轻身，延年。生池泽。

雄黄，味苦平。主治寒热，鼠瘘，恶疮，疽痔，死肌，杀精物恶鬼、邪气、百虫毒，胜五兵。炼食之，轻身神仙。一名黄食石。生山谷。

第二节　玉石部中品

石胆，味酸小寒。主明目，目痛，金创，诸痫痉，女子阴蚀痛，石淋，寒热，崩中下血，诸邪毒气，令人有子。炼饵服之不老，久服增寿，神仙。能化铁为铜、成金银。一名毕石，生山谷。

石钟乳，味甘温。主治咳逆上气，明目益精，安五脏，通百节，利九窍，下乳汁。生山谷。

雌黄，味辛平。主治恶疮，头秃，痂疥，杀毒虫虱，身痒，邪气，诸毒。炼之久服，轻身、增年、不老。生山谷。

殷孽，味辛温。主治烂伤瘀血，泄利，寒热，鼠瘘，癥瘕结气。一名姜石。生山谷。

孔公孽，味辛温。主治伤食不化，邪结气，恶疮疽瘘痔，利九窍，下乳汁。生山谷。

石硫黄，味酸温有毒。主治妇人阴蚀，疽，痔，恶血，坚筋骨，除头秃，能化金银铜铁奇物。生山谷中。

阳起石，味酸无毒。主治崩中漏下，破子藏中血，癥瘕结气，寒热，腹痛，无子，阴痿不起，补不足。一名白石。生齐山山谷。

凝水石，味辛寒。主治身热，腹中积聚邪气，皮中如火烧，烦满。水饮之。久服不饥。一名白水石。生山谷。

慈石，味辛寒。主治周痹，风湿，支节中痛，不可持物，洗洗酸痛，除大热烦满及耳聋。一名玄石。生山谷。

理石，味辛寒。主治身热，利胃解烦，益精明目，破积聚，去三虫。一名立制石。生山谷。

长石，味辛寒。主治身热，四肢寒厥，利小便，通血脉，明目去翳，眇，去三虫，杀蛊毒。久服不饥。一名方石。生山谷。

肤青，味辛平。主治蛊毒，毒蛇，菜肉诸毒，恶疮。一名推青。生山谷。

铁落，味辛平。主治风热恶创，疡疽疮痂疥，气在皮肤中。铁，主坚肌耐痛。铁精主明目化铜。生平泽。

第三节　玉石部下品

石膏，味辛微寒。主治中风，寒热，心下逆气，惊喘，口干，舌焦，不得息，腹中坚痛，除邪鬼，产乳，金创。生山谷。

青琅玕，味辛平。主治身痒，火创，痈伤，疥瘙，死肌。一名石珠。生平泽。

礜磻石，味辛大热有毒。主治寒热，鼠瘘，蚀疮，死肌，风痹，腹中坚，邪气，除热。一名青分石，一名立制石，一名固羊石。生山谷。

代赭，味苦寒。主治鬼注，贼风，蛊毒，杀精物恶鬼，腹中毒邪气，女子赤沃漏下。一名须丸。生山谷。

卤咸，味苦咸寒。主治大热，消渴，狂烦，除邪，及吐下蛊毒，柔肌肤。大盐，令人吐。戎盐，明目，目痛，益气，坚肌骨，去蛊毒。生池泽。

白垩，味苦温。主治女子寒热，癥瘕，月闭，积聚、阴肿痛，漏下，无子。生山谷。

铅丹，味辛微寒。主治咳逆胃反，惊痫癫疾，除热下气。炼化还成九光。久服通神明。生平泽。

粉锡，味辛寒。主治伏尸毒螫，杀三虫。锡铜镜鼻，主治女子血闭，癥瘕伏肠，绝孕。一名解锡。生桂阳山谷。

石灰，味辛温。主治疽疡疥瘙，热气，恶疮癞疾，死肌堕眉，杀痔虫，去黑子息肉。一名恶灰。生山谷。

冬灰，味辛微温。主治黑子，去疣息肉，疽蚀疥瘙。一名藜灰。生川泽。

第四节　草部上品

青芝，味酸平。主明目，补肝气，安精魂，仁恕。久食轻身不老，延年神仙。一名龙芝。生山谷。

赤芝，味苦平。主治胸中结，益心气，补中，增智慧，不忘。久食轻身不老，延年神仙。一名丹芝。生山谷。

黄芝，味甘平。主治心腹五邪，益脾气，安神，忠信和乐。久食轻身不老，延年神仙。一名金芝。生山谷。

白芝，味辛平。主治咳逆上气，益肺气，通利口鼻，强志意勇悍，安魄。久食轻身不老，延年神仙。一名玉芝。生山谷。

黑芝，味咸平。主治癃，利水道，益肾气，通九窍，聪察。久食轻身不老，延年神仙。一名玄芝。生山谷。

紫芝，味甘温。主治耳聋，利关节，保神，益精气，坚筋骨，好颜色。久食轻身不老，延年神仙。一名木芝。生山谷。

天门冬，味苦平。主治诸暴风湿偏痹，强骨髓，杀三虫，去伏尸。久服轻身益气延年。一名颠勒。生山谷。

术，味苦温。主治湿痹，死肌，痉疸，止汗，除热，消食。化煎饵。久服轻身，延年不饥。一名山蓟。生郑山山谷。

委萎，味甘平。主治中风暴热不能动摇，跌筋结肉，诸不足，久服去面䵟，好颜色，润泽，轻身，不老。生川谷。

干地黄，味甘寒。主治折跌，绝筋，伤中，逐血痹，填骨髓，长肌肉。作汤，除寒热，积聚，除痹。生者尤良。一名地髓。生川泽。

菖蒲，味辛温。主治风寒湿痹，咳逆上气。开心孔，补五脏，通九窍，明耳目，出音声。久服轻身，不忘，不迷惑，延年。一名昌阳。生池泽。

远志，味苦温。主治咳逆，伤中，补不足，除邪气，利九窍，益智慧，耳目聪明，不忘，强智，倍力。久服轻身不老。叶名小草。一名蕀菀，一名葽绕，一名细草。生川谷。

泽泻，味甘寒。主治风寒湿痹，乳难，消水，养五脏，益气力，肥健。久服耳目聪明，不饥，延年轻身，面生光，能行水上。一名水泻，一名芒芋，一名鹄泻。生池泽。

薯蓣，味甘小温。主治伤中，补虚羸，除寒热邪气，补中益气力，长肌肉。久服耳目聪明，轻身，不饥，延年。一名山药。生山谷。

菊华，味苦平。主治风头，头眩肿痛，目欲脱，泪出，皮肤死饥，恶风湿痹。久服利血气，轻身，耐老，延年。一名节华。生川泽。

甘草，味甘平。主治五脏六腑寒热邪气，坚筋骨，长肌肉，倍力，金疮，肿，解毒，久服轻身，延年。生川谷。

人参，味甘小寒。主补五脏，安精神，定魂魄，止惊悸，除邪气，明目，开心益智。久服轻身，延年。一名人衔，一名鬼盖。生山谷。

石斛，味甘平。主治伤中，除痹，下气，补五脏虚劳羸瘦，强阴。久服厚肠胃，轻身，延年。一名林兰。生山谷。

石龙芮，味苦平。主治风寒湿痹，心腹邪气，利关节，止烦满。久服轻身，明目，不老。一名鲁果能，一名地椹。生川泽。

牛膝，味苦平。主治寒湿痿痹，四肢拘挛，膝痛不可屈伸，逐血气，伤热火烂，堕胎。久服轻身，耐老。一名石倍。生川谷。

细辛，味辛小温。主治咳逆，头痛脑动，百节拘挛，风湿痹痛，死肌，明目，利九窍。久服轻身延年。一名小辛，生山谷。

独活，味苦平无毒。主治风寒所击，金疮，止痛，贲豚痫痉，女子疝瘕。久服轻身，耐老。一名羌活，一名羌青，一名护羌使者。生川谷。

升麻，味甘平。主解百毒，杀百精老物殃鬼，辟温疫瘴邪蛊毒。久服不夭，轻身，长年，一名周升麻。生山谷。

茈胡，味苦平。主治心腹肠胃中结气，饮食积聚，寒热邪气，推陈致新，久服轻身，明目，益精。一名地薰。生川谷。

防葵，味辛寒。主治疝瘕肠泄，膀胱热结溺不下，咳逆，温疟，癫痫，惊邪狂走。久服坚骨髓，益气轻身。一名梨盖。生川谷。

耆实，味苦平。主治阴痿，益气，充肌肤，明目聪慧先知。久服不饥，不老，轻身。生川谷。

奄闾子，味苦小温无毒。主治五脏瘀血，腹中水气，肤胀留热，风寒湿痹，身体诸痛。久服轻身，延年，不老。生川谷。

薏苡仁，味甘微寒。主治筋急拘挛不可屈伸，风湿痹，下气。久服轻身，益气。其根下三虫。一名解蠡。生平泽。

车前子，味甘寒无毒。主治气癃，止痛、利水道小便，除湿痹。久服轻身，耐老。一名当通。生平泽。

析蓂子，味辛酸温无毒。主明目，目痛泪出，除痹，补五脏，益精光。久服轻身，不老。一名蒫析，一名大蕺，一名马辛。生山泽。

充蔚子，味辛微温。主明目，益精，除水气。久服轻身。茎，主瘾疹痒，可作汤浴。一名益母，一名益明，一名大札。生池泽。

木香，味辛温。主治邪气，辟毒疫温鬼，强志，主淋露。久服不梦寤魇寐。生山谷。

龙胆，味苦涩。主治骨间寒热，惊痫邪气，续绝伤，定五脏，杀蛊毒。久服益智，不忘，轻身，耐老。一名陵游。生山谷。

菟丝子，味辛平。主续绝伤，补不足，益气力，肥健。汁，去面䵟。久服明目，轻身，延年。一名菟芦。生山谷。

巴戟天，味辛微温。主治大风邪气，阴痿不起。强筋骨，安五脏，补中，增志，益气。生山谷。

白莫，味甘寒。主治寒热，八疸，消渴。补中益气。久服轻身，延年。一名榖菜。

白蒿，味甘平。主治五脏邪气，风寒湿痹，补中益气，长毛发令黑，疗心悬，少食常饥。久服轻身，耳目聪明，不老。生川泽。

地肤子，味苦寒。主治膀胱热，利小便，补中益精气。久服耳目聪明，轻身，耐老。一名地葵。生平泽。

石龙蒭，味苦微寒。主治心腹邪气，小便不利，淋闭。风湿鬼注恶毒。久服补虚羸，轻身，耳目聪明，延年。一名龙须，一名草续断。生山谷。

落石，味苦温。主治风热，死肌，痈伤，口干舌焦，痈肿不消，喉舌肿，水浆不下。久服轻身，明目，润泽好颜色，不老，延年。一名石鲮，生川谷。

黄连，味苦无毒。主治热气，目痛眦伤泣出，明目，肠澼腹痛下利，妇人阴中肿痛。久服令人不忘。一名王连，生川谷。

王不留行，味苦平。主治金创，止血，逐痛，出刺，除风痹内寒。久服轻身，耐老，增寿。生山谷。

蓝实，味苦寒。主解诸毒，杀虫蚑注鬼螫毒。久服头不白，轻身。生平泽。

景天，味苦酸平。主大热火疮，身热烦，邪恶气。华，主女人漏下赤白，轻身，明目。一名戒火，一名慎火。生川谷。

天名精，味甘寒。主治瘀血，血瘕欲死，下血，止血，利小便，除小虫，去痹，除胸中结热，止烦渴。久服轻身，耐老。一名麦句姜，一名虾蟆蓝，一名豕首。生川泽。

蒲黄，味甘平。主治心腹膀胱寒热，利小便，止血，消瘀血。久服轻身，益气力，延年，神仙。生池泽。

香蒲，味甘平。主治五脏心下邪气，口中烂臭，坚齿，明目，聪耳。久服轻身，耐劳。一名睢。生池泽。

兰草，味辛平。主利水道，杀蛊毒，辟不祥。久服益气，轻身，不老，通神明。一名水香。生池泽。

决明子，味咸平。主治青盲，目淫肤，赤白膜，眼赤痛，泪出。久服益精光，轻身。生川泽。

云实，味辛小温。主治泄利肠澼，杀虫蛊毒，去邪恶结气，止痛，除寒热。华，主治见鬼精物。多食令人狂走。久服轻身，通神明。生川谷。

黄芪，味甘微温。主治痈疽，久败疮，排脓，止痛，大风，癞疾，五痔，鼠瘘，补虚，小儿百病。一名戴糁。生山谷。

蛇床子，味苦平。主治妇人阴中肿痛，男子阴痿，湿痒，除痹气，利关节，癫痫，恶疮。久服轻身。一名蛇粟，一名蛇米。生川谷。

漏芦，味苦咸寒。主治皮肤热，恶疮，疽痔，湿痹，下乳汁。久服轻身，益气，耳目聪明，不老，延年。一名野兰。生山谷。

茜根，味苦寒。主治寒湿风痹，黄疸。补中。生山谷。

旋华，味甘温。主益气，去面皯黑色，媚好。根，主腹中寒热邪气，利小便。久服不饥，轻身。一名筋根华，一名金沸。生平泽。

白兔藿，味苦平。主治蛇虺蜂虿猘狗菜肉蛊毒，鬼注。一名白葛。生山谷。

青蘘，味甘寒。主治五脏邪气，风寒湿痹，益气，补脑髓，坚筋骨。久服耳目聪明，不饥，不老，增寿。巨胜苗也。生川谷。

当归，味甘温无毒。主治咳逆上气，温疟寒，热洗洗在皮肤中，妇人漏下，绝子诸恶疮疡，金创，煮饮之。一名乾归。生川谷。

第五节　草部中品

赤箭，味辛温。主杀鬼精物，蛊毒恶气，久服益气力，长阴，肥健，轻身，增年，一名离母，一名鬼督邮。生川谷。

麦门冬，味甘平。主治心腹结气，伤中伤饱，胃络脉绝，羸瘦短气。久服轻身，不老，不饥。生川谷。

卷柏，味辛平。主治五脏邪气，女子阴中寒热痛，癥瘕，血闭，绝子。久服轻身，和颜色。一名万岁。生山谷。

肉苁蓉，味咸。主治五劳七伤，补中，除茎中寒热痛，养五脏，强阴，益精气，多子，妇人癥瘕。久服轻身。生山谷。

蒺藜子，味苦温。主治恶血，破癥结积聚，喉痹，乳难。久服长肌肉，明目，轻身。一名旁通，一名屈人，一名止行，一名豺羽，一名升推。生平泽。

防风，味甘温无毒。主治大风，头眩痛，恶风风邪，目盲无所见，风行周身，骨节疼痛，烦满。久服轻身。一名铜芸。生川泽。

沙参，味苦微寒无毒。主治血积惊气，除寒热，补中，益肺气。久服利人。一名知母。生川谷。

芎䓖，味辛温无毒。主治中风入脑头痛，寒痹筋挛缓急，金创，妇人血闭无子。生川谷。

蘪芜，味辛温。主治咳逆，定惊气，辟邪恶，除蛊毒鬼注，去三虫。久服通神。一名薇芜，生川泽。

续断，味苦微温。主治伤寒，补不足，金创痈伤折跌，续筋骨，妇人乳难。久服益气力。一名龙豆，一名属折。生山谷。

茵陈蒿，味苦无毒。主治风湿，寒热邪气，热结黄疸。久服轻身，益气，耐老。生太山及丘陵坡岸上。

五味，味酸温。主益气，咳逆上气，劳伤羸瘦，补不足，强阴，益男子精。生山谷。

秦艽，味苦平。主治寒热邪气，寒湿风痹，肢节痛，下水，利小便。生山谷。

黄芩，味苦平。主治诸热，黄疸，肠澼泄利，逐水，下血闭，恶疮，疽蚀，火疡。一名腐肠。生川谷。

芍药，味苦。主治邪气腹痛，除血痹，破坚积，寒热，疝瘕，止痛，利小便，益气。生川谷。

干姜，味辛温。主治胸满，咳逆上气，温中，止血，出汗，逐风，湿痹，肠澼下利，生者尤良。久服去臭气，通神明。生川谷。

藁本，味辛微温。主治妇人疝瘕，阴中寒，肿痛，腹中急，除风头痛，长肌肤，悦颜色。一名鬼卿，一名地新。生山谷。

麻黄，味苦温无毒。主治中风，伤寒，头痛，温疟，发表出汗，去邪热气，止咳逆上气，除寒热，破癥坚积聚。一名龙沙。生川谷。

葛根，味甘平。主治消渴，身大热，呕吐，诸痹，起阴气，解诸毒。葛谷，主下利十岁已上。一名鸡齐根。生川谷。

知母，味苦寒无毒。主治消渴，热中，除邪气，肢体浮肿，下水，补不足。益气。一名蚳母，一名连母，一名野蓼，一名地参，一名水参，一名水浚，一名货母，一名蝭母。生川谷。

贝母，味辛平。主治伤寒烦热，淋沥，邪气，疝瘕，喉痹，乳难，金疮风痉。一名空草。

栝楼，味苦寒。主治消渴，身热烦满，大热。补虚安中，续绝伤。一名地楼。生川谷及山阴。

丹参，味苦微寒无毒。主治心腹邪气，肠鸣幽幽如走水，寒热积聚，破癥除瘕，止烦满，益气。一名却蝉草。生山谷。

玄参，味苦微寒无毒。主治腹中寒热积聚，女子产乳余疾。补肾气，令人目明。一名重台。生川谷。

苦参，味苦寒。主治心腹结气，癥瘕积聚，黄疸，溺有余沥，逐水，除痈肿，补中，明目，止泪。一名水槐，一名苦识。生山谷及田野。

狗脊，味苦平。主腰背强，关机缓急，周痹，寒湿膝痛。颇利老人。一名百枝。生川谷。

萆薢，味苦平。主治腰背痛强，骨节风寒湿周痹。恶疮不瘳，热气。生山谷。

通草，味辛平。主去恶虫，除脾胃寒热，通利九窍血脉关节，令人不忘。一名附支。生山谷。

瞿麦，味苦寒。主治关格，诸癃结，小便不通，出刺，决痈肿，明目去翳，破胎堕子，下闭血。一名巨句麦。生川谷。

败酱，味苦平。主治暴热，火疮，赤气，疥瘙疽痔，马鞍，热气。一名鹿肠。生川谷。

白芷，味辛温。主治女人漏下赤白，血闭，阴肿，寒热，风头，侵目泪出。长肌肤，润泽，可作面脂。一名芳香。生川谷。

杜若，味辛微温。主治胸胁下逆气，温中，风入脑户，头肿痛，多涕泪出。久服益精，明目，轻身。一名杜蘅。生川泽。

紫草，味苦寒。主心腹邪气，五疸，补中益气，利九窍，通水道。一名紫丹，一名紫芙，一名地血。生山谷。

紫菀，味苦温。主治咳逆上气，胸中寒热结气，去蛊毒，痿蹷，安五脏。生山谷。

白鲜，味苦寒。主治头风，黄疸，咳逆，淋沥，女子阴中肿痛，湿痹，死

191

肌，不可屈伸，起止行步。生川谷。

薇衔，味苦平。主治风湿痹，历节痛，惊痫吐舌，悸气贼风，鼠瘘痈肿。一名麋衔。生川泽。

白薇，味苦平。主治暴中风，身热，肢满，忽忽不知人，狂惑邪气，寒热，酸疼，温疟洗洗，发作有时。生川泽。

菜耳实，味甘温。主治风头寒痛，风湿周痹，四肢拘挛痛，恶肉死肌。久服益气，耳目聪明，强志，轻身。一名胡菜，一名地葵。生川谷。

茅根，味甘寒。主治劳伤虚羸，补中益气，除瘀血，血闭寒热，利小便。其苗主下水。一名兰根，一名茹根。生山谷。

酸酱，味酸平。主治热烦满，定志益气，利水道，产难，吞其实立产。一名酢酱。生川泽。

淫羊藿，味辛寒。主治阴痿，绝伤，茎中痛，利小便。益气力，强志。一名刚前。生山谷。

蠡实，味甘平。主治皮肤寒热，胃中热气，风寒湿痹。坚筋骨，令人嗜食。久服轻身。华叶，去白虫。一名剧草，一名三坚，一名豕首。生川谷。

款冬，味辛温。主治咳逆上气，善喘，喉痹，诸惊痫，寒热邪气。一名橐吾，一名颗东，一名虎须，一名菟奚。生山谷。

防己，味辛平。主治风寒，温疟，热气，诸痫，除邪，利大小便。一名解离。生川谷。

女菀，味辛温。主治风寒洗洗，霍乱泄痢，肠鸣上下无常处，惊痫，寒热百疾。生川谷。

泽兰，味酸无毒。主治乳妇衄血，中风余疾，大腹水肿，身面四支浮肿，骨节中水，金创，痈肿疮脓。一名虎兰，一名龙枣。生泽傍。

地榆，味苦微寒。主治妇人乳痓痛，七伤，带下病，止痛，除恶肉，止汗，疗金疮。生山谷。

王孙，味苦平无毒。主治五脏邪气，寒湿痹，四肢疼酸，膝冷痛。生川谷。

爵床，味咸寒。主治腰脊痛不得著床，俯仰艰难，除热，可作浴汤。生山谷。

马先蒿，味苦平。主治寒热，鬼注，中风湿痹，女子带下病，无子。一名马矢蒿。生川泽。

蜀羊泉，味苦微寒。主治头秃恶疮，热气疥瘙痂癣虫，疗龋齿。生川谷。

积雪草，味苦寒，主治大热，恶疮痈疽，浸淫赤熛，皮肤赤，身热。生川谷。

垣衣，味酸无毒。主治黄疸，心烦咳逆，血气，暴热在肠胃，金创内塞。久服补中益气，长肌，好颜色。一名昔邪，一名乌韭，一名垣嬴，一名天韭，一名鼠韭。生古垣墙阴或屋上。

水萍，味辛寒。主治暴热身痒，下水气，胜酒，长须发，止消渴。久服轻身。一名水华。生池泽。

海藻，味苦寒。主治瘿瘤气，颈下核，破散结气，痈肿，癥瘕，坚气，腹中上下鸣，下十二水肿。一名落首。生池泽。

桔梗，味苦无毒。主治胸胁痛如刀刺，腹满肠鸣幽幽，惊恐悸气。生山谷。

旋覆花，味咸温。主治结气，胁下满，惊悸，除水，去五脏间寒热。补中下气。一名金沸草，一名盛湛。生川谷。

蛇全，味苦微寒。主治惊痫，寒热邪气，除热，金创，疽痔，鼠瘘，恶疮头疡。一名蛇衔。生山谷。

假苏，味辛温。主治寒热，鼠瘘，瘰疬生疮，破结聚气，下瘀血，除湿痹。一名鼠蓂。生川泽。

第六节　草部下品

营实，味酸温。主治痈疽恶疮，结肉跌筋，败疮热气，阴蚀不瘳，利关节。一名墙薇，一名墙麻，一名牛棘。生川谷。

牡丹，味辛寒。主治寒热，中风，瘛疭，痉，惊痫，邪气，除癥坚，瘀血，留舍肠胃，安五脏，疗痈疮。一名鹿韭，一名鼠姑。生山谷。

石韦，味苦平。主治劳热，邪气，五癃闭不通，利小便水道。一名石樜。生山谷石上。

百合，味甘平。主治邪气腹胀，心痛，利大小便。补中益气。生川谷。

紫参，味苦寒。主治心腹积聚，寒热邪气，通九窍，利大小便。一名牡蒙。生山谷。

王瓜，味苦寒。主治消渴，内痹，瘀血月闭，寒热，酸疼，益气，愈聋。一名土瓜。生平泽。

大黄，味苦寒有毒。主下瘀血，血闭，寒热，破癥瘕积聚，留饮宿食，荡涤肠胃，推陈致新，通利水谷，调中化食，安和五脏。生山谷。

甘遂，味苦寒有毒。主治大腹疝瘕，腹满，面目浮肿，留饮宿食，破癥坚积聚，利水谷道。一名主田。生川谷。

亭苈，味辛寒。主治癥瘕，积聚，结气，饮食寒热，破坚逐邪，通利水道。一名大室，一名大适。生平泽及田野。

芫华，味苦温有毒。主治咳逆上气，喉鸣喘，咽肿，气短，蛊毒，鬼疟，疝瘕，痈肿，杀虫鱼。一名去水。生川谷。

泽漆，味苦微寒。主治皮肤热，大腹水气，四肢面目浮肿，丈夫阴气不足。生川泽。

大戟，味苦寒。主治蛊毒，十二水。腹满急痛，积聚，中风，皮肤疼痛，吐逆。

荛华，味苦寒。主治伤寒，温疟，下十二水，破积聚大坚，癥瘕，荡涤肠胃中留癖饮食，寒热邪气，利水道。生川谷。

钩吻，味辛温。主治金疮乳痓，中恶风，咳逆上气，水肿，杀鬼注蛊毒。一名冶葛。生山谷。

藜芦，味辛寒有毒。主治蛊毒，咳逆，泄痢肠澼，头疡疥瘙恶疮，杀诸虫毒，去死肌。一名葱苒。生山谷。

乌头，味辛温有毒。主治中风，恶风洗洗，出汗，除寒湿痹，咳逆上气，破积聚寒热。其汁煎之，名射罔，杀禽兽。一名奚毒，一名即子，一名乌喙。生山谷。

天雄，味辛温。主治大风，寒湿痹，历节痛，拘挛缓急，破积聚，邪气，金创，强筋骨，轻身，健行。一名白幕。生山谷。

附子，味辛温有毒。主治风寒，咳逆，邪气，温中，金创，破癥坚积聚，血瘕寒湿，踒躄拘挛，膝痛不能行步。生山谷。

羊踯躅，味辛温有毒。主治贼风在皮肤中淫淫痛，温疟，恶毒，诸痹。生川谷。

茵芋，味苦温。主治五脏邪气，心腹寒热，羸瘦，如疟状发作有时，诸关节风湿痹痛。生川谷。

射干，味苦平。主治咳逆上气，喉痹，咽痛不得消息，散结气，腹中邪逆，食饮大热。一名乌扇，一名乌蒲。生川谷。

鸢尾，味苦平。主治蛊毒邪气，鬼注诸毒，破癥瘕积聚，去水，下三虫。生山谷。

贯众，味苦微寒有毒。主治腹中邪热气，诸毒，杀三虫。一名贯节，一名贯渠，一名百头，一名虎卷，一名扁苻。生山谷。

飞廉，味苦平。主治骨节热，胫重酸疼。久服令人身轻。一名飞轻。生川泽。

半夏，味辛平。主治伤寒寒热，心下坚，下气，喉咽肿痛，头眩胸胀，咳逆肠鸣，止汗。一名地文，一名水玉。生川谷。

虎掌，味苦温无毒。主治心痛，寒热，结气，积聚伏梁，伤筋痿拘缓，利水道。生山谷。

莨荡子，味苦寒。主治齿痛，出虫，肉痹拘急，使人健行，见鬼，多食令人狂走。久服轻身。走及奔马，强志、益力、通神。一名横唐。生川谷。

蜀漆，味辛平有毒。主治疟及咳逆寒热，腹中癥坚痞结，结聚邪气，蛊毒鬼注。生川谷。

恒山，味苦寒。主治伤寒寒热，热发温疟，鬼毒，胸中痰结，吐逆。一名互草。生川谷。

青葙，味苦微寒。主治邪气，皮肤中热，风瘙身痒，杀三虫。子名草决明，疗唇口青。一名草蒿，一鸣萋蒿。生平谷。

狼牙，味苦寒，有毒。主治邪气热气，疥瘙恶疡疮痔，去白虫。一名牙子。生川谷。

白蔹，味苦平。主治痈肿，疽疮，散结气，止痛除热，目中赤，小儿惊痫，温疟，女子阴中肿痛。一名菟核，一名白草。生山谷。

白及，味苦平。主治痈肿，恶疮败疽，伤阴，死肌，胃中邪气，贼风鬼击，痱缓不收。一名甘根，一名连及草。生川谷。

草蒿，味苦寒。主治疥瘙痂痒，恶疮，杀虱，留热在骨节间，明目。一名青蒿，一名方溃。生川泽。

藋菌，味咸平。主治心痛，温中，去长虫，白㿉，蛲虫，蛇螫毒，癥瘕诸虫。一名藋芦。生池泽。

连翘，味苦平。主治寒热鼠瘘，瘰疬痈肿，恶疮瘿瘤，结热蛊毒。一名异翘，一名轵，一名简华，一名折根，一名三廉。生山谷。

白头公，味苦温无毒。主治温疟，狂易，寒热，癥瘕积聚，瘿气，逐血，止痛，疗金疮。一名野丈人，一名胡王使者。生川谷。

闾茹，味酸咸有毒。主蚀恶肉，败疮，死肌，杀疥虫，排脓恶血，除大风，热气，善忘不乐。生川谷。

羊桃，味苦寒。主治熛热身暴赤色，风水积聚，恶疡，除小儿热。一名鬼桃，一名羊肠。生川谷。

羊蹄，味苦寒。主治头秃，疥瘙，除热，女子阴蚀。一名东方宿，一名连虫陆，一名鬼目。生川泽。

鹿藿，味苦平。主治蛊毒，女子腰腹痛不乐，肠痈瘰疬疡气。生山谷。

牛扁，味苦微寒。主治身皮疮热气，可作浴汤，杀牛虱小虫，又疗牛病。生川谷。

陆英，味苦寒。主治骨间诸痹，四肢拘挛疼酸，膝寒痛，阴痿，短气不足，脚肿。生川谷。

芫草，味苦平。主治久咳上气，喘逆久寒，惊悸，痂疥，白秃，疡气，杀皮肤小虫。生川谷。

夏枯草，味苦辛寒。主治寒热，瘰疬，鼠瘘，头疮，破癥，散瘿结气，脚肿，湿痹。轻身。一名夕句，一名乃东。生川谷。

乌韭，味甘寒。主治皮肤往来寒热，利小肠，膀胱气。生山谷。

蚤休，味苦微寒。主治惊痫，摇头弄舌，热气在腹中，癫疾，痈疮，阴蚀，下三虫，去蛇毒。一名螫休。生川谷。

石长生，味咸微寒。主治寒热，恶疮大热，辟鬼气不祥。一名丹草。生山谷。

狼毒，味辛平。主治咳逆上气，破积聚饮食，寒热水气，恶疮，鼠瘘，疽蚀，鬼精蛊毒，杀飞鸟走兽。一名续毒。生山谷。

鬼臼，味辛温。主杀蛊毒鬼注精物，辟恶气不祥，逐邪解百毒。一名爵犀，一名马目毒公，一名九臼。生山谷。

扁蓄，味苦平。主治浸淫，疥瘙，疽痔，杀三虫。生山谷。

商陆，味辛平。主治水胀，疝瘕，痹，熨除痈肿。杀鬼精物。一名募根，一名夜呼。生川谷。

女青，味辛平。主治蛊毒，逐邪恶气，杀鬼温疟，辟不祥。一名雀瓢。生山谷。

白附子，主治心痛血痹，面上百病，行药势。生蜀郡。

姑活，味甘温。主治大风邪气，湿痹寒痛。久服轻身，益寿，耐老。一名冬葵子。生川泽。

别羁，味苦微温。主治风寒湿痹，身重，四肢疼酸，寒邪历节痛。生川谷。

石下长卿，味咸平。主治鬼注精物，邪恶气，杀百精蛊毒，老魅，注易，亡走，啼哭，悲伤恍惚。一名徐长卿。生池泽。

翘根，味苦寒。主治下热气，益阴精，令人面悦好，明目。久服轻身，耐老。生平泽。

屈草，味苦。主治胸胁下痛，邪气，肠间寒热，阴痹。久服轻身益气耐老。生川泽。

第七节　木部上品

茯苓，味甘平。主治胸胁逆气，忧恚惊恐，心下结痛，寒热，烦满，咳逆，口焦舌干，利小便。久服安魂养神，不饥，延年。一名伏兔。生山谷。

松脂，味苦温。主治痈疽恶疮，头疡白秃，疥瘙风气，安五脏，除热。久服轻身延年。一名松膏，一名松肪。生山谷。

柏实，味甘平。主治惊悸，安五脏，益气，除风湿痹。久服令人润泽美色，耳目聪明，不饥不老，轻身，延年。生山谷。

菌桂，味辛温。主治百病，养精神，和颜色，为诸药先娉通使。久服轻身不老，面生光华，媚好常如童子。生交阯山谷。

牡桂，味辛温。主治上气咳逆，结气，喉痹吐吸，利关节，补中益气。久服通神，轻身，不老。生山谷。

杜仲，味辛平。主治腰膝痛，补中，益精气，坚筋骨，强志，除阴下痒湿，小便余沥。久服轻身，耐老。一名思仙。生山谷。

蔓荆实，味苦微寒。主治筋骨间寒热，湿痹，拘挛，明目，坚齿，利九窍，去白虫。久服轻身，耐老。小荆实亦等。

女贞实，味苦平。主补中安五脏，养精神，除百疾。久服肥健，轻身，不老。生川谷。

桑上寄生，味苦平。主治腰痛，小儿背强，痈肿，安胎，充肌肤，坚齿发，长须眉。其实，明目，轻身，通神。一名寄屑，一名寓木，一名宛童。生山谷。

蕤核，味甘平无毒。主治心腹邪结气，明目，目赤痛伤泪出。久服轻身，益气，不饥。生川谷。

蘗木，味苦寒。主治五脏肠胃中结气热，黄疸，肠痔，止泄利，女子漏下赤白，阴阳蚀疮。根，一名檀桓。生山谷。

辛夷，味辛温。主治五脏身体寒热，风头脑痛，面黚。久服下气，轻身明目，增年，能老。一名辛引，一名侯桃，一名房木。生川谷。

榆皮，味甘平。主治大小便不通，利水道，除邪气。久服轻身，不饥。其实尤良。一名零榆。生山谷。

酸枣，味酸平。主治心腹寒热，邪结气，四肢酸疼，湿痹。久服安五脏，轻身，延年。生川泽。

槐子，味苦寒。主治五内邪气热，止涎唾，补绝伤，五痔，火疮，妇人乳瘕，子藏急痛。生平泽。

枸杞，味苦寒。主治五内邪气，热中，消渴，周痹。久服坚筋骨，轻身，耐老。一名杞根，一名地骨，一名枸忌，一名地辅。生平泽。

橘柚，味辛温。主治胸中瘕热，逆气，利水谷。久服去口臭，下气通神。一名橘皮，生南山川谷。

第八节　木部中品

干漆，味辛温，无毒。主治绝伤，补中，续筋骨，填髓脑，安五脏，五缓六急，风寒湿痹。生漆，去长虫。久服轻身，耐老。生川谷。

木兰，味苦寒。主治身大热在皮肤中，去面热，赤疱酒皶，恶风，癫疾，阴下痒湿，明目。一名林兰。生山谷。

龙眼，味甘平。主治五脏邪气，安志，厌食。久服强魂，聪明，轻身不老，通神明。一名益智。生山谷。

厚朴，味苦温无毒。主治中风，伤寒，头痛，寒热，惊气，血痹，死肌，去三虫。生山谷。

竹叶，味苦平。主治咳逆上气，溢筋急，恶疡，杀小虫。根，作汤，益气止渴，补虚下气。汁，主风痉痹。实，通神明，轻身益气。

枳实，味苦寒。主治大风在皮肤中，如麻豆苦痒，除寒热热结，止利。长肌肉，利五脏，益气，轻身。生川泽。

山茱萸，味酸无毒。主治心下邪气，寒热，温中，逐寒湿痹，去三虫。久服轻身。一名蜀枣。生山谷。

吴茱萸，味辛温。主温中下气止痛，咳逆，寒热，除湿血痹，逐风邪，开腠理。根，杀三虫。一名薮。生川谷。

秦皮，味酸无毒。主治风寒湿痹，洗洗寒气，除热，目中青翳，白膜。久服头不白，轻身。生川谷。

栀子，味苦寒。主治五内邪气，胃中热气，面赤酒疱皶鼻，白癞，赤癞，疮疡。一名木丹。生川谷。

合欢，味甘平。主安五脏，和心志，令人欢乐无忧。久服轻身，明目，得所欲。生益州山谷。

秦椒，味辛温。主治风邪气，温中，除寒痹，坚齿，长发，明目。久服轻身，好颜色，耐老增年，通神。生川谷。

紫葳，味酸微寒。主治妇人乳余疾，崩中癥瘕，血闭，寒热，羸瘦，养胎。生川谷。

芜荑，味辛。主治五内邪气，散皮肤骨节中淫淫行毒。去三虫，化食。一名无姑，一名蕨蘠。生川谷。

桑根白皮，味甘寒。主治伤中五劳六极，羸瘦，崩中，脉绝，补虚益气。叶，除寒热，出汗。桑耳，黑者，主女子漏下，赤白汁，血病，癥瘕积聚，腹痛，阴阳寒热，无子。五木耳，名檽，益气不饥，轻身强志。生山谷。

第九节　木部下品

松萝，味苦平。主治瞋怒邪气，止虚汗出，风头，女子阴寒肿痛。一名女萝。生山谷。

五加，味辛温。主治心腹疝气，腹痛，益气，疗躄。小儿立能行，疽疮，阴蚀。一名豺漆。

猪苓，味甘平。主治痎疟，解毒，蛊毒、蛊注，不祥，利水道。久服轻身耐老。一名猳猪矢。生山谷。

白棘，味辛寒。主治心腹痛，痈肿溃脓，止痛。一名棘针。生川谷。

卫矛，味苦寒，无毒。主治女子崩中下血，腹满汗出，除邪，杀鬼毒蛊注。一名鬼箭。

黄环，味苦有毒。主治蛊毒鬼注鬼魅，邪气在脏中，除咳逆，寒热。一名陵泉，一名大就。生山谷。

石南草，味辛平。主养肾气，内伤阴衰，利筋骨皮毛。实，杀蛊毒，破积聚，逐风痹。一名鬼目。生山谷。

巴豆，味辛温有毒。主治伤寒温疟寒热，破癥瘕结聚坚积，留饮痰癖，大腹水胀，荡练五脏六腑，开通闭塞，利水谷道，去恶肉，除鬼毒蛊注邪物，杀虫鱼。一名巴椒。生川谷。

蜀椒，味辛温。主治邪气，咳逆，温中，逐骨节皮肤死肌，寒湿痹痛，下气。久服之头不白，轻身，增年。生川谷。

莽草，味辛温。主治风头，痈肿乳痈，疝瘕，除结气，疥瘙疽疮。杀虫鱼。生山谷。

郁核，味酸平。主治大腹水肿，面目四肢浮肿，利小便水道。根，主治齿断肿，龋齿，坚齿。鼠李，主治寒热，瘰疬疮。一名爵李。生川谷。

栾华，味苦寒。主治目痛泪出伤眦，消目肿。生川谷。

蔓椒，味苦温。主治风寒湿痹，历节痛，除四肢厥气，膝痛。一名豕椒。生川谷。

雷丸，味苦寒。主杀三虫，逐毒气，胃中热，利丈夫，不利女子。作摩膏，除小儿百病。生山谷。

溲疏，味辛寒。主治身皮肤中热，除邪气，止遗溺，可作浴汤。生川谷。

药实根，味辛温。主治邪气，诸痹疼酸，续绝伤，补骨髓。一名连木。生山谷。

皂荚，味辛咸温。主治风痹死肌，邪气，风头泪出。利九窍，杀精物。生川谷。

练实，味苦寒。主治温疾，伤寒，大热，烦狂，杀三虫，疥疡，利小便水道。生山谷。

柳华，味苦寒。主治风水，黄疸，面热黑。叶，主治马疥痂疮。实，主治溃痈，逐脓血。一名柳絮。生琅邪川泽。

桐叶，味苦寒。主治恶蚀疮著阴。皮，主五痔，杀三虫。华，傅猪疮，饲猪肥大三倍。生山谷。

梓白皮，味苦寒。主治热，去三虫。华、叶，捣傅猪疮，饲猪肥大三倍。生山谷。

淮木，味苦平无毒。主治久咳上气，伤中虚羸，女子阴蚀，漏下赤白沃。一名百岁城中木。生平泽。

第十节　虫兽部上品

发髲，味苦温。主治五癃关格不通，利小便水道，疗小儿痫，大人痉，仍自还神化。

龙骨，味甘平。主治心腹鬼注，精物老魅，咳逆，泄利脓血，女子漏下，癥瘕坚结，小儿热气惊痫。齿，主治小儿大人惊痫癫疾狂走，心下结气，不能喘息，诸痉。杀精物。久服轻身，通神明，延年。生山谷。

牛黄，味苦平。主治惊痫寒热，热甚狂痉，除邪逐鬼。牛角䚡，下闭血，瘀血疼痛，女子带下血。髓，补中填骨髓，久服增年。胆，可丸药。生平泽。

麝香，味辛温。主辟恶气，杀鬼精物，温疟，蛊毒痫痓，去三虫。久服除邪，不梦寤魇寐。生川谷。

熊脂，味甘微寒。主治风痹不仁筋急，五脏腹中积聚，寒热，羸瘦，头疡百秃，面皯疱。久服强志，不饥，轻身。生山谷。

白胶，味甘平。主治伤中劳绝，腰痛，羸瘦，补中益气，妇人血闭，无子，止痛，安胎。久服轻身延年。一名鹿角胶。

阿胶，味甘平。主治心腹内崩，劳极，洒洒如疟状，腰腹痛，四肢酸疼，女子下血，安胎。久服轻身益气。一名传致胶。

丹雄鸡，味甘微温。主治女子崩中漏下，赤白沃，补虚，温中，止血通神，杀毒，辟不祥。头，主杀鬼。肪，主治耳聋。肠，主治遗溺。肶胵裹黄皮，主治泄利。屎白，主治消渴，伤寒寒热。翮羽，主下血闭。鸡子，除热火疮，痫痓，可作虎魄神物。鸡白蠹，肥脂。生平泽。

雁肪，味甘平无毒。主治风挛拘急，偏枯，气不通利。久服益气，不饥，轻身，耐老。一名鹜肪。生池泽。

石蜜，味甘平。主治心腹邪气，诸惊痫痓，安五藏诸不足，益气补中，止痛，解毒，除众病，和百药。久服强志，轻身，不饥不老。生山谷。

蜜蜡，味甘微温。主治下利脓血，补中，续绝伤，金创，益气，不饥，耐老。生山谷。

蜂子，味甘平。主治风头，除蛊毒，补虚羸，伤中。久服令人光泽，好颜色，不老。大黄蜂子，主治心腹胀满痛，轻身益气。土蜂子，主治痈肿。一名蜚零。生山谷。

牡蛎，味咸平。主治伤寒寒热，温疟洒洒，惊恚怒气，除拘缓，鼠瘘，女子带下赤白。久服强骨节，杀邪鬼，延年。一名蛎蛤。生池泽。

鲤鱼胆，味苦寒。主治目热赤痛，青盲，明目。久服强悍，益志气。生池泽。

鳝鱼，味甘寒。主治湿痹面目浮肿，下大水。一名酮鱼。生池泽。

第十一节　虫兽部中品

犀角，味苦寒。主治百毒，蛊注，邪鬼，瘴气，杀钩吻鸩羽蛇毒，除邪，不迷惑魇寐。久服轻身。生川谷。

羚羊角，味咸寒。主明目益气起阴，去恶血注下，辟蛊毒恶鬼不祥，安心气，常不魇寐。久服强筋骨，轻身。生川谷。

羖羊角，味咸温。主治青盲、明目，杀疥虫，止寒泄，辟恶鬼虎狼，止惊悸。久服安心，益气，轻身。生川谷。

白马茎，味咸平。主治伤中脉绝，阴不起。强志益气，长肌肉，肥健生子。眼，主治惊痫，腹满，疟疾。悬蹄，主治惊邪瘈疭，乳难，辟恶气鬼毒蛊注不祥。生平泽。

狗阴茎，味咸平。主治伤中，阴痿不起，令强热大生子，除女子带下十二疾。胆，明目。一名狗精。生平泽。

鹿茸，味甘温。主治漏下，恶血，寒热，惊痫，益气，强志，生齿，不老。角，主治恶疮痈肿，逐邪恶气，留血在阴中。

伏翼，味咸平。主治目瞑，明目，夜视有精光。久服令人喜乐媚好无忧。一名蝙蝠。生太山川谷。

猬皮，味苦平。主治五痔，阴蚀，下血赤白，五色血汁不止，阴肿痛引腰背。酒煮杀之。生川谷。

石龙子，味咸寒。主治五癃，邪结气，破石淋，下血，利小便水道。一名蜥蜴。生川谷。

桑螵蛸，味咸平。主治伤中，疝瘕，阴痿，益精生子，女子血闭腰痛，通五淋，利小便水道。生桑枝上，采蒸之。一名蚀肬。

蚱蝉，味咸寒。主治小儿惊痫，夜啼，癫病，寒热。生杨柳上。

白僵蚕，味咸。主治小儿惊痫夜啼，去三虫，灭黑䵣，令人面色好，男子阴疡病。生平泽。

木虻，味苦平。主治目赤痛，眦伤泪出，瘀血血闭，寒热酸惭，无子。一名魂常。生川泽。

蜚虻，味苦微寒。主逐瘀血，破下血积，坚癖癥瘕寒热，通利血脉及九窍。生川谷。

蜚廉，味咸。主治血瘀，癥坚寒热，破积聚，喉咽痹，内寒无子。生川泽。

蛴螬，味咸微温。主治恶血，血瘀，痹气，破折，血在胁下坚满痛，月闭，目中淫肤，青翳，白膜。一名愤蛴。生平泽。

蛞蝓，味咸寒。主治贼风喎僻，轶筋及脱肛，惊痫挛缩。一名陵蠡。生池泽。

海蛤，味苦平。主治咳逆上气，喘息，烦满，胸痛，寒热。一名魁蛤。生池泽。文蛤，主治恶疮，蚀五痔。

龟甲，味咸平。主治漏下赤白，破癥瘕，痎疟，五痔，阴蚀，湿痹，四肢重弱，小儿囟不合。久服轻身不饥。一名神屋。生池泽。

鳖甲，味咸平。主治心腹癥瘕，坚积寒热，去痞、息肉，阴蚀，痔，恶肉。生池泽。

鮀鱼甲，味辛微温。主治心腹癥瘕，伏坚积聚，寒热，女子崩中下血五色，小腹阴中相引痛，疥疮死肌。生池泽。

乌贼鱼骨，味咸微温。主治女子漏下赤白经汁，血闭，阴蚀肿痛，寒热，癥瘕，无子。生池泽。

蟹，味咸寒。主治胸中邪气，热结痛，㖞僻面肿。败漆。烧之致鼠。生池泽。

虾蟆，味辛寒。主治邪气，破癥坚血，痈肿阴疮。服之不患热病。生池泽。

第十二节 虫兽部下品

六畜毛蹄甲，味咸平。主治鬼注蛊毒，寒热，惊痫，癫痓狂走。骆驼毛尤良。

鼯鼠，主堕胎，令易产。

麇脂，味辛温。主治痈肿恶疮死饥，寒风湿痹，四肢拘缓不收，风头肿气，通腠理。一名宫脂。生山谷。

豚卵，味甘温。主治惊痫癫疾，鬼注蛊毒，除寒热，贲豚，五癃，邪气，挛缩。悬蹄，主治五痔，伏热在肠，肠痈内蚀。一名豚颠。

燕屎，味辛平。主治蛊毒，鬼注，逐不祥邪气，破五癃，利小便。生高谷山平谷。

天鼠屎，味辛寒。主治面目痈肿，皮肤洗洗时痛，腹中血气，破寒热积聚，除惊悸。一名鼠沽，一名石肝。生合浦山谷。

露蜂房，味苦平。主治惊痫瘈疭，寒热邪气，癫疾，鬼精蛊毒，肠痔。火熬之良。一名蜂场。生山谷。

樗鸡，味苦平。主治心腹邪气，阴痿，益精强志，生子，好色。补中轻身。生川谷。

蜚虫，味咸寒。主治心腹寒热洗洗，血积，癥瘕，破坚，下血闭，生子大良。一名地鳖。生川泽。

水蛭，味咸平。主逐恶血瘀血，月闭，破血瘕，积聚，无子，利水道。生池泽。

石蚕，味酸无毒。主治五癃，破五淋，堕胎。肉，解结气，利水道，除热。一名沙虱。生池泽。

蛇蜕，味咸平。主治小儿百二十种惊痫，瘛疭，癫疾，寒热，肠痔，虫毒，蛇痫。火熬之良。一名龙子衣，一名蛇符，一名龙子单衣，一名弓皮。生山谷。

吴公，味辛温。主鬼注，蛊毒，噉诸蛇虫鱼毒，杀鬼物老精，温疟，去三虫。生川谷。

马陆，味辛温。主治腹中大坚蒸，破积聚，息肉恶疮，白秃。一名百足。生川谷。

蠮螉，味辛平。主治久聋，咳逆，毒气，出刺，出汗。生川谷。

雀瓮，味甘平。主治小儿惊痫，寒热结气，蛊毒，鬼注。一名躁舍。

彼子，味甘温。主治腹中邪气，去三虫，蛇螫，蛊毒，鬼注，伏尸。

鼠妇，味酸温。主治气癃不得小便，妇人月闭血瘕，痫痉，寒热，利水道。一名蟠贞，一名伊威。生平谷。

萤火，味辛微温。主明目，小儿火疮伤，热气，蛊毒，鬼注，通神精。一名夜光。生池泽。

衣鱼，味咸温无毒。主治妇人疝瘕，小便不利，小儿中风项强，皆宜摩之。一名白鱼。生平泽。

白颈蚯蚓，味咸寒。主治蛇瘕，去三虫，伏尸，鬼注蛊毒，杀长虫。仍自化作水。生平土。

蝼蛄，味咸寒。主治产难，出肉中刺，溃痈肿，下哽噎，解毒，除恶疮。夜出者良。一名蟪蛄，一名天蝼，一名螜。生平泽。

蜣螂，味咸寒。主治小儿惊痫，瘛疭，腹胀寒热，大人癫疾狂易。火熬之良。一名蛣蜣。生池泽。

斑蝥，味辛寒。主治寒热鬼注蛊毒，鼠瘘，恶疮，疽蚀，死肌，破石癃。一名龙尾。生川谷。

地胆，味辛寒。主治鬼注寒热，鼠瘘，恶疮，死积，破癥瘕，堕胎。一名元青。生川谷。

马刀，味辛微寒有毒。主治漏下赤白，寒热，破石淋，杀禽兽贼鼠。生池泽。

贝子，味咸平。主治目翳，鬼注，蛊毒，腹痛，下血，五癃，利水道。烧用之良。生池泽。

第十三节　果菜部上品

蒲陶，味甘平。主治筋骨湿痹，益气，倍力，强志，令人肥健，耐饥忍风寒。久食轻身，不老，延年。可作酒。生山谷。

蓬蘽，味酸平。主安五脏，益精气，长阴令坚，强志倍力，有子。久服轻身，不老。一名覆盆。生平泽。

大枣，味甘平。主治心腹邪气，安中养脾，助十二经，平胃气，通九窍，补少气少津液，身中不足，大惊，四肢重。和百药。久服轻身，长年。叶覆麻黄，能令出汗。生平泽。

藕实茎，味甘平。主补中，养神，益气力，除百疾。久服轻身，耐老，不饥，延年。一名水芝。生池泽。

鸡头，味甘平。主治湿痹，腰脊膝痛，补中，除百疾，益精气，强志，耳目聪明。久服轻身，不饥，耐老，神仙。一名雁喙。生池泽。

甘瓜子，味甘平。主令人悦泽，好颜色，益气不饥。久服轻身耐老。瓜蒂，味苦寒。主治大水，身面四肢浮肿，下水，杀蛊毒，咳逆上气；食诸果不消，病在胸腹中，皆吐下之。一名土芝。生平泽。

冬葵子，味甘寒。主治五脏六腑寒热羸瘦，破五淋，利小便。久服坚骨，长肌肉，轻身，延年。

苋实，味甘寒。主治青盲明目，除邪，利大小便，去寒热。久服益气力，不饥，轻身。一名马苋。生川泽。

苦菜，味苦寒。主治五脏邪气，厌谷胃痹。久服安心益气，聪察少卧，轻身耐老。一名荼草，一名选。生川谷。

第十四节　果菜部中品

樱桃，味甘平无毒。主调中，益脾气。令人好颜色，美志。

梅实，味酸平。主下气，除热烦满，安心，肢体痛，偏枯不仁，死肌。去青黑志，恶疾。生川谷。

蓼实，味辛温。主明目，温中，耐风寒，下水气，面目浮肿，痈疡。马蓼，去肠中蛭虫。轻身。生川泽。

葱实，味辛温。主明目，补中不足。其茎，可作汤，主治伤寒寒热，出汗，中风，面目肿。薤，味辛，主治疮疮败。轻身，不饥，耐老。生平泽。

水苏，味辛微温。主下气杀谷，辟口臭，去毒，辟恶气。久服通神明，轻身，耐老。生池泽。

杏核，味甘温。主治咳逆上气，雷鸣，喉痹，下气，产乳，金创，寒心，贲豚。生川谷。

第十五节　果菜部下品

桃核，味苦平。主治瘀血，血闭，瘕，邪气，杀小虫。桃华，杀注恶鬼。令人好颜色。桃枭，微温，杀百鬼精物。桃毛，主下血瘕，寒热积聚，无子。桃蠹，杀鬼邪恶不祥。生山谷。

苦瓠，味苦寒。主治大水，面目四肢浮肿，下水。令人吐。生山泽。

水靳，味甘平。主治女子赤沃，止血，养精，保血脉，益气，令人肥健嗜食。一名水英。生池泽。

第十六节　米食部上品

胡麻，味甘平无毒。主治伤中虚羸，补五内，益气力，长肌肉，填脑髓。久服轻身不老。叶名青蘘，一名巨胜。生川谷。

麻蕡，味辛平。主治七伤，利五脏，下血寒气，多食令人见鬼狂走。久服通神明，轻身。麻子，味甘平。主补中益气。久服肥健不老。一名麻勃。生川谷。

第十七节　米食部中品

大豆黄卷，味甘平无毒。主治湿痹，筋挛膝痛。生大豆，涂痈肿。煮汁饮，杀鬼毒，止痛。赤小豆，主下水，排痈肿脓血。生平泽。

粟米，味苦无毒。主养肾气，去胃脾中热，益气。陈者味苦，主治胃热，消渴，利小便。

黍米，味甘无毒。主益气补中，多热令人烦。

第十八节　米食部下品

腐婢，味辛平。主治痎疟寒热，邪气，泄利，阴不起，病酒头痛。

第五章　难　　经

第一节　一难

曰：十二经皆有动脉，独取寸口，以决五脏六腑死生吉凶之法，何谓也？

然，寸口者，脉之大会，手太阴之脉动也。人一呼脉行三寸，一吸脉行三寸，呼吸定息，脉行六寸。人一日一夜，凡一万三千五百息，脉行五十度，周于身。漏水下百刻，荣卫行阳二十五度，行阴亦二十五度，为一周也，故五十度复会于手太阴。寸口者，五脏六腑之所终始，故法取于寸口也。

第二节　二难

曰：脉有尺寸，何谓也？

然，尺寸者，脉之大要会也。从关至尺是尺内，阴之所治也；从关至鱼际是寸口内，阳之所治也。故分寸为尺，分尺为寸。故阴得尺内一寸，阳得寸内九分，尺寸终始，一寸九分，故曰尺寸也。

第三节　三难

曰：脉有太过，有不及，有阴阳相乘，有覆，有溢，有关，有格，何谓也？

然，关之前者，阳之动也，脉当见九分而浮。过者，法曰太过。减者，法曰不及。遂上鱼为溢，为外关内格，此阴乘之脉也。关之后者，阴之动也，脉当见一寸而沉。过者，法曰太过。减者，法曰不及。遂入尺为覆，为内关外格，此阳乘之脉也。故曰覆溢，是其真脏之脉，人不病而死也。

第四节 四难

曰：脉有阴阳之法，何谓也？

然，呼出心与肺，吸入肾与肝，呼吸之间，脾受谷味也，其脉在中。浮者阳也，沉者阴也，故曰阴阳也。

心肺俱浮，何以别之？

然，浮而大散者心也。浮而短涩者肺也。

肾肝俱沉，何以别之？

然，牢而长者肝也，按之濡举之来实者肾也，脾者中州，故其脉在中，是阴阳之法也。

脉有一阴一阳，一阴二阳，一阴三阳；有一阳一阴，一阳二阴，一阳三阴。如此之言，寸口有六脉俱动耶？

然，此言者，非有六脉俱动也，谓浮、沉、长、短、滑、涩也。浮者阳也，滑者阳也，长者阳也；沉者阴也，短者阴也，涩者阴也。所谓一阴一阳者，谓脉来沉而滑也；一阴二阳者，谓脉来沉滑而长也；一阴三阳者，谓脉来浮滑而长，时一沉也。所言一阳一阴者，谓脉来浮而涩也；一阳二阴者，谓脉来长而沉涩也；一阳三阴者，谓脉来沉涩而短，时一浮也。各以其经所在，名病逆顺也。

第五节 五难

曰：脉有轻重，何谓也？

然，初持脉如三菽之重，与皮毛相得者，肺部也。如六菽之重，与血脉相得者，心部也。如九菽之重，与肌肉相得者，脾部也。如十二菽之重，与筋平者，肝部也。按之至骨，举指来疾者，肾部也。故曰轻重也。

第六节 六难

曰：脉有阴盛阳虚，阳盛阴虚，何谓也？

然，浮之损小，沉之实大，故曰阴盛阳虚。沉之损小，浮之实大，故曰阳盛阴虚。是阴阳虚实之意也。

第七节　七难

曰：经言少阳之至，乍小乍大，乍短乍长；阳明之至，浮大而短；太阳之至，洪大而长；太阴之至，紧大而长；少阴之至，紧细而微；厥阴之至，沉短而敦。此六者是平脉邪？将病脉耶？

然，皆王脉也。其气以何月各王几日？

然，冬至后得甲子，少阳王；复得甲子，阳明王；复得甲子，太阳王；复得甲子，太阴王；复得甲子，少阴王；复得甲子，厥阴王。王各六十日，六六三百六十日，以成一岁。此三阳三阴之王，时日大要也。

第八节　八难

曰：寸口脉平而死者，何谓也？

然，诸十二经脉者，皆系于生气之原。所谓生气之原者，谓十二经之根本也，谓肾间动气也。此五脏六腑之本，十二经脉之根，呼吸之门，三焦之原，一名守邪之神。故气者，人之根本也，根绝则茎叶枯矣。寸口脉平而死者，生气独绝于内也。

第九节　九难

曰：何以别知脏腑之病耶？

然，数者，腑也，迟者，脏也。数则为热，迟则为寒。诸阳为热，诸阴为寒。故以别知脏腑也。

第十节　十难

曰：一脉为十变者，何谓也？

然，五邪刚柔相逢之意也。假令心脉急甚者，肝邪干心也；心脉微急者，胆邪干小肠也；心脉大甚者，心邪自干心也；心脉微大者，小肠邪自干小肠也；心脉缓甚者，脾邪干心也；心脉微缓者，胃邪干小肠也；心脉涩甚者，肺邪干心也；心脉微涩者，大肠邪干小肠也；心脉沉甚者，肾邪干心也；心脉微沉者，膀胱邪干小肠也。五脏各有刚柔邪，故令一脉辄变为十也。

第十一节 十一难

曰：经言脉不满五十动而一止，一脏无气者，何脏也？

然，人吸者随阴入，呼者因阳出。今吸不能至肾，至肝而还，故知一脏无气者，肾气先尽也。

第十二节 十二难

曰：经言五脏脉已绝于内，用针者反实其外。五脏脉已绝于外，用针者反实其内。内外之绝何以别之？

然，五脏脉已绝于内者，肾肝气已绝于内也，而医反补其心肺。五脏脉已绝于外者，其心肺脉已绝于外也，而医反补其肾肝。阳绝补阴，阴绝补阳，是谓实实虚虚，损不足，益有余。如此死者，医杀之耳。

第十三节 十三难

曰：经言见其色而不得其脉，反得相胜之脉者即死，得相生之脉者，病即自已。色之与脉当参相应，为之奈何？

然，五脏有五色，皆见于面，亦当与寸口尺内相应。假令色青，其脉当弦而急；色赤，其脉浮大而散；色黄，其脉中缓而大；色白，其脉浮涩而短；色黑，其脉沉濡而滑。此所谓五色之与脉，当参相应也。脉数，尺之皮肤亦数；脉急，尺之皮肤亦急；脉缓，尺之皮肤亦缓；脉涩，尺之皮肤亦涩；脉滑，尺之皮肤亦滑。

五脏各有声、色、臭、味，当与寸口尺内相应，其不相应者病也。假令色青，其脉浮涩而短，若大而缓为相胜；浮大而散，若小而滑为相生也。

经言知一为下工，知二为中工，知三为上工。上工者十全九，中工者十全八，下工者十全六。此之谓也。

第十四节　十四难

曰：脉有损至，何谓也？

然，至之脉，一呼再至曰平，三至曰离经，四至曰夺精，五至曰死，六至曰命绝，此至之脉也。何谓损？一呼一至曰离经，再呼一至曰夺精，三呼一至曰死，四呼一至曰命绝，此损之脉也。至脉从下上，损脉从上下也。

损脉之为病奈何？

然，一损损于皮毛，皮聚而毛落；二损损于血脉，血脉虚少，不能荣于五脏六腑也；三损损于肌肉，肌肉消瘦，饮食不能为肌肤；四损损于筋，筋缓不能自收持；五损损于骨，骨痿不能起于床。反此者，至于收病也。从上下者，骨痿不能起于床者死。从下上者，皮聚而毛落者死。

治损之法奈何？

然，损其肺者，益其气；损其心者，调其荣卫；损其脾者，调其饮食，适其寒温；损其肝者，缓其中；损其肾者，益其精。此治损之法也。

脉有一呼再至，一吸再至；有一呼三至，一吸三至；有一呼四至，一吸四至；有一呼五至，一吸五至；有一呼六至，一吸六至；有一呼一至，一吸一至；有再呼一至，再吸一至；有呼吸再至。脉来如此，何以别知其病也？

然，脉来一呼再至，一吸再至，不大不小曰平。一呼三至，一吸三至，为适得病，前大后小，即头痛目眩，前小后大，即胸满短气。一呼四至，一吸四至，病欲甚，脉洪大者，苦烦满，沉细者，腹中痛，滑者伤热，涩者中雾露。一呼五至，一吸五至，其人当困，沉细夜加，浮大昼加，不大不小，虽困可治，其有大小者，为难治。一呼六至，一吸六至，为死脉也，沉细夜死，浮大昼死。一呼一至，一吸一至，名曰损，人虽能行，犹当着床，所以然者，血气皆不足故也。再呼一至，再吸一至，名曰无魂，无魂者当死也，人虽能行，名曰行尸。

上部有脉，下部无脉，其人当吐，不吐者死。上部无脉，下部有脉，虽困无能为害也。所以然者，譬如人之有尺，犹树之有根，枝叶虽枯槁，根本将自生。脉有根本，人有元气，故知不死。

第十五节　十五难

曰：经言春脉弦，夏脉钩，秋脉毛，冬脉石，是王脉耶？将病脉也？

然，弦钩毛石者，四时之脉也。春脉弦者，肝东方木也，万物始生，未有枝叶，故其脉之来濡弱而长，故曰弦。夏脉钩者，心南方火也，万物之所盛，垂枝布叶，皆下曲如钩，故其脉之来疾去迟，故曰钩。秋脉毛者，肺西方金也，万物之所终，草木华叶，皆秋而落，其枝独在，若毫毛也，故其脉之来轻虚以浮，故曰毛。冬脉石者，肾北方水也，万物之所藏也，盛冬之时，水凝如石，故其脉之来沉濡而滑，故曰石。此四时之脉也。

如有变奈何？

然，春脉弦，反者为病。何谓反？

然，气来实强，是谓太过，病在外；气来虚微，是谓不及，病在内。气来厌厌聂聂，如循榆叶曰平；益实而滑，如循长竿曰病；急而劲益强，如新张弓弦曰死。春脉微弦曰平，弦多胃气少曰病，但弦无胃气曰死，春以胃气为本。

夏脉钩，反者为病。何谓反？

然，其气来实强，是谓太过，病在外；气来虚微，是谓不及，病在内。其脉来累累如环，如循琅玕曰平；来而益数，如鸡举足者曰病。前曲后居，如操带钩曰死。夏脉微钩曰平，钩多胃气少曰病。但钩无胃气曰死，夏以胃气为本。

秋脉毛，反者为病。何谓反？

然，其气来实强，是为太过，病在外；气来虚微，是为不及，病在内。其脉来蔼蔼如车盖，按之益大曰平；不上不下，如循鸡羽曰病；按之萧索，如风吹毛曰死。秋脉微毛曰平，毛多胃气少曰病，但毛无胃气曰死，秋以胃气为本。

冬脉石，反者为病。何谓反？

然，其气来实强，是谓太过，病在外；气来虚微，是谓不及，病在内。脉来上大下兑，濡滑如雀之喙曰平。啄啄连属，其中微曲曰病；来如解索，去如弹石曰死。冬脉微石曰平，石多胃气少曰病，但石无胃气曰死，冬以胃气为本。

胃者，水谷之海也，主禀。四时皆以胃气为本，是谓四时之变病，死生之要会也。

脾者，中州也，其平和不可得见，衰乃见耳。来如雀之啄，如水之下漏，是脾之衰见也。

第十六节 十六难

曰：脉有三部九候，有阴阳，有轻重，有六十首，一脉变为四时，离圣久远，各自是其法，何以别之？

然，是其病有内外证。

其病为之奈何？

然，假令得肝脉，其外证善洁，面青，善怒；其内证脐左有动气，按之牢若痛；其病四肢满，闭淋，溲便难，转筋。有是者肝也，无是者非也。

假令得心脉，其外证面赤，口干，喜笑；其内证脐上有动气，按之牢若痛；其病烦心心痛，掌中热而哕。有是者心也，无是者非也。

假令得脾脉，其外证面黄，善噫，善思，善味；其内证当脐有动气，按之牢若痛；其病腹胀满，食不消，体重节痛，怠堕嗜卧，四肢不收。有是者脾也，无是者非也。

假令得肺脉，其外证面白，善嚏，悲愁不乐，欲哭；其内证脐右有动气，按之牢若痛；其病喘咳，洒淅寒热。有是者肺也，无是者非也。

假令得肾脉，其外证面黑，喜恐欠；其内证脐下有动气，按之牢若痛；其病逆气，少腹急痛，泄如下重，足胫寒而逆。有是者肾也，无是者非也。

第十七节 十七难

曰：经言病或有死，或有不治自愈，或有连年月不已。其死生存亡，可切脉而知之耶？

然，可尽知也。

诊病若闭目不欲见人者，脉当得肝脉强急而长，而反得肺脉浮短而涩者，死也。

病若开目而渴，心下牢者，脉当得紧实而数，反得沉濡而微者，死也。

病若吐血，复鼽衄血者，脉当沉细，而反浮大而牢者，死也。

病若谵言妄语，身当有热，脉当洪大，而反手足厥逆，脉沉细而微者，死也。

病若大腹而泄者，脉当微细而涩，反紧大而滑者，死也。

第十八节 十八难

曰：脉有三部，部有四经，手有太阴、阳明，足有太阳、少阴，为上下部，何谓也？

然，手太阴、阳明金也，足少阴、太阳水也，金生水，水流下行而不能上，故在下部也。足厥阴、少阳木也，生手太阳、少阴火，火炎上行而不能下，故为上部。手心主、少阳火，生足太阴、阳明土，土主中官，故在中部也。此皆五行子母更相生养者也。

脉有三部九候，各何主之？

然，三部者，寸、关、尺也。九候者，浮、中、沉也。上部法天，主胸以上至头之有疾也；中部法人，主膈以下至脐之有疾也；下部法地，主脐以下至足之有疾也。审而刺之者也。

人病有沉滞久积聚，可切脉而知之耶？

然，诊在右胁有积气，得肺脉结，脉结甚则积甚，结微则气微。

诊不得肺脉，而右胁有积气者，何也？

然，肺脉虽不见，右手脉当沉伏。

其外痼疾同法耶？将异也？

然，结者，脉来去时一止，无常数，名曰结也。伏者，脉行筋下也。浮者，脉在肉上行也。左右表里，法皆如此。

假令脉结伏者，内无积聚，脉浮结者，外无痼疾；有积聚脉不结伏，有痼疾脉不浮结，为脉不应病，病不应脉，是为死病也。

第十九节 十九难

曰：经言脉有逆顺，男女有常，而反者，何谓也？

然，男子生于寅，寅为木，阳也。女子生于申，申为金，阴也。故男脉在关上，女脉在关下。是以男子尺脉恒弱，女子尺脉恒盛，是其常也。

反者，男得女脉，女得男脉也。其为病何如？

然,男得女脉为不足,病在内,左得之,病在左,右得之,病在右,随脉言之也。女得男脉为太过,病在四肢,左得之,病在左,右得之,病在右,随脉言之,此之谓也。

第二十节　二十难

曰:经言脉有伏匿。伏匿于何脏而言伏匿耶?

然,谓阴阳更相乘、更相伏也。脉居阴部,而反阳脉见者,为阳乘阴也,脉虽时沉而短,此谓阳中伏阴也;脉居阳部,而反阴脉见者,为阴乘阳也,脉虽时浮滑而长,此谓阴中伏阳也。

重阳者狂,重阴者癫。脱阳者见鬼,脱阴者目盲。

第二十一节　二十一难

曰:经言人形病,脉不病,曰生;脉病形不病,曰死。何谓也?

然,人形病脉不病,非有不病者也,谓息数不应脉数也。此大法。

第二十二节　二十二难

曰:经言脉有是动,有所生病。一脉辄变为二病者,何也?

然,经言是动者,气也;所生病者,血也。邪在气,气为是动;邪在血,血为所生病。气主煦之,血主濡之。气留而不行者,为气先病也;血壅而不濡者,为血后病也。故先为是动,后所生病也。

第二十三节　二十三难

曰:手足三阴三阳,脉之度数,可晓以不?

然,手三阳之脉,从手至头,长五尺,五六合三丈。

手三阴之脉,从手至胸中,长三尺五寸,三六一丈八尺,五六三尺,合二丈一尺。

足三阳之脉，从足至头，长八尺，六八四丈八尺。

足三阴之脉，从足至胸，长六尺五寸，六六三丈六尺，五六三尺，合三丈九尺。

人两足跻脉，从足至目，长七尺五寸，二七一丈四尺，二五一尺，合一丈五尺。

督脉、任脉，各长四尺五寸，二四八尺，二五一尺，合九尺。

凡脉长一十六丈二尺，此所谓经脉长短之数也。

经脉十二，络脉十五，何始何穷也？

然，经脉者，行血气，通阴阳，以荣于身者也。其始从中焦，注手太阴阳明，阳明注足阳明太阴；太阴注手少阴太阳，太阳注足太阳少阴，少阴注手心主少阳，少阳注足少阳厥阴；厥阴复还注手太阴。

别络十五，皆因其原，如环无端，转相灌溉，朝于寸口、人迎，以处百病，而决死生也。

经云：明知始终，阴阳定矣。何谓也？

然，终始者脉之纪也。寸口、人迎，阴阳之气通于朝使，如环无端，故曰始也。终者，三阴三阳之脉绝，绝则死。死各有形，故曰终也。

第二十四节　二十四难

曰：手足三阴三阳气已绝，何以为候？可知其吉凶不？

然，足少阴气绝，则骨枯。少阴者，冬脉也，伏行而温于骨髓。故骨髓不温，即肉不着骨；骨肉不相亲，即肉濡而却；肉濡而却，故齿长而枯，发无润泽；无润泽者，骨先死。戊日笃，己日死。

足太阴气绝，则脉不营其口唇。口唇者，肌肉之本也。脉不荣，则肌肉不滑泽；肌肉不滑泽则肉满；肉满则唇反；唇反则肉先死。甲日笃，乙日死。

足厥阴气绝，即筋缩引卵与舌卷。厥阴者，肝脉也。肝者，筋之合也。筋者，聚于阴器而络于舌本，故脉不荣则筋缩急；筋缩急，即引卵与舌；故舌卷卵缩，此筋先死。庚日笃，辛日死。

手太阴气绝，即皮毛焦。太阴者，肺也，行气温于皮毛者也。气弗荣，则皮毛焦；皮毛焦，则津液去；津液去，则皮节伤；皮节伤，则皮枯毛折；毛折者，则毛先死。丙日笃，丁日死。

手少阴气绝，则脉不通；脉不通则血不流；血不流则色泽去，故面黑如黧，此血先死。壬日笃，癸日死。

三阴气俱绝，则目眩转，目瞑；目瞑者为失志；失志者则志先死。死则瞑目也。

六阳气俱绝者，则阴与阳相离。阴阳相离，则腠理泄，绝汗乃出，大如贯珠，转出不流，即气先死。旦占夕死，夕占旦死。

第二十五节　二十五难

曰：有十二经，五脏六腑十一耳，其一经者，何等经也？

然，一经者，手少阴与心主别脉也。心主与三焦为表里，俱有名而无形，故言经有十二也。

第二十六节　二十六难

曰：经有十二，络有十五，余三络者，是何等络也？

然，有阳络，有阴络，有脾之大络。阳络者乃阳跷之络也。阴络者阴跷之络也。故络有十五焉。

第二十七节　二十七难

曰：脉有奇经八脉者，不拘于十二经，何也？

然，有阳维，有阴维，有阳跷，有阴跷，有冲，有督，有任，有带之脉。凡此八脉者，皆不拘于经，故曰奇经八脉也。

经有十二，络有十五，凡二十七气，相随上下，何独不拘于经也？

然，圣人图设沟渠，通利水道，以备不测。天雨降下，沟渠溢满，当此之时，霶霈妄行，圣人不能复图也。此络脉满溢，诸经不能复拘也。

第二十八节　二十八难

曰：其奇经八脉者，既不拘于十二经，皆何起何继也？

然，督脉者，起于下极之俞，并于脊里，上至风府，入属于脑。

任脉者，起于中极之下，以上至毛际，循腹里，上关元，至咽喉间，上循循面，入目络舌。

冲脉者，起于气冲，并足阳明之经，夹脐上行，至胸中而散也。

带脉者，起于季胁，回身一周。

阳跷脉者，起于跟中，循外踝上行，入风池。

阴跷脉者，亦起于跟中，循内踝上行，至咽喉，交贯冲脉。

阳维、阴维者，维络于身，溢蓄不能环流灌溉诸经者也。故阳维起于诸阳会也，阴维起于诸阴交也。

比于圣人图设沟渠，沟渠满溢，流于深湖，故圣人不能拘通也。而人脉隆盛，入于八脉，而不还周，故十二经亦不能拘之。其受邪气，畜则肿热，砭射之也。

第二十九节　二十九难

曰：奇经之为病何如？

然，阳维维于阳，阴维维于阴，阴阳不能自相维，则怅然失志，溶溶不能自收持。阳维为病苦寒热，阴维为病苦心痛。阴跷为病，阳缓而阴急，阳跷为病，阴缓而阳急。冲之为病，逆气而里急。督之为病，脊强而厥。任之为病，其内苦结，男子七疝，女子瘕聚。带之为病，腹满，溶溶若坐水中。此奇经八脉之为病也。

第三十节　三十难

曰：荣气之行，常与卫气相随不？

然，经言人受气于谷，谷入于胃，乃传于五脏六腑，皆受于气。其清者为营，浊者为卫，荣行脉中，卫行脉外，荣周不息，五十而复大会。阴阳相贯，如环之无端，故知荣卫相随也。

第三十一节　三十一难

曰：三焦何禀何生？何始何终？其治常在何许？可晓以不？

然，三焦者，水谷之道路，气之所终始也。上焦者，在心下，下膈，在胃上口，主内而不出。其治在膻中，玉堂下一寸六分，直两乳间陷者是。中焦者，在胃中脘，不上不下，主腐熟水谷，其治在脐旁。下焦者，在脐下当膀胱上口，主分别清浊，故主出而不内，以传导也，其治在脐下一寸。故名曰三焦，其府在气街。

第三十二节　三十二难

曰：五脏俱等，而心肺独在膈上者何也？

然，心者血，肺者气，血为荣，气为卫，相随上下，谓之荣卫。通行经络，荣周于外，故令心肺独在膈上也。

第三十三节　三十三难

曰：肝青象木，肺白象金，肝得水而沉，木得水而浮；肺得水而浮，金得水而沉，其意何也？

然，肝者，非为纯木也，乙角也，庚之柔。大言阴与阳，小言夫与妇，释其微阳，而吸其微阴之气，其意乐金，又行阴道多，故令肝得水而沉也。肺者，非为纯金也，辛商也，丙之柔。大言阴与阳，小言夫与妇。释其微阴，婚而就火，其意乐火，又行阳道多。故令肺得水而浮也。

肺熟而复沉，肝熟而复浮者，何也？故知辛当归庚，乙当归甲也。

第三十四节 三十四难

曰：五脏各有声色臭味，皆可晓知以不？

然，《十变》言：肝色青，其臭臊，其味酸，其声呼，其液泣；心色赤，其臭焦，其味苦，其声言，其液汗；脾色黄，其臭香，其味甘，其声歌，其液涎；肺色白，其臭腥，其味辛，其声哭，其液涕；肾色黑，其臭腐，其味咸，其声呻，其液唾。是五脏声色臭味也。

五脏有七神，各何所藏耶？

然，脏者，人之神气所舍藏也。故肝藏魂，肺藏魄，心藏神，脾藏意与智，肾藏精与志也。

第三十五节 三十五难

曰：五脏各有所府，皆相近而心肺独去大肠小肠远者，何谓也？

然，经言心荣肺卫，通行阳气，故居在上；大肠小肠，传阴气而下，故居在下。所以相去而远也。

又诸腑者皆阳也，清净之处。今大肠小肠，胃与膀胱，皆受不净，其意何也？

然，诸腑者，谓是非也。经言小肠者，受盛之府也；大肠者，传泻行道之府也；胆者，清净之府也；胃者，水谷之府也；膀胱者，津液之府也。一府犹无两名，故知非也。小肠者，心之府；大肠者，肺之府；胆者，肝之府；胃者，脾之府；膀胱者，肾之府。

小肠谓赤肠，大肠谓白肠，胆者谓青肠，胃者谓黄肠，膀胱者谓黑肠。下焦之所治也。

第三十六节 三十六难

曰：脏各有一耳，肾独有两者，何也？

然，肾两者，非皆肾也。其左者为肾，右者为命门。命门者，谓神精之所舍，原气之所系也；男子以藏精，女子以系胞。故知肾有二也。

第三十七节　三十七难

曰：五脏之气，于何发起，通于何许，可晓以不？

然，五脏者，当上关于九窍也。故肺气通于鼻，鼻和则知香臭矣；肝气通于目，目和则知黑白矣；脾气通于口，口和则知谷味矣；心气通于舌，舌和则知五味矣；肾气通于耳，耳和则知五音矣。

五脏不和，则七窍不通；六腑不和，则留结为痈。

邪在六腑，则阳脉不和；阳脉不和，则气留之；气留之则阳脉盛矣。邪在五脏，则阴脉不和；阴脉不和，则血留之；血留之则阴脉盛矣。阴气太盛，则阳气不得相荣也，故曰格。阳气太盛，则阴气不得相荣也，故曰关。阴阳俱盛，不得相荣也，故曰关格。关格者，不得尽其命而死矣。

经言气独行于五脏，不荣于六腑者，何也？

然，夫气之所行也，如水之流，不得息也。故阴脉荣于五脏，阳脉荣于六腑，如环之无端，莫知其纪，终而复始，其不覆溢，人气内温于脏腑，外濡于腠理。

第三十八节　三十八难

曰：脏唯有五，腑独有六者，何也？

然，所以腑有六者，谓三焦也。有原气之别焉，主持诸气，有名而无形，其经属手少阳。此外腑也，故言腑有六焉。

第三十九节　三十九难

曰：经言腑有五，脏有六者，何也？

然，六腑者，被有五腑也。然五脏亦有六脏者，谓肾有两脏也。其左为肾，右为命门。命门者，为精神之所舍也；男子以藏精，女子以系胞，其气与肾通，故言脏有六也。

腑有五者，何也？

然，五脏各一腑，三焦亦是一腑，然不属于五脏，故言腑有五焉。

第四十节 四十难

曰：经言肝主色，心主臭，脾主味，肺主声，肾主液。鼻者肺之候，而反知香臭，耳者肾之候，而反闻声，其意何也？

然，肺者，西方金也，金生于巳，巳者，南方火也，火者心，心主臭，故令鼻知香臭。肾者，北方水也，水生于申，申者，西方金，金者肺，肺主声，故令耳闻声。

第四十一节 四十一难

曰：肝独有两叶，以何应也？

然，肝者，东方木也，木者，春也。万物之始生，其尚幼小，意无所亲，去太阴尚近，离太阳不远，犹有二心，故令有两叶，亦应木叶也。

第四十二节 四十二难

曰：人肠胃长短，受水谷多少，各几何？

然，胃大一尺五寸，径五寸，长二尺六寸，横屈受水谷三斗五升，其中常留谷二斗，水一斗五升。小肠大二寸半，径八分，分之少半，长三丈二尺，受谷二斗四升，水六升三合，合之大半。回肠大四寸，径一寸半，长二丈一尺，受谷一斗，水七升半。广肠大八寸，径二寸半，长二尺八寸，受谷九升三合八分，合之一。故肠胃凡长五丈八尺四寸，合受谷水八斗七升六合八分合之一。此肠胃长短，受水谷之数也。

肝重四斤四两，左三叶，右四叶，凡七叶，主藏魂。心重十二两，中有七孔三毛，盛精汁三合，主藏神。脾重二斤三两，扁广三寸，长五寸，有散膏半斤，主裹血，温五脏，主藏意。肺重三斤三两，六叶两耳，凡八叶，主藏魄。肾有两枚，重一斤一两，主藏志。

胆在肝之短叶间，重三两三铢，盛精汁三合。胃重二斤十四两，纡曲屈伸，长二尺六寸，大一尺五寸，径五寸，容谷二斗，水一斗五升。小肠重二斤十四两，长三丈二尺，广二寸半，径八分分之少半，左回叠积十六曲，容谷二斗四升，水六升三合，合之大半。大肠重二斤十二两，长两丈一尺，广四寸，径一寸，当脐右回叠积十六曲，盛谷一斗，水七升半。膀胱重九两一铢，纵横九寸，盛溺九升九合。

口广二寸半，唇至齿长九分，齿以后至会厌，深三寸半，大容五合。舌重十两，长七寸，广二寸半。咽门十二两，广二寸半，至胃长一尺六寸。喉咙重十二两，广二寸，长一尺二寸，九节。肛门重十二两，大八寸，径二寸大半，长二尺八寸，受谷九升三合、八分合之一。

第四十三节　四十三难

曰：人不食饮，七日而死者，何也？

然，人胃中，常存留谷二斗，水一斗五升。故平人日再至圊，一行二升半，一日中五升，七日五七三斗五升，而水谷尽矣。故平人不食饮七日而死者，水谷津液俱尽，即死矣。

第四十四节　四十四难

曰：七冲门何在？

然，唇为飞门，齿为户门，会厌为吸门，胃为贲门，太仓下口为幽门，大肠小肠会为阑门，下极为魄门，故曰七冲门也。

第四十五节　四十五难

曰：经言八会者，何也？

然，腑会太仓，脏会季胁，筋会阳陵泉，髓会绝骨，血会膈俞，骨会大杼，脉会太渊，气会三焦外一筋直两乳内也。热病在内者，取其会之气穴也。

第四十六节　四十六难

曰：老人卧而不寐，少壮寐而不寤者，何也？

然，经言少壮者，血气盛，肌肉滑，气道通，荣卫之行不失于常，故昼日精，夜不寤。老人血气衰，肌肉不滑，荣卫之道涩，故昼日不能精，夜不寐也，故知老人不得寐也。

第四十七节　四十七难

曰：人面独能耐寒者何也？

然，人头者，诸阳之会也。诸阴脉皆至颈、胸中而还，独诸阳脉皆上至头耳，故令面耐寒也。

第四十八节　四十八难

曰：人有三虚三实，何谓也？

然，有脉之虚实，有病之虚实，有诊之虚实也。脉之虚实者，濡者为虚，紧牢者为实。病之虚实者，出者为虚，入者为实；言者为虚，不言者为实；缓者为虚，急者为实。诊之虚实者，濡者为虚，牢者为实；痒者为虚，痛者为实；外痛内快，为外实内虚，内痛外快，为内实外虚。故曰虚实也。

第四十九节　四十九难

曰：有正经自病，有五邪所伤，何以别之？

然，经言，忧愁思虑则伤心；形寒饮冷则伤肺；恚怒气逆上而不下则伤肝；饮食劳倦则伤脾；久坐湿地、强力入水则伤肾。是正经之自病也。

何谓五邪？

然，有中风，有伤暑，有饮食劳倦，有伤寒，有中湿。此之谓五邪。

假令心病，何以知中风得之？

然，其色当赤。何以言之？肝主色，自入为青，入心为赤，入脾为黄，入肺为白，入肾为黑。肝为心邪，故知当赤色也。其病身热，胁下满痛，其脉浮大而弦。

何以知伤暑得之？

然，当恶臭。何以言之？心主臭，自入为焦臭，入脾为香臭，入肝为臊臭，入肾为腐臭，入肺为腥臭。故知心病伤暑得之也，当恶臭。其病身热而烦，心痛，其脉浮大而散。

何以知饮食劳倦得之？

然，当喜苦味也。虚为不欲实，实为欲实。何以言之？脾主味，入肝为酸，入心为苦，入肺为辛，入肾为咸，自入为甘。故知脾邪入心，为喜苦味也。其病身热而体重，嗜卧，四肢不收，其脉浮大而缓。

何以知伤寒得之？

然，当谵言妄语。何以言之？肺主声，入肝为呼，入心为言，入脾为歌，入肾为呻，自入为哭。故知肺邪入心，为谵言妄语也。其病身热，洒洒恶寒。甚则喘咳，其脉浮大而涩。

何以知中湿得之？

然，当喜汗出不可止。何以言之？肾主液，入肝为泣，入心为汗，入脾为涎，入肺为涕，自入为唾。故知肾邪入心，为汗出不可止也。其病身热而小腹痛，足胫寒而逆，其脉沉濡而大。此五邪之法也。

第五十节　五十难

曰：病有虚邪，有实邪，有贼邪，有微邪，有正邪，何以别之？

然，从后来者为虚邪，从前来者为实邪，从所不胜来者为贼邪，从所胜来者为微邪，自病为正邪。何以言之？假令心病，中风得之为虚邪，伤暑得之为正邪，饮食劳倦得之为实邪，伤寒得之为微邪，中湿得之为贼邪。

第五十一节　五十一难

曰：病有欲得温者，有欲得寒者，有欲见人者，有欲不见人者，而各不同，病在何脏腑也？

然，病欲得寒，而欲见人者，病在腑也；病欲得温，而不欲见人者，病在脏也。何以言之？腑者阳也，阳病欲得寒，又欲见人；脏者阴也，阴病欲得温，又欲闭户独处，恶闻人声。故以别知脏腑之病也。

第五十二节　五十二难

曰：脏腑发病，根本等不？

然，不等也。

其不等奈何？

然，脏病者，止而不移，其病不离其处；腑病者，仿佛贲响，上下行流，居处无常。故以此知脏腑根本不同也。

第五十三节　五十三难

曰：经言七传者死，间者生，何谓也？

然，七传者，传其所胜也。间脏者，传其子也。何以言之？假令心病传肺，肺传肝，肝传脾，脾传肾，肾传心，一脏不再伤，故言七传者死也。间脏者，传其所生也。假令心病传脾，脾传肺，肺传肾，肾传肝，肝传心，是母子相传，竟而复始，如环之无端，故言生也。

第五十四节　五十四难

曰：脏病难治，腑病易治，何谓也？

然，脏病所以难治者，传其所胜也；腑病易治者，传其子也。与七传、间脏同法也。

第五十五节　五十五难

曰：病有积有聚，何以别之？

然，积者，阴气也；聚者，阳气也。故阴沉而伏，阳浮而动。气之所积，名曰积。气之所聚，名曰聚。故积者，五脏所生；聚者，六腑所成。积者，阴气也，其始发有常处，其痛不离其部，上下有所终始，左右有所穷处；聚者，阳气也，其始发无根本，上下无所留止，其痛无常处，谓之聚。故以是别知积聚也。

第五十六节　五十六难

曰：五脏之积各有名乎？以何月何日得之？

然，肝之积名曰肥气，在左胁下，如覆杯，有头足。久不愈，令人发咳逆痎疟，连岁不已。以季夏戊己日得之。何以言之？肺病传于肝，肝当传脾，脾季夏适旺，旺者不受邪，肝复欲还肺，肺不肯受，故留结为积。故知肥气以季夏戊己日得之。

心之积名曰伏梁，起脐上，大如臂，上至心下。久不愈，令人病烦心。以秋庚辛日得之。何以言之？肾病传心，心当传肺，肺以秋适旺，旺者不受邪，心复欲还肾，肾不肯受，故留结为积。故知伏梁以秋庚辛日得之。

脾之积名曰痞气，在胃脘，覆大如盘。久不愈，令人四肢不收，发黄疸，饮食不为肌肤。以冬壬癸日得之。何以言之？肝病传脾，脾当传肾，肾以冬适王，王者不受邪，脾复欲还肝，肝不肯受，故留结为积。故知痞气以冬壬癸日得之。

肺之积名曰息贲，在右胁下，覆大如杯。久不已，令人洒淅寒热，喘咳，发肺壅，以春甲乙日得之。何以言之？心病传肺，肺当传肝，肝以春适旺，旺者不受邪，肺复欲还心，心不肯受，故留结为积。故知息贲以春甲乙日得之。

肾之积名曰贲豚，发于少腹，上至心下，若豚状，或上或下无时。久不已，令人喘逆，骨痿少气。以夏丙丁日得之。何以言之？脾病传肾，肾当传心，心以夏适旺，旺者不受邪，肾复欲还脾，脾不肯受，故留结为积。故知贲豚以夏丙丁日得之。

此五积之要法也。

第五十七节　五十七难

曰：泄凡有几？皆有名不？

然，泄凡有五，其名有五。有胃泄，有脾泄，有大肠泄，有小肠泄，有大瘕泄，名曰后重。

胃泄者，饮食不化，色黄。

脾泄者，腹胀满泄注，食即呕吐逆。

大肠泄者，食已窘迫，大便色白，肠鸣切痛。

小肠泄者，溲而便脓血，少腹痛。

大瘕泄者，里急后重，数至圊而不能便，茎中痛。

此五泄之法也。

第五十八节　五十八难

曰：伤寒有几，其脉有变不？

然，伤寒有五：有中风，有伤寒，有湿温，有热病，有温病，其所苦各不同。

中风之脉，阳浮而滑，阴濡而弱。湿温之脉，阳浮而弱，阴小而急。伤寒之脉阴阳俱盛而紧涩；热病之脉，阴阳俱浮，浮之而滑，沉之散涩；温病之脉，行在诸经，不知何经之动也，各随其经所在而取之。

伤寒有汗出而愈，下之而死者；有汗出而死，下之而愈者，何也？

然，阳虚阴盛，汗出而愈，下之即死；阳盛阴虚，汗出而死，下之而愈。

寒热之病，候之如何也？

然，皮寒热者，皮不可近席，毛发焦，鼻槁，不得汗；肌寒热者，肌痛，唇舌槁，无汗；骨寒热者，病无所安，汗注不休，齿本槁痛。

第五十九节　五十九难

曰：狂癫之病，何以别之？

然，狂之始发，少卧而不饥，自高贤也，自辨智也，自贵倨也，妄笑，好歌乐，妄行不休是也。癫病始发，意不乐，直视僵仆。其脉三部阴阳俱盛是也。

第六十节　六十难

曰：头心之病，有厥痛，有真痛，何谓也？

然，手三阳之脉，受风寒，伏留而不去者，则名厥头痛；入连在脑者，名真头痛。其五脏气相干，名厥心痛；其病甚，但在心，手足青者，即名真心痛。其真心痛者，旦发夕死，夕发旦死。

第六十一节　六十一难

曰：经言望而知之谓之神，闻而知之谓之圣，问而知之谓之工，切脉而知之谓之巧。何谓也？

然，望而知之者，望见其五色，以知其病。闻而知之者，闻其五音，以别其病。问而知之者，问其所欲五味，以知病所起所在也。切脉而知之者，诊其寸口，视其虚实，以知其病，病在何脏腑也。经言以外知之曰圣，以内知之曰神，此之谓也。

第六十二节　六十二难

曰：脏井荣有五，腑独有六者，何谓也？

然，腑者阳也。三焦行于诸阳，故置一俞，名曰原。所以腑有六者，亦与三焦共一气也。

第六十三节　六十三难

曰：《十变》言，五脏六腑荣合，皆以井为始者，何也？

然，井者，东方春也，万物之始生。诸蚑行喘息，蜎飞蠕动，当生之物，莫不以春生。故岁数始于春，日数始于甲，故以井为始也。

第六十四节　六十四难

曰：《十变》又言，阴井木，阳井金；阴荥火，阳荥水；阴俞土，阳俞木；阴经金，阳经火；阴合水，阳合土。阴阳皆不同，其意何也？

然，是刚柔之事也。阴井乙木，阳井庚金。阳井庚者，乙之刚也；阴井乙，乙者，庚之柔也。乙为木，故言阴井木也；庚为金，故言阳井金也。余皆仿此。

第六十五节　六十五难

曰：经言所出为井，所入为合。其法奈何？

然，所出为井，井者，东方春也，万物之始生，故言所出为井也。所入为合，合者，北方冬也，阳气入藏，故言所入为合也。

第六十六节　六十六难

曰：经言肺之原，出于太渊；心之原，出于大陵；肝之原，出于太冲；脾之原，出于太白；肾之原，出于太溪；少阴之原，出于兑骨；胆之原，出于丘墟；胃之原，出于冲阳；三焦之原，出于阳池；膀胱之原，出于京骨；大肠之原，出于合谷；小肠之原，出于腕骨。十二经皆以腧为原者，何也？

然，五脏腧者，三焦之所行，气之所留止也。

三焦所行之腧为原者，何也？

然，脐下肾间动气者，人之生命也，十二经之根本也，故名曰原。三焦者，原气之别使也，主通行三气，经历于五脏六腑。原者，三焦之尊号也，故所止辄为原。五脏六腑之有病者，皆取其原也。

第六十七节　六十七难

曰：五脏募皆在阴，而腧在阳者，何谓也？

然，阴病行阳，阳病行阴。故令募在阴，腧在阳。

第六十八节　六十八难

曰：五脏六腑，各有井、荥、腧、经、合，皆何所主？

然，经言所出为井，所流为荥，所注为腧，所行为经，所入为合。井主心下满，荥主身热，腧主体重节痛，经主喘咳寒热，合主逆气而泄。此五脏六腑井、荥、腧、经、合所主病也。

第六十九节　六十九难

曰：经言虚者补之，实者泻之，不实不虚以经取之。何谓也？

然，虚者补其母，实者泻其子，当先补之，然后泻之。不实不虚以经取之者，是正经自生病，不中他邪也，当自取其经，故言以经取之。

第七十节　七十难

曰：经言春夏刺浅，秋冬刺深者，何谓也？

然，春夏者阳气在上，人气亦在上，故当浅取之，秋冬者阳气在下，人气亦在下，故当深取之。

春夏各致一阴，秋冬各致一阳者，何谓也？

然，春夏温，必致一阴者，初下针沉之，至肾肝之部，得气引持之阴也；秋冬寒，必致一阳者，初内针，浅而浮之，至心肺之部，得气推内之，阳也。是谓春夏必致一阴，秋冬必致一阳。

第七十一节　七十一难

曰：经言刺荣无伤卫，刺卫无伤荣。何谓也？

然，针阳者，卧针而刺之；刺阴者，先以左手摄按所针荣腧之处，气散乃内针。是谓刺荣无伤卫，刺卫无伤荣也。

第七十二节　七十二难

曰：经言能知迎随之气，可令调之，调气之方，必在阴阳。何谓也？

然，所谓迎随者，知荣卫之流行，经脉之往来也。随其逆顺而取之，故曰迎随。调气之方，必在阴阳者，知其内外表里，随其阴阳而调之，故曰调气之方，必在乎阴阳。

第七十三节　七十三难

曰：诸井者，肌肉浅薄，气少不足使也，刺之奈何？

然，诸井者，木也；荥者，火也。火者，木之子，当刺井者，以荥泻之。故经言补者不可以为泻，泻者不可以为补，此之谓也。

第七十四节　七十四难

曰：经言春刺井，夏刺荥，季夏刺腧，秋刺经，冬刺合者，何谓也？

然，春刺井者，邪在肝；夏刺荥者，邪在心；季夏刺腧者，邪在脾；秋刺经者，邪在肺；冬刺合者，邪在肾。

其肝、心、脾、肺、肾，而系于春、夏、秋、冬者，何也？

然，五脏一病，辄有五也。假令肝病，色青者肝也，臊臭者肝也，喜酸者肝也，喜呼者肝也，喜泣者肝也。其病众多，不可尽言。四时有数，而并系于春夏秋冬者也。针之要妙，在于秋毫者也。

第七十五节　七十五难

曰：经言东方实，西方虚，泻南方，补北方，何谓也？

然，金木水火土，当更相平，东方木也，西方金也。木欲实，金当平之；火欲实，水当平之；土欲实，木当平之；金欲实，火当平之；水欲实，土当平之。东方者肝也，则知肝实；西方者肺也，则知肺虚。泻南方火，补北方水。南方火，火者木之子也；北方水，水者木之母也。水胜火，子能令母实，母能令子虚，故泻火补水，欲令金不得平木也。经曰：不能治其虚，何问其余。此之谓也。

第七十六节　七十六难

曰：何谓补泻？当补之时，何所取气？当泻之时，何所置气？

然，当补之时，从卫取气；当泻之时，从荣置气。其阳气不足，阴气有余，当先补其阳，而后泻其阴；阴气不足，阳气有余，当先补其阴，而后泻其阳。荣卫通行，此其要也。

第七十七节　七十七难

曰：经言上工治未病，中工治已病者，何谓也？

然，所谓治未病者，见肝之病，则知肝当传之与脾，故先实其脾气，无令得受肝之邪也，故曰治未病焉。中工者，见肝之病，不晓相传，但一心治肝，故曰治已病也。

第七十八节　七十八难

曰：针有补泻，何谓也？

然，补泻之法，非必呼吸出内针也。知为针者，信其左；不知为针者，信其右。当刺之时，必先以左手厌按所针之处，弹而努之，爪而下之，其气之来，如动脉之状，顺针而刺之。得气，推而内之，是谓补；动而伸之，是谓泻。不得气，乃与男外女内，不得气，是谓十死不治也。

第七十九节　七十九难

曰：经言迎而夺之，安得无虚？随而济之，安得无实？虚之与实，若得若失；实之与虚，若有若无。何谓也？

然，迎而夺之者，泻其子也；随而济之者，补其母也。假令心病，泻手心主腧，是谓迎而夺之者也；补手心主井，是谓随而济之者也。

所谓实之与虚者，牢濡之意也。气来实牢者为得，濡虚者为失，故曰若得若失也。

第八十节　八十难

曰：经言有见如入，有见如出者，何谓也？

然，所谓有见如入者，谓左手见气来至乃内针，针入见气尽乃出针，是谓有见如入，有见如出也。

第八十一节　八十一难

曰：经言无实实虚虚，损不足而益有余。是寸口脉耶？将病自有虚实耶？其损益奈何？

然，是病非谓寸口脉也，谓病自有虚实也。假令肝实而肺虚，肝者木也，肺者金也，金木当更相平，当知金平木。假令肺实，故知肝虚，微少气。用针不补其肝，而反重实其肺，故曰实实虚虚，损不足而益有余。若此者中工之所害也。

第六章　脉　　经

第一节　脉形状指下秘诀

浮脉，举之有余，按之不足。

芤脉，浮大而软，按之中央空，两边实。

洪脉，极大在指下。

滑脉，往来前却流利，展转替替然，与数相似。

数脉，去来促急。

促脉，来去数，时一止复来。

弦脉，举之无有，按之如弓弦状。

紧脉，数如切绳状。

沉脉，举之不足，按之有余。

伏脉，极重指按之，着骨乃得。

革脉，有似沉、伏、实、大而长，微弦。

实脉，大而长，微强，按之隐指愊愊然。

微脉，极细而软或欲绝，若有若无。

涩脉，细而迟，往来难且散，或一止复来。

细脉，小大于微，常有，但细耳。

软脉，极软而浮、细。

弱脉，极软而沉细，按之欲绝指下。

虚脉，迟、大而软，按之不足，隐指豁豁然空。

散脉，大而散，散者，气实血虚，有表无里。

缓脉，去来亦迟，小駃于迟。

迟脉，呼吸三至，去来极迟。

结脉，往来缓，时一止复来。

代脉，来数中止，不能自还，因而复动。

脉结者主，代者死。

动脉，见于关上，无头尾，大如豆，厥厥然动摇。

浮与芤相类。弦与紧相类。滑与数相类。革与实相类。沉与伏相类。微与涩相类。软与弱相类。缓与迟相类。

第二节　平脉早晏法

黄帝问曰：夫诊脉常以平旦，何也？岐伯对曰：平旦者，阴气未动，阳气未散，饮食未进，经脉未盛，络脉调均，气血未乱，故乃可诊，过此非也。切脉动静而视精明，察五色，观五脏有余不足，六腑强弱，形之盛衰，以此参伍，决死生之分。

第三节　分别三关境界脉候所主

从鱼际至高骨，却行一寸，其中名曰寸口。从寸至尺，名曰尺泽，故曰尺寸。寸后尺前名曰关，阳出阴入，以关为界。阳出三分，阴入三分，故曰三阴三阳。阳生于尺动于寸，阴生于寸动于尺。寸主射上焦，出头及皮毛竟手。关主射中焦，腹及腰。尺主射下焦，少腹至足。

第四节　辨尺寸阴阳荣卫度数

夫十二经皆有动脉，独取寸口，以决五脏六腑死生吉凶之候者，何谓也？然：寸口者，脉之大会，手太阴之脉动也。人一呼脉行三寸；一吸脉行三寸，呼吸定息，脉行六寸。人一日一夜，凡一万三千五百息，脉行五十度，周于身，漏水下百刻，荣卫行阳二十五度，行阴亦二十五度，为一周也。故五十度而复会于手太阴。太阴者寸口也，即五脏六腑之所终始，故法取于寸口。脉有尺寸，何谓也？然：尺寸者，脉之大会要也。从关至尺是尺内，阴之所治也。从关至鱼际是寸口内，阳之所治也。故分寸为尺，分尺为寸。故阴得尺内一寸，阳得寸内九分，尺寸终始一寸九分，故曰尺寸也。脉有太过，有不及，有阴阳相乘，有覆，有溢，有关，有格，何谓也？然：关之前者，阳之动也，脉当见九分而浮。过者，法曰太过；减者，法曰不及。遂上鱼为溢，为外关内格，此阴乘之脉也。关之后者，阴之动也，脉当见一寸而沉。过者，法曰太过；减者，法曰不及。遂入尺为覆，为内关外格，此阳乘之脉。故曰覆溢。是真脏之脉也，人不病自死。

第五节　平脉视人大小长短男女逆顺法

凡诊脉，当视其人大、小、长、短及性气缓、急。脉之迟、速、大、小、长、短，皆如其人形性者，则吉；反之者，则为逆也。脉三部大都欲等，只如小人、细人、妇人，脉小、软；小儿四、五岁，脉呼吸八至，细、数者吉。

第六节　持脉轻重法

脉有轻重，何谓也？然：初持脉如三菽之重，与皮毛相得者，肺部也。如六菽之重，与血脉相得者，心部也。如九菽之重，与肌肉相得者，脾部也。如十二菽之重，与筋平者，肝部也。按之至骨，举之来疾者，肾部也。故曰轻重也。

第七节　两手六脉所主五脏六腑阴阳逆顺

脉法赞云：肝、心出左，脾、肺出右，肾与命门，俱出尺部。魂、魄、谷、神，皆见寸口。左主司官。右主司府。左大顺男，右大顺女。关前一分，人命之主，左为人迎，右为气口。神门决断，两在关后。人无二脉，病死不愈。诸经损减，各随其部。察按阴阳，谁与先后。阴病治官，阳病治府。奇邪所舍，如何捕取？审而知者，针入病愈。心部在左手关前寸口是也，即手少阴经也。与手太阳为表里，以小肠合为府。合于上焦，名曰神庭，在龟尾下五分。肝部在左手关上是也，足厥阴经也。与足少阳为表里，以胆合为府。合于中焦，名曰胞门，在太仓左右三寸。肾部在左手关后尺中是也，足少阴经也。与足太阳为表里，以膀胱合为府。合于下焦，在关元左。肺部在右手关前寸口是也，手太阴经也。与手阳明为表里，以大肠合为府。合于上焦，名呼吸之府，在云门。脾部在右手关上是也，足太阴经也。与足阳明为表里，以胃合为府。合于中焦脾胃之间，名曰章门，在季胁前一寸半。肾部在右手关后尺中是也，足少阴经也，与足太阳为表里，以膀胱合为府。合于下焦，在关元右。左属肾，右为子户，名曰三焦。

第八节　辨脏腑病脉阴阳大法

脉何以知脏腑之病也？然：数者，腑也；迟者，脏也。数即有热，迟即生寒。诸阳为热，诸阴为寒。故别知脏腑之病也。脉来浮大者，此为肺脉也。脉来沉滑，坚如石，肾脉也。脉来如弓弦者，肝脉也。脉来疾去迟，心脉也。脉来当见而不见为病。病有浅深，但当知如何受邪。

第九节　辨脉阴阳大法

脉有阴阳之法，何谓也？然：呼出心与肺，吸入肾与肝，呼吸之间，脾受谷味也，其脉在中。浮者阳也，沉者阴也，故曰阴阳。心肺俱浮，何以别之？然：浮而大散者心也；浮而短涩者肺也。肾肝俱沉，何以别之？然：牢而长者肝也；按之软，举指来实者肾也。脾者中州，故其脉在中。是阴阳之脉也。脉有阳盛阴虚，阴盛阳虚，何谓也？然：浮之损小，沉之实大，故曰阴盛阳虚。沉之损小，浮之实大，故曰阳盛阴虚。是阴阳虚实之意也。经言：脉有一阴一阳，一阴二阳，一阴三阳，有一阳一阴，一阳二阴，一阳三阴。如此言之，寸口有六脉俱动耶？然：经言如此者，非有六脉俱动也，谓浮、沉、长、短、滑、涩也。浮者阳也，滑者阳也，长者阳也。沉者阴也，涩者阴也，短者阴也。所以言一阴一阳者，谓脉来沉而滑也。一阴二阳者，谓脉来沉滑而长也。一阴三阳者，谓脉来浮滑而长，时一沉也。所以言一阳一阴者，谓脉来浮而涩也。一阳二阴者，谓脉来长而沉涩也。一阳三阴者，谓脉来沉涩而短，时一浮也。各以其经所在，名病之逆顺也。凡脉大为阳，浮为阳，数为阳，动为阳，长为阳，滑为阳；沉为阴，涩为阳，弱为阴，弦为阴，短为阴，微为阴，是为三阴三阳也。阳病见阴脉者，反，主死。阴病见阳脉者，顺也，主生。关前为阳，关后为阴。阳数则吐血，阴微则下利，阳弦则头痛，阴弦则腹痛，阳微则发汗，阴微则自下，阳数口生疮，阴数加微，必恶寒而烦挠不得眠也。阴附阳则强，阳附阴则癫。得阳属腑，得阴属脏。无阳则厥，无阴则呕。阳微则不能呼，阴微则不能吸，呼吸不足，胸中短气，依此阴阳以察病也。寸口脉浮大而疾者，名曰阳中之阳。病苦烦满，身热，头痛，腹中热。寸口脉沉细者，名曰阳中之阴。病苦伤悲，不乐，恶闻人声，少气，时汗出，阴气不通，臂不能举。尺脉沉细者，名曰阴中之阴。病苦两胫酸疼，不能久立，阴气衰，小便余沥，阴下湿痒。尺脉滑而浮大者，名曰阴中之阳。病苦小腹痛满，不能溺，溺即阴中痛，大便亦然。尺脉牢而长，关上无有，此为阴干阳，其人苦两胫重，少腹引腰痛。寸口脉壮大，尺中无有，此为阳干阴。其人若腰背痛，阴中伤，足胫寒。夫风伤阳，寒伤阴。阳病顺阴，阴病逆阳。阳病易治，阴病难治。在肠胃之间，以药和之；若在经脉之间，针灸病已。

第十节　平虚实

人有三虚三实，何谓也？然：有脉之虚实，有病之虚实，有诊之虚实。脉之虚实者，脉来软者为虚，牢者为实。病之虚实者，出者为虚，入者为实；言者为虚，不言者为实；缓者为虚，急者为实。诊之虚实者，痒者为虚，痛者为实。外痛内快，为外实内虚，内痛外快，为内实外虚。故曰虚实也。问曰：何谓虚实？答曰：邪气盛则实，精气夺则虚。何谓重实？所谓重实者，言大热病，气热脉满，是谓重实。问曰：经络俱实如何？何以治之？答曰：经络皆实，是寸脉急而尺缓也。当俱治之。故曰滑则顺，涩则逆。夫虚实者，皆从其物类始，五脏骨肉滑利，可以长久。

第十一节　从横逆顺伏匿脉

问曰：脉有相乘，有从有横，有逆有顺，何谓也？师曰：水行乘火，金行乘木，名曰从。火行乘水，木行乘金，名曰横。水行乘金，火行乘木，名曰逆。金行乘水，木行乘火，名曰顺。经言：脉有伏匿者，伏匿于何脏，而言伏匿也？然：谓阴阳更相乘，更相伏也。脉居阴部反见阳脉者，为阳乘阴也。脉虽时沉涩而短，此阳中伏阴也；脉居阳部反见阴脉者，为阴乘阳也，脉虽时浮滑而长，此为阴中伏阳也。重阴者癫，重阳者狂。脱阳者见鬼，脱阴者目盲。

第十二节　辨灾怪恐怖杂脉

问曰：脉有残贼，何谓？师曰：脉有弦、有紧、有涩、有滑、有浮、有沉，此六脉为残贼，能与诸经作病。问曰：尝为人所难，紧脉何所从而来？师曰：假令亡汗若吐，肺中寒故令紧。假令咳者，坐饮冷水，故令紧。假令下利者，以胃中虚冷，故令紧也。问曰：翕奄沉，名曰滑，何谓？师曰：沉为纯阴，翕为正阳，阴阳和合，故脉滑也。问曰：脉有灾怪，何谓？师曰：假令人病，脉得太阳，脉与病形证相应，因为作汤，比还送汤之时，病者因反大吐若下痢，病腹中痛。因问言我前来脉时，不见此证，今反变异，故是名为灾怪。因问：何缘作此吐痢？答曰：或有先服药，令发作，故为灾怪也。问曰：人病恐怖，其脉何类？师曰：形脉如循丝累累然，其面白脱色。问曰：人愧者，其脉何等类？师曰：其脉自浮而弱。面形乍白乍赤。问曰：人不饮，其脉何类？师曰：其脉自涩，而唇干燥也。言迟者，风也。摇头言者，其里痛也。行迟者，其表强也。坐而伏者，短气也。坐而下一膝者，必腰痛。里实护腹，如怀卵者，必心痛。师持脉，病人欠者，无病也。脉之因伸者，无病也。假令向壁卧，闻师到，不惊起而目眄视，若三言三止。脉之，咽唾，此为诈病。假令脉自和，处言此病大重，当须服吐下药，针灸数十百处乃愈。

第十三节　迟病短长杂病法

黄帝问曰：余闻胃气、手少阳三焦、四时五行脉法。夫子言脉有三阴三阳，知病存亡，脉外以知内，尺寸大小，愿闻之。歧伯曰：寸口之中，外别浮沉、前后、左右、虚实、死生之要，皆见寸口之中。脉从前来者为实邪，从后来者为虚邪，从所不胜来者为贼邪，从所胜来者为微邪，自病者为正邪。外结者，病痈肿；内结者，病疝瘕也；间来而急者，病正在心，症气也。脉来疾者，为风也；脉来滑者，为病食也；脉来滑躁者，病有热也；脉来涩者，为病寒湿也。脉逆顺之道，不与众谋。师曰：夫呼者，脉之头也。初持之来疾去迟，此为出疾入迟，为内虚外实。初持脉来迟去疾，此为出迟入疾，为内实外虚也。脉数则在腑，迟则在脏。脉长而弦，病在肝。脉小血少，病在心，脉下坚上虚，病在脾胃，脉滑而微浮，病在肺。脉大而坚，病在肾。脉滑者，多血少气。脉涩者，少血多气。脉大者，血气俱多。又云：脉来大而坚者，血气俱实。脉小者，血气俱少。又云：脉来细而微者，血气俱虚。沉细滑疾者热，迟紧者寒。脉盛滑紧者，病在外热。脉小实而紧者，病在内冷。脉小弱而涩者，谓之久病；脉滑浮而疾者，谓之新病。脉浮滑，其人外热，风走刺，有饮，难治。脉沉而紧，上焦有热，下寒得冷，即便下。脉沉而细，下焦有寒，小便数，时苦绞痛，下利重。脉浮紧且滑直者，外热内冷，不得大小便。脉洪大紧急，病速进在外，苦头发热痈肿。脉细小紧急，病速进在中，寒为疝瘕积聚，腹中刺痛。脉沉重而直前绝者，病血在肠间；脉沉重而中散者，因寒食成症。脉直前而中散绝者，病消渴；脉沉重，前不至寸口，徘徊绝者，病在肌肉遁尸。脉左转而沉重者，气微伤在胸中。脉右转出不至寸口者，内有肉症。脉累累如贯珠不前至，有风寒在大肠，伏留不去。脉累累中止不至，寸口软者，结热在小肠膜中，伏留不去，脉直前左右弹者，病在血脉中䘌血也。脉后而左右弹者，病在筋骨中也。脉前大后小，即头痛目眩。脉前小后大，即胸满短气。上部有脉，下部无脉，其人当吐，不吐者死。上部无脉，下部有脉，虽困无所苦。夫脉者，血之府也，长则气治，短则气病，数则烦心，大则病进，上盛则气高，下盛则气胀，代则气衰，细则气少，涩则心痛，浑浑革革，至如涌泉，病进而危，弊弊绰绰，其去如弦绝者死。短而急者，病在上。长而缓者，病在下。沉而弦急者病在内。浮而洪大者，病在外。脉实者，病在内。脉虚者，病在外。在上为表，在下为里，浮为在表，沉为在里。

第十四节　诊病将差难已脉

问曰：假令病人欲差，脉而知愈，何以别之？师曰：寸、关、尺、大、小、迟、疾、浮、沉，同等，虽有寒热不解者，此脉阴阳为平复，当自愈。

人病，其寸口之脉与人迎之脉，大、小及浮、沉等者，病难已。

第十五节　张仲景论脉

问曰：脉有三部，阴阳相乘。荣卫气血，在人体躬，呼吸出入，上下于中，因息游布，津液流通。随时动作，效象形容，春弦秋浮，冬沉夏洪。察色观脉，大小不同，一时之间，变无经常，尺寸参差，或短或长。上下乖错，或存或亡。病辄改易，进退低昂。心迷意惑，动失纪纲，愿为缕陈，令得分明。

师曰：子之所问，道之根源。脉有三部，尺寸及关。荣卫流行，不失衡铨，肾沉心洪，肺浮肝弦，此自经常，不失铢分。出入升降，漏刻周旋，水下二刻，脉一周身，旋复寸口，虚实见焉。变化相乘，阴阳相干。风则浮虚，寒则紧弦，沉潜水蓄，支饮急弦，动弦为痛，数洪热烦。设有不应，知变所缘，三部不同，病各异端。太过可怪，不及亦然。邪不空见，终必有奸，审察表里，三焦别分，知邪所舍，消息诊看，料度腑脏，独见若神。为子条记，传与贤人。

第十六节　扁鹊阴阳脉法

脉，平旦曰太阳，日中见阳明，晡时曰少阳，黄昏曰少阴，夜半曰太阴，鸡鸣曰厥阴，是三阴三阳时也。

少阳之脉，乍小乍大，乍长乍短，动摇六分。王十一月甲子夜半，正月、二月甲子王。

太阳之脉，洪大以长，其来浮于筋上，动摇九分。三月、四月甲子王。

阳明之脉，浮大以短，动摇三分。大前小后，状如科斗，其至跳。五月、六月甲子王。

少阴之脉，紧细，动摇六分。王五月甲子日，七月、八月甲子王。

太阴之脉，紧细以长，乘于筋上，动摇九分。九月、十月甲子王。

厥阴之脉，沉短以紧，动摇三分。十一月、十二月甲子王。

厥阴之脉，急弦，动摇至六分已上，病迟脉寒，少腹痛引腰，形喘者，死。脉缓者，可治，刺足厥阴入五分。

少阳之脉，乍短乍长，乍大乍小，动摇至六分已上。病头痛，胁下满，呕可治。扰即死。刺两季肋端足少阳也，入七分。

阳明之脉，洪大以浮，其来滑而跳，大前细后，状如科斗，动摇至三分已上。病眩头痛，腹满痛，呕可治。扰即死。刺脐上四寸，脐下三寸，各六分。

从二月至八月，阳脉在表，从八月至正月，阳脉在里。附阳脉强，附阴脉弱。至即凉，实则癎疭。细而沉，不癎疭即泄，泄即烦，烦即渴，渴即腹满，满即扰，扰即肠澼，澼即脉代，乍至乍不至。大而沉即咳，咳即上气，上气甚则肩息，肩息甚则口舌血出，血出甚即鼻血出。

变出寸口，阴阳表里，以互相乘。如风有道，阴脉乘阳也。寸口中，前后溢者，行风。寸口中，外实内不满者，三风，四温。寸口者，劳风。劳风者，大病亦发。骇行汗出亦发。软风者，上下微微扶骨，是其诊也。表缓腹内急者，软风也。猥雷实夹者，飘风，从阴趋阳者，风邪，一来调，一来速，鬼邪也。阴缓阳急者，表有风来入藏也。阴急者，风已抱阳入腹。上逐逐，下宛宛，不能至阳，流饮也。上下血微，阴强者，为漏癖；阳强者，酒癖也。怄偷不过微反阳，澹浆也。阴，扶骨绝者，从寸口前顿趣于阴，汗水也。来调四布者，欲病水也。阴脉不偷，阳脉伤，复少津。寸口中后大前兑，至阳而实者，癖食。小过阳，一分者，七日癖；二分者，十日癖；三分者，十五日癖；四分者，二十日癖；四分中伏不过者，半岁癖。敦敦不至胃阴一分，饮𫗦饵癖也。外勾者，久癖也。内卷者，十日以还。外强内弱者，裹大核也。并浮而弦者汁核。并浮紧而数，如沉，病暑食粥。有内紧而伏，麦饭若饼。寸口脉倚阳，紧细以微，爪菜皮也。若倚如紧，荠藏菜也。𫞩𫞩无数，生肉癖也；附阳者，灸肉癖也。小倚生，浮大如故，生麦豆也。

第十七节　扁鹊脉法

扁鹊曰：人一息脉二至谓平脉，体形无苦。人一息脉三至谓病脉。一息四至谓痹者，脱脉气。其眼睛青者，死。人一息脉五至以上，死，不可治也。都息病，脉来动，取极五至，病有六、七至也。

扁鹊曰：平和之气，不缓不急，不滑不涩，不存不亡，不短不长，不俯不仰，不从不横，此谓平脉。肾受如此，身无苦也。

扁鹊曰：脉气弦急，病在肝。少食多厌，里急，多言，头眩目痛，腹满筋挛，癫疾上气，少腹积坚，时时唾血，咽喉中干。相病之法，视色听声，观病之所在，候脉要诀岂不微乎？脉浮如数，无热者，风也。若浮如数，而有热者，气也。脉洪大者，又两乳房动，脉复数，加有寒热，此伤寒病也。若赢长病，如脉浮溢寸口，复有微热，此疰气病也。如复咳又多热，乍剧乍差，难治也。又疗无剧者，易差。不咳者，易治也。

第十八节　扁鹊诊诸反逆死脉要诀

扁鹊曰：夫相死脉之气，如群鸟之聚，一马之驭系，水交驰之状，如悬石之落。出筋之上，藏筋之下，坚关之里，为在荣卫，伺候交射，不可知也。

脉病人不病，脉来如屋漏、雀啄者，死。又经言：得病七、八日，脉如屋漏、雀啄者，死。

脉来如弹石，去如解索者，死。

脉困病人脉如虾之游，如鱼翔者，死。

脉如悬薄卷索者，死。脉如转豆者，死。脉如偃刀者，死。脉涌涌不去者，死。脉忽去忽来暂止复来者，死。脉中侈者，死。脉分绝者，死。

脉有表无里者，死。经名曰结，去即死，何谓结？脉在指下如麻子动摇，属肾，名曰结，去死近也。

脉五来一止，不复增减者，死。经名曰代。何谓代？脉五来一止也。脉七来是人一息，半时不复增减，亦名曰代，正死不疑。

经言：病或有死，或有不治自愈，或有连年月而不已。其死生存亡，可切脉而知之耶？然，可具知也。设病者若闭目不欲见人者，脉当得肝脉，弦急而长，反得肺脉，浮短而涩者，死也。病若开目而渴，心下牢者，脉当得紧实而数，反得沉滑而微者，死。病若吐血，复鼽衄者，脉当得沉细，而反浮大牢者，死。病若谵言妄语，身当有热，脉当洪大，而反手足四逆，脉反沉细微者，死。病若大腹而泄，脉当微细而涩，反得紧大而滑者，死。此之谓也。

经言：形脉与病相反者，死。奈何？然：病若头痛目痛，脉反短涩者，死。

病若腹痛，脉反浮大而长者，死。

病若腹满而喘，脉反滑利而沉者，死。

病若四肢厥逆，脉反浮大而短者，死。

病若耳聋，脉反浮大而涩者，死。

病若目眴眴，脉反大而缓者，死。

左有病而右痛，右有病而左痛，下有病而上痛，上有病而下痛，此为逆，逆者死，不可治。

脉来沉之绝濡，浮之不止，推手者，半月死。脉来微细而绝者，人病当死。

人病脉不病者，生。脉病人不病者，死。

人病尸厥，呼之不应，脉绝者，死。脉当大反小者，死。

肥人脉细小。如丝欲绝者，死。

羸人得躁脉者，死。

人身涩，而脉来往滑者，死。

人身滑，而脉来往涩者，死。

人身小，而脉来往大者，死。

人身短，而脉来往长者，死。

人身长，而脉来往短者，死。

人身大，而脉来往小者，死。

尺脉不应寸，时如驰，半日死。

肝脾俱至，则谷不化。肝多即死。

肺肝俱至，则痈疽，四肢重。肺多即死。

心肺俱至，则痹，消渴懈怠。心多即死。

肾心俱至，则难以言，九窍不通，四肢不举。肾多即死。

脾肾俱至，则五脏败坏。脾多即死。

肝心俱至，则热甚瘑疭，汗不出，妄见邪。

肝肾俱至，则疝瘕，少腹痛，妇人月使不来。

肝满肾满肺满皆实则为肿。肺之雍喘而两胠满。肝雍，两胠满，卧则惊，不得小便。肾雍，脚下至少腹满，胫有大小，髀胻大跛，易偏枯。

心肺满大，痫瘛筋挛。

肝脉小急，痫瘛筋挛。

肝脉骛暴，有所惊骇，脉不至，若喑不治自已。

肾脉小急，肝脉小急，心脉小急，不鼓，皆为瘕。

肾肝并沉，为石水，并浮，为风水。并虚，为死。并小弦，欲惊。肾脉大急沉，肝脉大急沉，皆为疝。

心脉搏滑急为心疝。肺脉沉搏，为肺疝。

脾脉外鼓，沉为肠澼，久自已。

肝脉小缓为肠澼，易治。

肾脉小搏脉沉，为肠澼，下血，血温身热者，死。心肝澼，亦下血。脏同病者，可治。其脉小沉涩者，为肠澼，其身热者，死。热见七日死。

胃脉沉鼓涩，胃外鼓大，心脉小，紧急，皆膈偏枯。男子发左，女子发右，不喑舌转，可治，三十日起。其顺者喑，三岁起。年不满二十者，三岁死。

脉至而搏，血衄身有热者，死。脉来如悬钩，浮为热。

脉至如喘，名曰气厥。气厥者，不知与人言。

脉至如数，使人暴惊，三、四日，自已。

脉至浮合，浮合如数，一息十至，十至以上，是为经气予不足也。微见，九十日，死。脉至如火新然，是心精之予夺也，草干而死。

脉至如散叶，是肝气予虚也。木叶落而死。

脉至如省客，省客者，脉塞而鼓，是肾气予不足也。悬去枣华而死。脉至如泥丸，是胃经予不足也，榆荚落而死。

脉至如横格，是胆气予不足也。禾熟而死。

脉至如弦缕，是胞精予不足也。病善言，下霜而死。不言，可治。脉至如交漆，交漆者，左右傍至也，微见，四十日死。脉至如涌泉，浮鼓肌中，是太阳气予不足也，少气，味韭英而死。

脉至如委土之状，按之不得，是肌气予不足也，五色先见黑，白垒发死。

脉至如悬雍，悬雍者，浮揣切之益大，是十二俞之予不足也。水凝而死。

脉至如偃刀者，偃刀者，浮之小急，而按之坚大急，五脏菀熟，寒热独并于肾也，如此，其人不得坐，立春而死。

脉至如丸滑，不直手，不直手者，按之不可得也，是大肠气予不足也。枣叶生而死。

脉至如春者，令人善恐，不欲坐卧，行立常听，是小肠气予不足也，季秋而死。

问曰：尝以春二月中，脉一病人，其脉反沉。师记言：到秋当死。其病反愈，到七月复病，因往脉之，其脉续沉。复记言：至冬死。问曰：二月中，得沉脉，何以故处之至秋死也？师曰：二月之时，其脉自当濡弱而弦，得沉脉，到秋自沉，脉见浮即死，故知到秋当死也。七月之时，脉复得沉，何以处之至冬当死？师曰：沉脉属肾，真脏脉也，非时妄见。经言：王、相、囚、死。冬脉本王脉，不再见，故知至冬当死也。然后至冬复病，正以冬至日死，故知为谛。华佗效此。

第七章 四部医典

第一节 根本医典

1. 绪论

　　向师尊者如来佛般降凡的无敌阿罗汉功成正觉者琉璃光王顶礼膜拜！闻名解脱恶趣苦，世尊大悲救众生；根治三毒称医圣，琉璃光前拜目颂。

　　当我讲此论时，有一仙人住处名叫美观药城者，内有一座物种宝物建成的无量殿堂，饰以各种各样的珍贵药品，这些宝药能够解除由朗症、赤巴症、培根症、二合症以及聚合症等所形成的四百零四种病痛，使热病转凉，使寒病转暖，平息八万魔类。有求必应，如愿以偿。

　　在这座城池的南面，有一座名叫锥顶并具有太阳威力的山上，生长着诸如石榴、胡椒、荜拨、小米辣等的药树林，这些药物性热而猛烈，其味辛、酸而咸；药林里根、干、枝、叶、花、果无不气味芬芳，美不胜收，使人心旷神怡，药香所到之处，寒病自除。

　　在这座城池的北面，有一座名叫雪峰并具有月亮威力的山上，生长着诸如檀香、冰片、山豆根等药草林，这些药物其性凉而缓钝，其味苦、甘而涩；药林里根、干、枝、叶、花、果、无不气味芬芳，美不胜收，使人心旷神怡，药香所到之处，热病自除。

　　在这座城池的东面，有一座名叫香茅的山上，生长着诃子林，树根能治骨病，树皮能治皮肤病，树枝能治经络之病，花朵能治五官之病，果实能治脏器之病，顶端有五种诃子成熟，具备六味、八功、三消，良效十七种，可治万病。药林里气味芬芳，美不胜收，使人心旷神怡，药香所到之处，四万零四种疾病自除。

　　在这座城池的西面，有一名叫马拉亚的山上，出产六妙药；那里有可除诸病的五种寒水石，五种药水，五种温泉。除上所述，山中到处红花满坡，香气缭绕，所有山崖上矿物类盐碱类无所不全；药草山上孔雀、共命鸟、鹦鹉等发出悦耳的叫声。山下大象、熊、麝等身具妙药的畜类也十分齐全。总之，那里诸药无所不产，无所不全，并以此为饰，蔚为壮观。

在无量殿的正中，琉璃嵌镶的宝座上端坐着一位活命导师医圣琉璃光王佛。这位导师的四周天神、大仙、外道、内道等四众簇拥。其中多属天神神医九生之主速转、神医娄宿、天王帝释、甘露天女等，俱坐一面；所属大仙恒知子、如火入、辐轮持、护众子、犁行生、二苦行、原上炽、井宿生等俱坐一面；所属外道有外道祖师净梵、大天吉祥螺髻、遍入（比纽天）、六面儒童等俱坐一面；所属内道有大圣文殊师利、观自在菩萨、金刚手菩萨、阿难陀尊者。孺童医师等俱坐一面。

就在那时那刻，到时开示一语，四众按各自的教义领悟：这就是身、语、意三者贯注无失，不协调者得到协调，谓之修仙之道。

2. 纲目分类

就在那时那刻，导师世尊活命医圣琉璃光王为息除四百零四种病痛，即药王与入定后不久，就从心间散射出千百条彩色光芒，普照十方，已解除众生心上的一切疾病过失，并治除由无明蒙昧所致的三毒诸症。此后那彩色光芒复又收于心间化作导师明智仙人，驻于前方空中，面对众仙说道：

"众友当知！谁要想无病健在，谁要想治病救人，就请学习医学秘诀；谁要想长寿，就请学习医学秘诀；谁要想得正果，谁想聚财富和安乐，就请学习医学秘诀；谁要想解除众生病苦、受人尊敬，就请学习医学秘诀！"

身化明智大仙作以训诫的那时那刻，导师琉璃光王的舌尖散射出千百条彩色光芒，普照十方，以解除众生语言的一切过失，并消除一切魔障。此后那彩色光芒又收于舌间化作心生大仙，礼赞导师以后，作狮子顾盼之状，伏于导师尊前，代众仙求问道：

"善哉，导师明智仙长！请问想圆满成就自己和别人事业的人如何学习医学秘诀？"

一语未了，身化明知大仙会道：

"列位大仙，请研习医学秘诀！

请学习医学秘诀的支；请学习医学秘诀的点；请学习医学秘诀的会；请学习医学秘诀的要；请学习医学秘诀的章。"

心生大仙又问道：

"善哉，导师！那么怎样学习医学秘诀部呢？"

"列仙听之，"明知大仙训诫道："首先学习四部医典：即依次学习根本医典、论说医典、药诀医典、后部医典；其次学习八支：即依次学习生理、儿科、妇科、邪魔、金伤、中毒养老和滋补等八支；再次学习十一点，即逐次学习：一、根本精华点，二、生理形成点，三、盛衰病因点，四、生活起居点，五、维命饮食点，六、药剂配方点，七、器械诊治点，八、无病情志点，九、识病征象点，十、调养疗法点，十一、行医之道点；再次学习十五会，即逐次学习：一、三邪治疗会，二、内科疾病会，三、热病治疗会，四、头病治疗会，五、脏腑疗养会，六隐病疗养会，七、杂兵疗养会，八、先天疮疥会，九、儿疾疗养会，十、妇科疗养会，十一、治邪镇魔会，十二、金伤疗养会，十三、中毒疗养会，十四、养老延年会，十五、滋补强壮会；此后，学习四要，即逐次学习：一、诊脉验尿之要，二、却病用药之要，三、攻下操作之要，四、文武外治之要；最后，学习一百五十六章，其中《根本医典》分为六章，阐述根本医为纲——诸论、纲目和病理，识病、诊治、比兴详。

《论说医典》册一章，本点开首先总纲。再以先后说次序；身体形成加比象。

生理、定义、体解详，病兆、病因、病缘章。病起、病义加病解，时令、偶然先日常。

食法、禁忌、食适量，药味、药性、配药方。针灸等医疗器械，无病有病诊适当。

诡称、取舍验疾良，总治、异治二疗方。体验、医道堪可称，十一要点可为纲。

三十一章目张，十一要点可简详；一三、三四、四五六，再加总纲卅一章。

《药诀医典》十五会，九十二章说端详：求问、三邪（朗、赤、培根）聚与紫，第一会里共四章。

瘤有不消、痞硬症，浮肿、气肿及水肿，再加一个消耗病，第二会里共六章。

总热、要热、寒热间，初热、炽热和虚热，伏热、久热加浊热，搏热、劳热、瘟疫热，痘症更有绞肠痧，喉症黑疗感冒热，各类热病十六则，第三会里一处合。

头、眼、耳、鼻、口和瘿，上身疾病分六章。（第四会）心、肺、肝、脾、肾、小肠，肠胃脏腑有八章。（第五会）隐病男女分两处，（第六会）杂病共十九章：音哑、胃呆、消渴症、呃逆、哮喘、与痧症，虫症吐泻加便秘，尿闭遗尿与热泻，湿痹、痛风黄水症，白脉、皮肤、疝气痛。（第七会）

核疮、痔漏与丹毒，苏尔牙症和腺肿，苏尔牙症和腺肿，单坠双坠脚气病，会阴漏等共八章。（第八会）

小儿抚育婴病及中邪，共有三章第九会。妇女总论和分科，再加普科共三章。（第十会）

魂附、疯颠和健忘，中风、地邪有五章。（第十一会）损伤总论和头部，颈项胸部与四肢。（第十二会）

毒有合毒转移毒，再加物毒共三章。（第十三会）人登老迈须颐养，（第十四会）滋补养精节房事。（第十五会）

一一、二二、和三三，四一、五六八归二，十六、十九各归一，九十二章十五会，分章归会亦详尽。

《后部医典》廿五章，分账归入四大要；脉尿汤散和丸药，膏药灰药酥油丸，膏浆药酒珍宝类，草药配伍调油法。泻法催吐吹鼻药，营卫灌肠峻泻法，清血利尿火灸法，放血温熨和浸洗，涂药再加穿刺法。二、十、七、六归四要，《后续医典》全归了。

《根本医典》有六章，《论说医典》卅一章，《要诀医典》九二章，《后续医典》廿五章。再加后记有两章，一百五十又六章。

'要诀'章节归八支，具体分属如下析：身体之部七十章，儿妇中毒各三章，中邪损伤各五章，养老只有一章提，滋补两章也应知。"

3. 病理病因

于是心生大仙向明智大仙问道："请问导师明智仙：医学明著四典中，《根本医典》如何学，养命药王请指点。"明知大仙道："心生大仙听我言，一学根本精华点。将人比作三根树，三根共生九树干。树枝四十又七条，树叶二百零四片。开花生出五异果，以树为喻根本典。"

若将比喻作详解，疾病体质排泄物。体态正常身健在，体态失常生病患。

病有朗、赤和培根，维命上行及遍布，助火清下诸风宙；消食色泽多变化。

令草令视令明颜，肝胆湿热即赤巴；恃嚼味足满五种，三类计百十五功。

糜液、血、肉和脂肪，骨骼再加髓和精，人身体质七要素，秽物计有粪尿汗，叶子数至廿五片。

人体还有味能行，要与二五相协调；调则全身的发育，不调诸损把病招。起病当有三内因，四种外缘做同行。有六入门，上中下不接可屯。

疾病得病更传经十五道，年岁地域加时令，九项更使病势翘，酿成九大危症临。

回转病情十二因，概括不外寒与热，如此六十二法清，治疗疾病成守则。

三因再加贪瞋痴，更将三病排比递，四缘若逢时令、邪。食、行、将使病加剧：六门之道首皮肤，进而扩展至膝肌。继而趋行入血脉，更近骨髓五脏里。依次入门病入内，甚者堕入六腑盂。

三部培根依于脑，赤巴中部依肝胆。朗处下部依腰胯，部位依据各相关。

骨耳触觉包络肠，血汗眼肝胆小肠，食糜肌肉脂髓精，粪尿鼻舌肺脾胃，还有肾脏和膀胱。以上共有十五道，包括体质和二便，感官、五脏和六腑，人体三因通行还。

九项年岁有险夷：老年属朗中年赤，幼年人属培根症；严寒凛冽为朗域，炎热干燥赤巴域；朗症多在夏季生，日暮黎明是发期；赤巴多在秋季生，午间、夜半易加剧；培根多在春季生，发病黄昏与早晨。

依次说到九危症，三生福寿善皆尽。土水火风四大克，配伍吞毒多贻误。病入膏肓莫奈何，过期朗病生机断。热症灼烈过极限，寒症冷损致沉疴。体质要素难支应，诸损致使体力尽。

朗赤培根回转因，息与不息两分明。生理病因二二四，三四十二数止清。两属先言朗、培根，其性寒凉属水性；血与赤巴热属火，虫及黄水兼寒热。

如此叶数八十八，病因种类讲分明。"

4. 识病要点

明智大仙接着讲道："大仙听之！诊病望切问可知：望诊用眼查舌尿，此法可称望域学；切诊手指传信息，此法可称验情学；口问起源痛饮食，此法可称闻声学。

望舌朗症红干粗，赤巴灰黄厚苔迹。培根舌白苔微薄，舌面无津软湿腆。"验尿朗症水沫大，赤巴红黄片大臭；培根尿象是白清，其味淡而冒气子。

切诊朗症脉空虚，时而跳来时而阻；赤巴脉搏急数洪，培根沉细迟缓濡。

问诊轻粒粝食、行疾；身颤呵欠起寒慄；腰胯骨节无不疼，痛无定点干呕急。感官迟钝心烦躁，饿时疼痛喜油腻。

锐热食、行所致疾；口苦头痛体温升，上身食物消后痛，患者多把凉爽喜。

重腻食、行所致疾：心口不适难进食，呕吐乏味胃涨满，呃逆身心觉疲倦。浑身内外皆发冷，饭后不适喜热暖。

上述识病诊察法，共计三十又八宗。察验诸症无怠误，必使流传且遵从。"

5. 诊治疗法

明智大仙接着讲道："大仙请听！养病诊治有善方；食行药诊有四桩：食类朗症马、驴、獭，经年陈肉加刀肉。谷物油加经年油，大蒜大葱和红糖。牛乳当归和黄精，骨酒蔗酒骨酒良。

赤巴饮食牛山羊，新鲜乳酪油三样。羚鹿麅等野牲肉，羊肉牛肉青稞粥。灰条叶和蒲公英，而汤更加清凉水，凉开水等充饥渴。

培根饮食绵羊肉，野牛野兽加鱼肉，蜂蜜旱地陈谷面，牦牛奶酪醇烈酒，更加滚水疾病痊。行止朗症择暖地，心投有人相伴随。赤巴病人凉爽处，稳居安适莫可催。培根病人常散步，居处暖和最要紧。

药物朗症甘酸咸，油腻重而加软粘。赤巴病者甘苦涩，清凉希而钝性药。培根药味辛酸涩，药性凌厉粗而轻。

药性药味言配伍，不外息泻两类数。平息朗症露酥丸，赤巴汤散培根丹。

药露骨髓四精霞，绵羊脑髓连骨煮。酥油丸中有豆蔻，大蒜诃毛余三实。五根草乌可相随。汤剂当有藏木草，蒂达三实木藤蓼。散药冰片和檀香，红花还有石灰华。丸药乌头诸盐类。丹灰石榴冬青叶，郭玛卡盐寒水石。

泻剂朗症多轻泻，赤巴峻泻培根吐，轻泻又分稀释泻，洗泻半稀半洗泻，峻泻可分总峻泻。催吐分为急和缓。

诊治初则涂油揉，还有霍尔艾灸方，次则发汗和放血，还可放水做冷浴。最后温熨及火灸，依次诊治效非常。

上述疗法九十八，无怠勤谨依如法；疾虽犹如堕泥沼，仍可迅速地自拔。"

6. 比兴分类

明知大仙接着讲道："大仙听之！生理识病和治疗，三根共分九树干：病变、未变、望、问、切，食、行、药、诊根干全。"

未变树枝可分三，疾病体质排泄物；病变又有病因缘，入门、病位、道、发期，经果转因和经义；望诊观舌并验尿，切脉、朗、赤、培根三；问诊起因和症状，再问病家啥习惯。

食部食饮分六类，行止起居有三项：药物药味和药性，三病各二得六枝。配伍平息方法六，泻法三枝紧相从。诊治之部有三术，四十七枝依干分。

树枝生成树叶茂，生理共计廿五，病因病理六十三，望六切三问廿九，朗症食部有十四，赤巴食部共十二，培根食饮九叶全。

行止六叶药性味，共占九叶药性味，共占九叶药露三。酥油丸药有五种，汤散各四二叶丹。灰粉药物有五叶，非息非泻叶九片。诊治之部有七叶，病症八十又八片。识病诊查三十八，疗法九十又八片。以上比兴详分类，二百廿四树叶全。

满树盛开长寿花，结下法财康三果；以树为喻宣医道，堪称精华《根本典》。

寥寥先哲广为用，芒芒愚众求无门；如有智者索甚解，须看后来有巨著。"

讲到这里，那明智仙人遍化入药王心中去了。

幻化美妙要城内，明智仙长作点化；养命供施为医贤，励志医学更光大。八支流水做甘露，无舛卷帙集宝箧。复应渴者求知欲，典刻四步布达拉。又有诗云：噫嘻遗训如意宝，南北良医善为劳。犹遭隐匿乱真假，功归萨喇勘查照。善为涤净思踊跃，众生福泽幢发照。除尽非善去穷根，福寿沾霶功业高。

出世白莲尊者好，弥勒化身常住牢。兜率宫威称全胜，政教双盛圆月皎！

第二节　论说医典

1. 概说

于是活命导师医圣琉璃光王佛从其禅定中起立，复又进入一种叫作"善述雄狮"的医药禅定中去了。入定不久，从佛的首髻中发出千百条彩光，普照十方，已解除一切众生的病痛与过失，治出朗、赤巴、培根等一切病症后复又收于首髻之中，化作到时明智仙人，驻于前方空中，那羽化心生大仙礼绕导师之后，求问道：

"善哉，导师明智仙长！根本医典要义作训诫，论说医典又将如何学，活命药王赐教请讲明。""心生大仙请听，"明智仙长答道："药学二卷论说医学典，六类众生当推人为先。无病健在有病去求医，只为寿、法、财富与安然。养生医道精义做概说，治病的治法与治者，分门别类依次讲分明。

第一被治何人有对象，治病健身明了何彷徨。再求医家清楚治什么，由此得出病因理应当。"

治病疗养共计有四友：行止、饮食、药物与诊治。治病私有何疗养法，无病长寿有病求医师。

遇病先求掌握识病法，了解之后才能有治法，再用什么治疗共三法。

如此行医治病有治者，大树四根生出十一枝，以上仅将本典概说之。"

2. 身体形成

于是心生大仙又向明智仙长求问道："善哉，导师明智仙长！如何学习生理形成点，救命药王一金口宣。""心生大仙请听！"明智仙长回答道："首先如何行医要分明，身体形成部位要讲清：成身、图解、生理和定义，分析命业恶兆共七经。"

七经之内成身第一讲，成因、成长、分娩共三项。第一父母精血无病失，意识愚昧促使动情尚。无源聚集相结为胎因，犹如钻木生火两相像。经血朗症粗黑为涩然，赤巴使其酸黄气味恶，培根灰粘味甘性凉寒，血症腐恶培根朗节节断，血夹赤巴如脓培赤结，朗赤干硬聚症如而便，此等不能为种怀胎难。

命业未齐魂魄不如体，无土无躯无水骸难聚，无火不熟无风不发育，若缺虚空肢体怎发育？男精白种味甘数量多，月经犹如胭脂兔血红，洗之可净无病成胎活。

女龄十二直至五十间，食糜运化积血月潮泛，两大脉中行经黑红洁，风动胎口流滴整三天。其征身软憔悴无精神，乳抖腰动小腹亦震颤。

月月来红象征欲求男，胎口开启昼夜十二间，开始三天、十一不怀胎，若逢一三五七九是男，二四六八女婴促膝前。十二昼夜既过胎不结，犹如日落莲花闭蕊般。

男子精液多时将生男，女子月华多时将生女；经血相等交配为中性，中性一分为二将孪生。生相畸形身材丑陋者，此等皆因污秽气所致。

受胎母体子宫受精种，但觉欲满身重意倦怠。父精生成骨髓及脑髓，母华造就血肉脏腑全，自心生出官能意识生。土生骨肉鼻间有嗅觉，水滋血液舌味湿润感。火炽热暖色泽眼体亮，风产气息触角和皮肤，虚空生窍耳司音响间。习性使之有为见识宽，因缘依据成身皆齐全。

如此成身再将发育讲，胎儿发育其因脐带上。子宫左右二脉通脐带，二脉依据"三木赛"供荣养。因之母体摄食化食糜，渐次输往胎内供增长，犹如池水渠灌保田埛。

七日一周共需三十八，九个月内气使起变化。胎儿第一月之第一周，正如酪酵投乳精血融。第二周内形如胶状物，第三周时状似奶酪凝。要想男孩用术在此时，正是性别未分之前施。此功任他前业也能敌：星宿鬼时制成男婴像，数种铁类锻打炭火烘。烧得通红牛奶之中淬，如数凉燎温汁母为饮。系腰戴首皆可为男童，日主滋阳更兼月补阴。

房事重劳夜间难成眠，昼眠憋气热锐重性餐，燥使便结润滑致下泻，八个月内更要忌针砭，基因怕致胎儿坏死干。

　　四周胎儿圆满又伸延，渐次将那男女中性变。孕妇身体瘦腹重胃口闭，身懒体酸乳涨打呵欠。喜食酸味心中杂念多，禁愿将致胎损丑儿男，是故虽有少损使遂愿。

　　身孕二月时至第五周，胎儿身上先有肚脐添。六周依脐形成命脉来，七周眼目官能已生全。八周依眼胎儿长头部，九周身躯上部和下部。

　　身孕三月已到第十周，腰胯突出上部生两肩。十一周时九窍身体成，十二周时五脏已长全。十三周时六腑得弥满。

　　身孕四月已到十四周，上肢下肢臂腿四肢全、十五周时手脚和膝肘，十六周时指趾共二十，十七周时脉络内外连。

　　五月十八周内脂肉生，十九周时韧带筋线添。二十周时骨骼和骨髓，二十一周皮肤周身遍。

　　身孕六月二十二周内，九种官能孔窍自然开。二十三周毛发指甲添，二十四周脏腑更成熟。此时已知安适与苦痛。二十五周始有气运行，二十六周心中有意念。

　　身孕七月二十七周起，直至卅周之间身圆弥。身孕八月三十一周起，直至三十五周大发育，母体胎儿色泽互转迁。

　　身孕九月三十六周始，不喜露面郁闷厌烦感。三十七周忤逆意识生，三十八周转首离胎盘。要是孕妇崩漏儿不长，腹大月足依然难生产。风气阻逆也要拖日限。

　　胎儿如此发育并成熟，超过九月才算正常产，彼时胎儿靠右右显高。身轻梦中时常见孩男，右乳先见奶汁将生男，孕妇生男歌舞喜梳扮。生女与上性情正相反，上述征象相混主中性。腹部中低边高双婴产，即将分娩孕妇软无力。腹弛下重骨盆腰部疼，肚腹尿道痛而镇痛乏。阴户开尔多尿且刺痛，经验妇女助产多护理，产妇如同抛命倍补滋。"

3. 身体比象

　　明智大仙接着讲道："大仙请听！"再讲人体图像诸道理，左右胯骨犹如两墙边。脊椎连贯好像垒金币，命脉布身宝石柱一般。方形胸骨好似架大梁，廿四肋骨依梁布屋椽。胸脊脆骨屋椽枕木鱼，经络犹如屋顶铺枝丫。肌肤如同屋表抹泥浆，两条锁骨好像飞檐挂。左右肩胛屋内有静房，首顶居顶犹如设仙阁。感官五窍恰似开窗户，头盖颅骨屋顶上了瓦。顶门居上犹如开烟囱，左右两耳鹏首薨檐展，鼻孔美饰杆顶有飞华。头发明光犹如阴阳瓦。两手门前飘动有旗幡，胸膈上下走廊有上下。胰脏犹如房内拉幔帐，心脏如同国君正危坐，肺五子叶好像五太子。肝脾犹如大小两嫔妃,肾如外相力士顶大梁。"三木塞"如同一宝库,胃可消食屋内有锅灶。大小二肠嫔妃有使女,苦胆就是炉旁挂皮袋。膀胱犹如缸内满了水,下部两门如同出水洞。两腿就是门前下马牌,要害穴位国君授权辖。"

4. 生理喻示

明智大仙继续讲道:"大仙请听!生理喻示共计有四类:一讲营养体质供给量,二讲脉理各部相关联,三讲全身要害是关键,四讲孔窍通道内外牵。

第一气朗之供给给满膀胱,赤巴供给卵或满精囊,培根所需自手三捧量,血与粪便各需七捧量,鸟与黄水各需四捧量,油和脂肪各需二捧量,色泽精液用量各一把,脑颅用量自身用一捧,肌肉用量共需五百握;"妇女大腿乳房廿握余,骨骼用量类系二十三,其中脊椎骨节二十八,肋骨数量共计二十四,牙齿数量共计三十二,全身骨骼三百六十块,四肢骨节共计十二种,细小骨节二百一十块,经络十六肌腱有九百,头发共有二万一千根,毫毛孔窍一千一百万,五脏六腑共开九大窍,瞻部洲人身高一庹四,畸形体丑之人三肘半。

二讲脉理各部相关联,定、有、联系、寿数四种脉。

定脉又从肚脐分三根,一根上行形成大脑海,矇昧依脑从此当住行;由此增长培根住上部。一根留于中部成命脉,瞋怒依血靠脉常住行,由此增长赤巴住中部。一根下行贯注成隐处。情欲住于男女隐秘中,由此增朗下部常存留。

有脉为大又可分四类,一类官能司职现象脉,五百毛细围绕大脑行,二类记忆司职清楚脉,五百毛细围绕心脏行。三类成身司职发育脉,五百毛细围绕肚脐行。四类后代司职繁衍脉,五百毛细围绕生殖器,上下通贯全身无遗漏。

联系脉分黑白两大类;身体命脉犹如一树杆,又如杆上树枝往上分,增长血肉大脉二十四;脏腑内联八大隐脉藏,四肢外连十六脉路现,分出放血脉点七十七。

要害脉有一百一十二,混脉共计一百八十九,内外中层一百二十种。细脉分成三百六十条,由此再分毫脉七百整,再分微脉如网遍全身。

大脑脉络犹如海洋中,如根植土深入地表内,传导润泽水脉十九条。脏腑之间内部相联贯,犹如丝带隐脉十三条。外连四肢显脉共六路,分出细小水脉十六根。

人有寿命脉路共三条:一条遍住身首一切地,一条相随呼吸常运行,一条犹如灵魂乐逍遥。

气血运行孔道内外全，连属身体发育并常安，是故命根之所称命脉。

三讲全身要害是关键，肉、脂、骨、水、筋、脏、腑共七。

肉要触肿骨要触之痛，水筋诸要触之致残废，脂和脏腑要害系性命，生死相关难医称要害。

肉要四十五处脂要八，骨骼要害共计三十二，筋要害一百九十处。头要六十二处项卅三，胸膈上下共有九十五，四肢要害一百一十二，都云三百零二人之要。

其中险要之处九十六，断则伤命妙手难回春。中等险要之处四十九，若遇良医起死亦可为。其余之所虽然称要害，莫云要害医者皆可为。四讲孔窍通道内外牵，内部孔窍荣秽物三，水分食物运行十三路。外部孔道头七隐处二，妇女多出胎口与两乳。

孔窍形状圆粗与长细，犹如叶背脉络之状存。食糜运化孔窍门户通：假若饮食起居不调顺，有伤通道身体将致病，多致不通各部乱窜行，无害且记净道常亨通。"

5. 身体哲理

明智仙长讲道："大仙请听！身体哲理定义有两般；病体病害二者起作用。病与体质再加排泄物，互为依存一物靠一物，安康人灭身体为根本。

先讲病体从中又可分：火热转变状况果实终。所害分类体质与秽物，食糜、血液再加肉和脂，骨与骨髓、精液共为七。

其中食糜健身是先行，血可润身养命肉覆体。脂肪滑利强骨可为依，髓变精华精液始怀胎。粪尿使得腐物排体外，汗使皮肤柔软毛发固。火热本是消化之基因，当指用于消化之赤巴。病与体质秽物诸种热，能使无病勤奋焕容光，长寿体强皆因火热起。

入于消门又成食路闩，有此热力消食往下传，热衰食物不消排外边。此热消食将使体质强，力强则是发育之因素。因为不消难以求发展，饮食起居恬淡加暖和，努力守得火热在体内，将使身体有力并长寿。

此等火热消食之真情，饮食凭借气力入胃腹。饮水泡烂油物使松软，等火朗使赤巴去消食，使之胃中如同驱药力。

开头人进饮食摄六味，培根之类使其变碎烂，食物变甜泡沫培根长。中间赤巴之类来消食，使之发热变酸赤巴长。最后等火朗使食糜，使之变苦更将朗显著。土水火风空等五源食，其宫更使人体五源兴。

转变消成食糜两离分，浊物入肠又分稀和稠；稀者变尿稠者变大粪。

　　清物体质各部成火热，食糜胃内成熟被吸引，吸入九脉又经肝道经，又在肝内变血血变肉，肉变油脂油脂又变骨，骨内变髓髓又生精液。

　　再剩浊物存胃成培根，胆内变汁孔窍出垢腻，齿甲汗毛粪腻羊水质。

　　体质精液之节又为精，虽存于心全身遍明晶，使得身材丰满延寿命。此等成果当初源食饮，食糜变精共需六昼夜；若用壮药可令精液结，服用补药仅需一昼夜。

　　病害病因分析有八门：区别胎成自然与热熏，肚腹各部病业和哲伦。

　　区别朗与赤巴和培根：因素性质比喻和结果，相伴为友依数次序成，未变安住病变入灭所。朗有区别持命与上行，遍布等火下解五相随。赤巴可分消化转色黄，情志视觉辨色五相望。培根分为进食与腐烂，嚼味满足接连五相参。

　　此言胎成情况作喻示：最初男精处于女血中，犹如毒虫本身犹毒长。经血处胎饮食与起居，患失引出自然七病成。朗轻赤巴中等培根重，聚合上吉三合变中等。

　　如此胃中热重有四端：朗致不调赤巴致锐利，培根轻微聚合至均匀。肚腹朗硬赤巴致柔软，培根致使软硬刚适中。各部虽布全身重心口；肚脐依次分布下中上。

　　病业有时朗使呼吸通，行动做事出力潜病源，又是官能清楚随身坚。赤巴使得饥渴进食消，体热容光骁勇心地坚，入眠关节韧而身润软。

　　更有持命朗在人之首，行于喉胸又将食饮咽。唾沫吐痰又能打嗝逆，心和五官清楚存记忆。上行朗在人身胸部游，行于鼻舌喉部语言出，力壮色泽勤劳意念清。遍布朗住心脏行全身，举物放置又可司行程，伸蜷开闭身动诸功能。等火朗在中部住胃间，行于内脏消化口内食，又分清浊健身促成熟。下解朗在下部住肛门，行于大肠膀胱腿隐间，排禁精血官能与二便。

　　消化良与不良而这件，解食清浊又使体生暖，更助其余四项气力添，转色赤巴住于肝中间，食糜等色无遗颜色变。情志赤巴住于心脏间，心广自豪做事按意愿。视觉住眼能将诸物见；辨色住皮能使肤色鲜。

　　进食培根住地在胸膛，其余四项介词进食饮。腐烂培根消化不良藏，食饮腐烂进而使之碎。嚼味培根住舌能知味；满足培根住头感官应；接连培根四通住关节，骨接连而伸蜷自有信。

　　病失哲伦朗赤培根三，朗之哲伦粗而又轻便，又冷又细动而成硬坚；赤巴哲伦油腻锐热炎，轻扬味臭下利潮相连；培根哲伦润滑且寒凉，重纯软固又呈黏糊状。"

6. 体业分析

明智仙长讲道："大仙请听！人体之业身语意共三，善与不善自行非予言。分论五大感官各自持，身可分为本体与岁年。自然生病为论共有四，本题为论中性、女与男。

年华十六之间为童年，从是体质官能容光焕，长到七十仍可算壮年，此后衰竭只可称老年。

自然生病二合聚合七，其中朗症所动有症候：形弯肉枯色青言语多，不耐风寒走路踢踏声；财微寿短薄睡小身躯，喜歌爱笑殴斗惯射击。嗜好甜酸更有辛辣味，生就鹫鹰乌鸦狐狸性。

赤巴本质易渴又易饿，发身呈黄敏锐目自尊；汗大味臭财寿身量中，嗜好甜苦涩味饮食丛。虎猴药叉三性具一身。

培根本性身体常感凉，骨节不显肌丰肤有光，形仰耐饥忍渴经烦旱，体胖长寿多财睡甜香，克制瞋怒本质秉性良。嗜好酸辣涩粗四味食，其性生来犹如狮与象。二和聚合相混推知详。

以病分析转与不转二，不转不变身居常安在，无病康泰注意加颐养，转而有病治疗更急切。"

7. 身之恶兆

于是明智仙长继续讲道："善哉，大仙请听！身败恶兆共计有四项，远近无定有定共四讲。

远兆来使梦境与变相：来使若是奇异沙门僧，或是种姓相同主病愈；若与上述相反病不成，可畏可怖动辄投砖石，远处呼叫做出诸罪孽，常有不详装饰与话语。此等来使难治病业愈。医生不防说出不详语，砍伐祭祖烧坛正做时，使者远来定主病不起。

初四六九或遇日月食，星曜凶恶夜出主不祥。路与断裂烧毁与破烂，哭杀生响或见或听到，猫猴水獭长虫将路拦，此等见之都是不祥兆。

路见五谷奶酪家什满，诵经铃杵香花炒米面；佛身并有洁白无瑕饰，游方僧侣手中持旗幡。马牛羊等仔畜并火燃，悦耳声响美味又乐见；此等路遇或者来家中，善兆本是病人体可痊。奶酪乳浆从家往外拿，无风火灭器皿裂不祥。梦中骑猫跨虎或狐尸，此等皆主死神来捉拿，或梦裸体骑马猪或驴，或骑水牛骆驼南行死。头生枝条其上鸟为巢，带刺多罗生于心之坳。莲花开放跌渊身卧坟，头破乌鸦饿殍癫疮绕。脚皮自落梦中投母胎，溺水沉泥更被鱼吞噬拾金得铁与人决斗败，迎新娶亲又被人催债。裸身露体剃发又理须，共与亡人饮酒被拖拉。穿缎又戴红色大项珠，又与亡魂等类共跳舞，此等梦境皆兆登鬼箓。以上都是梦中不祥事，皆因心窍被病所堵塞。常有此梦有病之人亡，无病恶梦可用道场禳。

见闻体验再加做祈祷，自成病起共计有六项。初夜梦境易忘无结果，黎明如梦所见清而祥。

梦见神佛名士或大象，火海血身秽物涂身上。身着白衣幡伞得果类，登山又进华屋攀登树头。骑狮跨象又骑马或牛，行于东北越海渡河流。挣脱忧苦又使敌人败，供佛祭祀父母诸善行，此类梦主寿康地财由。

平素显出将死诸征兆：医生施医上师瞋谊高，无故豁达丰美呈焕发；与此相反则主死期到。常显憔悴不安心烦躁，施食喂鸟偏遇鸟不要。沐浴心窝即干不存水，自拔手指指节无声悄；虽食无力身有异味飘，虱虮突聚突散死期兆。情欲蒙昧瞋怒俱反常，以往优劣秉性大变样，此人只道速去见阎王；人在日下镜前水空间，身影无头缺肢死神牵。

再说近兆共计有两条：近与特近细分为两症兆。一般近兆毒械虽未投，九窍流血出言即忘却。阳物萎缩双堕或相反，咳嗽嗝逆忽然发异声。油灯灭后其味难察觉，拭发无觉顶门油腻渗。发眉开隙中有粗旋毛，额间尿口脉现新月纹。平素五官无故生异变，职能有无互易颠倒现。眉间置肘两目不见腕，迷眼无光恰似兔眼状。眼球内陷瞳孔光衰死。手拢耳背嗡嗡之声断，头顶不见汗气之影死。鼻孔张大灰白垢痂结，舌心黑而干缩语难出。下唇垂落上唇翘而翻，脸生灰物气冷牙生垢，吸而不呼热散定难活。身冷反觉自身热难当，为寒冷苦偏将热气抛。同样为热所苦不要凉，依状治病于病无裨益，反其状而只觉身安然，此等皆主死兆古人言。将近征兆将现有五条，现于五官依次可融消：土性融于水中不见身，水性融于火中干窍门，火性融于风中骤温热，风性融于空中外气断。眼之感官一旦衰退时，不辨形色融于声觉间；耳之感官一旦衰退时，不辨声响融于嗅觉间；鼻之感官一旦衰退时，不辨气味融于味觉间；舌之感官一旦衰退时，不辨味道融于触觉间；身之官能衰退触不辨。

无定死兆病状诸征象，虽有险恶死兆已显现，病解死兆同样能消亡。虽然病解死兆固主亡，失去内外体质肉食脉，任何病人必死难挽回。为病虽然竭尽千种方，徒然无治将主病者亡。如此坏身各种死征兆，病与体质秽物相混淆。三者相克使得寿命终，时至将来如同大山崩。医者不明死兆难决策，不晓死兆更难有医名，是故愿成贤医懂兆机。

梦境变相远与无定兆，积善读修虔诚挽三生；近与无定两兆佛赎告，特近死兆无可救之成。"

8. 病之内因

于是心生大仙又问道："善哉，导师明智仙长，如何学习盛衰病因点，祈请活命药王赐明言！"导师答道："善哉，大仙请听！疗养身躯五蕴生百病，要学盛衰虚实病因点。因缘入法点与定义诠，分析名义共计七篇。"

第一因有远因与近因，远因又分总因差别因。远因各种病乱情各殊，变化无穷疼痛身不宁。其因一一喻示难说清，是故概括百病说病因，诸总因总归纳只一条，只因不解无我为蒙昧。比如鸟虽展翅空中飞，总是不离地上其身影。众生虽然安居有行止，终因愚盲总难离病情。

差别因从愚盲内产生，情欲嗔怒蒙昧三毒甲，生出朗赤培根病失。

近因又分朗赤培根三，未转未变将成病因源。变相不调实为病本质，为害人体性命受煎熬。

赤巴紊乱体质受燃烧，此乃火性属于热之招。此火处下偏往上部燃，凡属热症无不有此生。

朗分寒热分布全身遍，威借太阳助火发烧燃。乘月助凉其性为清爽，全身上下内外遇行之，寒热乱而使之起发端，是放朗为诸病因素连。"

9. 病之外缘

明智仙长继续讲道："善哉，大仙请听！因素发展条件有三缘，生育潜起诱发共三般。第一生而育之谓生育，第二潜而起之谓潜起，第三诱而发之谓诱发。

生育时令五官与起居，三者劣、淫、倒反皆致病。时令又分热冷和降雨，劣时小冷小热与小雨，淫时过大倒反三者无。五官司职色声香味触，小或职能不符为劣时，过大过剩其职合为淫，特近极远时大时而小，可畏不适称之为倒反。起居可分身语意三者，三者小或不合劣为劣。勤苦入用余而谓之淫；阻挤扭憋十恶谓倒反。

潜起痊愈因素本质时，因素粗糙等类热朗聚，转寒起而湿润转平之。同样锐利清凉赤巴聚，转热起而纯等凉而平。沉腻清凉变为培根聚，温暖起而粗糙使之平。

本质自处增长并聚集，由因致混不符本能司。起发入反自身征象现，自处平居无病得痊愈。时在季春孟夏秋朗多，亦巴在夏培根在隆冬。季春孟夏轻扬并质粗，环境起居皆相类，虽聚朗风温而不起发，夏时雨风生寒将发病，秋季润腻温而得平息。夏季润凉赤巴聚不发，腻温秋发初冬又平息。隆冬凉腻沉重培根聚，潜而不发直至春暖时，温而起发孟夏轻粗息。然而尽管不到生病时，饮食起屑骤致病有之。

再讲诱发一般与特殊，诸病'诱发'一般有缘起：生病时令鬼毒食不合，诊治不当或因命运笃。特别发缘苦轻粗过甚，房劳又加半饥平睡眠，空腹劳身劳语又过繁，失血过多猛吐又猛泻。伤于寒凉胃疲加哭泣，悲哀又使忧心语叨叨。缺乏营养食品用过量，强阻气力过分加挤压，此等外缘皆致朗症发。多食辛辣锐热与油腻，秉性经常容易发盛怒，酷热中午酣睡起劳累。负载过重勉强掘硬地，引拉强弓硬弩与摔跤。强力行走奔波多冒险，被马践踏或则堕悬崖。入于阴暗或者遭飞石，肉食酥油糖酒用过量，此等外缘皆使赤巴发。

苦甜沉凉油腻食过重，饱食不动白昼入梦乡。睡卧湿地潜水衣单凉，生食焦生腐烂下列详：新打麦豆龟裂陈腐食，山羊瘦肉油籽与脂肪。糟心萝卜野蒜坏酥油，山羊生奶乳酪清凉茶。暴食暴饮饮食早过量，食物未消又将新食添。此等外缘培根寒病起，三者相混即转聚合症。"

10. 染病之情

于是圣明智仙长继续开讲道："大仙请听！如此外缘促使内因发，染病之情犹如矢投的。投掷外缘如矢分四类，一矢一的相连作估价。

朗住人体当在骨骼中，赤巴位于血汗两液内，其余各部统由培根存。如此相互依存维持情，病失使之紊乱危体质，病失紊乱又使秽物积。

病与内因相符食之精，遍行朗使扩散诸孔窍，尔时食糜何处已形成？孔窍之病此时之行止，扰如空中聚云下雨情，各在自处发展并聚集。所积相遇外缘定然发，入于六路不远病发芽。病入身体将依何处存？消化处所胯眼与骨节，触觉耳朵皆是朗处所。特别住于消化大肠中，赤巴住于脐胃与血汗，食糜黄水眼和皮肤间，特别住于消与不消间。培根住于胸肺与头项，食糜肉脂髓精与二便，鼻舌更住不消处所间。"

11. 病之哲理

复次明智仙长开讲道："善哉，大仙请听！病之哲理增耗与紊乱，增耗又分病、质秽物三，讲其病因病理与征象。

第一病失增施之因素，食行不思适应与不适，增耗之根弃之又施与。第二身之火热白处居，部分火热遍于体质间，燃之消亏将变增与耗。初则使得后来有盛衰，秽物时闭时出从中知。征象朗增干黑喜取暖，身颤腹胀又加大便滞，语多头晕力疲官能衰。赤巴增盛二便皮眼黄，饥渴身烧失眠又肠泻。培根增盛火衰食不消，身沉肤白中陷四肢松。涎多痰壅沉睡气又喘，食糜增盛其状似培根。血盛致使皮癣内核病，脾病癫肿血胆眼白黄，龈病行难眼和皮尿红。肌盛瘿瘤脂疣肌肉转，脂盛身疲乳房腹脂生。骨盛致使骨增生余牙，髓盛身沉眼衰骨节粗，精盛精液结而求女性。粪盛身重腹胀小肠鸣，尿盛尿道刺痛尿频数。汗盛多汗恶臭肤生病，细类过盛垢重身瘙痒。朗衰乏力言微身不安，健忘培根增盛征象全。赤巴耗衰温色褪里寒。培根耗衰白处空旷然，头眩心颤关节显弛缓。食熊耗衰消瘦食难咽，皮糙难忍巨响痛在身。血衰脉弛皮糙喜凉酸，肌衰肢节痛而皮骨粘。脂衰消费青灰少睡眠，骨衰脱发指甲牙齿落。髓衰骨空头晕又眼花，精衰出血自感身烧灼。粪衰小肠之内声回旋，上逆使得肋间心窝疼。尿衰其尿变色闭或溺，汗衰皮裂毛坚或脱落。细类过衰空虚轻可知。体质将依人体秒物迁，增盛耗衰体力有害焉。忧心生悲使得容颜衰，惊恐懦弱不乐衰光焕，滋养良药牛奶肉汤鲜。

紊乱征象朗症空目浮，其尿如水搅动清稀如。喜行长吁神志轻而浮，头觉迷糊耳边响轰鸣。色干红粗口味有涩觉，窜痛寒颤动则遍痛懒。僵缩如剥如折身如缚，动则剧疼毛端抽痛切。无眠呵欠喜伸怒难伏，腰跨骨节如同遭打扑。后颈前胸腮帮带刺痛，风腧诸穴开而按之疼。空呕无物黎明咳带沫，腹胀鸣转清晨消后痛。

赤巴紊乱征象脉促细，紧数尿色红黄臊之气重。头痛肤热口中酸又苦，舌苔厚腻鼻孔常干燥。跟髁红黄疼痛聚一处，夜间少眠白昼更难眠。

痰呈红黄味咸又大渴，大便带血汗多气味恶。其色红黄更有烂而腐，中午半夜消化时节痛。

培根紊乱脉象沉濡缓，其溲色白味淡其气小。谵语舌、龈发白眼白肿。鼻涕痰多头昏身心沉。胃口不适无火难消食，腰肾疼痛身鼓瘿腺肿。食物常有培根吐或泻，神志不清昏睡身疲懒。痒块结痂节紧肉肿长。下雨黄昏清晨食时发。

如此哲理增耗紊乱三，据情言说证象诸病辖。二合聚合征象亦可知，未收病症诸象揽天边。

12. 病之分析

复次明智仙长开讲道："善哉，大仙请听！病之分析先讲因分析，再讲依据后讲类分析。第一因素为主来分析，今生罪孽以往之命运，二者相混共计有三项。今生因缘具备将生病，命生无因之力偏重大，因素较小其业混于罪。又分今生罪孽有两类：自性自处身内生病失，由于外缘病失突然生。自性自处朗赤培根三，外缘中毒金伤外邪沾。

　　再讲依据共计分四项：男、妇、儿、老四科互相连，再加综合普通五类全。男科疾病精耗加淋漏，睾堕阳门六九十七般。妇科胎症五种肿九种，胎之恶虫起遁共两类，经脉之病十六共卅二。儿科可分细、概、详、集八，老病五源体力衰落情。综合普科可分罪病失，主要所处重点次种类。

　　病失分析朗、赤、培根三，朗症又有总与分支言。总部分析类别与病点，以类分析朗症二十件。以点分析入门种类六，五官犹如花开共七般。区别朗症维命等五种，培根赤巴相混有十宗，如此朗病分析四十二。赤巴病分总与分支栏，总部分析类别与病点。类别分析汤治病症等，病点点变痰涎脉行三。以点分析六门官能七，分支消化等类共五般。朗与培根相混有十宗，如此赤病分析二十六。培根之病自宗与他宗，自宗之病总与分支栏。总部分析类别与病点，类别分析胸痞等六种。病点分析六门官能七。分支依持等类共五般，朗与赤巴相混有十宗，他宗可分黄色紫色二，紫病蔓延、发、漏、突兀四。培根之病分析三十三，病失总计一百零一件。

　　摘要分析自宗与他宗，自宗仅仅显示自征象，盛与最盛持盛相连衰；他宗三类二聚剧病害。二合三平一最剩六类。聚合等同最中二合六，二一剩六反之则成衰。盛衰相混共进衰连六，一衰二盛反之又合六，盛衰分析共计七十四。剧发病症之上如凶病，凶病分析亦可列三类，入内、倒反、并调逐次谈：一病之位另有他病乘，此病不息又将他病转，二病争斗三九二七间，共计一百零一分析全。

　　病点分析可分身和心，心点之病疯颠与健忘。身点可分上下内外病，再加内外通病共五类。上身感官头部诸病症，头眼耳鼻唇牙再加舌，上腭瘿瘤咽喉头项病。咽喉之处生病有四类：一般病与喉娥之病发，再加喉塞之病与声哑。头项通病消渴和呃逆，哮喘胃呆感冒共五类。总计头项分析十八病。

　　脏腑部位之病作喻示，心肺肝脾再加肾病，胃病胆疾膀胱大小肠，更加三赛共计十一病。脏腑通病不消痧症肿，苏尔亚病热泻肠绞痛。腑症通病泻吐共两类。共计脏腑之病十九种。

　　下身痔疮外加会阴漏，便秘尿闭遗尿共五种。外部疾病部位皮和肉，脉络骨骼之上白癫风，梅毒疥疮牛皮癣瘙痒。脓疖性病瘊痣与雀斑，他病扩散于皮共十宗。肌肉之病瘿瘤与脂疣，他病扩展于肉共三类。脉病可分白脉与黑脉，他病行于脉间又三类。骨骼之病痛风与足肿，他病渗入骨骼共计三类。肌肉骨骼通病为风湿，皮肌脉骨总计二十类。内外通病共计二十种，赤巴紫病水肿鼓胀痨，热症六部散混与疫热，痘疹疔疮合毒风光毒，汽毒肉毒再加不适毒，剧毒犬毒虫毒与蛇毒，类中卒中麻疯与痰核，更有丹毒再加中魔病。头胸四肢颈项有疮伤，内外通病总计三十七，一百零一病点分析全。

病类分析共计有四类：内病外疮发热零星病。首先仅以内病作分析，食物不消为因瘤为果。不消可分性质和种类，再加伴随时令共四因。瘤疾为果可分新与旧。新有培根分属花和紫，赤巴病与毒痨共四果。墙根花病胸痞与银屑，火衰喉塞风寒消瘦六。培根紫病蔓延与扩展，穿漏烂熟突兀与收卷，隐痛肿跌寒症和缓慢。赤巴痰涎脉行点位变，瘤疾之毒勿分热与寒。瘤分血赤胸痞与结石，风虫脉水硬痞有八讲。肾水蔓延滴漏旋放穿，脓可分为寒热共两类。胀有肺心肝脾黄水肿，耗力朗赤培根剧发病，内病共计四十八种多。疮伤分为先天与突发，先天内核腺肿苏尔亚。皮癣痔疮足肿会阴漏。突发疮伤可分点与类，点为头项胸部四肢处。疮伤斑剥断裂截然分，垂伸跌落穿通劈与散，共计类别十五分析全。热有未熟扩展与虚空，再加隐伏陈久与混浊，散乱疫病毒热有四类。散有外散内散分两般，乱分扩乱虚乱缓乱三，疫病羊毛疔与肠绞痛，痘症疔痈共五种。毒分合毒化毒与物毒。零星病分音哑呃逆病，胃呆消渴哮喘与痧症，虫病吐泻便秘与尿闭，遗尿热痢痛风与风湿，黄水白脉再加皮肤病，细微零星疾病十九种，一百零一病类分析全。

如是病失主类病点四，分析共计四百零四病。具中他主虽治亦无救，遍察邪病往事可解除。全成不治无救治则活，假象不治亦治共四项。每连四项四百零四病，总计一千六百一十六，为此分类无法计其数。病失身体二者二十五，单病二合聚合数病类，此类无法专指数和名，三种过失之内无病有，人身十种之无病点：天空深处到处任鸟翔，却无可供飞鸟落脚处。

培根与朗属寒血、赤热。虽分几种归纳热与寒。病理各个有因有前情，逐次再加情变与大转，因是各自发展之条件，所谓前情分支非了然，病象变为清晰为情变。自身完毕力竭成大转。对其数列之察力为主，数列分析病类与病集。察病莫混此等皆分清，主要分清自宗与他宗。对其更具先起剧发症。病力可恃环境与时令，更有本性再加年令情，要和病体食行两分明。"

13. 日常行为

复次，心中生大仙求问道："善哉，明智仙长！为何学习行为起居点，请求活命药丹讲解明！"导师开讲道："大仙请听！治病调养身体有良方，若要学习行为起居点，常用时行暂行与行为。其中时常每日行为内，人生世俗并与圣哲贤。第一先讲人生之行为，只为长寿保命求安然，且把灵丹妙药把咒炼，常把起病二缘思且抛，身语意内弃恶要就善，舌等感官受磨非安乐。不搭疑舟拒乘不驯马，险地大河火场避不临，崖顶树尖冬夏莫攀登。驻则细察地势行察路，夜有要事持杖结伴行。夜不入睡粗卧任安眠，次为清晨空腹半闭眼。

对于酪酊力衰悲哀者，劳累多话恐怖老迈人，只因生活粗粝夜休短，体力耗损朗症乘虚入，可使油食再令白昼眠。其余昼眠培根发而肿，恍惚头痛酸懒病缠身，多睡呕吐空腹莫贪色。失眠宜饮乳酪酒肉汤，涂擦头部两耳常充油。配偶不谐房事不美好，若与孕妇交媾出险情，月经之时仰卧房事抛。冬令壮阳肥满无阻拦，春秋隔夜夏令平月间；他时寻欢求女耗官能，头晕眼花导致早死难。经常擦身老疲得缓解，平息朗症依平首足耳，身轻脂减时而油生暖，身坚耐劳可出正常力，油腻过份将致生反常，老幼朗赤病人宜少沾，身强食油当在冬和春，培根病者勤竞前依凭，搓搓解息培根可消脂，又使皮肤光泽四肢硬。沐浴壮阳增力并延年，除垢汗臭解渴息体热。热水洗头耗发夺眼力，热泻腹胀感冒不消食，眼呈火性可使培根破。流泪用药黄柏膏脂焉，每滴眼药时隔为七天，突发五病之敌可送行，平时平调嗜好莫异端，自言‘我自搬移可循环’，如此常思可使苦痛远。

第二世俗人情学为根，坚守信约失言事可补。坏止仍防好隐争发微。详察在先事后可为善。千言无凭善为作体察，万语先虑自我经要严。莫听妇道之言重子嗣，对于慈善之人可直言。慢者深沉快者须平稳，敌者不纵从长调服焉。疼爱随从施恩放眼量，尊敬师长、父辈须勇为。交往乡亲彼此要同心，农事精耕口食用祖粮。战胜非义胜则有分寸，博学谦逊富则要知足。对下不欺对上不忌妒，不仗恶人不仇僧与笨。不沾人财遵誓图报应。悔不烦细不为恶灌顶，心力正而义长广胸怀。万事类同乐天要知命，如此独生自欲不施人，身虽为奴将变众人宫。

第三僧道之行圣哲贤，只为众生一心求安然。虽能研习博学不闻法，安为苦因佛法须勤炼，潜心向师反之则疏远。杀生偷窃奸污与淫乱，说谎胡言粗语和离间，贪婪恶念的观点正相反，十恶须从身语意中抛。悲哀贫病痛苦当补益，虫蚁有生常作自我看，无欺更加和颜并直言。对于为害之故益为主，常怀慈悲贤良菩提心。身语意调疏财多施舍，别人之事犹如自事待，此等皆为贤哲行为则。”

14. 时令之行

复次明智仙长继续开讲道：“善哉，大仙请听之！次其再讲时令之行为：初冬隆冬季春与孟夏，夏秋冬令上弦和下弦，瞬间须突一次一时间，昼夜月份季节变岁年。太阳八三冬夏中间返，或说三为向北或向南。夜半中午各半为对等，八与十间止鸣无鸿雁。再说冬季腊月末尾前，太阳向北行走和运转，风与太阳能力皆逞威，月亮土阴之力全耗尽。此时辣涩苦味之力大，人之能力逐日被耗夺，雨季太阳南行重恢复。清凉月增光辉日减威，雨淋风吹地面热气息，酸咸甜味之力逐渐增。冬与长夏夏末春秋中，如是运行喻示分两类。今讲天象六时之行为，初冬寒冷使得毛孔闭。火力具而风助使其燃，少食必将导致体质减。是故当进辣涩苦三味，尔时夜长腹内觉空饥，由此易致力耗体质减，芝麻油擦肉汤油食添。常着皮衣皮鞋避风寒，取暖烤火日晒亦酌量，土屋亦在二层之内住，时至隆冬风寒更凛冽，尔时起居比前更当心，冬季易将培根积体内，春季日光渐暖体热衰。培根发而易食酸咸甜。陈年青稞旱地肉蜂蜜，开水姜汤饮而粗食餐。勤竞行走搓身去培根，常坐芳香园林荫凉中。

季夏娇阳之光渐炎烈，只为耗力宜进甜凉食。忌食咸辣酸物忌曝光，凉水浴身酒水掺而尝，身着薄衣宜住清香房，林荫细雨更乘和风下。盛夏天空聚云湿气沾，风湿地气浊水滞人间。火热被压当食热性餐，辣涩苦味并进油腻暖，旱谷酒饮居楼可避寒。夏凉即逝人体苦烈光，雨期体内赤巴秋天发，为除赤症甜苦涩食餐。冰片憧香马兰花俱香，熏衣其水时常洒庭院。

总之食饮冬夏热食餐，春进粗食季夏秋宜凉。冬夏宜食辣涩苦三味，春食酸咸甜食初夏甜。秋季可进甜苦涩三味。春秋泻吐夏赞润滑物，低剩反常酌情可施诊。"

15. 暂时之行

复次明智仙长开讲道："大仙请听！第三再讲暂时之行为，饥渴呕吐呵欠与喷嚏。睡打呼噜痰涎粪便出，排泄精尿莫用自力阻。抑饥坏身无力又胃呆。头晕宜食轻物谈味腻。抑渴口干目眩心疾生，发疯一切清凉可专治。抑吐阻制胃口气不平，臌胀丹毒疥核又生癫，眼疾咳嗽疫症一起米，腹空摄烟口涎与守斋。抑制喷嚏官能不清楚，头疼颈强口歪面颊斜，鼻烟鼻药指日可消灭，抑制呵欠七法除风害。

劳疲憋气肿痞心疾发，由此疯癫休养风奏效。抑睡呵欠多而身懒散，头重眼蒙食物又不消。饮酒肉汤、搓身入睡眠。抑痰增痰气逆哮喘来，消瘦呃逆心疾胃不开。对此消痰对症医师裁。抑涎心疾发而头疼痛，流涕头晕进而患胃呆。

对此饮酒醋睡声悦耳。抑制放屁便干粪屁闲，肿痛眼钝心疾降体温。抑制大便口中臭气熏，脑疼腿转筋而感冒生。前言病变抑尿结石沉。用药首先独居行药浴，再用搓身敷法酥油九。抑精精漏必致阴茎痛，抑尿结石增而变中性。药水浸身尽性寻女人，芝麻油与牛乳酒肉食。

如是时常阻力又憋气，诸疾立时生而朗混乱。为此对症进食与用药，分病忌口病息虽消食，顶防余毒善泻不复发。是故冬季寒病春可泻，初夏积病盛夏当可泻，盛夏积病秋季亦泻，善用泻法余毒排无病，常有益身饮食和行为，循规可依无病合人情。只为诸病不生生则息，为此暂时之行可依凭。

16. 饮食知情

于是心生大仙继续求问道："善哉，明智仙长！如何学习维命饮食点，请求活命药王细讲明！"明智仙长开讲道："善哉，大仙请听！治病调养身体有良方：欲学活命饮食点为纲。食物饮料善用保性命，低剩病变时常把命伤。为此饮食讲求贤者贵，今讲总纲饮食要知情。二讲忌口三讲食适量。饮食知情食饮分二类，食物谷、肉、油、烹、调五种。谷布两种带芒与带荚。其中先讲芒类诸谷物：稻粟早熟谷与麦青稞，大麦黑麦消后甘味发。强筋祛风增力培根生。稻谷油润质软凉而轻，治除三病强筋止吐泻。粟糜重凉益体连残缺，早熟谷麦轻凉粗开胃。小麦重凉滋补息朗赤，青稞重凉利粪妙增力，大麦黑麦轻凉除培赤。荚类谷物豌豆和门豆，涩甘轻凉灰花阻脉门，培根热除中安可止泻。流腻润肠敷脂血赤安。蚕豆可治风痰并哮喘，疗痔血赤生而除精石。红豆镇风痰湿增精力，小豆涩甘可发三病失。粉糊息解丹毒痛风血，芝麻籽重暖而可强筋，食之还可使人息朗症。亚麻甘苦腻软益朗气，荞麦轻凉疮破三失生。谷物新鲜之时湿且重，熟则干而陈旧则变轻。生则煮面可炒诸谷物，渐次轻而易消变适口。

肉分八部水旱与两栖，孔雀雪鸡鹧鸪和寒鸦，黑鹰山雉皆属瓜掘部。鹧鸪杜鹃鸽燕喜鹊喧，画眉家雀皆属啄掘部。鹿麝黄羊羱羊与野兔，藏羚等味同属野牲部。羚羊麝鹿野猪野岩羊，水牛紫犀野驴野牦牛，野生犏牛同属大野性。虎豹黑棕熊与狼猞猁，狐狸豺猴同属野畜部。鹭雕隼鹞老鸦猫头鹰，雀鹞同属鸟类摄食部。犏牛牦牛骆驼马和驴，黄牛犊肉山羊和绵羊，猪犬家鸡猫等家饲部。旱獭刺猬蛙蛇再加獾，白鹤天鹅黄鸭和水鹭，海鸥水獭鱼类水居部。八部肉类其味消后甜，自始至终水旱两柄类，旱地肉类具性轻凉粗，能息朗症培根所致热。水居肉类其性腻热重，胃肾腰部寒病有裨益。两栖肉类其性功能兼。禽畜摄食生肉为生类，其肉质粗锐利胃火增。破瘀消肿增肌除寒病。绵羊肉温增力健体质，解除朗与培根胃口开。山羊肉重且引三病，能治梅毒恶痘火烫伤。黄牛肉凉油除风热。马和野驴毛驴脊梁肉，止胀又治肾腰寒黄水，猪肉性凉破疮治瘀症，水牛之肉增肌可入睡。牦肉温多油可祛寒，还能生血亦能增赤巴。家鸡麻雀增精益疮伤，孔雀肉治眼病音哑老。野牦牛肉祛除胃肝寒，亦可使得人体生火热。鹿类轻凉可除并发热，兔肉质粗增温可止泻。旱獭之肉重腻温治核，又治风寒胃肾腰头病。水獭强筋能治肾腰寒。鱼肉能治胃病由开胃，明目能治培根破疮核。诸肉雄性上重雌下重，孕者皆轻四足雌性轻，各类禽鸟雄性体皆轻，头与上身胸背腰胯重。七种要素依次靠后重，新肉性凉陈肉温存养，经年陈肉息风生火热，鲜嫩冻肉烧食重难消，干肉煮食轻而易消化。

油类酥油芝麻髓和脂，味甘后者重凉腹谷油，真性纯细软和又温润，老幼力小干瘦耗精血，泻后劳神风害可裨益。新鲜酥油凉而能强筋，能生泽力又除赤巴热，陈酥油使疯、忘、昏迷愈。消熔酥油益智增热力，千般效用延年称上品。乳酪胶奶更有干奶渣，开胃且治便秘息培根。桶打酥油能治培根风，又生火热牦牛绵羊酥，同样二种酥油祛风寒。犏牛酥油进食身平调，黄牛山羊酥凉息风热。芝麻油热锐利瘦生肌，胖者减肉变实风痰息。白芥籽油镇风生培赤。骨髓息风精力培根生。脂油能治骨节疼火灼，风疾耳病脑症子宫病。人们日常饮食靠油类，体内供热内脏可洁净。体质即补气力容颜添，五官坚固长寿到百年。蔬菜葱蒜等辛味鲜，蒲公英与苣菜皆苦味。干旱潮湿之地各为产，干用鲜用生食或炒煎，温轻凉重各治热与寒。葱蒜多睡进食息风痰，白蒜重凉虫病风热清。鲜嫩萝卜轻温增体温，萝卜长足重凉培根生。蔓菁性味同上治毒症。一切野蒜难消食则沉，兔草大黄开胃并祛痰。蔬菜阻制脉门药力缓。

再讲烹饪熟食各部类，米粥稀稠味可分浓淡，大米干饭计轻需往前。稀粥可解渴息消病残、消食平调生热脉管软。稠粥生热能治饥渴弱，消食更治大便秘结症。浓饭止泻如意可解渴，是故以次衰力泻后餐。大米干饭善煮加热药，轻而易消若加肉乳重。炒米止泻又能接骨折，嫩麦青稞稀粥息热滞。炒青稞片轻热适胃口，冷食糌粑生力性沉重。煮食拌汤可消轻且软，能息胃火又能治胀满。麦粥易消夺力百病除，甜醅祛风可使腹热添。米醋进食除疾排浊物，肉汤补虚充饥对朗益。干饭蒸食菜团治朗效。荨麻嫩菜蒸食能祛风，亦能生热又引培赤发。冬苋菜能生热又止泻，进食天南星菜可祛风，又可收疮亦能生培赤。灰条菜羹伤目治使秘，西红柿可治除三病失。大蒲公英、苣菜凉解热，生姜之热赤热头疾解。豌豆菜能进食生培朗，排出体油能消菜籽油。豌豆新叶性平生培朗，白芥籽叶能使培赤乱，玉竹黄精之叶消风痰。萝卜味辣生热可止泻，白皮紫皮大蒜益风热。咸盐使得食物俱生味，生热易消润肠易通便。花椒启开脉门消风痰，干姜生热阿魏息诸风。各种调料调味胃口开。

饮料牛奶水与酒等类，依次除病过则将致病。乳类普遍其味前后甜，腻沉增体生泽朗赤解，强筋生津其性为凉沉。黄牛之乳透肺益于痨，可治久疫便数养心荣。山羊之乳常服平哮喘，绵羊之乳祛风害心经。牦牛之乳有害培赤病，驴马之乳养肺人昏昧。生乳重凉生虫生培根，沸乳轻热炖之难消积。新挤温乳其性如甘露。乳之精华酸甜有乳酪，可治不调疫感扩、乱、泻。诸酪消后其味酸凉腻，可息风热开胃治便秘。酪浆涩酸质轻生火热，可治脾肿得疮酥油积。稀酪治泻便稀脉管疾，酪汁不生朗赤培根息。乳酪煮食通便止热泻，乳白绵羊牦牛温且精，黄牛山羊轻凉犏牛平。

水分雨水雪水与河水，泉水井水盐水木中涓，以次为首为贵末为贱。空中所降味不显而香，清凉如同甘露堪荣养。雪山所出力猛冲击水，最为清凉大力难制服，饮者生虫足肿心疾露。洁地光照风吹流水浪，沼泽青苔根叶树遮挡，盐咸生物遗液致病伤。凉水可治昏疲吐、酒痨、大渴身烧血亦毒病消。滚水生热消食治呃逆，培根腹胀气促治哮喘，感冒初疫立时可抗之。凉开水不生痰治赤巴，搁置一夜如毒诸病发。

酒味甜酸苦而消后酸，锐热燥细饮之微泻下。热烧壮胆贪睡息风痰，过饮心变放肆失体统。酩酊之初当为放肆境，心生妄想以为安乐情。酩酊其次大象发了疯，口出狂言乱戒坏沙门。酩酊之末失念如尸卧，不知不晓如居黑暗处。新酒质重陈涵质为轻，新酒绵软暖胃易消饮。麦酒米酒青稞酒前沉，大麦早熟谷子炒酒轻，热能治除血赤培根病。"

17. 食物禁忌

明智仙长继续开讲道："善哉，大仙请听！食饮禁忌有毒不适食，只因危及性命祸乱防。皇宫设置养生之导师，由此食饮毒中可逃生。有毒之食其色其味反，火焚生烟孔雀喉一般。烈焰旋腾火星显窜跃，乌鸦见之聒噪孔雀欢，令犬食之腹热发吐焉。

有毒之肉色红铁不粘，食之鼓胀重眼热昏乱。受毒祸害之人口渴干，出汗发抖恐惧坐不安。如同羞愧移目一方看，自知中毒将害众宜抛。

食物不适食之如合毒。生乳酪与新酿酒不适，鱼肉又同乳类两不宜。同样奶子不与水果合，鸡禽之蛋鱼肉两相反，豌豆菜、糖、奶酪共相逢。蘑菇若与自芥油柑煎，家鸡肉与乳酪共进食，蜂蜜菜籽油食皆不适。酥油放置铜器满十日，更有黄柏火烤野畜肉，食用石灰华后食蘑菇，食用溶炼酥油饮冷水，肉已发白变酸糌粑味，所煮食物蒸笼罩七日，酸醋共与奶子向进食，前面食物未消又进食，食物不适又食两相击，不惯食物又加非时食，以上种种转毒皆宜忌。

劳者食油生热在年少，力士食之习惯当不损。适与不适禁忌若令用，应以经验依次分时而学。骤忌骤食立时招病患，病害病体只缘临自身，有害无益贤者理当弃。"

18. 食物维护与适量

复次明智仙长开讲道："善哉，大仙请听！无论何时食物皆适量，食物轮重分而审度尝：轻音食饱沉重吃半饱，美味易消只道过量防，此是养生火热滋为良。

假若食量不足常少餐，体力色泽不增风症显。食之过量不消涕液多，阻滞等火风道气不通。胃内火衰各种疾病生，是故食物当与胃火连。若将腹内所需作七分，食二饮一余四气占先。

食后饮水当足腹胃遍，食物碎消补身体可健。声哑肺穿感冒勾痰涎，皆因食之过量生疾患。火热小者食肉饮酒浆，不消腹胀食后饮肺沸汤。羸瘦转胖令其常饮酒，胖者转瘦常将蜜汁尝。食酪饮酒中毒蜂蜜解，再饮凉水立效验之良。进食中间后前若饮水，身形适量胖瘦各不齐。疾病非道不行火热燃，身轻胃开各种感宫清，力壮粪尿放屁畅通行，皆是善掌食物适量的。"

19. 药味与消化

于是心生大仙求问道："善哉，导师明智仙长！如何学习药剂配方点，清求活命药王讲解明。"明智导师开讲道："善哉，大仙请听！治病调养身体有良方，学习药剂配方点内详。药味消化配方有四篇，第一药味所依与分析，性质部类作业五种齐。所依将从五源之内生，土为基础水润火生热，风可运行虚空分间隙，虽生此变火部非味单。土水、火土、水火、水与风，再加火风、土风生六味。属土之药重固钝柔干，腻硬能为荣养聚朗敛。属水药凉稀沉钝油软。能使体润柔和聚解赤。属火药热锐干粗轻油，摇而生热使熟上色鲜，培根诸病服之功效见。属风药轻动寒粗淡干，能使身坚行动培赤敛。

药味甜酸咸苦辣涩兼，依次荣养身体猛者前。

性质入舌有感称味觉，其中先讲甘味用舌尝，形于口内之味舌生香。酸味牙酸如敛口水淌。咸味触之热辣口涎聚，苦使口内如洗食欲伤，辛味能使流泪舌如烧，涩味触于舌腭觉粗燥。

六味各自显示喻药部：甘草、葡萄、红花、石灰华、牙皂、黄精天冬和玉竹、白糖、红糖、蜂蜜、酥油、肉，此等此类皆为甘药部；石榴、沙棘、木瓜、余甘子，更有柏子仁与五味子，乳酪酪浆酒浆与酒糟，此等此类皆为酸药部；光明盐与硇砂和黑盐，角盐藏红盐与硝湖盐，芒硝碘盐皮硝与灰盐，官桂、元明粉加硇花，此等此类皆为咸药部，山豆根与地丁加乌头、胡连、波棱瓜与止泻果，麝香、苦胆、黄柏、娑婆纳，五灵脂、秦艽与紫茛，此等此类皆为苦药部；胡椒、干姜再加荜茇，鲜姜阿魏溪岸的银莲花，毛茛天南星与葱蒜等，此等此类皆为辛药部；檀香诃子更有毛诃子，绿绒蒿与大株红景天，臭里子和怪柳橡栗子，此等此类皆为涩药部，冰片高山大黄军药味，皆是二合药味可类推。

治除何病喻示味业篇：甘酸咸辛四味祛朗症，苦甘涩味可解赤巴病，辛酸咸味息除培根病。甘味药物适口长体质，老幼瘦弱喉肺皆补益。滋补愈伤生色五官明，长寿颐养解毒息朗赤。过量则生培根和油脂，火热减而又使身发胖，遗尿瘘瘤腺肿等病生。酸味药物生热开胃口，饱足截止消食治悔毒。风阻使痛过量生血赤，力懈昏迷头晕水肿鼓，丹毒疥疮杂病与口渴疫，咸味药物散坚能开塞，重熨出汗生热开胃口。过量脱发白发皱纹多，耗力渴癫毒血赤生。苦味药治胃呆、虫、渴、毒、癫与晕眩瘟疫与赤巴。息解腐烂脂膏二便干，聪颖乳头病与音哑症。过量体质竭而朗培生。辛味药治人体潜伏病，又治癫疮可使水脓愈。破疮生热消食胃口开，脂膏腐垢消涸脉道分；过量精液耗损身萎颤，腹胀心疾枯瘦脉门阻。总之甘味药治朗赤病，陈青稞与旱地肉类外，虽然一般能使培根增，野牦牛肉鱼羊蜂蜜益，酸味息解培根赤巴增，余干却使赤巴血热息。咸味能使朗症培根解，除了黑盐更与光明盐，其余咸味药能使赤巴增，其量太过将使培根生，苦味祛赤虽能生风痰，建莲子与苦参解风痰，辛味药使风痰疾病解。大蒜荜菝之外赤巴生，食量太过轻粗朗症增，涩味解赤诃子毛诃子，除外一般涩药损风痰。

诸味消后若遇胃火时，培赤朗使渐次得消融，甘咸二味消后化为甘，酸化同味苦辛涩作苦，每味当使三病双双痊。"

20. 药物性能

复次明智仙长开讲道："善哉，大仙请听！药物之效味能及性能，细讲可分一般与分支。第一药味能力分三宗：重腻凉钝轻粗热和锐，药物性能共计上八种。重腻凉钝四性治赤巴，轻粗热锐四性平培根。轻粗凉性能使朗增长，热锐腻性可使赤巴增，重腻凉钝能叫培根生。

诸药功效无遗变精华，药性特别相合称伏法。雪域锥形山上日月力，无可伦比力在热与寒。其中热性药味除寒症，凉性药味可治热病患。功效可分软重温腻坚，寒钝凉柔再加稀与干，淡白辛热轻锐粗和摇，十七功效牵制二十性，因之称为功效理当然。此等多从六味之内产，六味又依土等赖五源，重腻等性因之由此生。咸甘涩味其性依次沉，同样咸酸甘味多油腻。涩苦甘三味是凉性药，苦涩甘味依次为钝性。酸辛苦三味药轻又粗，辛酸咸味药物热而锐，诸味并非造作具药力。

等味药性各个有依恃，转变配合能内将产生，不合后味可将前味镇。诸药全合药味起作用，药味无损消后可为功。药味相反性能起作用，配味配性消后又相配。

性质药品功能各为喻，药分珍宝药与土石药，木类膏汁汤剂和草药，禽畜药等区别有八说。第一先讲珍宝药性能；金可益寿延年治宝毒，白银可使黄水脓血干。铜使脓涸肝肺热症息，铁解肝毒可治眼疾肿。绿松耳解毒息肝热，珍珠能止脑漏解毒症。珍珠母与珍珠性能同，海螺涸脓破积息骨热。珊瑚能息肝脉毒之热，青金石治毒和黄水癫。再讲石类药物之性能；玳瑁石分阴阳共两种，黄水溃遗干涸保髓油，还可接骨脑颅得密封。紫色妙药石英、钟乳石，紫色妙药云母等类间，同样炉甘石可息肝热。磁石出簇治脑骨脉病，可止涕液瘿瘤生新肌。观音土可解除骨之热，猪首石能疗骨引黄水。同样石燕亦可长新肉，金矿银矿石可引黄水。密陀僧与同属金精石，还有银精石使骨生色。自然铜能养脑引黄水，朱砂能使脉道髓油通。赤石脑使脑合养新肌。漳丹防腐水石骨折连，石胆合脉锡矿石长肉。雄黄雌黄治瘿并防腐，石炭诸石消食束脉口。珠角石与阳起阴起石，疗养大腺并治韧带筋。花蕊石可愈伤利眼疾，银朱愈伤肺肝脉热息。孔雀石和土红赭石类，可治眼疾骨热涸黄水。寒水石能止泻息痰热，石灰入胃可治培根逆。滑石泻脉渗精子结石，喻示土类药物之性能；海金沙治肾疾和尿闭，黄丹疗养断脉五脏伤，脓血干而又能治灼伤。芒硝消石化瘀破硬块，元明粉可生热消肿病，碱花防腐糌粑可熟糜，硫黄可治疯癫涸脓血，黑矾黄矾防腐肿可掘，石花解毒又息陈久热，五灵脂对诸种热症效，特别对于肝胃肾热好。木类药分根与草本茎，枝、干、皮与树胶和叶子，再加花、果共计有十种，膏汁药从草木动物取，汤剂药分根与茎干叶，花与果实区别计五宗，再说何药能治何种病；冰片能治高烧霹雳除，陈久渗透之热连根拔。白檀香使肺心昏热清。紫檀香使血液之热平，沉香使得心包心热解。牛黄息解疫毒肝腑热，石灰华治肺病疮伤热，红花可治肝病合脉门，豆蔻益肾又治诸寒症，肉豆蔻治朗症心疾愈，丁香可治命脉风寒症，草果能除脾胃寒得驱。麝香能治毒虫肾肝症，熊胆合脉防腐长新肌，绿绒蒿治肺肝热无遗。金樱子、木棉花与辛夷，共可息解肺肝心之热，香旱芹使肺热得息解，黑种草治肝寒可祛除，蛇床子治胃可除胃寒，麝香黄蜀葵治皮黄水，草决明等药性如上同。波棱瓜子可息腑肝热，丝瓜络引赤巴可上行。止泻果息赤巴止热泻，葡萄可治肺病泻热烧。芜荽入胃可息培根热，沙棘利肺化瘀止培根。藏本瓜可解除培根热，石榴可治胃病全无遗，又生火热培根寒症除。黑胡椒治培根诸寒症，荜茇可使寒症全除根。生姜生热进食镇风痰，干姜可息风痰化血寒。小米辣如火燃生火热，水鼓痔疮虫病癞可除。肉桂可息肝胃之风寒，建莲子使胃内生火热。阿魏杀虫寒症心风愈，蔓荆子亦除虫生火热。可瓜子药专能除虫病，毛七杀虫防腐息胃疫。芸香可消黄水且干涸，安息香治麻粉疔剧疼，乳香可使骨节黄水涸。硇砂消毒杀虫泻脉疾，又除乳娥死肌尿闭通。光明盐解培根食积寒，黑盐亦然还可治眼疾。藏红盐与角筒盐生暖，胸闷呃逆平息祛风痰。角盐灰盐可驱腑脏寒，朴硝可化血瘀引疮水。硼砂使疮收敛瘀血化，确盐能使瘿瘤之症消，诃子除了咸味五味全，荣养生热消食胃口宜，朗赤培根所生诸病愈。其有五类殊胜与无畏，甘露、增益、瘦削五诃全：殊胜诃子犹如葫芦尾，朗赤培根聚合诸病除，尤其吉祥者事可成功；无畏诃子五角眼疾著；甘露诃子肉厚瘦瘤肉；增益诃子治创圆如瓶；瘦削诃子多棱治儿赤。培赤黄水借重毛诃子，余甘子使培赤血症息。广酸枣与藏腰木腰三，分治心热肾热与脾热。冲天子与大叶托云实，治除肾症再加石莲子。软枣可使培根胃病痊。青木香解朗症血分热，川木香使培根之热除，广水香消胃部气膑胀，肺病喉症死肌决无遗。姜黄解毒止腐镇炎肿，菖蒲息热消食喉症解。琥珀止吐可息培根热，紫白钩藤用来解毒热，黄白野生商陆性亦同。船形乌头疫毒亦热解，红黄乌头肉毒剧毒息，甘草能解肺症经脉病。苦参解热性同复盆子，悬勾子类亦治疫热病。地丁能使胆热息无遗，纤毛婆婆纳使血热解。本通可使肺肝腑热清，草河车使疫肺脉热平。杜仲接骨又可息骨蒸，松香可治培朗黄水寒。黄柏茶薰子收毒黄水，文官果涸黄水与血栓。婆罗子诸病上引催吐良，巴豆蓖蔴油可使峻泻，皂角治肝又能使缓泻。抽葫芦与五味臭里子，再加橡实均止寒热泻。再讲诸种草药之性能，黄连涸血混与脏热息。冀首草使疫毒陈热除，矮紫堇能涸血息脉热。秦艽能使腑热胆热息，伞梗虎耳草息肝胆热，唐古特青兰息肝胃热，紫花地丁龙胆息胆热。桔梗可解肺热性凉平，肉质猫眼草息肝胃热。乌奴龙胆解毒祛热泻，囊距翠雀邪毒瘟疫除。绢毛苣治头骨裂毒热，谷忍草死胎无痛出。葶苈子使胸部黄水涸，连接头部骨裂骨槽愈。玉英叶能引水养骨槽，棱砂贝母可治头骨裂，亦可治疗毒热使之平。翻白草治疮杀蛊解毒症，白花龙胆治喉清毒热。三七亦清毒热愈伤口，更有荆棘棵与万能草，再加椰木皆能疗毒茶。旋复花治黄水头骨裂，白头翁治骨折托骨槽，单叶绿绒蒿等性能同。菟丝子息肺肝脉毒热，粤氏马先蒿解肉食毒。长筒马先蒿聚水若饮，绢毛蔷薇花治胆风倪。花苜蓿愈伤口肺痰除，糖芥可息肉毒与混热。夏枯草入肺经息肺热，苦艾能治咽热调肺经。当归息除心热治毒症，玫瑰籽息毒热与肝火。刺柏叶解肾热治炭疽。黄柏花籽皆可止泄泻。莨菪天仙子治诸虫疾，桑树籽与兰花籽效同。马兰花蒜杀虫治痧症。人参解毒可使蛊虫息。木贼可治胸疮眼有益，益母草取眼翳复见光。角茴香驱疫病息毒热，天南星可杀虫防骨增。杉叶藻息肺肝脉热病，草莓苗引脓血与黄水。豌豆花止妇女崩带症，胡芦巴止肺脓与泄泻。贝母茯苓胃疼感冒痊，花椒枝可解除痘症热。金莲花能愈伤疗脉腐，覆盆子解毒症止热泻。瓦韦愈伤涸脓持骨槽。草木犀与甘松香两味，可息陈热又解毒热症。黄连使之饮水治疫热，黄秦艽可愈合伤口痛，亦可接脉又止痧肠热。臭当归可消肿破内核，菊花解毒又驱时疫病。艾叶止血可消四肢肿，次大黄消黄水及水肿。大小蓟治疫毒和肾火，苦耘治疫鹅食草治赤。申姜怪柳肉毒合毒愈。灰木叶与批把口十两味，茜草可治肺肾传经热。蜀葵籽治尿闭消渴泄，岩葵愈伤淫羊藿脉栓。锦鸡根息肉热与脉热，苏木溶解凝血与血热。忍冬果治心热妇女病，生菜子消痞块与水肿。香熏防虫又治牛眼疮，麻黄止血又息肝经热。猫眼草治肺与肾火症，墨菜驱瘟又息瘊脉热。银端解毒亦消四肢肿，猪殃殃治赤症除眼黄。苏叶可治大小肠腑热，羌活能息创伤所生热。川芎养肺又可引肺脓，高山葶苈可解肉毒症。一枝蒿治耳病消鼓胀，黄柏子引胆黄往上行。墨粉菌使胃中生火热，溪岸银莲花可引黄水，亦可止腐又能生火热。毛茛木通二味性上同。女贞子治培根寒热攻，小茴香治风热、毒、眼疾。大小车前翠雀皆止泻，荠菜止吐无遗效如神。佛手参使体力精液增，卵叶橐吾能引赤巴症，对耳草可引动培根愈。黑丑黄水白丑胆汁消，大黄毒热腑热培根扑。亚大黄泻蛊热愈伤创，瑞香狼毒破核剧发症。玉竹黄水肾腰寒症愈，白芨黄精延年驱黄水。天花粉除下寒黄水涸，蒺藜便数痛风肾疾愈。动物所生药类骨与角，血肉胆脂脑皮甲毫毛，粪尿全身共计有十三，此等何药针对何病宜。犀角入胸脓血黄水干，麋鹿鹿角性能也依然。羚羊黄羊之角止泄泻，羚羊公羊之角可催生。野牦牝角生热亦消肿，羱羊之角驱瘟最相宜。

出土人颅可使黄水涸，生锈入骨更有肩胛灰，可防陈久之热耗体力。人之胯骨可治炭疽病，龙骨止腐亦能愈瘿瘤，龙骨用补骨槽最相宜，则可止血又可涸脓水。雷电殛死动物之骨骼，肠痧头骨用以治肠痧。猪骨用以治疗紫类病，绵羊之骨用以治风疾。黄牛之骨用来治尿闭，刺猥骨骼可将失血止。猴骨利产也能用催生，蜗牛之壳祛虫消水肿，单蹄畜骨可将黄水涸。

人肉破核风毒蛊热痊，蛇肉散瘀利塞眼有益。鹫肉生热又可破腺脾，孔雀肉可解毒治赤症。蜥蜴肉驱肾腰两处寒，水獭之肝利便解尿闭。旱獭之肝骨裂可愈合，山羊之肝利眼最殊胜。肺心肝脾肾肉各治自，狼胃生热又可消食积。狼舌能将舌肿之症治，猪舌入药可防骨增生。狗舌入药愈合诸伤口，驴舌入药用来止泄泻。公羊睾丸入药可壮阳，犬阳入药接生催胞衣。狐肺燕肺可止肺穿孔，蝙蝠之肉入药可止吐。家雀野雀壁虎增精液，野鸭之肉可治腿转筋。鹿血消虫又止于宫血，山羊血治梅毒黑痘疮，野牛青羊之血止泄泻，猪血毒症紫病溃烂收。驴血痛风关节黄水愈，鸡冠之血生肌持骨槽。胎血束脉入药增新肉，各类动物苦胆束脉口，止腐生肌解毒利眼疾。

蛇脂入药人体退弹头，鹿脂入药消虫防毒症，猪脂收毒并治疮疖脓，人脂入药镇风疮疖伏。

山羊之脑可补筋而损，绵羊之脑疗养头晕症，鹿脑入药用以止泄泻，兔脑入药可治肠痧痛，人脑入药消肿破黄水。

蛇蜕可治雀斑白癫风，犀皮象皮可解黑痣症，鼠皮入药可将脓引漏。

鳄鱼瓜甲息骨热，驴蹄可将尿闭解，马蹄用于治肿症，骡马腋裘业转筋。

孔雀翎毛排肺脓，水鹭羽毛尿例通，枭鸟之羽消肾水，蝙蝠可治妊娠病。石羊毛可解毒症，山羊二阴毛治炭疽。人尿治蛊防时疫，黄牛尿可息陈热。

鹫粪生热破瘀亦消肿，猪粪消食疫蛊胆肿愈。人中黄消痞肿亦解毒，马粪解蛊赤朗止呕吐。兔粪入药肾型水肿消，狗狼雪鸡粪可消痞肿。鸟粪鼠屎入药引脓流，鸽子粪使肿消化为脓。

斑蝥入药可泻脉类病，螃蟹水甲虫能解尿闭。臭甲虫屎克螂治霍乱，艾瓢虫收经脉失血症。螺蛳入药用以止脑漏，水鼠山雀肉可解肉毒，沙蜥蝎肉虫症毒症平。

药引红糖驱除风寒引，白糖解除血胆之热引，蜂蜜消除黄水培根引，上述各类药物性功能，诸位仙长珍视记心田。"

21. 药之部类与配方

复次明智仙开言道："大仙请听！配方部类调味依功能，主治何病喻示药部类。石灰华与红花绿绒蒿，一般治除热症总药部。

地丁波棱瓜与止泻果，川乌凤尾菊与猫眼草，秦艽黄柏赤巴部类药。

紫檀香与苏木文官果，胡黄连与纤毛婆婆纳，余甘子与茜草矮紫堇，翼首草与杷叶血症类。

京牛黄与川乌草河车，大小蓟与苦耘角茴香，血胫草等时疫部类药。

麝香再加白黄红乌头，紫白钩藤商陆黄郁金，荆棘棵与万能翻白草，覆盆子与姜黄龙胆草，申姜怪柳玉簪翼首草，刺玫地骨皮等治毒类。石灰华与甘草葡萄干，沙棘木香茵陈草河车，沙参桔梗等味肺药部。

苦参覆盆子与沉香味，小茴香与木香安息香，大蒜等药风热二合类。

青木香与木瓜芜菱籽，沙棘绿绒蒿与南石榴，山奈余甘子除墙根热。

干姜山奈阿魏藏红盐，葱蒜解除风痰部类药。

石榴胡椒荜茇与干姜，小米辣与草果和砂仁，桂枝托叶云实蔓荆子，报春花杜鹃与南苣胜，蛇床子与木通银莲花，毛茛里盐硇砂硝湖盐，光明盐与角盐和灰盐，此等药类可驱培根寒。

豆蔻蔗糖骨类风药篇，白芸香及草决明蜀葵，文官果与黄柏黄水类。

麝香阿魏大蒜可瓜子，莨菪天仙子与蔓荆子，马蔺子与蜗牛蒲公英，桑实天南星与花椒籽，艾叶等药归入杀虫类。

抽葫芦与木瓜五味子，橡实臭里子与车前子，紫草茸羚血翠雀花，此等止泻部类药中收。

硇砂光明盐与海金砂，螃蟹砂仁葵花水药部。婆罗子与卵叶囊吾等，刺参丝瓜子与草莓苗，矮骡树子白芥引吐类。

诃子巴豆皂角与芦荟，赤芍狼毒大黄黑白丑，佛手大戟更与亚大黄，此等催泻药物部类中。

配伍共分味配功能配，以味相配共计五卡七；味配第二甜五酸味四，咸三再加苦二辛味一。味配第三甘十酸味六，咸味有三再加苦味一。四配甘十酸味四咸味一，五配甘五酸一相搭配。

第四第二十五第五六，第三二十六数配合一，单独有六共计六十三。

盛衰七十在四万应配，功能配伍平息与消泻。平息万部分类五或七；汤散丸膏酥油共五类，药酒露引共计称七种。

消泻计有缓峻吐灌肠，鼻泻三毒聚合头痛解。诸症对治四百零四病。"

22. 药之部类与配方

于是心生大仙又求问道："啊，导师明智仙长！如何学习器械诊疗点，救命药王请喻示！"导师言道："大仙请听！疗养疾病对症可调治，说到器械诊疗点分明，外治诊疗器械分两宗。

身体外部诸病可驱除，何处平息外治先诊清，其法分为轻粗厉三种。

轻柔诊疗熏浴敷三法，粗糙诊治放血艾灸刺，严厉剪截拉出四大法，所用器具查验痛楚器，钳子砭针再加小刀针。

第一先说查验痛楚器，无尖无尾圆形长六指，名叫头针查察验头骨裂。圆形头针曲弯头针，蛇眼铜号口形十二指，细而柔软查验四肢器。八指有刃顶端有天孔，肿处察脓验其熟不熟。简形三指状如石钟乳，粗细男用五指女六指，查病之时当用双孔器。外治当用一孔壁孔管，用于查验痔疮与割治。

再说除痛钳子器具部，其形狮口鸳嘴鸦嘴钳，中连铆钉长有十八指，根如铁钩形状并系环，刺之入骨可将痛祛除。另有钳如鸥嘴长而细，此钳用于解除筋肉痛。管筒细坚长度十二指，从中收束号称瓶嘴钳，创伤深处之痛可驱除。尖如细齿根镯环束，尖嘴钳可剔除残脉筋。

讲到刺肉排血砭针部，形如鸟雀翎管长六指，用于肉隙血脉丹穿刺。钝背锐尖放血宫颈口，形如斧刃骨上脉口针，状似弯刀可将肿部刮，八指镰形划除舌肿部，如刺膛形割除头部疮。

钻孔杆刀长度计六指，头部以下刀底震探之。管筒杆刀蛙头中穿孔，排气亦可放出心肝水，空心杆刀笔刃除水臌，燕嘴杆刀用排胸部脓。青稞形刀治疗脊椎肿，蛙头刀治肺心大小肠。荞形铜刀刮剔跟翳良，牦牛舌刀挤除长一拃，矛刃杆刀钻剔四肢脓。

另讲零星诊疗器具部，锛口双刃再加犊唇刀，镢刃刀长六指有把柄，好铁加铜可治头骨症。利锯口宽二指刃细密，长可十指能将残骨剔。剪刀片可伤口筋脉丝，管状锯刃刀有五指长，轮状骨病此刀可割治。十指犊唇弯尖刀为用，截治耳脓喉症疮疖类。子宫刀长一拃取死胎，蛇头刀取结石小瘊块。长如中等麦杆坚且细，十二指长机刀解尿闭。

尖曲十指疗牙烧虫齿。十指根部有孔五指长，顶端分岔正可熏口鼻。筒状十指其口若阶梯，喉部吹药又可灸咽舌。根筒之内可容大姆指，顶筒可容豌豆长八指，腰与基部有轮作缠绕，名为上筒灌肠此为用。同样制作略细洗伤器。吸角高可五指口三指，顶孔容茅用于吸黄水。瓶径圆围可达十八指，十二指长口圆有四指，可消外肿又作吸引器。

镜面剃刀其形如新月，用于理发制作如锒头。长度十指其名称小斧，可灸核与炭疽并肿痛。尖锋扦子细弯肌肤针，皮肉破裂用此时缝弥。上述器械对症用可嗟。"

23. 使之无病安居

复次心生仙请问道："啊，明智大仙！如何学习无病安居之点，请救命药王喻示。"导师说道："大仙请听！生机无变正常健康体，无病安时逍遥长寿之。第一先讲若要常无病。诸病因由再到缘生起。无缘之因何以能结果，是故应将诸病缘抛弃。

时令官能起居与嗜味，偏离反常超余皆致病。为此行止食物药三项，正确依此无病可健在。

年岁老迈体质身已衰，晚年养老防病宜延年，摄精功效依止方法四：功效长寿风华正可茂，体泽生力五官亦清明。净寂居处喜悦道无碍，依止身躯并非太老迈，抛欲勤奋吉日依入归。方法主要附带两大宗，主要又分先行与主体。

先行油疗之后再洗浴，三实光明盐与荜菝味。干姜菖蒲姜黄蔓荆子，红糖牛溲为引洗肚肠，主体大蒜配以炼酥油，青稞之内放置三七数，治除风症延年又益寿。五灵脂制金银铜铁器，相适药配以次增量服，祛病延年蕃茄蚕豆抛。小米辣与酥油蜂蜜剂，长寿体胖又能燃火热，再配牛溲治癫肌生辉，诃子毛与诃子余甘子，配以酥油提神增力志。皆宜适病择食又择行，腐酸生烂反胃食皆抛。三月半载一年效可显。若不奏效则行附带条，期得暂时之果可生效。"

24. 病失真察

复次心生仙求问道："啊，明智大仙！如何学习识病征象点，活命药王请喻示。"导师言道："大仙请听！学习识病征象点，扰如见烟知有火，病症认识抓表象。无从诊断之医生，面对征象不识象，好似误将烟作汽。又将积云说下雨，无定征象执一端，是故识病密训珍。只因预言作诊治，病失真情以察究；只因称贤令欢喜，诡密谬误以诊求；只因施治作取舍，弃取四边以察诊。

病失真示作诊查，先从病之起因查，再从病之表相查，次从利弊角度查。

病起因缘食物与行止，何食何为诸病得查诊。特别病因外缘须得知，无论如何难超因生果。

表相诊查本质查病家，诊查门路方法共四项：本质朗赤培根计三类，病象盛衰聚显与紊乱，归结寒热二种作察观。病家之查五官与五垢，五官眼耳鼻舌身为查，其境形声嗅味触五能，五垢痰涎泻吐尿与血。诊查门路境时质年令，昼度饮食居处验查清，方法理切间诊三项全，望诊目境形量与颜色，特别舌与尿情要查诊。此乃视线所及察病源。切诊身境寒热与起伏，特别察验信息脉搏情，此乃寻究所及明断求。问诊察病其术在耳境，何症何因何处又何往，特别病因病点表象全。病因病入病点之门槛，表象乃是病类区分点。为此诊断法中间为先，此乃听觉所及说为诠。利弊食行药械共四法，先看病因病症符不符，适与不远之中识病痛。长期查究细考非管见，医师一得可知医病道。"

25. 诡密谬误之诊

复次明智仙讲道："大仙请听！诡密谬误之诊依次讲，应知表象揭短时令长。截断前情又将精义忘，守口又移藏之于邪方。

第一应知表象可令详，诸病共性个性征兆当。只此一端可知来去情，是故对此熟练贵研习。珍宝等类虽知有优劣，并非经典不载法便无。

只为揭短使者联系法，但疼如何何方又是谁，诊查时日不说应自知。

时已长久否则瞬息间，其间身话不怠作查研。忘却精义不言亦未解，不图声名去为应作法。声称一剂奏效说诡言，待尔无能解病作何沟。

所谓守口之言相对时，言语出口一语可说定，何疼医师知之不必云，一旦说清病家言诧惊。

转移若将魔法得领悟，其他脉尿病痛多察追。与我非是有人作断语，一瞥足矣声言将舌噪，或称细验堪为医中贤。

藏之邪方众皆不开言，形同予言之状密不宣，第一食行不周魔魅缠，腐酸力后生食伤身健，不计利弊平和求安然，内陷之症病名与药名，前所未宣不晓谓奇鲜，对其虽有不解亦圣贤。"

26. 取舍四边诊断法

复次明智仙讲道："大仙请听！再谈取舍四边诊断法，易疗难疗暂疗不疗四。易疗可分具备分支病，按照众生之病易疗类。具备分支疾病易疗者，又分医师药物护理三。医师善治又登贤良辈，知晓医典知命品行端。药具仪轨又具多功能。丰富多采合剂适调配。护理精慈洁净具智慧，以上十二分支疗病易。

众生患者年纪轻且良，又具心力身可容诸药。财富遵嘱调理全领会，所询病症善述治疗易。所谓疾病本身易治者，病因前情内涵皆显小。所染境时本质不相符，无损唯独一径治疗易。然而所谓疫与境时符，尿闭之症所损相平行，血痞陈疾等类易治者，难疗正与彼等易混疗，须用多方长时施治之。与之相反仅为利惯例，仅为苟延余年谓暂疗。不疗之症有方与无方，对于王者亲善对众瞋。医师所施不报反中伤，急痊财少不肯遵医嘱。寿尽哀伤之情坏佛事，只为有情谬论恶文字，虽然治疗有方亦不治。所谓无方弃之不疗者，完全颠倒反转呈死兆，断命九病缠身可不疗。"

27. 疗法概说

于是心生仙求问道："啊，导师明智仙长！如何学习调养疗法点，活命药王复次请喻示。"导师开讲道："大仙请听！只为识得病症如何疗，调养疗法之点作喻示：对其又分医理与疗法。先对病之医理作喻示，疾病疗法虽说准估量，不讲医理箭射暗处般。医理可分医理总论篇，分解医理、特殊医理三。第一总讲怎治何物治，已治数量依次讲分晓。怎治风症等类一切症，趁其自处蓄时治疗宜。起而扩展真他病所混，无害他经将其调治之，若生他症可治大病力。治疗良方平息与泻法，蓄时平息起时泻法宜。平息慎于食行勿混之，然而不意非时积发病，只怕过时难治及时治。药剂昼夜食时需合理，服药十法与病相联系。未食食前食中与食后，食剩食际随时辄给之，与食俱进食压夜间服。

不顾疾病一概消时服，愚昧之道难以对症投，未过其时如认秤陀般。虽经诊治依然多唾涎，身重胃呆又加不消食，肠干腹溃便溺非时乱。力小声低病苗未出头，其病平息病象与前反，未息治之息则不相合。

特殊医理共计说三项：连同未消自续与他动。第一微热食饮所不消，混合风症等类损肌体。成熟生热投药病锋催，识象就其近处将病泻，或上或下任其药不阻。未熟不泻羸弱损体质、犹如未沸粥头冷水浇。未有不消自续单纯病，只因诸病生起之内因，先入邪风后入他种病，此等不到食行骤起时，自处积聚长驻力未显，其景犹如亡者常缠乱。排之不回又不审中间，得遇机缘乘力起病患。因其初起风邪病混乱，破坏消化食物使成熟，散病除风收聚胸腹间，其情犹如降雨压风尘。然后就近之道泻净焉，分支外处尚未聚胸腹，可从脉门内外泻外边。

他动当指险症一类病，起于自处又向他处窜，窜后自处伤乱又当先。其力间小之时疗自处，其后力大直接治险症；养其自处无须作施治，犹如依恃盗贼之首领。

特殊医理共计分九种；未识起疑信心不足症，如猫隐伏捕鼠试摸索。得以识病信心又充足，譬之山职插旗直接治。未得良策就想执病路，其治犹如驯服野马般。前治病症过于低超反，治法鱼鹞捕鱼骤然间。实症药器食行共四法，犹如狭路逢仇可擒拿。虚症行食药器顺序反，犹如登梯自下依次攀。单疾治如勇士降敌顽，如是无损于他合为治。二合聚合平调善施医，主为克生紊乱平调之。诸般均将体等十法系，牛驮羊驮视情各相宜。"

28. 特殊疗法详说

于是心生仙又求问道："啊，导师明智仙长，特殊医理概述共九种，对此详释尊意当若何？活命药王赐教作喻示！"导师讲道："大仙请听！特殊医理详释细开言，第一诊察病象若有疑，朗症可用试剂踝骨汤：赤巴可用试剂地丁汤；培根试剂光明盐三宗；肠胃蛊热试剂丸五鹏；血乱风痹四味育木香；合毒可用试剂多味汤；寒热相混试剂依习惯；泄泻可用试剂清肠道；火灸试用带油热熏法；放血试用冻石拍水法；脓溃试用带眼火筷砭。

另外认为彼病即此病，善开试剂令服小处方，一时病象假象云集至，何为良方施治心不慌。不作诊断信口小开河，此时不予明言倾吐。一旦认准疾病有把握，彼病即此又知病因缘；现今此处末了转此疾，如此治之此时将痊愈。或者不治之症俟死期，旗帜鲜明言之使众知。不得善治使其入道难，未熟热症对治为友然，其友增长其热亦增长，是故风痰为友汤剂管，病血健血水乳交融般，三实汤使恶血分出焉。不作此治其前伤肌体，瘀毒热溃诸病聚而歼。未聚善歼多次病翻转，隐热寒象蒙头热出汗；何故冷法不得善解病？食积诸症熟与生热药，拌锋得状就近道可泻，泄为先行药使诸病动，病为内患冰上浇水般。

对于其他医生所治病，或低或反或过善察之。偏低病未息时细生发，倒反病力增者合为变，超过生他病时酌情压。

实热病症四种水降温；冰片细顶穴药器械水，饮食放行成为食饮水，住于凉爽之地行止水。虚寒祸症四种火焰熏；合于九热称为药之火，火灸器火再如热食火，住地衣服暖和行止火，尚不奏效病剧命难存。

虚症最初行止最为慎，行止无效再用饮食疗。饮食无效可投温凉药，三法不效器械除病灶。

朗症赤巴培根单纯病，治除本病不起他病宗。不知此项反因十二变，反则本病未息他病生。朗症疾病若服辛味药，朗症不息赤巴培根增。赤巴疾病若服咸辣味，赤巴不息反成朗培症。培根疾病若服咸苦味，培根不息反为朗赤症。不适之缘成为聚合病，过则之病息引发其他症；甘咸味重朗息培赤增，辛酸培根虽息朗赤生，甘苦赤巴虽息培朗盛。

二合聚合之症身平调，五灵脂与诃子总平调，点与病根各自作主持：肉蔻主心石灰华主肺，红花主肝丁香主命脉，砂仁主肾荜茇主脾脏，石榴荜茇主持胃部病。地丁波棱瓜主赤巴症，肉蔻苦参骨汁主朗症，青木香与芫荽宣木瓜，培根疾病上药可服用。血症纤毛婆婆纳黄连，黄水芸香草决明蜀葵，蛊热邪瘴麝香安息香，此等何病何药连病象。一切聚合病症先压头，二合聚合相等何为主，对症相宜调治压偏高。或为先后轮番治有序，或者向背同时将病伏。午时午夜可将胆热除，凉药凉食炎热之时服。黄昏清晨可将胃火养，热药热食可驱培根寒。夜晚黎明可将风虚补，热食调料零星风症歼。盈则足赢仇视如仲昆，亏则足亏养如懒妇人，如此身无盈亏常平调。身如材料莫耗为真诠，胃腑如田时刻养火暖，识此方为维命贤良医。患者境时秉性与年岁，病体病点火热与仪表，习惯十项自小细诊察。一切相符投药善调处，若非如此酌情作施治。"

29. 两种治法

阴碧仙长继续讲道："大仙请听！医生施治虽然有多方，不外普通特殊法两种。普通治法二境生二法，生力荣养减势守饥斋。

欲作荣养境与以何养，功效太甚治法共五宗：其境风盛体耗疲房劳，孕妇产后肌漏肺穿老，失眠忧伤坚苦又劳累，春夏之交一般荣养调。其食羊肉酥油红白粥，牛奶乳酪酒等可荣养。方剂适病补以酥油丸，器治轻泻涂抹又按摩，行止疗有安眠与怡乐。由此增力诸病亦降服，譬如人处险境得增援。补之太甚生核与瘿瘤，昏沌遗尿又使痰涎增。消却痰脂依食与药物，安息香与五灵脂与黄柏，调合蜂蜜可使诸胖愈。另用三实药加蜂蜜引，或者干姜芒硝蔓荆子，余甘子加青稞粉蜂蜜，胖者求瘦荣养宜酌情。

再将饥斋境与何为削，功效过甚治法有五宗。温疫闭尿内通风脾，喉脑心疾热泻与呕吐，身重胃呆大小二便闭，肥胖黄水培赤盛诸病，力壮年富冬月饥为治，对其用药平息与泻法，不平使之平调为平息，其方食药行器四法宜。弱者饮食少进使饥渴，进食可用轻与易清品。次者药饵汤剂与粉剂，生热趋熟方药酌量用。强者昼夜劳作常出汗，艾灸熏浴放血器具治。泻令病发然后向外排，方对食积之点可引吐，已消之点导剂作灌肠，全身泻法脉症可泻脉。息泻降病功效五官明，身轻开胃处事亦勤勉，饥饿按时大便又通气。甚则体耗肌瘦头发晕，失眠憔悴声弛官能衰。口渴胃呆大小腿亦僵，尾椎胁骨心窝脑发痛，中疫欲吐朗症又发作。对其荣养之法皆生效，特别食内动物肉轻泻，饱食沉睡如猪身发胖。

增肌发胖食肉别无法，总之对境荣养莫消瘦。若用泻法先用轻泻法，须用消瘦可将荣养抛。朗盛病耗宜用荣养补，朗耗培赤增发饥可治，依与所依盛衰法类同。"

30. 直接疗法

明智大仙继续开讲道："大仙请听！特别三失疾病各为治，双入朗症芝麻油上品，糖酒陈年酥油羊肉藏，旱獭马驴人肉葱与蒜，沉腻软热食类朗药专。行止暗扎屋内居暖处，神怡悦耳沉睡衣被暖。药用猪羊牛等三骨汤，陈年羊头捣碎配脑浆。四精汤与阿魏三味汤，散剂肉蔻阿魏研为末。盐祛肉祛蒜祛与酸祛，肉蔻蒜姜乌头和人骨，调合三实五根酥油丸，总用甘酸咸辛腻与暖，特别堪称轻泻陈酥油。器治隔年陈酥涂身擦，带油熏治可向痛点熏，百会等穴隐风灸可压。赤巴新鲜酥油为上品，新鲜黄牛鹿肉清凉茶，牛羊奶酪再加樱花菜，青稞面片凉性食物治。行止当在荫凉草坪间，漫步莫燥清爽河岸边，香郁清凉爽身随心擦。药用草药成药一般药，冰片檀香牛黄热力合。总用甘苦涩谅诸味药，特别堪称甘泻清内剂。器治发汗其水可运转，充血之脉刺之清凉熏。培根疾病蜂蜜为上品，鱼羊牦牛猞猁鹰鹫肉，陈谷热面老窖青稞酒，滚水姜汤等类轻且粗，温热食类治之最相宜。行止就火日晒暖穿戴，旱居心力劳顿且少睡。药用咸丰两味聚合汤，粉剂石榴杜鹃花灰药，总用辛酸轻粝锐类食，特别凌厉催吐药称奇。器治咸盐土块毛熏熨，重则火灸穿刺并用之，总之朗症轻泻如荣养，赤巴泄泻治法宜清凉，培根可用催吐保暖温。朗与赤巴并发清滋补，培根赤巴合并凉且轻。培朗二合之症可温补，聚合病症凉补宜轻扬。总之诸热宜用清凉药，一切寒症治如培根同，朗症寒热治法均腻暖。"

31. 治者医师

复次心生大仙求问道："啊，导师明智仙长！如何学习行医之道点，维命药王复次作喻示！"导师开言道："心生大仙！如此实行诊疗施治者，今将行医之道作喻示。因由性质定语和分析，医业结果共计分六项。

因由足智心胸善坦荡，信誓旦旦品貌亦端详，勤于本业人道又贤良。第一所谓医师足智者，雄心志坚再加细心验。诊疗经典无遗胸中藏，诸般实践精研无阻挡。聪慧察解明智微妙现，此等堪称因由最胜者。第二心胸坦荡菩提志，修成根本结业第一者，正视苦痛益众心虔诚。善恶慈嗔爱之皆平等，慈悲为舍大喜四无量。正愿菩提无上心皈依，入于根本无量可修炼，尾业喜看赞许无怨憎，如此易疗多活善为友。第三誓言记取共六项：心记有二再加知识三；心记之一导言医疗器具，兄弟病人脓血此六种，佛陀仙人教导与遗训，兄弟朋辈子孙如犬猪，心记誓言六项要信守。心记之二医药持明器，记取犹如护命遵手令，心记之二药宝如甘露，奉为祭神供品有三知：一知如需如愿出珍宝，二知桂病延年作甘露，三知献搏持明供品祭。为首珍宝药物得为持，其次善调为制施威力。自身琉璃光王药圣哲，盛药之器甘露钵常思，药圣仙人共诵吉祥偈：维命药王尊者薄伽梵，消除三毒佛陀称医圣。身色天蓝放射琉璃光，幼化之身有名有比喻。朗赤培根三失起烦恼，善治诸病右手诃子鲜。右手托有甘露长生钵，虔诚顶礼膜拜琉璃光。十八文化学部记心间，摄精长寿自在实践得。先知怜悯众生体得平，虔诚顶礼膜拜众仙尊。众神犹如甘露洒草莽，龙灵恰似顶珠献八方，尔等近于此药功无疆。

朗赤培根四百零四病，起死回生疾病可平息。人有磨难一千八十关，出人意料使之得痊愈。（歆钦顶礼世尊药师璃璃光王如来应供正等正觉，如此乎！药师药师，大药师，药王，宝箧盛哉。）七诵供养持明思甘露，证得正果自身病魔除。病者食之起死可回生，具誓加持吉祥福份出。第四品貌端详身语意，手业药器制作亦精良，语言悦耳患者喜心房，心意聪慧凡事不昏惶，如此方为众人之师长。第五勤于本业分自他，自身勤于本业学因由，恃缘勤于挚友理趣多。学习因由问读研习通，或废或医全仗自用功。学习外缘诚心要拜师，定义方法需要理由三。定义识广又具密训传，恭让少积财而堪可敬。方法无疑倾心亦相托，表里一致卒业勤为活，恩遇感念时常图报答。需要及早学成为贤者，为友勤勉请教多提问。外境内思懒散又怠惰，无论如何此等中断仇。研习彻底见闻可为留，皆爱皆熟疑虑全消除。勤于他业主要对病者，意在奋往无脆不后转。如将酥碗击墙吆呼般，施以药器不延且勤谨。第六实行人道贤者勉，其讲人性贤哲一般三。其一学习为贤善勤勉，硬性调伏三法愿实现。贤哲之道调伏善结友，知足方可自他两方便。一般对于穷人生怜悯，上等之人自我信义成，六具圆满硕果定无疑。二讲性质病体善定义，各类性质掌握谓了然。三讲定语治病利身药，勇于治病为众如救父，以是王者亦能尊崇焉。四讲分析医师为无尚，再加特殊普通共三项。三毒因果除病独无二，先知他学慈悲称仙长，授业熟练在为众生友。贪使急求半解生命敌，然而上下哗之交口赞。出身名门具慧守誓语，熟读典籍彻底悟密诀。娴熟为主求法抛贪欲，心善工巧对众菩提心，不怠他事当作己事思，精通诸种诊疗为良医，众生病者唯一称恃怙，堪称持明仙众继承者，又言维命药王真化身。

　　不具彼德庸医过——无名无姓充医师，犹如狐狸居王位，众人不尊不拥戴；不懂典籍之医师，如向盲者指物件，病类治法难分清；狐见寡闻之医师，如入生路易迷途，病象治法均生疑；不会察病之医师，如同独身流浪汉，不识病体不沾边；不知脉尿之医师，玩鸟不会故鸟般，病之寒热说不真；不会诊断之医师，如同主人不言谈，自惭开口惹恶言；不会施治之医师，如在暗中射利箭，药性难达病痛点；不知食行之医师，如同自政陷敌顽，病力加大体质沦；不知平怠法医师，农夫不识田地般，低甚反使起病端；不知泻法之医师，如水降注在沙山，不顾病与体质情；不俱器具之医师，如无盔械之勇汉，不能破除病敌顽；不知针灸之医师，如无内应之贼汉，病与器具相分离；是故恶劣之医师，遇事颠倒错铸成，从事医疗正相反。魔道具诸医者器，待到阎君套索绳，只因生命见证人，不做联结毁随从。

　　医师之业一般与特殊，一般身语意业可讲求。身之药器聚集成圆满，适应病家所需勤努力。语业但求医师作明断，识病当如闹市吹海螺，治则应诺不治指限期。尚不识病犹如蛇之舌，备乘二骑择善而从之。或者病现和顺说何妨，心意所断正与境相符，不作逃避入城杜有望。第一患者生疑医师解，与之相符对其可明讲。第二患者疑虑尔投毒，为示别处此药未出差，使之解疑何病治明喻。第三生死险情大与小，运交禄与福缘等为先。只因如何死与如何活，不便明言医师不断言。险情虽大可言治有方，虽知险小谨慎可留言。人道顺乎世间诸般情，心事不乱慎思勤作勉。特别运系观修行三者，观为诸法皆为中观良，劣道余道反道皆抛弃，正确中观之见为尊贵。修炼无量驻于四气围，莫使堕于反道邪见境。行为取舍两项舍恶行，疯狂乱语粗鲁抛罪业，布施持戒忍辱又精进。医师之果暂时长久二，暂时之果此生得幸福，威望受用喜乐具转来。此等之成所依在于药，亦是自身学识谕之人。既使毁我待之如手足，诊察有度行宜善施治，以其聚积福德得声誉。所欲食饮受用间接生，此时应知分寸相与之。遇有必要食财审度取，久之忘恩彼等可不拿。长久之果抛弃诡谲情，凡事只为病人作调理。只道乐往佛陀净土地，此乃维命药王说分明。"言毕，明智仙长化入医师之王的首髻之内去了。

第三节　秘诀医典

1. 求问要诀

于是导师世尊维命医圣琉璃光王从其禅定起，复又入于生出意愿之医药禅定之中。平调不久，即从佛身脐内发出千百条彩光，普照十方，治除十方众生之烦恼，息除内外一切疾病，复又聚于佛身脐内，化为导师明智仙长，从功德中化出，驻于前方空中；从佛语中分化出心生仙礼绕导师之后求问道："善哉！导师明智仙长之尊前，广说论说医典甚周全，医诀医典如何学习之，请求维命药王亲口宣。"功德所化明智仙开讲道："心生大仙！学习医诀之续第三卷，虽是众生之首为人身，蒙昧一错之下落红尘，愚痴之力不知优劣因，贪欲之力行为多罪孽，瞋怒之力对人作损害，嫉妒之力愿与高者竞，骄傲之力对下生欺凌。

其人聪明著述皆钻研，经义少涉长远未得全。恶业熏染不断作积攒，轮回人世各种坏身缘。是故业与失中产生出，疾病四百零四缠身间，时刻不宁心身受磨难。

其中疾患内科与热症，上身脏腑隐病零星病，天生八种疮疖身总纲。儿妇邪祟，金疮与毒症，养生壮阳共计八支病。高从头顶再到脚掌上，一切病之种类诸治法，实践均在秘诀医典中，出于慈爱对汝仙众讲。恭谨听之牢牢记汝心，无骄慈悲为怀善治病。善哉，心生大仙！为了上智《根本医典》明，为了中智已讲《论说典》。只为下智学习特详细，教与实践一起混编成，《秘诀医典》共分十五会：其中朗赤培根作引领，何种病象施治以何法，你来设问由我作说明。"心中仙求问道："尊贵明智大仙听我禀，您为众生善事现庄严。最初《根本医典》讲要点，此后《论说医典》详为宣。现将《秘诀医典》言实践，其中内容共分十五会。如何学习治疗三失会，朗赤墙根三种病失中，因缘分析病象治法等，维命医圣对此详为宣。猗欤请为众生作释诠，请为友人之愿讲此新篇。"

2. 朗症疗法

于是导师明智仙开讲道："大仙请听！先讲三种病失治疗法，朗赤培根共分三类病。其中朗乃诸病之动因，引领入内聚散又遍行。只为使病粗砺害本经，本典首讲朗症治疗法。

善哉大仙聚精恭听之！朗症又分病因与病缘，分析病象治法共五般。病因出自无明贪欲发，定义六动驻于寻常处。其缘苦与轻粗食过甚，劳于房事食欠又失眠。空腹身劳语劳量过负，失血过多暴泻又暴吐。冷风吹袭号啕恸悲哭，忧虑在心口中常絮叨，饮食无精肆意大咀嚼，憋气阻塞又加硬性挤，其缘初则自处增与聚。自身能力加大遇缘机，亦有缘猛积发一时起。起后入于六门本相显，不安朗症六十又有三。

朗症分析总体分支二，总体又分类与点两种。类者入于反道窜他经，朗症哮喘佝偻两种病：脸颊松弛舌钝弯一方，脉络半身干或全身干。木僵肩痉挛与手痉挛，足痉挛与腿僵鹤膝风。肉刺身踣肢踣足疲软，连同足热之症二十种。总之病象僵缩干与肿，腐痛跛与昏迷共八种。朗症自经入于健康体，传肤扩肌进而走经络。著于骨骼窜脏又落腑，到达五官犹如开了花。

第一传于皮肤为一类，第二扩于肌脂为二类，第三走于脉尿血兰类，第四入于关节髓与精，第五窜肺心肝脾肾五，第六食欲更有积消处，胆与大小二便胎中七，五官头与眼耳鼻与身，遍入身体之内二十八。总之风头心风及肺风，肝风胃风肠风肾七宗。分解分析持命上行风，遍布等火下解独五种。朗症察验之法分三类，先从病起之处查病因。

次从定义病象作查验，再从利弊习惯求原由。第一病起病因察验者，所服食物以及行和缘，病起即疼除风岂有它，是故第一查验需病因。定义病象总体与分解，总象脉情呈现空而浮。尿如清水搅后稀不黏，爱动喘哮知觉敏且飘。头部晕眩耳内响嘈杂，舌干红糙口中味觉涩。痛变寒颤身动又疲懒，僵踣排如裂沙又缠绕，动则刺痛寒风卷毛般。失眠呵欠懒腰易生气，腰跨全身关节痛如打。后颈前胸颧颊刺且痛，风症诸穴按之则发疼。空呕时作黎明咳吐沫，肠鸣辘辘黎明食消痛。分解察验朗症主体屈，叹息健忘瞪目呼吸难，病谓朗症佝偻哮喘病。

佝偻外仰胸突颈项缩，后脑后仰磨牙又呕沫。头颊作痛说话难出声，瞪目呵欠两胁觉刺痛。佝偻内弯疼痛如前述，颈喉缩胸上身往外突。两颊松弛收张开闭难，结舌食语困难成结巴。身弯一方口斜头发颤，语结目滞易忘易惊眠。

持命气血入于颈脉间，病发凶猛头顶肤色黑。半身不遂麻木动作迟，全身干萎诸症病象同。木僵不会伸屈僵如木，肩痉挛风入肩难举挑。手痉挛使手指力衰微，足痉挛风只因入腿筋，行则颤抖腐跛关节松。腿僵培根脂增着腿间，发冷麻木难以抬感重。气血瘀重膝部鹤膝风，浮游无定朗症叫风刺；入于脚筋胫僵身跷缩，身跷亦称手肢痉挛症。脚部疲软称作足痿症，足热症热行走脚发痛。总之僵跷俯仰伸屈差，干萎麻木行钝皮肉连。肿胀浮摇增减常无定，足瘸下重脚部沉且厚。刺痛剧烈痛点变无定，跛行失眠多语哭笑狂，傻气十足多忘语不详。

风连痛点首先传表皮，裂感触之又感粗且疼。入于肌肉色变出痘疮，入于脂肪胃呆肿生瘤。入脉脉空粗而肿胀隆，入血嗜睡脉亦色不鲜。入于筋韧肢僵腿又跛，入骨刺痛肢瘦力耗竭。入于关节空肿变佝偻，入髓不眠缠裹挤之舒。入于精液干枯遗色变，入心胸漋气喘觉恍惚，入肺面肿不止咳吐沫。入肝饥则呵欠饱则疼，入脾身肿腹鸣又刺痛。入肾腰肾疼痛耳发聋，入于饮食食后胃痛发。风入食积恶呕胃又闭，腹胀肠鸣消渴气不平。入胆胀痛眼黄食不消，入粪气聚便干泻则响。入尿膀胱冷胀闭或遗，入胎阴挺经血闭或漏。入首头晕目眩思恍惚，入眼红丝欲坠又怕风。入耳轰鸣思空且刺痛，入鼻鼻塞流涕嗅不灵。入身疼麻病发痛且肿，入于全身遍布如诸症。总之风头头晕耳轰鸣，吐与发则颠仆外境旋。心风身颠胸闷识不省，胡言晕旋少眠气又喘。肺风少眠难舒咳吐沫，身觉胀漋吐肿夜咳嗽。肝风呕逆胸痛脊亦疼，食欲不振又加眼昏花，每遇黄昏清晨肝不安。胃风气粗胀漋空呕逆，胃嘈如刺食后稍安然。肠风鸣响胀泻放屁多，肾风腰痛耳中常轰响。内部风痰五种病象生：持命风使食粗饥猛力。力阻强挤混而头发晕，心浮气散食物难下咽。上行风使吐阻易哭笑，负重致乱口吃又音哑，难言力小口斜记忆退，遍布风使行住多嬉戏，恐惧生悲食粗致混乱，爱动恐怖粗语伤人焉。等火风使食积昼眠多，乱使胃寒食物消化难，呕吐食积不消腹血混，下解风使二便常遗泻，精阻挤乱又使骨节痛，肢软跛而气喘溲又闭。诸风若与赤巴相混合，生热又使眼与尿皆黄，若与培根相混沉凉蒙。

若依饮食利弊作诊断，酒肉糖酥热食精粹食，涂擦火日取暖饱则安。生水乳酸陈醋花椒茶，饥渴着凉多言义嗜睡，失眠心事沉重知为风。概括初则食行为害发，次则空脉尿清呵懒腰，黄昏黎明食物消后痛，最后凉损热益营养侠，无论何病不变则为风。

风疾治疗总体与分解，总体治法食行药器具。第一饮食疗法当可依，荨麻葱蒜干粉与骨汤，绵羊驴马旱獭及人肉，年肉红糖陈酥菜籽油，热粥乳酒甜酒等为剂，热腻营养为食将风驱。

　　无怠暗室温暖之处居，厚被入眠悦耳婉言讲；如意朋友相伴可为治，有害饮食起居抛为强。

　　药有汤与药酒与药浆，粉剂酥油丸等共五项。其一踝骨肩胛尾椎汤，或集各种动物骨配方，诸风无遗用之效果良。肉类酥油红糖泡药酒，治除诸特别治牙疼。再加肉蔻红盐和阿魏，风入心与命脉全解除。年满三岁羊头炖为汤，阿魏干姜红盐光明盐，治除诸邪特治风头病。干姜阿魏合烈熬为汤，根治诸风又使头脑醒。药酒玉竹黄精甜醅酒，再加麦酒治除诸类风，肾腰下身风症有特效。红糖酿酒治除诸风症，同样酥油酿酒驱风寒。蒺藜酿酒骨风肾风痊，羔羊骨酒治除骨风症。药浆分为白红酸蒜浆，第一无水切块酥油方，和于面粉奶讪共熬煮，加姜光明盐者称白浆。和于羊肉汤中称红浆。酸浆酒醅发酵作母醋，陈酥油与姜糖共煮宜。蒜浆可将大蒜煮熟糊，再加酥油骨汤光明盐。上述四浆为药治诸风，增添体力又使五官明，山原界风服之如甘露。粉剂肉蔻阿魏藏红盐，角筒盐与光明盐三种，桂皮石榴砂仁与诃子，苦参白蒜白糖八味加，其中肉蔻阿魏为首药，再服三骨汤或四精扬，身体上下内外诸风平。酥油丸加红盐和荜菝，诃子牦牛酥油治上风。石榴芫荽干姜小米辣，荜菝牦牛酥油治诸风，生发火热瘦者可变肥。自蒜红糖酥油加青稞，根治一切风疾称妙药。肉豆蔻与红盐加阿魏，诃子牦牛酥油治诸风。同样乌头人骨加三实，五根酥油制成酥油丸。

　　外治陈酥温暖轻泻之，诃子白蒜再加光明盐，合之炼油凝结治下风，他病为阻滞油轻泻之。陈菜籽油将身遍擦揉，痛处油渣陈骨煮蒸熏。蒸煮各类骨头可浸身，用其浮油可将全身擦。油搓油费刺痛痿疼愈，僵偻等症亦可爽如意，增力生热瘦者变胖肥。若混他病治法可应变，取穴百会推拿第一椎，六七十六各椎之间灸。如此规律此等作医治，儿种风疾无遗可根治。

　　分解疗法类、点、内三项，风症依类施治说端详：哮喘佝偻进行油熨后，锐气清鼻呼吸气孔利。然后大枣牛奶与乳酪，煎以肉汤酥油汁为饮。大枣松香苦参与五根，木香草木犀与覆盆子，煎以肉汤乳糖酒油类，其油涂熨鼻药缓泻下。其风若与培根相混合，心与两肋疼痛用椒诃，阿魏光明盐与桂红盐，木香青稞煎汤合蜜饮。阿魏干姜石榴藏红盐，木香等味煎汤可口服，赤巴相混鼻药浴可除。佝偻外仰内弯颊松弛，一边弯曲更有肩痉挛，鼻药补剂荣养并头顶，眼耳等处涂注芝麻油，肿则催吐红热可放血。腿僵食积只因生痰脂，对其不用油搓粗食治，白皮青稞大麦荞麦粉，干肉蜂蜜酸酒菜淡食。三实再加鹏鹋和荜菝，黄连合蜜制为膏浆服。鹏鹋小米辣与诃子味，松香合蜜研制成膏浆，安息香与五灵脂诃子，牛溲为引令服为煎汤。香附小米辣与三热味，安息香与三实蔓荆子，等分为末消脂解培根。芡实白芥牛溲可擦身，为消脂肪培根治猛烈，既消放宽食限油搓身。身蹉手足痉挛诸风症，油松根与干姜小米辣，荜菝之外附加青木香，研末酥油煎服行无碍。手痉挛与身蹉患病处，小指无名指后肌上寻，有物如线色黄割断之。足痉挛等外部诸风症，察验病因油熨与放血，清泻涂擦酌情可施治。草木犀与木香和砂仁，白芷菖蒲紫檀与石花，甘松姜黄芝麻油酥糖，脉持木僵痉挛等风症，其余风疾诸象治无遗。颠狂健忘肿坠疾亦除。

再讲依据病点治疗法，病入皮肉油揉涂熨之。入脂腿僵富有如风治，入骨入髓应用油熨之，进食四油涂擦作缓泻。风入精液雪蛙蜥蝎治，风入肌节脉内油熨缠。筋蹉门隅豌豆小麦汤，光明盐与芝麻油煎涂。风入血液油搓亦放血，血漏之后失去知觉者，锡墨光明盐与芝麻涂。五脏心风阿魏三味汤，实酥丸与乌头药酥宜。入肺沙棘四味（石灰华、荜菝，砂仁）粉可除，诃子练核芸香药酥剂。入肝羊头羊肝捣煎膏，入脾姜荜胡椒炼酥油。入肾五根药与蒺藜酒，五脏之风循椎依次灸。风入食与食积催吐导，消化生热当用进食药，消点缓下食前食黄油。入胆生热（热性药、波棱瓜、地丁、光明盐共为末）泻法火灸方，风入胎内治如妇科症，风入大便蓖麻油缓泻，风入小便油熨投水药。入首涂治火灸用羊头，入耳风疾温熨注炼油。风入鼻跟当入炼黄油，入齿温熨火灸四精汤。风入感官三实药酥丸，风入全身依总治法痊。

体内五风施治各有诀；持命风需芝麻油擦涂，缓用鼻药火灸诸风穴。上行风将胸与百会熨，药酥骨汤再将三穴灸。遍布风用肉蔻藏腰酥，糖酒年肉人肉和三热。等火风可温熨阿魏散（阿魏、干姜、藏红盐、石榴四味），火灸十三椎与等火穴，下解风施缓下和涂揉，进食热精火灸十六椎。若混赤巴泻治食凉精，若混培根催吐轻温宜。善哉大仙莫急恭听之，朗症概括疗法情如此；僵蹉油搓浸浴降服之，干溲油熨脉泻水浸浴。肿胀油搓之后又泄泻，瘸则不用油治用粗食。刺痛涂油熨灸可止，跛足四精药酥火针压。声哑油搓轻泻火灸断。风头芝麻阿魏鼻药投，再加冬葵白蒜藏红盐，调和涂头裹肚缠带紧，干姜阿魏煎汤可浸浴。杂骨汤与陈酥羊脂髓，红糖肉汤饮之使发汗，后颈窝与三孔三椎灸。心风藏腰三昧加三实，牦牛酥油再加糖酥丸，三热味药之外加三盐。杂骨油脂陈酥和红糖，热药诸盐凑齐投为方，六七椎际乌目穴下灸。肺风沙棘石庆华荜菝，砂仁藏红盐与白糖剂，四君子与三热合蜜食。石榴四味荜菝使君子，青木香与芜荽蛇床子，干姜茴香白糖食软鲜，可灸四五颈项乌目穴。莫饮窖藏醇酒用新肉，麦酒沙参为饮食软鲜。肝风诸肝干粉与药酥，藏红盐加红花使之餐。五灵脂与药酥炼核酥，杂骨汤浴九椎肋上灸。胃风红糖羊头捣碎服，石榴官桂三温与三盐。两种荜菝再加三热味，蛇床子与红糖酒浆宜，糖酒再灸胃与十三椎。大肠之风石榴三热味，藏红盐与人参果熬，红糖引服大蒜药酥丸，苦参覆盆子与石菖蒲，茜羊肉豆蔻砂仁与荜菝，姜黄葫芦巴与山羊酥，缓下又将肠穴左右灸。肾风发菜葫芦巴令服，杂骨汤用糖引制合剂，驴与水獭之肉甜面酒，五根酥丸火灸十四椎，上述诸方虽治几种风，若混他病以此为口诀。单发病症依总可引伸，各病疗法各自可细分。油类荣养治除一切风，风为寒热人体可双入。亦热出而培根寒结成，鼓痞浮动肿症又凝居。和聚诸症皆因风所致，扩散各病亦是风引领。热后遗症多为散风搐，是故风症诸病须警惕。"

3. 赤巴疗法

复次明智仙开讲道："大仙请听！赤巴之症因缘与分析，征象治法断后共六讲。赤巴病因根基在胆腑，起缘械中要害渐扩散，食饮咸酸不适亦食积，忿瞋不洁神与鬼所迷，难治赤症共计四十七。赤症分析总体与分解，总体又分类与点两节，依类分析又有四种情：病根赤症铺展超过量；火热赤症他点作转换，胆腑赤症夹痰多胃酸，通常亦症循经行脉间。

第一病根伸延依四缘，调治热症之时其扩展。第二风与食积培根血，进入消食赤巴之境内，夺取赤位胆液向外散。第三肝胃肿痞排胆液，或者亦巴自身有肿痞，赤巴无禁向外排唾涎，或散或由风将赤巴遣。第四通常胆腑消食液，散乱瘟疫之缘赤巴增。或因食行赤盛泛于脉，致使肤黄眼黄呈两端。依类分析赤症有十三，略言首尾自经热症病，中间第二依恃他力传。

依点分析散于皮肤间，扩于肌肉行走在脉络，著于骨骼临脏又落腑，流于五官犹如开了花。五脏肺心肝脾肾五种，腑乃胃胎膀胱大小肠，五官头眼耳鼻舌五样，如此依点分析十九处。分解消食促成和生泽，看视虽色功能有五宗，若混朗与培根五变十。诸种概括寒热两大类，血与赤巴增盛和发热，食积风痰夺境成寒类。其象又分总体和分解，总象眼白脸皮尿发黄，大食吐泻胆汁身瘙痒。其中热性赤巴易大渴，脉紧尿汽大而沉淀厚，口苦身烧少睡大便黄，酒肉陈酥红糖热物损，寒性赤巴与其正相反，火热消化力小大便白。

赤症分解热因察习惯，转为风点胀鸣大便干，多打呵欠热精食后安。食积又转培根之点时，身重嗜睡疲懒愿安住，饮食行止厌凉唯喜暖，排泄物色白而又松散。转为血点紫瘢病因成，大便紫黑干燥如鹿粪。肝脏肿块或者肝扩大，如夺胆境按之病象清。胃肿若夺胆境食饮贪，胆部之上硬结按不忍。赤巴自身作肿体力微，皮肤呈黄发痒胃不开，泻与放血病出治无方，此症犹如已进阎君口。胆失约束胆汁可吐泻，赤巴扩散混热降胆腑。瘟疫落胆脉中行三项，病象治法参看各章篇。自然食行之缘赤症盛，行于脉络肤黄眼又黄。赤巴肤黄力小不能眠，身重乳酪饮水皆口苦。体色如金白物皆成黄，早晨清凉中午痛难言。赤巴目黄眼翳指甲黄，多汗怯弱胸热眼框痛。食欲不振时常渴如狂，欲吐不吐眼前青红光。诸病长期发展既成型，转为黑黄瘅症身发痒。肤色青黑头发眉毛脱，无力干瘦指甲呈黑点，此时赤症布身遍骨肉。

阎君绳索已缚无生望，对此莫求治法劝积善。赤巴散布皮肤身作痒，著于肌肉疮疥丘痧出，搔则黄水血与黄浓滴。赤巴行于脉络肢节胫，热处发痒甚则全身痒，脉孔充赤皮肤眼发黄，刺之无血黄液注如浆。著于骨骼关节皆疼痛，肢节痛而肌瘦关节肿。入于心脏心肺胸不宁，舌黄少眠心中喜凉爽；入于肺中黄色涕痰多；入于肝中色青肝部痛，头痛目热唾沫浓稠状；赤巴入脾舌斑又便血，腹胀左足肿而骨节痛；入于肾中足重又麻木，腰肾疼痛耳后有色黄；入于胃中吐泻有胆液；入于大小肠中泻胆黄；入于膀脱小便闭或遗；入于胎中胆汁漏或积；入于头部囟门脑发痛，每逢日晒饮酪秋季犯；入目色黄发热泪水多；入耳大痛发热流黄水；入鼻鼻涕黄而鼻孔塞；入舌苔黄诸味皆觉苦；诸病泪黄诊断为赤症。

分解赤巴之五为消失，病变色黄口中生大渴，食物不消胃口常不开。生色转病胃中溢黄水，身体觉重力小又怯弱。促成转病心颤气粗渴，胃口不舒身颤心肺热。视觉转病头疼饮酒痛，目黄视力看近不看远。色泽转病肌肉发高烧，肌肤青黑热而又粗糙，混合朗与培根现各象。

疗法分为总纲和分解，总治概括寒热两大类，药械食行四法善为治。赤症热性用药有地丁、波棱瓜与秦艽婆婆纳，白乌头煎晾冷汤为引，微热食积则加热性药。之后又用披棱瓜地丁、白乌头与木香角茴香，鹅不食草黄连黄柏皮，糖引研末赤症除无遗。短角纯酒腑脉随放血，不灵可用聚泻息三法。聚法五灵脂与山豆根，纤毛婆婆纳和刺柏子，大黄甘草黄柏皮白糖，波棱瓜等牛溲浸汁服，聚合病象泪容色较白。渴闭胃呆等症用泻法，白丑硼砂波棱瓜为末，童便令服耐用牛溲催，米粥消除后遗凉食饮。其后只为祛除病余患，波棱瓜与杜仲白糖引，牛奶送服地丁三味药，波棱瓜与铁落白乌头，木通草与蔓荆子白糖，研末雪水送报三次多。其后如果仍然留余热，血亦偏盛廿五方去根，朗症偏盛地丁药酥除。

食物黄牛山鹿新鲜肉，新鲜酥油蒲公英野菜，大米青稞雪水牛于酪，滚水等类轻凉食饮宜。

行止宜抛曝忿猛力劳，心悦妙语凉处悠然居，浴身洗头身穿无垢衣。赤巴寒症石榴与桂皮，余甘子与山豆根沙棘，野猪粪灰白糖滚水冲，不愈则时等分四味汤，再加地丁糖引滚水服，可使赤巴培根聚且乱。丝瓜瓢与卵叶囊吾味，光明盐与荜茇加离娄，细研牛乳为引诸病驱，又方锥咀诃子光明盐，大黄猪秧秧与荜茇味，波棱瓜秧煎服常微泻，预后热性食物进为宜。用药石榴山奈加荜茇，地丁波棱瓜与止泻果，青木香加糖引滚水服。断除诸病使之归本位，难则火灸八、九、十二椎，更有穴佳灸其大肠穿。

食物黄牛山羊犏牛酥，新鲜绵羊肉与鱼肉干，热面大蒜趁热新与软。行止要避湿寒与冷冻，安歇干燥之地无汗宜。

分解疗法引伸多剩余，热症总治之章讲分明。转成风位羊肉酒新酥，当食热精石榴与荜茇，地丁阿魏干姜藏红盐，诃干红糖为引滚水服。新酥润肠誉之如甘露，再将一九脊椎用火灸。若转食积培根之部位，石榴四味或用热药散，可消食积胃中生火暖，其后吐白适宜如上选。前方再加地丁波棱瓜，光明盐等可将余病遣，第三十三等火腹腧灸。转成血位可治培根痰，再将八丸脊椎火灸佳。总之所入病症作施治，自位赤巴自行可安置，病因未除病果怎可阻？

肝大或者肝部充瘀血，石灰华八味与短角穴，腑脉纯遒放血减血力，其后泻法再用灸法截。硬肿痰涎之症用贝灰、小豆葛蒲刺参光明盐，合成灰药丸剂破且泻，短角纯遒两穴微放血，再灸腹腧丸椎与三歧。赤肿人与猪粪煅存性，白糖石榴五合滚水服。时服地丁八味微放血，后灸八九十二与胃腧，赤巴肌黄地丁止泻果，波棱瓜与黄连婆婆纳，白乌头与穆秤马兜铃，放血小端六首与纯遒。地丁（止泻果、秦艽、赤芍）四味泻而冷肉截，红花七味再饮搅乳酪。赤症服黄地丁寒性汤，三实汤使赤热肾水排。肝赤小端纯遒交点刺，苦参地丁山奈与诃子，黄连止泻果加白糖引，冰片七味白糖为引服。

赤症扩于肌肉皮肤者，或于痰涎等症任何情。甘松瓦韦诃子草木犀，侧柏玉竹当归女贞子，石菖蒲与木香牛溲引。或用白芷、溪岸银莲花，和以乳酪痛处可擦涂。不愈桶打酥油蒜和盐，温水浴后涂之又日浴，手指搔之黄液竟得出。刺拍杜松再加豌豆叶，加盐涂晒指甲搔且刮，反复为之黄水可除尽。仍不效时赤芍与白芷，诃子三味合剂滤清液，投之黄水三药常泄泻，肝脾黄水胆脉多放血，浸浴之后降木药酥宜。

赤症入脉地丁止泻果，马兜铃与纤毛婆婆纳，秦艽怪柳再加波棱瓜，服用地丁汤后刺本脉，其后泻毕冰片廿五味。著于骨髓地丁清泻汤，赤症回生冰片廿五散，饮食清凉浸浴为上乘。为调血肉筋腱趋干瘦，冰片紫白檀香三君子，绿绒蒿与酥油糖蜜膏，总之赤巴外溢治黄水。

赤入五脏所用有总药：地丁三味们再加波棱瓜，止泻果与葡萄秦艽乌。心药肉蔻木香与沉香，肺加甘草石灰华茵陈，入肝五灵红花闹阳花，入脾木香石榴与荜茇。入肾刺柏砂仁加三红，白糖为引放血各自脉，降热之后火灸各椎腧，堕入各腑除泻别无法。痰涎入首吐泻并放血，（地丁八味）纷剂洗涤与于会门三穴，火灸（三实味）药酥丸。入日黄柏膏涂刺额脉；入耳木香再加豌豆花，波棱瓜与诃子毛诃灌。入鼻鼻泻再滴红花汁，入舌放血屈脉令甜食。特别赤巴消食若病变，光明盐汤（三盐）丝瓜可引吐。生色病变泻后热药纷，再加地丁胆脉多放血。促成沉香六味刺小端，放血胆脉浸浴拍心窝。视觉成病地丁研膏服，放血金枪脉用水拍法。生泽病变檀香红花涂，波棱花与檀香蜀葵子，三子糖引洒水刺细脉，所痰所连对症善施治，总之此病邪盛施治前，当向神魔供奉堪称赞。

最后使病不复犯有方，余病稍留亦可再猖狂；泻后除患人熊鱼三胆，红花白糖黄牛奶送服，然后白糖杜仲波棱瓜，红色黄牛乳送不复发。火灸十三、十九三歧处，体弱风盛地丁药酥丸。一年食行谨慎可康复。"

4. 培根疗法

复次明智仙开讲道："大仙请听！培根病因病缘与分析，病象疗法共计分五项。病因当从无明蒙昧出，通常培根定义有七具。起缘苦甘沉凉油食多，饱后安居白昼多酣眠，睡于湿地涉水衣单凉，新鲜麦豆罨打成霉烂，山羊牦牛瘦肉脂菜油，酥油腐烂经年萝卜棉，野蒜等物生食损身体，未熟焦烂冷冻等食品，黄牛山羊乳酸加冷茶，食之过饱早已超过量，前食未消后面又进食，此等病缘培根寒症发。

培症分析自系与他系，自系又分总纲和分解，总纲又有类点分析二。依类分析培根胸口痛，培根痰锈之症火衰症，培根痰逆白色痛风症，培根消瘦共计六种病。依点分析散肤扩于肌，行脉著骨降脏又堕腑，入于五百犹如开了花。脏分肺心肝脾再加肾，腑有胃胆再加大小肠，膀胱子宫培入共六项，五官又分头眼耳鼻舌。分解内涵所食和嚼糜，受用满足通达五功能，混合朗亦共计有十项。上述四十一种为自系，他系可分黄色紫色症。

征象分为总纲和分解，总象先察疾病之起因，再依定义症象作诊察。后依利弊习惯作诊察。第一欲从起因诊病者，上述培根生发诸食行、依次痛则可说为培根，脉象沉衰按之现弱柔，尿色发白嗅味蒸汽小，口觉无味齿龈呈灰白，眼白肿而痰涎头昏沉，身重胃呆消化力微弱，腰肾不适身胀瘿瘤生。糌粑食则培根吐与泻，刺则血色红淡又发黏，健忘嗜睡身体觉疲；懒肢节拘紧肌肥行迟缓，阴天晨暮食后易发作。

利弊食行粗轻暖为宜，若食腻重其病明显加，分解依类征象作诊察，第一所谓培根胸口痛；所食不习不适性质等，四缘未消培根凝液增。黏液聚集人体胸窝下，谓之胸痛觉之如卷心，痛时如突按则无痛点，胃口不适食物难消化，食时发疼饥则呈安宁。所谓痰锈食和如上述，粘液剧增胃皱积痰锈，致使胃中火热渐弱衰，呃逆胀潇整个胃域痛，胃口不适干瘦不愿动，粘液痰涎食物全吐净。培根火衰寒气比重大，食物难消寒凉亦过度，衣单身冷水中作业多。热尾过凉泻刺均过份，赤巴消食等火风力衰。体温显小食物无从消，腹胀肠鸣胸潇泻未化，力小肌瘦最后转肾肿。所谓培根痰逆胃与胸，肺部等处痰涎便骤增。培根汽聚气管之内壁，犹如铁桶内壁聚油脂。其缘咽喉窄塞咽食难，呼吸不利肌瘦体力失，食饮未进胃部渐枯缩，最后喉闭难咽将等死。第五所谓培根白痛风，未消自处痰涎已增盛。无论胃部肝部无名痛，食物不香上吐又下泻。

腿肚眼眶疼痛热汗淋，最后扩于四肢变痛风。所谓培根消瘦无饱足，力小肌干肚腹却很大，小腿振颤身体又痰懒。培根散肤无热白斑疮，扩肌无热腹胀空积垢，嗜睡身重痰困生腺肿。入脉筋脉凉而显硬重，若于骨髓骨部冷且痛，骨节松动伸缩行则硬。降于心脏记忆常昏蒙，胃口不适胸潇身心沉。降肺胸潇头号食不欲，黏液青蓝平时多咳嗽。培根降肝食后肝区疼，腹虫翻转口中滴清液。降脾嗜睡气粗腹发胀，松散困痰食色不变泻。降肾腰肾疼痛小便频，耳内沉昏湿寒病加剧。降胃胃口不适觉沉重，胸口疼痛淋汗食不消。堕入大肠胀鸣食则疼，身重痰困嗜睡觉昏沉。堕入膀胱培根尿带白，入胎下寒月经如尿滴。培根入首头部觉沉重，嗜睡胃口不适胃变呆。入目跟包肿而泪水滴，入耳觉寒沉重常扰袭。入鼻鼻塞鼻梁重如压，入舌舌硬食物不觉味。分解培根所食起病变，胃口不适胸潇前后疼，胸口疼痛吞酸胃口闭。培症嚼糜难消精不摄，食物不消呃逆胃抽搐。培症受用少渴食无味，舌寒唇痛声嘶食不取。培症满足头旋眼花昏，耳阻喷嚏泣涕多常感冒，培根通达伸蹉难节肿，手足肢节疼痛且松动，混合朗赤各自现其象。黄色培根他系属胆液，脉象缓空尿色亦呈黄。胃部振颤食则胃口弱，饮酒发热卤门眼眶疼。胸口疼痛吞酸吐黄液，湿地进食腐酸时泻之。炒麦山羊肉与陈酥油，酒醋有害后转紫或赤，紫色培根当为血垢浊。肝胃胸背疼痛吐茜红，身重痰困心悲抱愁容。饥饱寒热过则皆有害，无端疼痛无治则现安。

疗法总纲分解共两项，第一只为消除培根寒。药械食行四法暖为宜，如主施治只为显重腻，一蹴未就治疗需长期。

首先依据食物作治疗，陈谷热面酒浆需成熟，滚水姜汤鱼肉绵羊肉，野牦牛鹰猞猁与狼肉，性温质轻再加粗食饮，不易过饱易消量少餐。

行止火暖衣被也需暖，旱地身语操劳莫贪眠，诱病因缘四时常弃抛。

药用三昧光明盐四汤，光明盐与荜茇荜菝汤，三热味与光明盐汤等，共为煎汁患者趁热服。粉剂石榴四味和八味，冬青七味和以热药散，五热藏红盐味共为末，不消胸疼痰锈食不欲，火热衰与寒症胸背宜。石榴四味小茴藏红盐，干姜为末生熟亦开胃，消食止呕胃部刺痛解。五种热药石榴四味加，蔓荆子与光明藏红盐，共研为末解除培根寒，方用白糖为引滚水服，以药压头仍然未除根，上下求近病毒作清泻。其后余病酌情粉剂除。

械治用盐烧砖兽毛熨，寒气甚者火针可穿刺。

分解疗法类点与内器，被动四项依类治疗者。

培根胸痛药用三热味，光明盐与藏红盐滚汤，盐或烧砖可用熨法熨。上法不愈则以烧盐治，药后引吐腹腧三歧灸。倘或胸痰凝聚又疼痛，按之坚硬跳而亦小忍。食物不取所食皆吐弃，此症称为培根胸痞病，炭火锻烧使熟寒水石，酪汁淬火为灰合鹫粪，再配诃子荜菝药两味，白糖为引滚水可送服，未消胸痞破除势如摧。或服三次热药丸破坚，破后余患催泻催吐完。若生痰锈寒水石灰剂，或用锐峻灰药可挖掘。其后催吐催泻石榴剂，难息火灸胃腧前后宜。火衰当用热类药粉剂，石榴五热再加三君子，蔓荆子与银莲花芡实，光明盐与藏红盐红糖，滚水送服可使胃火生。光明盐与蛇床阿撒毛，荜菝干姜等味依次增。再以等量诃子灰药配，火生明显当使体生热。阿魏藏红盐与三热味，大蒜陈酥线香生火热，十二椎与等火穴处灸。

治疗培根喉闭用五热，四君子与阿魏蔓荆子，光明盐领诸盐可适量，钝莲毛茛在为末生蜜制，寒水石煅熟药浚利灰。晨暮变接交替滚水服，鱼肉鱼头口颈可内服，药后催吐催泻交替用，再灸腹腧颈空第四椎。

治疗培根病症白痛风，石或鸽粪烧热可熨敷，阿魏硇砂铁线莲煎汤。砂仁木香光明盐荜菝，麝香蔓荆子研粉剂服。石榴三热药味加诃子，光明盐与木香芫荽子，五味子与可瓜红糖蜜，无潮干处散步堪可赞。

培根消瘦于姜藏红盐，诃子余甘子与白糖引，刺参催吐火灸腹腧穴，上方食饮轻暖少为宜。

散肤可用三热与桶酥，日光浴之揉涂且包盖。扩肌可用鱼头口颈热，石榴八味空腹操作勤。行脉盐类之汤又火熏。著骨糖酒三热药味方，烤热鸽熨敷吃驴肉，涂以桶酥骨节寒处灸。降于肺或心脏可引吐，其后石榴四味为主药。降心肉蔻阿魏藏红盐，降肺沙棘木香石灰华，蜂蜜白糖为引滚水服。或者心用肉蔻三热味，砂仁南荜菝与苹果等，白糖为引肺用石榴味，三热野小茴与南荜菝，桂皮砂仁红糖为引服，然后火灸四五六七椎。降肝药用三热与石榴，灰盐藏红盐与红花等，糖引送服火灸第九椎。降脾石榴三热光明盐，灰盐藏红盐与毛茛等，白糖为引火灸十一椎。降肾可用盐沙兽毛熨，三热药味砂仁加硇砂，蜀葵子与螃蟹波棱瓜，三实药加红糖酒送服。可食雪豹水獭狼驴肉，其后艾绒可灸十四椎。堕胃药用石榴五味散，或用藏红盐与五味子，阿魏服后火灸胸与背。堕肠药用桂皮五热味，蔓荆子与阿魏藏红盐。红糖为引火灸胸背腧。堕胆药用石榴四味剂，光明盐与波棱瓜山奈，催泻火灸脊椎九与十。堕于膀胱硇砂与三热，砂仁蜀葵酒浆为引服。堕胎三次服用热药丸，温熨艾灸饮酒食驴肉。入首催吐石榴八味剂，入目黄铜烟涂鱼肉食。入耳可将阿魏硇砂滴，入鼻鼻泻燃烟需峻利，入舌热药流涎满腮颊。

分解内器培根所食症，刺参催吐石榴五味散，寒水石剂六味灸八椎，嚼糜石榴光明盐粉剂，火灸十三九椎胃腧穴。受用病变三实汤可治，又用沙棘甘草与三实，蜜引火灸颈空第一椎，满足催吐鼻药四味投，放血囟门火灸三叉穴。通达之症诃子散为用（麝香、块姜、驴血），草决明与桶酥可涂揉，黄水滴处吸角火针除，混合朗赤对症作施治。

他系黄色培根之病症，等分四味石榴八味汤。丝瓜催吐暖泻青木香（诃子、苦参、覆盆子、干姜、皂角、大黄）。放血金枪寒水石六味，鲜肉鲜酥黄牛犏牛奶。紫色培根石榴藏木瓜，沙棘余甘子加山奈味，青木香与芫荽绒蒿，荜菝白糖为引滚水服。总之只因培根沉钝凉，内科诸病培根起祸殃。肌肤脉节外部少扩散，只在本点入他亦少见。通常食积胃部病扩展，是故胃腑之疾治为善。"

5. 聚合症紫色培根疗法

于是心生大仙求问道："善哉，明智仙长！朗亦培根疗法如上宣，聚合之症疗法怎施治，标名分析诸情又何如？维命药王复次请导言。"

导师讲道："善哉！心生大仙请听，聚合之症施治三方面："善哉心中生大仙，聚合之症施治三方面：然其自然为因致聚合，生病依据时节使聚合，人体紊乱聚合共三因。最后未熟热与毒症病，最初命名紫色培根症。其中因缘、点、时、类与象，治疗方法、予后共八项。

病因痰血胆风共四因，诸病聚合症象治疗难，由因生缘病分热与寒。

热缘传血余与械血留，彼血循经堕于肝之上。或因酸辣味盛肝血增，此等血液未能增体质。从肝落胃混合于培棍，血与培根腐化堕肠内。混于赤巴其色呈咽液，其液窜入大肠与风结，其名称作紫色上降症。

寒缘进食难消与不适，胃中不化致使黏液增，等火风与消食功能衰，未分清浊流失入肝点。体质未增肝中恶血盛，唾涎如前落入胃腑中，未消成因培根寒过甚，紫色暗伏犹如狐隐，其名称作紫色下结症。

紫症之点自点与他点，自点四处胃肝大小肠，其点在胃类似培根症，其点在肝症象如血病，其点在肠其象如赤症，堕于大肠其象如朗症。散于他点内外共两项，外点扩肌散肤如地神，散脉如毒入节成痛风，内点命脉肝道病乘血，命脉如塞骨节如城池，往上翻波入首成头疾，入肺肺疾入心作心风，入脾成脾症，入肾成肾疾，紫症三时最初发热期，中间称为寒热相交期，末为无热深沉大寒期。最初紫色热症生发时，血赤剧增当为发热期，倘或生寒最初隐自点。中期血赤热而风痰寒，彼等均衡寒热雨交缠。末期血赤热力已耗尽，风痰剧增征象转大寒。

紫症类别散增突卷四：扩散可分内散与外散；扩展又分穿与未穿二；突兀伏与未伏分两类；卷聚又有新卷与旧卷。

紫症诊察总纲与分解，总纲查脉验尿病象时，依据利弊诊察共四法。识别脉象粗洪关脉濡，寒症起则脉象细且伏。尿色紫而汽臭浓浑浊，或呈紫红亦有绿色症。痛在肝胃转身连胸背，身重小腿不支骨节痛。胃口不适乏味觉鱼腥，胸疼欲吐呕之又觉难。胸膛时热头与眼眶痛，汗晾之后痧症又发作，大便色紫干燥如鹿粪。饱时疼痛饥饿亦疼痛，冷时疼痛热暖亦疼痛。无端疼痛未治病痛解，一般春秋季节病发作。于此分期如叶有三时：最初入病吞酸吐热水，中期成型呕吐带黄紫，末期发展血腐如咽液。

新刈谷物炒麦陈腐面，陈酥凝血菜油山羊肉，陈腐牛肉鱼猪肉已烂，酒酸白蒜乳酪未发等，腻沉凉热过之则为害。岩羊黄羊黄牛新鲜肉，陈谷豌豆黄山蝙乳酪。鱼肉猪肉等类诸食物，轻粗凉热均衡食之宜。

分解病点部位观察境，病发之时依类作诊察，最初病点胃肝大小肠。病点在胃呃吐食后痛，难消陈酒新酒死肉损，热暖过份潮寒之时发。病点在肝胸膈胸背疼，骨节如牵揉之始觉安。火暖温营腐酸病发作，肝内扩展硬懑如痞痛。病点在肠痛而觉绞拧，卷滚痛疼目色尿发黄。位在大肠胀懑亦鸣响，日暮饮酸更加觉胀懑。放屁恶臭喜暖而恶寒。

依时诊察最初发热期，脉紧尿紫汽味浓且大。舌干强硬口苦胃口呆，身重嗜睡面憔眼血丝。胸膈胸背交替觉刺痛，头与眼眶疼痛囟门重。火烤日晒热时倍觉痛，进食腐酸劳损易发作，对其称为紫症热扩展。相交紫症等位路被阻，寒热进入诸种腑经络。气血左突右突摧与行，无时经常剧疼起痧症。自昼稍安夜晚常作痛，饥与温熨感觉得安适。肌消肤干经络亦扩张，温凉食药怎施利弊少。此病称作紫色混乱症，难以施治一般多病亡。末期身寒懦弱食不消，呃呕食饱疼痛亦泄泻，腑胀肠鸣突兀水酒损。依类诊察首言散布，头与眼眶骨痛全身噤。身重疲困体力渐衰减，胸膈胸背肋痛常错闪。按压脊椎觉安肌抽搐，咯血平时常吐紫色痰。腰肾腿缝关节小腿痛，无定痛变疼则欲呕吐。特别散于头部囟门疼，眼眶骨痛鼻血滴不住。散布于心狂颤心不快，失眠饮酒之后痛难忍，背张强直暖营皆无益。散肺背部热重脊节疼，咯血咳吐紫或桃红痰，放血投药难愈暖营损。散布于脾左痛暖亦疼，容易忿怒双颊呈紫色。散肾腰转脚面觉沉重，腿缝肾脉跳动尿色红。散于三焦男女生殖器。脓血不断时常往出流。散于皮肉全身感热痛，散布于脉色黑肿胀麻。散布关节伸蹉难且肿，节重大热营损如痛风。如此各种散布征象繁，总之须知肝胃病相连。交替疼痛或者月肝胃先，后生他病前病又伏潜。

紫症扩展可分穿未穿，未穿紫症血热扩兆征。最初发热之时作示现，扩展甚则血腐转为穿，扩展未消之处吐咽液。扩于未消之处污黑血，扩于消与未消两处穿。上行下降何处现穿漏，取决血道中用本失否。中用体血未失病血失，无痛身轻胃开可图治。血道无用多次吐污后，黑血烟液未尽力不支，胃口不开大半病难医。本失通常失去健康血，尿红泡大脉象空且滑。心肺不宁气壅发振颤，舌唇指甲失泽面色黄。颈脉颤动脚面微抽搐，大渴欲饮心间欲冰凉，多数不治生望亦可图。紫症突兀隐与未隐伏，未隐征象治疗如总纲。

寒使头蒙体内隐腑热，脉象细沉尿液呈绿色。身重困酸胃口闭不开，胸膈背心发痛又呃逆。口觉无味觉得吐后宁，晾汗饮食乳酸霍乱发。饮食行止热暖觉安然，难于消化胃懑大便干。紫症聚起痞肿生于肝，还有脾胃大小肠位间。坚实聚结刺痛按在跳，疼点发热力竭胃口呆。脉行细数尿色亦呈红。初起生发如肝病象险，久则腐化其症反易治。紫症溃漏脸与脚面浮，腹部鼓胀脉络又显露。紫症溃漏热木难抬活，为何痞残溃破聚热水，引流无效病因生滴漏。内病多由紫症之因生，庸医无知断定如毒症。或断热症或断寒类症，也有断为地神作祟症，为此诊断紫症要谨慎。

疗法分为总纲和分解，总纲分为食行药械法。最初依据食行作治疗，食用鱼猪畜类之鲜肉，牦牛乳酪岩羊黄羊肉，牛肉豌豆茶水凉开水，俱为紫症生发饮食类。温营劳损诸类需禁忌。

鱼和野牦牛与绵羊肉，鲜软旱谷热面等为餐，俱为紫症寒伏饮食类。难消沉凉昼眠寒宜抛，无潮暖处无汗作散步。药治紫症露石草三种，露剂诃子五灵脂调体，石灰华与红花肝肺宜。石榴木瓜沙棘芫荽；木香青莲荜菝共七味，消除培根之热最相宜。地丁纤毛婆婆纳两味，消除血赤热盛加牛黄，再加檀香煎服病除根。寒盛可加冬青鲜姜味，上中下位蜜糖作药引。紫症无遗根除如总药，特别治除紫热堪可夸。石君炉甘石诃五灵脂，后为纤毛婆婆纳紫堇，太子寒水有味臣三友（青木香、芫荽、沙棘），治疗紫症无遗为总药。再加肉豆蔻沉香与檀香，紫症扩散心与命脉除。若加牛黄白檀三凉药，紫病初期发热可解除。石灰华与筒萄甘草味，黑熊之胆紫症入肺除。若加草乌熊胆波棱瓜，紫症之热隐于腑可解。若加贯众猪血黄柏皮，紫症散于脉关毒可解。紫草琥珀炒米止上穿，五味子与翠雀止泻果，合为方剂可收下漏穿。沙棘此明盐与蛇肉等，合为方剂煎服破卷纂。冬青石榴温药请隐伏，药引首用白糖蜜蜂汁，聚合之症难治此方奇。草剂栀子花与蒲公英，刺玫皮与沙棘姜黄等，上药剂量为主并有仆，冬青桂皮砂仁与黄精，再加苦参研末白糖引，热症凉服寒症需热服，紫症全解交斗病更灵。檀香红花木香石灰华，芜菱白糖如引交替服，生发紫症血热可息解，等分四味交替除胀逆。红花熊胆紫草与射干，炒米糖蜜为引可止吐。寒水石与紫堇五味子，止泻果与栀子花米粥，交替服用可止下泄泻，聚合紫病之根可拔除。紫病散于五官吐酸时，石榴红花荜菝青木香，砂仁寒水石与白糖引，或用石榴沙棘余甘子，五味子与黄柏曲岗草，黄胆交斗吐则止泻果，地丁甘草芜菱与草果，再加熊胆白糖可平息。或用甘草波棱瓜地丁，石榴三红汤可除此病。吐如茜汁檀香与红花，石灰华与地丁马兜铃，青莲余甘子与黄柏糖，紫草茸汤送服得平息。血腐口吐烟液用石榴，茜草芜菱砂仁荜菝味，木瓜甘草熊胆蜜为引，械治放血清泻火灸熨，何方当与病会结合治。紫症分解疗法有三类，结合病点时节类为治。首先结合病点作治疗，病点在胃主要治痰涎。先用木香四味汤堪赞，总药石榴四味散交替，或用石榴四味与红花，青木香与沙棘芜菱子。病点在肝重点治血症，先用地丁木香闹羊花，青木香与射干煎送服。粉剂红花七与石华八，短角腑脉适量可放血，粉剂放血未愈用赤芍，黄连硼砂为丸酌情泻，病点在肠重点治亦巴，地丁木香止泻果煎汤，或用连翘四味汤为宜，粉剂五灵脂与止泻果，乌头熊胆木香芜菱子，诃子草河车糖研末服，息法无效如前用泻法，病点大肠重点可治风，先用木香四为煎服汤。石榴再加三热三君子，红花桂皮苣与诃子，光明故与藏红盐白糖，热服胀鸣肠风全平息，下部剧痛为闭可下取。

　　紫症按时为治发热时，木香五味（地丁、纤毛婆婆纳、射干子、青木香）紫病骤痛除。粉剂檀香牛黄与红花，石灰华与木香芜菱子，纤毛婆婆纳与绿绒蒿，紫堇地丁五灵脂等味，白糖为引可作三次服。或用诃子五灵脂紫堇，秦艽乌头翼首栀子花，糖引或方白檀香牛黄，三凉药与地丁闹羊花，木香五灵脂与诃子糖，冷水送服紫症之盛除。放血短角腑脉大肠脉，粉剂放血未息如上泻。紫症中期混乱风血交，无寒散步凉热交替用。石榴木香沙棘与荜菝，纤毛婆婆纳糖奏功效。或于石灰华安小剂方，配以木香芜菱沙棘等，筋络覆盆子熨止骤痛。上法小效体质尚可时，先行长期缓下可除风。赤芍沙棘贝灰与蛇肉，硇砂红糖相配可泻下。力弱缓下灌肠交替行，斟酌次数七九可适量，风入本位干血排大肠。短角小端大肠脉放血，火灸一与十三大肠腧，此法可止交斗得平息。紫症末期寒甚作治疗，光明盐等三盐四味汤。粉剂石榴四味加胡椒，青木香及芫荽姜糖引。或加木香芫荽光明盐，和以红糖需用开水服。缓下灌肠交替堪著称，大灸六七八椎胃肠腧。放血催泻寒凉当禁忌，温暖营卫可便以痰息。依类诊治紫色散布症，红花石灰华与绿绒蒿，马兜铃与地丁余甘子，黄柏皮与白糖为剂煎，放血病脉散布轻症痊。散布重症聚纤净泻之，聚法方用猪血芫荽青木香，再加沙棘白糖散症敛。或用刺玫中层皮猴姜，猪血白糖黄牛乳冲服。或用棚砂牛乳敛紫症，上述诸方可将紫症除。三黄汤敛上身紫症散，硼砂红曲三味下紫聚。聚症身重口渴胃口呆，胃痛呆弛脉热尿汽蒸。其时总药可靠露剂饮，之后赤芍黄连硼砂泻。病势重则依次可酌情，轻则催泻之后粉剂裁。未聚散布自处消亡者，可用紫症总药可加味。或于紫症扩展粉药中，散头熊胆地丁麻黄加。散心芸香肉蔻沉香添，散肺甘草银粉石灰华，散肝五灵脂与闹羊花，红花紫草浸汁可送服。散脾丁香荜茇波棱瓜，散肾麝香砂仁蜀葵籽。散于三焦可加红曲三，放血腓与大肠脉可痊。散于五脏放血各自脉，散头金枪囟门小端穴，散于内脉脉腹交替泻。散于肤肌脉骨外部时，先除内病后用水浸浴。紫症扩展穿与未穿二，未穿紫症扩展治已言。扩展之极海穿分上下，上穿有力能选饮食者，无须断止涂熨骨汤糖，令吐病血可将体质养。血道无用体衰须断者，洗米泔水射干余甘子，和蜜令胀檀香和射干，马兜铃草河车角茴香，煎汤晾冷栀子花烧灰，和以炼制酥油令服之。石华红花熊胆闹羊花，锻灰贝灰再加豌豆花，紫檀射干再加山羊血，紫堇炒米面与白糖引，无效反压赤芍栀子花，煎汤和蜜为引可净泻。或用赤芍三实栀子花，荜茇和蜜为引泻为奇，预后石榴余甘子炒米，和以酥油熬成糊状服。下穿溃烂体强如前治，泻后病者体质较弱者，止则车前翠雀紫草煎，五味子与熊胆扼子花，矮紫堇与糖引令饮服，米粥紫堇寒水石糖引，纤毛娑婆纳与扼子花，黑矾枇杷叶加黄柏膏，煎汤晾冷和蜜令服宜。三子葫芦两味加橡实，炒米面与白糖为引服，冷水激胫灸肠前后腧。无效反压梭罗子乳蜜，催吐之后石榴射干子，枇杷叶与紫檀米粥饮。黄牛或者山羊乳鲜血，放入射干作为缓下药。元气耗者黄牛山羊乳，糖酥为煎风起之时服。三鲜三甜羊脑发酵汁，盐姜祛风石头华安息，紫症隐伏积者用六君，寒水石与热剂破积泻。

诃子五灵脂与紫堇三，依次减半余甘闹羊花，木香草乌红白糖蜂蜜，研为粉末滚水当冲服，难消石榴四味交替用。炉甘石与诃子五灵脂，牛黄檀香再加陈入骨，熊胆姜黄公英人中黄，六君香药白糖渐增量。肠鸣欲泻饮食当减量，增大药剂滚水可热服。病积如酪治法用下泻，虽不想泻亦在本处祛。三钱沙棘三钱光明盐，青木香与芫荽白糖引，开水冲服能破紫症积。赤芍沙棘硼砂红糖丸，清泻再用沙棘光明盐，骨汤为助温凉相间断。紫症血痞为积烧盐法，或方寒水石剂挖掘之。又用三银火硝银朱炼，再煮绵羊之脑令其服。饮食猪蛇鱼肉可破积，破后其质稍微现软和。胃口创寒脉尿亦生热，赤芍沙棘蛇肉光明盐，和以红糖为丸泻余痞。紫症太久难破药放血，除热针治之后可催泻。总之紫症因是聚合症，如土难养久病易沉延。一次不息治法需反复，不养体质药械若过分，金耗锈尽康体病俱竭。是故病势稍微减退时，新鲜养品调体再图治。预后断除疾病复发方，可用催泻散药清余病。命脉胃肠肝腧灸收场，不适食行一年须预防，由是不使病犯身体坚。"

6. 一切内科病因不消症疗法

复次心生仙求问道："善哉，导师明智仙长！面授实践密诀此续中，如何学习内科病疗法，维命药王复次宣示！"

导师开讲道："大仙请听！内科痼疾之类有两种：四部痼疾之根积未消，结果痼疾类分新旧痨，未消痼疾之因分六端；病因病缘病变有表现，再加分析症象治法全。

病因培根食饮沉且凉，病缘所依不惯又不适，食质未消食积共四般。第一所依其人寒与风，不胜体弱食饮多粗粝，缓居少功悲愁多劳心，年老食丰为苦难消化。不惯夜半近食未尝餐，不适素酸腐菜牛乳鱼，旧食未消又进新食饮，混然进食不适变不消，食质新谷变黄又发腐，瘦肉油脂生奶未煮调，未熟或焦冷冻又掺水，过食过量为饮难为消，病变转化之情具因缘，培根朗之消力已衰弱。嚼糜培根功能已不济，消化赤巴功衰难为消，等火朗风未能分清浊，此等诸情可谓不消症，只因不消胃中粘液增，涕液又将风行管道阻，胸口疼痛银屑火衰症，一切痼疾无遗已酿成，体壮自力青春火热盛，身语勤劳时常食油腻，以为不惯饮食可消食，如是久之非适四时尝，分忻食质类助与时节，饮食分析硬生腻三项，硬者糌粑蔬菜与瘦肉，生者水酒乳酪酸汁茶，腻者籽酥脂浮油骨髓，生腻不消一般成大患。

食质分析又分清与浊，其中浊物亦可称食积，饮食未消停于肠胃内，粘液培根增多包而停，日久浊物为聚变食痞，等火风未分出清与浊，浊物又向清物脉孔流，致使变色赤巴血未熟，长时肝内清液未化存。

陈久清廉聚漏散突兀，聚则致使诸肿多生发，漏则致使鼓涨水肿生；散则毒癞丹毒降浮肿，硬核败疽痛风关节肿，目黄脉硬脚气数病发。突兀紫症扩隐脾病生，上述诸症多因清未化。

依类分析粘液凝聚症，未消如木如毒四类齐。依助分析朗赤培根三，依时分析新旧两可兼。识病征象总纲与分解，总象便秘或者非时泄。下气不通旋而腹内胀，时有积滞之后大量排。清浊相混二便带浮脂，懈怠身重胃口显反逆，食则疼痛呃呕头发痛。分解症象浊物未消疼，乏味胃懑呃逆又呕吐。何物未消对真倍厌弃，习惯食物久则非如此，眼目面颊脚面皆松动。清糜未消怠惰胃口呆，呃逆繁多肌瘦心肋痛。未消粘液培根增多者，上下等火风行道路阻。腹胀下痛上气之路闭，呃逆无物不消诸病因。不消凝聚之称为粘液，下解道阻反丽往上逆。呼吸气臭大便亦秘结，胸痛口吐热涎胃气逆，膈膜疼痛最后转紫症。所谓未消如木黏液者，上下流行风道被阻塞，等火风入肝脾肋脉中，仰俯无知内中如入木，进处觉痛痧症亦发生。如毒清糜未消散脉孔，脉络处处清糜附且著。如同毒症体色青又干，力小食后不适胃口单。大热大寒疼痛两不忍，未消种类皆因带风剧。腹胀震颤头晕四肢僵，呃呕大海瘟疫成灾殃。并发培根口涎多粘液，身重在心慌呃呕食不香。依时分析又分新与旧，新期之内亦称不消症。既久不消病因变痼疾。治疗方法亦分新与旧，新期疗法总纲和分解。总纲药械食行共四法，可与不消重中轻相连。不消轻症饮食令饥渴，晨暮可将光明盐水喝。浊滓可于自处自行消，培根黏液脉管闭又开。饮食切忌难消大寒物，面粥下姜可用干羊肉。鱼和牛肉酒浆与热面，轻温易消宜肠少量食。行止切忌湿寒白昼眠，旱地体热出汗可操劳，然而新规守饥昼眠宜。有人对于新旧不消症，说是散步有益讲胡话。浊物不消新期散步益，清糜不消旧期可变毒，为何清糜居肝赤具热，浊物居于肠胃风痰寒。不消中症光明盐四味。光明盐与藏红盐三热，合煎为汤热服可消食；难息可用热类药散剂，或用石榴五热与三盐。白糖研末减剂可热服，剂量若大难消助黏液。又用砖石盐等热熏熨，犬狼猞猁等毛温缠腰。不消重症药力消后泻，居上催吐居下可灌肠，居于中部可用清泻法。其后食行不慎将复发，是故善后行止极为慎，虽治病盛未能除根者，胃腧酌情火灸式针刺，分解疗法浊滓不消后，胃中生热石榴与三热，不消令消光明藏红盐，硇砂白糖合剂研为末，糌粑不消神曲土碱加，肉类不消主方用狼胃，鹫鸟鹭鸟之喉加为服，肉汤肩胛骨汤交替用，蔬菜不消荨麻葛根加，酒浆不消神曲与滚酒，茶水不消加盐饮童便，乳酪酸汁不消酪浆治，酥脂不消寒水石可煅，菜油不消豆面交替加，石类不消白矾与火硝，药物不消毒丸交替用，药后菖蒲荜菝婆罗子，山柰山羊乳服可引吐，重症催叶之后再用药，特别温熨操劳滚水效，清糜不消等分四味汤，若已散布牛乳内加盐，未散聚者赤芍白旃檀，木香光明盐与菖蒲糖，热水酸酪大米随后给，石榴五味散药滚水服，不消黏液菖蒲娑罗姜，光明盐与滚水可引吐，吐后腹部温熨饮滚水，大黄土碱荜菝娑罗子，盐酥相和药稔引下风，再加赤芍神曲可下药，黄昏时节脚底石温熨，呃逆可灸脚后邹际穴，当日闭斋猛压上部风，放松下风中风大力崛，此后犹如泻后食行慎，不消如木温熨摧其峰，清泻催吐交替腹热敷，放血肠腑短角减饭量，不消如毒陈骨可蒸熏，其后治如毒症或紫症，获其总象当从腹脉泻，然后冰片廿五多味剂，交替石榴五味散粉剂。最后拔萨药酥可断后。不消夹风温熨并缓下，夹赤清泻夹培可催吐，各自为持饮食药物治。不消陈久转化为他疾，只为最初不消起病因。石榴五味热寒红白糖，滚水送服胃中生火热。不消病愈清糜留自处，结果变为他病滋长友。是故不治病因图治果，犹如不拔毒根截叶片，内科诸病皆因不消起，疗治不消良医最留意，病因解除病果何以致。"复次心生仙求问道："善哉，明智仙长！不消病因生发痼疾果，其等因缘病变与分忻，征象疗法愈后又若何，维命药王复次清明示。"导师开讲道："大仙请听！不消病因生发痼疾果，新者胸痛银屑火热衰，毒痨培根紫症赤巴症；旧有肿痞浮肿与水鼓，大痨消耗之症共五说，毒类痼疾新旧已说清，陈旧痼疾之会讲五部。"

7. 养老摄生

复次心生仙求问道："善哉，明智仙长尊足前，养老之会如何学习之，维命药王复次请示宣。"明智仙长开讲道："大仙请听！晚年老迈病中求延年，摄生方法仪轨说端详。其中功效驻依方法四，功效长寿青春日当午，身泽力长官能意念明，思敏声调强而作滋补。驻地洁净寂静心神怡，水草丰类修习不间断。所依并非十分成老衰，晒烤房劳身心过倦怠，腐酸生冷盐类当禁忌，选择良辰供佛净水浴。

方法又分主修和附行，主修油治同时可温熨，诃子甘子荜菝光明盐，菖蒲干姜姜黄蔓荆子，红糖牛溲为剂可清泻。未泻摄精壮阳配方剂，如同夹垢红曲徒无益。大蒜摄精堪称为上品；先剥其皮酒浸一昼夜，滤取清汁清晨适量饮，其后牛奶炼油陆栖肉，视其病症煎汤可内服。又方大蒜黄油制为丸，青稞仓内储存甘一天，风症盛者增寿可延年，无土黑色诃子牛溲味，油润口涩沉如铁者优，和以金银钢铁牛奶送，或者适其病症药等分，装入铁器之内定量食，经常禁食蚕豆西红柿，五灵脂味不治之病无，特别热盛病人增寿益，小米辣与蜂蜜和酥油，一月之内适口食共进，长寿增力体内生火热，痰寒病人可以得长生，此方和以牛溲除癫病，诃子毛诃余甘药酥丸，官能明晰生力祛聚病，永葆青春此方为圣药，摄取四露五清之精英；土清五灵脂为养肌肉，石清寒水石为养骨骼，木清红糖可为养气力，花清蜂蜜可为养色泽，露清白酥油为养精华。柏子麻黄文蒿冬青子，冬不干枯长寿荣养药，九味精英具备祛百病。老相既没浑如十六令，技如雄狮具有大象力，孔雀色泽敏捷如骏马，寿命当与天空日月比，药物方剂大剂和小剂；寒水石量一升水一钱，然后取汁渣滓除一升，四露五灵脂量各半量，各自煎汁其量各一把，脱水牛奶酥油三十量，红糖蜂蜜二升入好颅。'喂啰咂呐唵，倭匝萨啀哞，喇咸纳桑帕哇，呵弥达帕啥，嘎玛倭匝啊。'五部父母菩提放收行，上弦月之初一早晨服，饭前进药莫汗缓散步。小剂寒水石量一捧煅，出水再入牛奶一升中，酥油三两共煮如羊酪，五灵脂或四露量一把，蜂蜜一捧三分糖三两，煎之如绸妙器贮后食。寒水石与铁矿石等分，三甘为剂灌证入颅器，自修本尊宝嵌无量宫，中有啊字佛名无量寿；'唵萨巴嗒他嘎搭阿米塔修，尤尔喇呢布什真够噜耶莎哈！'聚欢收摄十万寿宝瓶，供养万计不死甘露寿，丸药七或五三加持服，病魔孽障既清可延年。淡竹叶根春秋两季采，细切去土炖煎取其汁，阴干小米之面和三分，初期当与麦酒热面食，习惯减面其根单味进，解除黄水当享长寿命，诸种花开凉暖各等分，和以三甘饭前常进食，特别色泽常鲜去老衰，硫黄如金无土作炮制，当与诃子等分和三甘，豌豆玫瑰各增一钱食，如果使血秘诀一味收（最初带血浊物阴干，和而食之），生热黄水症与癞病解，寒水石去土毒适加药，甘味为引依次服间隔，或用小米面粉和荜菝，菜汤麦酒麦面进食之，可除痼疾增力亦延年，芝麻油与水荣蘑菇忌，六君诃子三甘人中黄，为丸常服或者去毒后，阴干小米面与麦酒进，除魔长寿空行给加持，大麻仁与黑芝麻二味，癞症发展之症可镇伏，蔓菁子与干姜马钱籽，蜜酥和食衰老诸病除。此等三月六月食一年，摄取精英之功将圆满。

虽然不须护理附带间，上述诸方用则结硕果，期间或生他病亦可祛，疾病愈后摄精仍如前。"

8. 壮阳之法

复次心生仙求问道："善哉，明智仙长尊足前，明训实践医诀经典中，壮阳之会如何学习之，壮阳一词含义从何起，壮阳之症属于何脏腑，维命药王复次请示宣。"明智仙长训诫道："善哉，心生大仙清细听，所谓壮阳可以尽情欲，种类后代因此可繁衍。其中主要分支有两类，前业泯昧出现男和女。男性丈夫壮阳为主要，如果男性不能尽情欲，成百女性簇拥亦徒劳。若是男精无病并旺盛，女性繁衍子嗣可寻求，是故壮阳主要在男性。其中分支当数女流辈，接受种子发育之基地，文系宗嗣女孩不受故，主要不转诸般虽百方，命运不计不能生男孩。是故寻求妇女慎分支，譬如没有种子之田地，种子撒于劣田同一理。

脏腑总义宣讲在三焦，精华清糜当依红白种。是故男女两性共同病，其中主要男性之壮阳，所需基本方剂有三种，方剂有情陪住做先行，有情男性经常驻本地，女性犹如无枝之树木，触视之觉并无男儿性，是故黑女相爱当追求。其居住处周围有池泽，莲池林苑荫凉悦耳音，湿凉怡神之境能壮阳。伴友青春妩媚具妆饰，悦耳温语如意行为吉，先行油搓洗涤作清泻，灌肠缓下两法同时行。基方枯者养而漏者止，疗养饮食行止药与械。饮食白糖红糖和蜂蜜，肉汤牛奶炼油焦奶皮。味甘白食适口又悦目，增强体力补虚食可依。行止注目接吻相拥抱，知心话语含笑两结伴。药物肉中之王称雪鳖，增强体力精液可充盈。对其配伍晰赐与雪蛙，九味十三味与五味方。蜥蜴五根药与三果实，紫色雪鳖羊睾猫眼草。水与牛奶酥油煎取汁，硇砂砂仁干姜与荜茇，红糖为剂青稞中增力。雪蛙五根药之药酥丸，紫色雪鳖肉果黑白芝，莨菪等药加味作内服。又方紫色雪鳖黑白芝，石蜥蜴肉麻雀腹内装，缝合酥煎晾干研细末，加入煎述酥汁加红糖。九味紫色雪鳖加肉果，人猫水獭尾骨寒水石，硫黄莨菪五灵脂捶碎，诸药纳入麻雀腹腔内，丝线缝含酥油之中煮。酥油和以红糖加干肉，当作小吃每天一羹匙，上述诸方体力得增益，可以暖肾精液竭营养。十三味剂雪鳖紫与黄，水獭肉与岩间石蜥蜴，家鸡鸽子家雀山雀头，江鱼莨菪再加佛手参，白芨寒水石与红糖剂，精液竭者立即得补养，一夜寻欢成百女以能。五味方剂红色寒水石，黄牛乳润之后研细末，佛手参味再加麻雀头，莨菪可加紫黄二雪鳖，和以红糖零食酒浆送，另外公山羊睾牛奶煮，白糖芝麻调服功亦同。余甘子与荜茇浸取汁，白糖蜂蜜酥油牛奶食，虽达八十诸事尚不废，乳酪食后白糖和大米，虽已老迈犹如青年行，械治勤加洗陆并涂揉，精液漏者增补除病毒。身强精旺十分贪女色，可行交媾欲火得平息，病之寒气时使肾火衰，脉口未束混合尿淋漓，火灸十三十九青稞面，驴肉雪鳖药酥水獭肉，热则诸盐为丸酒送服，生毒内外密象作识别，善加施治经常保体质。魔障梦境出现女人诱，占卜禳解供奉（黄牛、山羊乳酪相以人中黄涂脚心）咒符疗（二岁绵羊羔毛，未曾传经之人手，由洁净儿童缠线做成七个金刚结咒念：唵哈喇哈喇，巴哈民阿哈民修扎哈日尼嗒尔德萨哈，诵千遍佩之），需要无病年华正旺盛，各个季节无须禁房事，即起欢心增延留子嗣，一切体健妇女皆可觅，一切欲望情欲称上称。"

第四节 后续医典

1. 切脉辨病

于是明智佛复次被维命医圣蓝琉璃光王从其禅定中立起，安入称作天阻碍医学禅定中。安入不久即从佛身隐处发射出千百条光芒，畏摄十方众生之心，清除一切恐怖病患，息除一切有碍于身体寿命的病魔，复收聚于佛身隐处，从功业中幻化出导师明智仙长驻于前方天空，语业幻化之心生仙在导师尊前顶礼膜拜环绕后求问道："善哉，明智仙长尊足前，前曾学习四续有训诫，根本论说秘诀之三续，只为智能上中下三等，现今如何学习后续典，请求维命药王作示宣！"功业所化之明智仙长开讲道："善哉，心生大仙请听言，四续之末后续医典部，病与对治调养三般内，调养疾病四百零四种，详加分析二千二百病，略而需治一百零一种。调养对治一千零零二，简而言之药械食行四。药治平泻平分凉与温，清分轻泻峻泻和续泻。械治细粗食物利和害，行止急缓食药如总纲，调法实践三百六十种，总之诊法疗理和治法，诊法切望二法识病体，失误关键四法清械途。调法九种疾病遇对治，疗法实践十八摧病阵，三十六种实践之精要，此等后续医典总结语，诸位大仙心中牢记之。"

复次心生仙求问道："善哉明智仙长尊足前，切望二诊可以识病体，切法于脉如何作诊察，切法于脉如何作诊察，关键四法如何除失误，维命药王详加作示宣。"

导师开讲道："善哉心生大仙细听言，第一切法对脉作诊察，病与医师讯使为脉络。先行食行教与喻视时，视位按度视法当明了，中庸脉络诊察三脉系，四季脉搏五行本源露，七种奇脉当视无病者。有病无病脉搏数可测，总纲分解之脉识病体。三种死脉明了喻存亡，魔脉骤然流布作襄解，对于寿象本脉作诊察，十三总义切法简略言。

第一先行食行教与学，酒肉等类过份作温营，难消过凉病基紊乱忌。过饥过饱房事与失眠，多语心劳行走禁后诊。如是三种功能不紊乱，骤然就诊呼吸须平匀，脉位外缘莫举慎知之。视时天空日升未临谷，体内暖气未曾失外部，体外寒气未曾窜内部，卧床未动饮食未进前，医师患者气匀视脉位。视位腕上第一皱纹起，下量一寸突骨之内侧，寸关尺脉莫竖放平稳。只缘动脉虽然遍身布，接近脏器谷水若拍岸，远则犹如客人话递传，适中恰似三夏雷声动，一切穿行当如商集市。如若不行脏腑谓违逆，气血遍体流行如老板，十二经络不混似筷纹。本脉下角韧筋之间诊，收于边故死脉脚面察。按度寸按皮肤关按肌，尺部微按骨骼压明显。所以如此脉型如萝卜，肌厚深与不深由其得。视法手指未曾冻僵时，男诊左脉女诊右边脉。首先病人左手医师右，寸脉之下心与小肠主，关脉之下脾与胃腑求，尺脉之下左肾三焦诊。病人右手医师左手看，寸下肺与大肠关肝胆，尺下可诊右肾和膀胱，女性两手寸脉左右反，所以虽然肺心无定向，心之尖端如此所指故，其他部位所向亦如上，平庸所依脉系共三种：阳脉阴脉再加菩提脉，阳性脉搏粗而实有力，阴性脉搏细而疾速动，菩提心脉系长而柔软。男有阴脉可以得长寿，女有男脉子嗣有勇为，男女右具菩提心脉时，长寿少病上慈下敌对，三脉敌对终究绝子嗣。阳脉内逢一般多男婴，阴脉内遇一般多女婴，菩提心脉阴阳两相遇。由彼之故一子便绝育。四时五行本源露精英，初时五脏之行连其脉，母子敌友四脉绕精围，春夏秋冬四季有五界，春季三月草木发芽时，骑士翼宿参宿司其职，百灵鸟声宛啭清喉时。七十二日木界肝脉行，犹如鸟音博动细而紧，其余十八土界脾脉行。夏季三月叶展雨淋时，氐宿箕宿二星司其职，鸟中之王杜鹃发鸣声，七十二日火界心脉流，犹如杜鹃脉搏粗而长，其余十八土界脾脉行。秋季三月果实成熟时，牛宿室宿娄宿司其职，鹞鹰双翼拍击发鸣声。七十二日金界肺脉行，犹如雕声脉搏短而涩，其余十八上界脾脉行，冬季三月水土结冻时，昂宿咀宿三星司其职，青鹿呦呦悲哀发鸣声。七十二日水界肾脉行，犹如鸭声脉搏濡而缓，其余十八土界脾脉行。冬至时节冬夏算中轴，十八时界四乘七十二，土界脾脉旺而流行时，犹如雀声脉博濡而软。

如此四时分于五行中，现讲五行相生气相克，木火土金水等为相生，火水土木金等为相克。母子敌友四脉察本源，母脉子脉盛则称上吉，友脉生财子脉权威显，敌脉仇至或者死难治。

七种奇脉十宅又十客，十敌十财十魔亦可宣，水火颠倒子脉可验察，第一沉而匿者不洁脉，昏而匿者忧伤悲哀脉，溢而倾者惊惧恐慌脉，黄柏刺股痛苦难解脉，状如沸水诽谤事非脉，火焰突断之象将折财，此等诸脉自脉旺盛时，自身之脉所理临自身，母脉母舅子脉对子孙，友脉钱财敌脉敌来临，十客之脉谁慈为居诊，肝脉肺心脾肾何为实，仍在其居或者已启程，已达近处或者快到达，敌友来临依次作诊察，又诊母脉自客存在家，子脉启程敌脉已来临，所求成功或者不成功，心肝肾脉坚实搏动三，敌临成功使其空手回，敌脉不成友脉则成功。十敌进攻腑脉实则克，脾脉实则不克敌焰嚣。敌脉现其脉象将克敌，自身脉现敌脉攻不克。进犯如此脉象敌得胜，自身母脉盛则敌败逃。十财视察财神之脉搏，脾脉强则生财无损耗。心脉脾脉弱则将折财，十财之脉友脉现在吉，母脉中等自脉居末尾，子脉无财敌脉敌咨财。十魔木脉凶神与死神，火脉历魔金脉王者护。土脉社神当被女鬼附，水脉龙类海龙护卫神。母脉当为父母欲鬼附，子脉当是子孙舅鬼捉。敌脉敌人所致断鬼为，友脉钱财外鬼在作祟，自身之脉财物耗鬼迷。水火相反父病视子脉；肝脉齐则不死缺则死，母脉旺则不死衰则死。子病又可诊其父之脉；心脉齐则不死缺则死，子脉旺则不死衰则死。母女之脉切诊亦如此。夫病可以切诊妻之脉，肝脉不齐则死齐则活。妻子生病切诊丈夫脉，肾脉不齐则死齐则活，又法丈夫友脉妻敌脉，敌友脉旺不死衰则亡。孕妇脉搏跳动突而滚，右肾脉实必然生男婴，左肾脉实必然生女婴，子脉出现母脉和子脉，产后易疗敌脉则难愈，有病无病当视搏功数，无病平庸常脉医师之，一呼一吸脉来有五至，如此脉搏每跳百次间，不分大小上下急与缓，停掣张弛无间跳动匀，与此相反有病之脉象，多跳热症少跳为寒症。

然而无病脉系珍珠蔓，上越不齐停掣等脉象，无定之故首先定其规，不解本脉将致明显误；不知男女子脉热症误，菩提心脉误作寒症脉，不齐中停误作死候脉，不熟初学首先当问清。

切诊辨病总纲和分解，总脉六种分其热与寒；强洪滑数紧实热症脉，可分高热寒热与伏热，高热寒热乱疫新疾生，潜伏之热当是陈久热，寒脉弱沉衰迟疏与虚，潜寒新疾寒高为陈疾，分解诊法共计分两类，各自脉系亦可分病类。寸关尺脉共计十二经，上下脏腑分支诊所造。第一脉系各自作诊察，风症脉象囊空有时停，胆黄脉象搏动细而紧，苍白痰症脉象沉而弱。风热二合脉象虚而疾，痰黄二合表沉底部紧，风痰二合脉象虚而缓，紫色痰症粗搏关杳。血症脉象搏动突而滑，黄水脉象震颤脉行难。虫胁系缚横向跳扁平，杳而震颤环跳为癫症。热乱脉象粗洪突而滑，热传脉象细坚紧搏动，疫热脉象搏动细而数，险症脉象系而增和减，短痛脉象咚咚呼呼跳。和合毒脉粗短暗涟漪，肉毒脉象细数濡沉行。未熟热症细数如风动，盛热脉象搏动强而紧。虚热脉象搏动虚而疾，隐热脉象脉位低而紧，陈热脉象搏动细而紧，浑热脉象细小深取疾，创伤发热脉搏粗实数。刺痛脉象伏而思增减，头裂骨肉脑部三种脉，有处患病寸关尺脉寻，依次强实紧急脉象数。脓脉震颤或者热而短，寒脉未消新疾粗而坚，未消旧疾力小本脉细，肿瘤之脉搏功弱而伏，水鼓浮肿细沉深取固，吐则上弱泻则脉下弱。

然而切脉舛错有六桩；血脉风脉浮动易致错，盛热虚热游走易致错，痰类瘀血深沉易致错。此等上下脏腑所降病，两手寸脉肺心诊上焦，两手尺脉肾腰诊下焦，阴归脉象五脏六腑诊，上角五脏外行为阳脉，下角六腑内行为阴脉，脏腑二脉一般不交流，脏热生发腑寒有可能，腑热生发脏寒不可能，上焦下焦同样理当知，此等莫混详加分辨之。

死脉系转不全时停顿，脉系转化犹如风摆绸，又如鹞鹰尾翎水淋湿，犹如鱼跃麻雀啄食般，重病突发疾患脉力细，长期体耗病症脉洪乱，寒症热象热症出寒象，肺热肉毒痰黄胃滚痛，四种无病脉象显则死。不全粘连外部征象测，心脉不全舌黑怒目视，肺脉不全鼻搐鼻毛倒，肝脉不全目翻眉毛乱，脾脉不全唇垂胸尖抽，肾脉不全声断两耳贴，一日二三五八之日死。

停有痛停死停和鬼停：痛时所痛脉停为痛停，鬼停无定时急时而缓，冷时必然停顿为死停。鬼停上下疾病药为治，虽治无效当是死症候。病转沉疴潜伏或魔匿，虽转无脉无定大般死。魔脉脉系不匀变化多，无定停掣时增时而减。心之脉象护神诊魔王，肺之脉象龙魔及恶龙。肝脉诊察地社和女鬼，脾脉灾神男鬼及社神。右肾脉象诊察龙与煞，左肾脉象湖魔龙魔诊。大而不慧在右为男魔，小低不慧在左为女魔，风类疾病财神为王魔，肺热痛者妖魔与龙魔，疫与胆症女魔在加害，鼓痞核疽凶龙社神害，辨病黑教灵器与驱逐，加持诵经积德等善行，结合乡俗善加做调治。寿象诊察当视其本脉，情不自禁时常作后顾，无明轮转恶身烦恼情，寿命依处本脉游走现，本命居于本位命安在，本脉变化无常命不牢，本脉逃窜灵寿匿而死。祝寿仪轨赎死得性命，上下韧筋之下不行时，佛本两教护法为魔夷。凡夫放食之向凶龙处，男诊右脉系停父兄死，左脉系停将主妻儿死，左右系停自身刀下死，若停一次折财诬告临。妇女右脉系停夫家死，左脉系缚停顿父兄亡，左右系停将主夫子死，空倾折财系则诽谤临，卧床不宁当为魔怪脉，粗乱男魔短粗为女魔。本脉平均搏动上百次，长寿百岁五十活五十，如此搏动一次活一岁，如此医理犹如医师聆，心地莫怠一心收且欢。"

2. 望镜辨尿

复次明智仙长开讲道："善哉，心生大仙细当听，望诊镜鉴以其可辨尿，先行视时用具转化情，正常病尿死尿和魔尿，共计八节尿诊说分明。

第一先行观察在夜间，茶水酪汁酒与薄酒等，将变尿色禁忌过多饮。莫使忍渴房事和失眠，行走心劳浑尿皆禁忌。夜半之前饮食水已转，下半夜间尿积可验察。视时色汽沉渣诊验故，早晨尿器阳光照则诊。尿具差别尿色不转化，瓷器青铜铁器之内察。陶铜红瓷转色宜禁之，茅草秸器等物却可诊。转状食饮胃内分清浊，浊物小肠之内分稠清，浊者小肠脉道入膀胱，清者通过肝部转血液，血中浊物储存于胆中，胆内清糜滞留转黄水。胆中浊物转为尿沉渣，通过脉道聚于膀胱内。是故尿色当中由食物转，沉渣生于血胆之位故，体内何处寒热诊尿知，犹如商旅交易谈行话。正常无病安居诊尿知，色如牦牛炼酥发腥，汽气大小适宜浪花匀，沉渣匀布凝者如井水。热汽既消边周回流漩，搅之淡黄清者当无病。反之病尿总纲与分解，总诊验察三时九诊法，三时趁热汽消和冷却：趁热之时色气味浪花，气消之时沉渣凝物诊，冷却回转漩状搅后诊。第一尿热之时看其色；犹如池水青而稀为风，黄则胆症白则痰类病，红则血症茜汁为黄水，紫而味臭紫色痰类症，色如黑油疫与胆黄盛，红黄浓臭传经混乱尿，尿色呈黑如虹为毒症。气汽大者热症炽盛尿，汽小久者热症隐或陈，汽小时短风痰寒尿，时大时小寒热混合症，汽味臭而难闻热极甚，闻之无味汽小为寒症，嗅到食物当为彼食积。泡沫青而大者为风症，红黄迅即澄清为胆黄。泡如唾涎当为痰类症，红则血症虹状为毒症，如同鸽被鹞逐扩散病，沉渣如毛当是风类症，投毛犹如水禽为血黄。渣若毛尖寒性痰类病，如云肺病如腋当有脓。渣如散沙当有肾脏病，上下中间之病如此察。渣如腐酪浮于尿面者，风将体素寒热搅乱焉。沉渣厚薄亦可知寒热，其色犹如尿色所显情。凝物薄则寒症厚热症，能拿能放归之为凝油，烧有燎毛之味不须治，凝物裂为片断为肿瘤，根据凝物之形识魔面，回漩尿汽未消漩者热，既消冷后回漩为寒症，汽消回漩同时寒热匀。回漩其尿凝物无厚薄，薄处周边回漩为寒症。从底满溢漩者为陈热，前有沉渣回漩寒热战。热气扩散或者寒流窜，魔障偏盛三者尿不漩，漩后颜色病症之尿色，浓稠热症清稀为寒症。

　　分诊总之热尿与寒尿，热症之尿其色红或黄，浓稠味臭汽大时间长，泡沫细黄速澄凝物厚，尿心沉渣聚拢如滚环，热汽未消之前趁热漩，既回色紫浓稠均热尿，寒尿之色白或清稀淡，汽与气味小而泡沫大，凝物沉渣薄而冷后漩，既回色青稀淡为寒尿。尿色青白沉渣厚腻者，貌似寒象底部潜热象，红黄汽小尿中无沉渣，貌似热象本质为寒症，热尿漩缓寒尿迅速涩，热气潜伏之症理应知。热尿并无浪花热沉内，寒尿若无浪花寒气散，热尿凝物原则体素消，同样寒尿必然未消融，况复虚热血热红色迷，紫色痰症黄水紫色误，肾肝脾脏红色所混淆，隐热风痰寒症青色乱，此等莫混一一当诊察。死候之尿如血腐皮味，虽治无效热性死候尿。同样沉渣澄清不漩死，色青汽味虽嗅淡无味，虽治无转寒性死候尿，尿如食裂风症所致死，尿如亚大黄裂胆症死，尿如银珠裂者血症死，尿如死乳痰症将致死，尿如墨裂毒症致人死，不显肾病体内尿漩者，称为五行内腐为死候。魔尿所排之地计算起，其尿犹如世间龟仰卧，头部南向四线划九地，右三神地人地魔障地，右三神地人地魔障地，左三坟地宅地与用地，中三祖父及其子孙地，九处方格其形有一定；疾漩缓漩或者不回漩，如搅鱼目其处泡沫聚。现于神地所依护法治，现于人地男女鬼魅害，现于魔地人间总魔为，现于祖地欲鬼断鬼害，现于自地友之衣鬼害，现于子地姨舅鬼为害，现于宅坟田地彼处害。另外现于东方魔王害，现于南方历神与女鬼，现于西方龙妖与恶龙，现于北方湖魔与罗刹，现于东南魔王与女魅，现于西南紫黑妖魔害，现于西北恶龙与罗刹，现于东北社神持明治。

然而既漩太阳光照时，比象之形辨认魔障目：形如孔雀翎紫黑，如幡升起黑怙伤，形如铁镣天母害，形如茅枪雄神为，形如山羊为战神，形如刺柏地方神，形如莲花女神害，形如光环魔王害，如光射孔为地煞，形如绸缎为凶龙，形如蝎子为龙害，形姐鹿角为疫魔，形如设想为鬼祟，形如镜鉴为湖魔，形如蝌蚪女魔害，形如鱼螺杜神害，形如鳄蛇龙魔害，起如烟云为不洁，形如箭锤男女魅，形如棋盘为田鬼，木桩白芥净讼害，形如头颅龙魔害，形如水牛地神害，此等诸害九地方向测，神地若现鬼面鬼扮神，鬼地神面神怒化鬼害，尿不回漩转下复次观，此法不显称为魔面隐。

总之脏病脉显腑病尿，生死分界诊脉虽可析，寒热分界诊尿疹查清，是故良医应当诊其尿，关键四法纠其失误者，参见医诀经典寒热部。"复次心生仙求问道："善哉，明智仙长尊足前，只为对病施治九疗法，维命药王复次请示宣。

只为尔等求问作回答，善哉心生大仙细当听，只为对病施治慎疗法，为了谨慎启问虽谓好，论说医典之内已明喻，大仙请从其中研讨之，如其不然暗洞失财般，虽在书本用时无能为，研讨四部医典得其要，犹如暗洞宝库日光明，又如金玉珠宝伸手探，何时需要即可用金银。"

3. 汤剂部喻示

复次心生仙求问道："善哉明智仙长尊足前，十八施治摧毁病阵容，维命药王复次作示宣。"导师讲道："善哉，心生大仙细当听，疗法实践计数如此情：实施对治药物和器械，药治平息清泻讲平息，汤散丸膏药酥丸五种，药物五部称之为总纲。然而灰药膏剂和药酒，药物八部平息方剂明，平息逆反珍宝药第九。临时组合草剂为第十，是亦五类药部全囊括。清泻五事先行与油治，泻吐鼻药缓下和灌肠，泻之逆反脉泻共七般。械治砭灸熨浸涂五种，彼治逆反刺针为第六。总数详加计算二十三，简而言之实施十八法，当是摧毁病营之武器。此等善加实施有次序，第一先讲平息药物部。

善哉，心生大仙请细听，汤剂之部除热与驱寒。其中清除热症之药部，陈旧颅骨龙骨和地丁，三分煎二晾凉除头疾。铁屑黄柏中皮二实药，煎汤凉服眼疾得痊愈。广木香与诃子煎作汤，耳内脓血刺疼得镇除。黄柏艾蒿共煎为汤剂，加入熊胆鼻血流者止。黑矾枇杷诃子汤晾凉，口含催涎口血刺痛除。川乌甘草白花龙胆汤，石灰华糖声哑热干清，砖头煎汁芫荽白糖加，催涎口舌喉下之症解。肉豆蔻与檀香广枣汤，煎后晾凉心热可祛除。沙参甘草紫草草河车，肺部血热痛咳得解除。马兜铃与灵脂闹羊花，煎汤加入红花与熊胆，使之内服肝热得解除。丁香诃子再加波棱瓜，煎汤脾热腹胀肠鸣解。诃子紫草茜草枇杷叶，肾热痛牵大小肠热解。八龄童便香墨解胃热，萹蓄茜草川乌共煎汤，止泻果与川乌草河车，马兜铃汤二肠腑热解，再加胡芦籽味止热泻。蒺藜蜀葵螃蟹解尿闭，天花粉与黄精蒺藜味，共煎内服可使胎热愈。三实汤使疫乱之热解，新旧无余清除令成型，青木香与苦参真珠杆，干姜汤使疫热早成熟，紫白痰症虚热血痛解，地丁苦参再加波棱瓜，大小蓟汤疫热重症解，地丁黄连诃子闹羊花，清除血乱热腐分清浊。诃子贯众草乌共煎汤，加入硼砂和合毒可除。青木香与射干闹羊花，广木香煎紫盛疾痛止。降香诃子秦艽黄柏汤，内服可使热性黄水涸，地丁秦艽川乌胆热除。淘米水与射干加蜂蜜，频频少服吐逆立可止，木瓜橡实再加五味子，黄柏花与奶渣酸汁加，频频少服泻利立可止。大麻仁与川乌共煎汁，内服中毒吐逆即可停。红花熊胆红曲止吐血。独活黄柏艾蒿茅根曲，煎汁再加红花与熊胆，人胆独活虫与豌豆花，失血无遗体中藏之妙。佛手参与苦参地丁汤，四肢部分发热可清除，五灵脂与苦参加诃子，共煎内服可以清痛风，甘草檀香麝香草河车，共煎为汤脉热得清除，黄柏苦参诃子天花粉，煎汤加入二钱安息香，肌泽黄水皮肤诸病除，地丁大小蓟与余甘子，肉果煎汤目赤胃痛止，石榴小茴蜂蜜开胃口，诃子汤使胃内胆汁清，余甘子汤恶血分且涸，毛诃子汤使黑色黄水干，闹羊花汤血症得解除，芫荽汤使紫癜剧渴解，铁落独味汤可使肝热，目疾黄水疮等得解除。独汤香附沙参草河车，肺部发热无遗得痊愈，降香独汤可使黄水涸，苦参独汤疫症未熟分，茜草龙胆独汤痘症痊。五灵脂汤痛风尿闭解，水葫芦苗汤使筋热除，杜仲独汤骨骼裂者合，地丁汤使痰类热症消，驱寒干姜诃子光明盐，热服可治低热清寒症，加入荜菝药未消者清。干姜阿魏共煎为汤汁，藏红盐加心风得解除，松本香附阿魏与诃子，风疫风寒面部歪者愈，石榴荜菝干姜共煎汤，炒米蜂蜜二物加浓味，泻与吐逆胀满呃逆除。冬青砂仁姜汤舌唇白，心颤肝衰不消乏力解。藏红盐与苣胜荜菝味，桂皮胡椒再加蛇床子，煎汤食物不消吐逆解，桂皮二热药与藏红盐，牛奶送服驱寒止泻利，砂仁荜菝再加北苣胜，牛奶煎汤失眠之症收。大蒜四两加水八倍量，水炖奶服风肿与风疫，身蹉等类风症解无遗，诃子煎汤加入干姜剂，每晨内服肿胆目黄解。灰盐元明粉汤腹胀除。独味藏红盐汤解胃逆，光明盐汤初期不消清，硇砂独汤可使尿闭解，石灰独汤胃内痰症攉，独味姜汤生热消食积，黄芪独汤脾症鼓胀除，天花粉汤可驱下腹寒，秸节独汤酒不消者清，肩胛骨汤肉不消者解，青稞炖汤胃口闭者开，踝骨炖汤零星风端伏。此等汤剂部类配伍出，凉汤直至汁出浸之宜，一切煎汤炖汁三分二，除热凉服驱寒需热服，寒热混合病症温服，饮食行止适合病状宜。"

4. 散剂部喻示

复次明智仙长开讲道："大仙请听！散剂之类解热与驱寒，解热可用冰片君王方，红花七味臣药之方剂，主宰八味佐使之药方，诸种属民方剂共四类。"

热症炽盛君王冰片剂，类别莽与水晶密陀僧，莽冰片黄长而软且轻，或者色白轻软如雪粒，药性清凉二合风热除。密陀僧型冰片多皱黄，又如阳寒水石比之莽，粗而清凉一切热症施。水晶冰片白脆如结冰，十分清凉盛热可镇伏。

冰片配伍之法有六种：犹如野人强自一味行，犹如勇土武器带身旁，犹如王妃寻求温伴侣，犹如保镖遭遇凶敌玩，犹如军官属下做簇拥，犹如王子离开群体般。

第一冰片石灰华浸水，盛热大力雷霆作诛灭。第二勇士武器带身旁，乱热檀香疫热用川乌，白糖为引雪水送内服。称其冰片君臣三味散，乱疫热甚立即可诛歼。第三冰片君臣三味中，再加红花牛黄成五味，加入麝香熊胆为七味，缓使风不作乱热气消。第四冰片若与酒相配，山原界处风热一时歼，第五七九十四诸味方，七味方剂冰片白檀香，牛黄红花黄连石灰华，地丁再加四倍白糖配，胸痛乱热炽盛得解除，九味冰片檀香石灰华，红花熊胆地丁草河车，黄连紫草白糖传乱病，胸痛痰带红黄烟汁除。十四味剂冰片六君药，檀香犀角沉香绿绒蒿，麝香地丁白糖草河车，疫甚身重健忘昏厥除。第六冰片二十五味方，冰片沉香再加六君药，紫白檀香使君金樱子，绿绒蒿与木香北苣胜，马兜铃与桂皮射干子，卷柏甘草首蓿红石花，热症三实寒症三热药。药引白糖其量加六倍，脏腑肌肤脉骨之发热，新旧传乱疫毒等发热，痛风丹毒胸腔滴漏脓，体内诸般热症一扫清，尤其陈旧热症可根除。臣方红花七味之配剂，红花牛黄石灰华为主，肉豆蔻与沉香广酸枣，木香为剂心热可愈除。甘草木香葡萄茵陈四，配住肺部之热气解除，绿绒蒿与闹羊栀子花，五灵脂配肝热得解除。丁香诃子荜茇波棱瓜，上药相配脾热得清除。砂仁刺柏诃子五灵脂，上药共配肾热得解除。熊胆灵脂川乌栀子花，上药共配胃热得清除。连翘四味二肠腑热痊。甘草紫堇熊胆草河车，上药共配脉热得清除。娑罗芦根赭石炉甘石，上药共配骨骼热症除，苦参肉豆蔻与大蒜灰，黑香为伍风热得清除。地丁波棱瓜与止泻果，川乌为伍胆热得清除。犀角石榴芫荽青木香，沙棘为伍痰类热症解。黄连紫草地衣闹羊花，老鹳草等为伍解血热。波棱瓜与苦杬草河车，角茴香等为伍解疫热。诸症白糖四倍共为剂，红花七味清除诸般热，加上檀香檀香八味方，再加冰片冰片九味剂，中等末等热症得消除。官宦主宰八味之方剂；凉剂主宰牛黄白檀香，露剂主宰红花石庆华，汤剂主宰地丁闹羊花，草剂主宰黄连与草乌，诸剂白糖四倍作药引，脏腑肺肝血胆乱疫等，新旧发热无遗全解除，热势甚者其上加冰片，多咳当加甘草和茵陈，咯痰难者沙棘木香加，痰红应加银砵和熊胆，痰色黄者熊胆波棱瓜，痰如烟汁麝香草河车，带沫大蒜沉香肉豆蔻，疫痛当加麝香与黑香，疫甚目尿黄而梦境乱，波棱瓜与苦杬角茴香，再加诃子草河年镇伏。各种散热属民诸药方，肉豆蔻与沉香广酸枣，芸香木香诃子石灰华，使君子与三倍之白糖，沉香八味可治心创伤，传乱癫哑乳房肝部痛，白檀香与三凉草河车，沙参葡萄甘草麝香八，和以白糖肺热脓血除，难出脓等沙棘木香引。牛黄红花地丁绿绒蒿，马兜铃与木香闹羊花，五灵脂与牛黄波棱瓜，白糖九味可治肝热传，肝血甚与肝热紫痰症。诃子丁香甘松波棱瓜，使君子与荜菝草果糖，诃子七味可治脾脏伤，热传热盛臌胀和刺痛。诃子红花砂仁五灵脂，地丁枇杷茜草藏大豆，紫草茸与侧柏加白糖，上药配伍诃子十味散，肾伤传热尿闭腰围痛，拖重肾热无遗尽解除，麝香红花砂仁五灵脂，熊胆川乌诃子栀子花，草河车糖等分灵脂九，胃腑血黄热症尽解除，熊胆波棱瓜与止泻果，香附川乌紫堇马兜铃，和以白糖胆药七味散，石榴砂仁荜菝寒水石，木香红花再加白糖引，共配寒水石等六味散，痰类胃热口吐热水除。寒水石奶阴凉之处干，六君牛黄檀香绿绒蒿，麝香波棱瓜与止泻果，地丁川乌诃子闹羊花，木香荜菝白糖共为剂，寒水石剂毒症与紫症，隐热陈热无遗尽解除，寒水石与石榴四味诃，肉果木香芫荽余甘子，光明盐姜白糖共为剂，寒水石散紫症之攻痛，食积痰类胃门不适解。木香余甘石榴闹羊花，砂仁荜菝再加白糖剂，木香六味紫症攻痛病，痧症呕逆胃口刺痛解。地丁川乌木香波棱瓜，鹅不食草黄连角茴香，黄柏皮与白糖地丁八，胆热目尿肌色黄可镇，芸香草决明与大麻仁，木香闹芋花与三实药，苦参灵脂白糖芸香十，痛风黄水部份闪痛除。红花丁香牛黄犀角砵，檀香麝香川乌石莲子，木香三实药与白糖剂，红花十三肝萎和合毒，肾伤传热尿闭与热胀，急性鼻疽等症得解除。红花石灰华与绿绒蒿，马兜铃与诃子麻黄糖，红花七味肝症新与旧，肝伤传绘血盛目黄解。三凉地丁闹羊马兜铃，莲蓬荜菝沙棘射干子，菖胜黄连白糖共为剂，石灰华方十三味可治，肺热痰带脓血咳嗽等，三凉地丁荜菝五灵脂，诃子银朱白糖石灰华，八味肝血盛与紫热除，三凉石榴荜菝绿绒蒿，桂皮白糖四倍石灰华，七味寒热均匀胃口开。葡萄甘草陈旧肺病除，檀香牛黄隐旧热症解。石灰华方平息大中小，红花牛黄白糖石灰华，臣方三味小儿热症解，三凉檀香白糖三倍剂，丁香四味喉热得息解，丁香甘草白花龙胆草，木香诃子白糖石灰华，丁香六味八龄童便送，肺病喉部热干声哑解。卷柏三凉药与马兜铃，绿绒蒿与石花草河车，白糖为引卷柏九味散，脏器寒热相攻除紫黄。紫白檀香黄连马兜铃，莲蓬金樱子与使君子，干姜甘松木瓜止泻果，波棱瓜与肉果角茴香，砂仁白糖可治女染疫，产后发热诸症可解除。冰片三凉肉果向檀香，牛黄石榴石莲草河车，银朱胡芦巴与四倍糖，止疳散方小儿疫热解。绿绒蒿与红花石灰华，马兜铃与沙棘余甘子，甘草葡萄白糖绿绒蒿，肝血犯胃之症得解除，马兜铃与闹羊绿绒蒿，甘草诃子白糖石灰华，清除诸热肝胃热亦解，葡萄红花甘草石灰华，香附桂皮石榴白糖剂，肺病气喘之症得解除，长根秦艽地衣与苦坛，白花龙胆为散治炭疽。

驱寒散药剂部说端详：君药石榴臣药为冬青，火山温药佐使之方剂，各种苓散属民方剂四，第一君药石榴之方剂：石榴桂皮胡椒共三味，饮食不消音哑气不匀，特别肝部疼痛诸症益，藏红盐加石榴四味方，胀鸣肿与食积吐逆解，石榴桂皮砂仁四味方，白糖为剂石榴四味方，胃之本元火热得保养，病转何类皆可开胃口，方加干姜药物配适量，石榴五味痰类食不消，胃内寒痞吐逆胃不开，心风腰腿诸症堪称奇，或方加入红花石榴五，寒热相攻本原火热养，石榴阿魏干姜藏红盐，沙棘五味食积肝萎缩，适量配剂心经风痰痊，戴红盐与石榴一热药，光明盐等六味牛胃热，食积可消粘液得清泻，石榴桂皮砂仁与荜拨，此等为本八味病转机。干姜红花草果肉豆蔻，适量为剂石榴八味方，肝胃胸背风痰心痞除，光明盐与胡椒藏红盐，干姜配伍新旧食积消。干姜蔓荆子与小米辣，石莲为剂内服扶胃火。木香芫荽沙棘犀角配，石榴八味紫色痰症解。光明盐与诃子波棱瓜，熊胆相配食积目黄解。寒水石制诃子光明盐，鸟粪相配胸痞可粉碎。海巴出土颅骨鹿角灰，小米辣配膪胀得干涸。阿魏胡椒干姜藏红盐，相配胃与大肠胀满解，甘草葡萄苣胜石灰华，相配肺寒之症得解除。肉果阿魏干姜藏红盐，相配心经寒性风痰解，冲天子与大托叶云实，石莲子与螃蟹共相配，石榴八味肾腰寒气解。硇砂蜀葵螃蟹与胡椒，相配寒性尿闭得解除。阿魏麝香枇杷蔓荆子，相配石榴八味驱寒虫。萌芦车前橡实五味子，相配肠鸣糟粕食则止。菖蒲芫荽硇砂铁线莲，小辣元明粉与藏红盐，石榴散剂食积铁锈胸，火衰胀鸣水肿吐与泻，腰肾尿闭寒症胸部益。石榴三味热药做基础，五味子与诃魏铁线莲，藏红盐等石榴八味散，寒性病症无遗得解除。光明盐与黑盐藏红盐，灰盐相配胃部胀满解。芫荽犀角苦参青木香，加入石榴八味解紫隐，硇砂砂仁螃蟹小蜀葵，相配寒性肾疾尿闭解，桂皮砂仁南北苣胜配，石榴八味风痰肺病解，桂皮三君药与蛇床子，相配石榴九味生火热，新旧泻利无遗得止除，铁线莲与苣胜小米辣，蛇床子与砂仁藏红盐，相配石榴十味火热衰，饮食不消胀鸣寒痦除，内豆蔻与草果藏红盐，光明盐与桂皮铁线莲，小米辣与诃子莱菔子，石榴散剂风痰食积胀，胃肾产褥寒甚可解除，寒症无遗石榴散剂解，胃部痰症清而火热生，胃口开而饮食能摄取，是故称为一切散剂王。

第二冬青臣药之方剂，冬青胡椒桂皮与砂仁，干姜荜茇六味适量配，吐泻气喘痔疮与硬痦，水肿肺痰诸症得解除。配以苣莛胸热腹寒乎，配以红盐风寒总类宜。配以肉果心风得平息，配以沙棘咯痰难者引，五味子配寒性泻利止。冬青桂皮砂仁与草果，苣莛荜茇胡椒共配剂，吐泻食积铁锈胸痦除，可解胃部刺痛开胃口。冬青三热药之主宰方，桂皮砂仁苣胜藏红盐，冬青八味寒性痰疾除。光明盐与黑盐藏红盐，灰盐相配胃部胀满消。肉豆蔻与砂仁南苣莛，草果相配心风得解除。青木香与苦参光明盐，荜茇相配胸满之疾解。硇砂螃蟹蜀葵砂仁配，冬青八味肾疾尿闭解。桂皮砂仁苣胜蛇床子，上味共配内服可止泻。砂仁草果硇砂肉豆蔻，铁线莲与海盐小米辣，共配冬青十一之散剂，驱除诸寒特别镇痰症，上述诸方白糖做药引。佐使之方夜叉火山剂，芡实干姜诃子小米辣，荜茇白糖蔓荆子共配，食积胀满肿痦等症除，尤其生发火热此为先。再加光明盐与波棱瓜，清糜未消目黄之症解，尤其加入石榴能开胃。藏红盐与阿魏胡椒配，尤其胃部胀满能镇除。加入胡椒尤能生火热。光明盐与硇砂藏红盐，相配尤能消除食积症，配以灰药摧毁诸硬痦。各种零原属民药剂方，砂仁使君子与金樱子，干姜茜草荜茇蛇床子，和以白糖砂仁七味散，痰类胃痦咳嗽带浓痰，胃口不开吐逆得解除，砂仁干姜荜茇光明盐，麝香螃蟹蜀葵三实药，白糖共配砂仁十味方，肾寒结石尿闭诸症解，青木香姜阿魏藏红盐，和以白糖药姜四味方，肾腰两肋刺痛气喘症，呃逆面部歪斜诸症解，木香干姜诃子青木香，和以白糖木香四味方，风痰肝胃痦与脾症除。菖蒲木香干姜藏红盐，适量白糖菖蒲四味散，食积呃逆气喘风痰症，胸背疼痛水肿痔疮愈，阿魏青木香气广木香，诃子牙皂白糖阿魏五，心口脾症肋间刺痛愈，阿魏菖蒲干姜藏红盐，木香苣胜诃子青木香，阿魏八味微温铁锈胸，胀痛得除生热堪称奇，阿魏菖蒲石榴五热药，片姜木瓜芫荽元明粉，青木香与苣胜蛇床子，诃子藏黑盐与藏红盐，翠雀白糖八两阿魏散，腹胀胃闭饮食不消症，面肿气喘胸满多咳嗽，肝脾两肋刺痛肾腰部，手足肿而尿闭与肿胀，浮肿水臌呕逆得解除。蔓荆子与阿魏可瓜子，干姜麝香荜茇公英灰，和以白糖蔓荆子七味，肠胃虫病痔疮解无遗。石榴桂皮荜茇五味子，干姜胡芦大小车前子，橡实白糖五味子五味，胀鸣呕逆泻利皆止除，五味子与车前臭里子，罗赞羚血螃蟹甲等味，五味子方寒热换药引，解除泻利之症堪称奇。石榴荜茇阿魏元明粉，干姜沙棘白糖光明盐，元明粉方七味肛门痛，泄泻泡沫黏液得解除。甘草大米木瓜蔓荆子，茴香芫荽寒热换药引，甘草六味止吐堪称奇，蔓荆子与大蒜可瓜子，大麻仁与麝香马兰籽，蒲公英灰寒热换药引，腹虫内服头虫可熏鼻，肛虫坐浴皮肤外部涂。光明盐与芹叶铁线莲，蛇床子与荜菝姜递增，诸药等量诃子烧为灰，和以红糖其性燃如火，上述诸种散药配伍法，无量等分主药增剂量，有量按量相配投之宜。诸角所用热灰烧之黄，角与木类所硬先捣碎，润湿油类药料最后放，细保药性研之制如漆。

解热诸方白糖加六倍，驱寒诸方红糖四倍加，药病相混串换配剂方。粉剂末剂散剂都一般，解热诸剂冷水煎晾服，难消之药开水服之宜。驱寒诸剂开水热送服，消食药物药消再进食，禁忌腐酸蔬菜难消类。"

5. 丸剂部喻示

复次明智仙长开讲道："大仙请听！丸剂之部解热与驱寒，解热除去毒性水银外，虽然没有解热之成药，对症下药揉制丸可用。驱寒丸剂首先用乌头，麝香木香菖蒲与诃子，结合心血骨筋肌部热，上药共配童便制为丸，此方之名称作五鹏丸，黄昏五七九丸依次服，胃逆虫症疫痛喉症疽，尤其黄水癫病除之奇。再加肉豆蔻味除心风，配以藏红盐味养胃火，配以贝灰痞肿之类摧。配以冬青浮肿臌胀消，配以鹿角之灰水肿涸，黑香可治喉疽疫痛魔，配以阿魏风寒全解除，蔓荆子加虫病全可驱，硇砂黑盐红盐光明盐，角筒盐与角盐加桂皮，皮硝灰盐再加元明粉，三热药与三实药等味，三次等分红糖制为丸，胸痞胎痞血痞可粉碎，三热药与砂仁加诃子，芫荽花椒苣蕂藏红盐，湖盐桂皮地丁小茴香，红糖为丸食积胸痞消，鹏鹜鸬鹚西藏獾等喉，尽量收集野牦野马肉，六君三热药与三种盐，小茴蛇床子与南苣蕂，肿症无论寒热皆粉碎，大托叶六实与石莲子，三凉诃子肉果蛇床子，荜菝干姜茜草绿绒蒿，小米辣与胡芦五味子，橡实石榴适量糖为丸，金实丸剂可止风痰甚，胸热腹寒新旧泻利止，又方冬青毛香铁线莲，使君子与金樱子射干，肉桂元明粉与六君药，酥酒红糖为羹制为丸，冬青消化丸可消浮肿。红花青木香与蔓荆子，胡芦宝石和蜜制为丸，浮肿黄疸湿寒腹胀消，冬青胡椒干姜铁线莲，大小蓟与石斛四香药，红糖为丸

气喘，咳嗽痔疮便秘诸症除，五热药与红糖制为丸，肋际疼痛心颤胃呆清，砂仁甘草下　元明盐，三热药与黑盐藏红盐，红糖为丸驱寒消诸肿，石榴荜菝红糖制为丸，可解食积呕逆诸类症，颅骨鹿角鞭麻灰三味，芹叶铁线莲加诃子丸，内服可涸水肿水臌症。铁线莲与砂仁三热药，螃蟹硇砂为丸尿道痛，火衰肾腰胯眼刺痛痉，苣蕂干姜阿魏蔓荆子，硇砂和蜜为丸贴牙齿，镇虫常著亦可

荣养牙，此等丸剂配伍细研之，无引诸剂湿捣烂如泥，既细揉制犹如小豆粒，毒性为主其丸宜极小。若配药引不需稀释制，制如羊粪或者冰雹粒，小丸吞服大丸嚼之宜。"

6. 膏剂部喻示

复次明智仙长开讲道："大仙请听！膏剂之部解热和驱寒，解热大麻仁与诃子味，三凉芦根甘草与铁屑，白糖新鲜酥油制为膏，陈浑肺肝之热得解除。地丁波棱瓜与青木香，川乌荜菝蜂蜜马兜铃，为膏胆黄肺病与酒症，口吐胆汁头疾可痊愈，红花银朱各种动物胆，使君三味鲜酥和蜜剂，肺肝月经旧疮鼻血止。五灵脂与诃子闹羊花，红花蜜膏肝血痛风痊。檀香红花余甘绿绒蒿，白糖蜜剂胆吐肺病愈。夹风鲜酥夹痰草河车。

诃子紫草茜草紫草茸，三凉芦根甘草草河车，白糖新酥蜂蜜制为膏，咳嗽肌腐脓血肺穿愈。三实木贼铁屑小茴香，甘草新鲜酥油白糖蜜，如膏目疾烂眼翳障除。犀角苦胆为膏涸脓服。紫色檀香黄柏诃子膏，陈热黄水二合诸症除。紫草茸与银朱熊胆膏，经常月经下漏之症止。红花丁香诃子石灰华，砂仁鲜酥为膏除眼翳，陈浑热疾毒症可平息，四凉紫白檀香木香蜜，鲜酥为膏小儿肺病除，诸肝未腐红花鲜酥油，和蜜目疾肝痰得解除。

驱寒三热药与三实药，小辣蔓荆子与草河车，依次递增铁屑芸香八，和蜜目赤浮肿痔疮痊，硇砂麝香螃蟹三热药，靛皮卜石葵花三石药，红糖和酥肾疾尿闭愈，桂皮砂仁荜菝石灰华，白糖递增鲜酥蜜制膏，痰类肺痰带味咳嗽宜，木香鲜姜三实青木香，草河车与荜菝蜂蜜剂，哮喘风痰肺病得痊愈，石榴桂皮砂仁三热药，藏红盐与木香小米辣，蒺藜红糖浮肿重风症，肾胃小肠大肠寒症愈，此等研膏配法蜜去水，水燉红糖酥油炼去渣，诸药细研混合并搅匀，白糖研极细末药内加，以清为度零食少量服。"

7. 药酥部喻示

复次明智仙长开讲道："大仙请听！药酥之部解热与驱寒，解热地丁黄连闹羊花，地衣秦艽煎汤共取汁，澄清黄牛犏牛乳鲜酥，配为酥汁红花使君三，白糖和蜜目赤与浮肿，黄水肤疾陈热夹风出，地丁秦艽青藏虎耳草，马兜铃与三实药和酥，肝胆心之陈热可解除，地丁黄连黄柏山豆根，蒲公英与秦艽大小蓟，煎汁香附檀香止泻果，鹅不食草荜菝散和酥，然后除油和蜜治癫病，白癜风与丹毒会阴漏，痰核痔疮浮肿剧渴症，头晕诸症服之亦可愈。地丁波棱瓜与闹羊花，黄柏根与秦艽五灵脂，马兜铃与青藏虎耳草，角茴香与射干止泻果，大小蓟与三实和糖酥，清除陈浑诸热如甘露。此乃地丁首中末三方。三实药煎牛奶酥油炖，除水澄清铁屑木贼蛇，红花小茴枪尖明日剂，眼翳昏花烂边干边愈。降香秦艽三实药酥油，蜂蜜黄水三药加荜菝，制成降香九味药酥剂，癫病痛风著于身者愈。降香黑香再加草决明，大麻仁与秦艽黑沉香，黄柏皮酥和蜜降香七，黄水著于脉节及皮肤，痛风风痹癫病得解除，诃子泡酒其肉三凉药，桂皮甘草干姜使君子，草河车酥和蜜练核酥，肺病盛与骨风陈热解，红纹黄牛之溲和牛粪，牛乳乳酪酥油蜂蜜剂，黄牛五品药酥旧肝病，风热二合黄水浮肿消，沉香檀香黑香广酸枣，葡萄酥油白糖为药引，广枣药酥心热症可清，沙参诃子酥油石灰华，甘草和蜜沙参药酥剂，肺脓窜与肺热得平息，紫白檀香苦参止泻果，香附真珠杆与黄柏皮，秦艽黄连甘松余甘子，赤柏药酥三凉白糖剂，檀香药酥肺心肝部热，疫癫空呕骨节肿可清，紫草红曲茜草诃子酥，和以白糖肺热脓血涸，红花银朱使君子三味，诸种苦胆酥油白糖蜜，脉腐九窍出血之症止。

驱寒诃子毛诃余甘子，依次减半煎汁并澄清，除油和以红横加肉果，荜菝砂仁干姜藏红盐，三实药酥使人得延年。眼与耳内牙齿和鼻病，头疾散脉脓窜风症解，尤其风犯心脏除之奇。黄精白芨玉竹天花粉，蒺藜耗酥五根药酥剂，加入三盐苦参三君药，和以干姜荜菝与红糖，肾寒症与风类重症愈。二实药与五根药相混，称为巴伞胸腹皆称奇。巴伞内加雪鳖羊睾丸，酥油和以干姜寒水石，荜菝苦参砂仁光明盐，砂仁蒜蓂红糖水蜥蜴，壮阳可治肾疾遗精症。大蒜诃子干姜药酥中，加入光明盐与藏红盐，荜菝砂仁红糖治佝偻，二肠肾腰病与疝气愈。大蒜八两牦酥和等分，青稞仓内放置十二日，药力增而镇风转营卫。天花粉与牦酥荜菝根，不育妇女得子止呃逆。石榴芜荽干姜小米辣，荜菝药酥和以红糖剂，五君药酥可治风痰盛，浮肿痔疮脾症哮喘症，能生火热又使肌肉增，无子妇女转而得子嗣。酒浸蒺藜适量水煎酥，再加藏红盐与三热药，肠鸣腹胀肾风痛苦愈，此等药酥各种配伍法，煮之使熟其汁一再滤，滤后清汁三升水内炖，再加新挤牛奶共四升，搅而煎煮水乳酥油溶，解热黄牛山羊犏牛酥，驱寒牦牛绵羊陈酥油，去水分开清浊手指匀，置火无声焦渣可聚拢，去水为度过则药性焦，未去胃口不消药性小，蒸发适中汁液得溶解，再加浓味诸药和三甘，然后搅匀黎明进一口，禁湿寒风难消与劳损，药物不消光明盐四味，此药服完食物作荣养。"

8. 灰剂部喻示

复次明智仙长开讲道："大仙请听！药剂五部之内尚未喻，灰剂膏药以及药酒剂。寒性病症灰药数第一，热性病症膏药解除之，药酒风症痰黄二合解，此专三剂稳密藏另行。

晾凉细研粉末可制剂，红糖白糖蜂蜜做药引，可消食积胃火得扶正，破痞摧肿痰类铁锈拔，浮肿得消水肿臌胀涸，医诀辅之均转除百病。

第一喻示灰药之方剂，总有锐利温和中等方，分解零果不等讲几种。第一结合风归痰类病，风症二合温和之方剂；松枝赤芍蓖麻三实药，宝石黑粉菌与元明粉，硇砂藏红盐与角筒盐，桂皮茨盐再加荜茇根，小米辣与三种热性药，牛乳酪酥油髓脂混揉。胆类二合中等之方剂，黄连茜草秦艽枇杷叶，加于温方黄牛山羊乳，单纯痰症可用锐利方。牦牛角粉热性三草药，菖蒲阿魏加于温和方，兽肉兽骨煎汤酒拌匀。诸方稠稀成型制圆饼，未制注入陶器严加盖，泥浆封闭细砂填空隙，土块烧之熟透煅取灰。

分解寒水石药幻化剂，小中大方其类共三般。诃子硼砂荜茇光明盐，川乌等分寒水石二倍，和以硫黄其量如羊粪，装入牢实瓦罐用泥封，置于碳火烧之令其熟，硫黄气散为度再取出，细研其灰和之以白糖，食积痰类胸痞铁锈症，石毒珍毒痰黄紫色肿，寒热诸种胃病尽解除，其上六君硇砂栀子花，寒水石灰中等此方剂，食积势盛二合热症解，大剂五热药与诃子味，硇砂灰盐红拉光明盐，皮硝火硝咸盐与海巴，鹫鸟喉管水獭与水鸟，诸药二倍鱼骨寒水石，如上烧灰寒痞得粉碎，烧盐方剂无碜之盐类，色青味甘用量用两握，乳酪一升牦肉用一指，煮搅去水使之成脆酪，入罐莫使漏气严加盖，和以沙棘荜茇与红糖，未消痞块铁锈血痞摧。黑色冰片散剂用猪粪，棘豆黄连苦坛加杜仲，至次莫使漏烟分别烧，为灰红花牛溲研泥膏，和以白糖可治食积疫，刺痛瘟疫目黄得解除，尤其疫降胃腑似甘露。胆矾棘豆蒿蓄秦艽味，莫使漏汽烧灰解风痰，和酒山原界症如甘露。珍宝药物灰药之方剂，金灰最初击敲如蜂翅，然后刮之无有扁平研，和以硼砂硫黄芫胡麻，共制为丸瓦器煤火烧。铜灰烧铜一再用捶敲，薄如蜂翅指甲切小块，谈酒去锈硼砂硫黄和，装入瓦器加盖烧其熟。银灰可用沙棘破水银，和以硼砂硫黄如上烧，铁灰锉末然后细研之，硼砂诃子硫黄湿磨黏，置于瓦器烧灰转为灰，诸方对治料少药不熟，癫病毒解胸腔腋血涸，银朱之灰陶器对口开，细研银朱装之入对口，摊之均匀泥浆封其口，细砂填缝莫使蒸汽漏，其上涂水其下用火烧，熟度当看陶底色发白，息火晾冷揭盖水银滚，此灰死肌无遗治称著，鹿角海螺欠灰颅骨等，煤灰其色发白之前烧，三热药与绸缎加青蒿，大蒜乌头绪粪鸟翎等，锅内瓷盖莫使漏气烧，此等灰药一般皆涸脓，猛制寒水石法煤火烧，既转白色酒或酪汁淬，略有声响气消转细末，喉闭死肌铁锈诸症止。"

9. 收膏部喻示

复次明智仙长开讲道："大仙请听！收膏之部配法说端详，第一巴伞膏剂之配法，草药汤药诸凉药收膏，露药胆药入之加浓味，凡属热类疾病全解除，草药收膏清凉诸草药，和以五灵脂膏治热疾。疮药收膏紫堇和石苇，山川独一味与葶苈子。未经风霜药物根与叶，收膏可治诸类疮和伤。三种申姜三种三七随，独一味与紫堇绢毛菊，白头翁与百合亚大黄，三种热性草药共收膏，红花石灰华与各种胆，肌骨头部四肢诸疮愈。泻药收膏赤芍与狼毒，黑丑白丑大黄柳叶菜，蓖麻皂角再加白檀香，尖咀诃子牛溲共收膏，温和锐利水肿消称奇。狼毒收膏截断掘其根，赤芍少量黄连藏香薷，善为熬汁称为甘露膏，不吐不聚不散尿无害，不分季节寒热老和少。胆类受膏人熊猪黄牛，牦牛旱獭之胆加麻黄，红曲石苇为膏加红花，鼻血肺血胎血失脉口，吐血便血无遗尽止除，五灵脂膏五灵脂浸水，无土汁液善滤炖未焦，胃肝肾热目疾与尿闭，紫症毒症解除堪著称，红纹牛犊之溲收为膏，浮肿水鼓鼓胀与癫病，珍毒浊热黄水消无遗，沙棘收膏果实经煮后，去核其汁收之为药膏，肺病痰类血痞可摧毁，柏子收膏其中和红糖，手足黄水热疾尽皆消，黄精玉竹收膏加红糖，肾腰下腹寒性黄水除。降香收膏治癫堪称奇，贯众猪殃殃膏除胆黄，黄柏收膏眼疾之甘露，麻渣收膏痰核可摧毁，天南星马粪独治共收膏，蔓荆子与阿魏小米辣，毒性药和虫疥白癜解，此等膏剂之部配伍法，净土捶碎煮煎取其汁，马尾善筛收贮净罐内，莫焦搅之糊状带黑沫，此时取滴注之于石上，凉后收卷则为煮熟香，器边焦糊莫混器内藏。"

10. 药酒部喻示

复次明智仙长开讲道："大仙请听！药酒之部同配法说端详，蜜酒纯合全味共三种，蜂蜜纯酒蜂蜜用一升，和水六升煮煎马尾滤，浓缩二升再加水一升，汽消用勺扬之如温奶，酒曲一捧刀切马尾包，底部寒水石悬挂桩，砂仁一包细研加之按。烤之一日置之三昼夜，发酵酸味泡沫向外溢，再加三种热药需浓味，早晚每服其量一茶碗，骨热肾热夹风黄水出，合蜜药酒可使黄水愈，如若夹风再加红糖剂。全味黄水热症加降香，诸种花卉尤其报春花，收干贮于瓶内再浇水，浸溶出汁蜂蜜加一捧，烤加热乳置之三昼夜，称为花蜜药酒齐蜂蜜。蔗酒青稞蒺藜和小麦，煮后发酵酒曲糖水浇，风症无遗服后尽解除，尤其肺心肾骨重风出，又方青稞酒以红糖配，称为红糖蔗酒镇诸风。酥油配方酒入红糖蜜，酥油小茴香与荜菝配，趋热发酵三日驱风寒，风犯头部眼内使之出，蒺藜药酒蒺藜青稞曲，蒺藜水煎取汁浇灌之，骨节肾风黄水得解除，尤其风降肾经可驱出，骨酒配伍绵羊尾间骨，绵羊羔之食身骨捶碎，青稞粗和酒醋糖水淋，风症全除骨骼风亦出，沙参药酒沙参用水浸，麦酒浇注肺热夹风解，地丁药酒白青稞炒黄，其醅再用地丁诃子汁，烧酒陈热夹风得解除，秦艽汁浇热症如饮酒，同样心疾肉果配骨酒，肺病葡萄红糖酒相配，痰症胡椒籽与酒相配，膀胱寒症硇砂盐酒方，黄水病症降香澄酒当，毒症体耗六药（三七、申姜、怪柳、地衣、黄连、地丁）酒相配，其他适病药水作浇灌，或者药末和酒再发酵，可生胃热镇风出病端，青稞药酒黄精和玉竹，蒺藜蜀葵炒青稞混研，热面酒曲发酵用酒浇，既久搅之红糖酥油姜，加煮进服风寒解无遗，尤其肾腰痛与手足拖，肢节肿与伛偻耳发聋，因寒尿闭下腹失温解，腰下寒性脓窜可止除。"

11. 珍宝部喻示

复次明智仙长开讲道："大仙请听！平息药王珍宝说端详，汤散丸膏药酥等方剂，虽经多服药钝病未出，诸种平息逆反珍宝药。

血胆痰风四百零四病，头部胸部四肢诸创伤，水肿鼓癫核喉疽疫症，龙煞王魔诸类本源障，珍宝药物不治病无几，无病之人服之可摄生。方剂可分热剂和寒剂，珍宝热剂金银铜铁四，捶如蜂翅切割为小块，难摧注于铸模浇水银，再加棚砂硫黄浇注之，其日当用牛粪灰密封，其灰硫黄黑香大麻仁，小米辣与菖蒲三热药，紫堇降香贝灰共细研，水银五分沙棘一钱摧，诃子浸酒取汁加牛溲，煎煮收膏群药共相配，制丸犹如豌豆黎明时，五七九粒用酒送内服，痛风风痹内核与败疽，脉病热痦鼓胀寒脓涸。

珍宝寒剂食法配伍法，逆反三法食法有九般，拭锈出毒软质作引导，摧枯脉口开与设器皿，外护以及生发功能等。

第一三热药与水银二，獐皮之内揉之使锈出，其后牛溲研而除锈液，出毒寒水石与童便煮，使于软质荜菝与胡椒，寒水石与黑矾和纯碱，适其病症适量配合之。引导火漆铁线莲对症，寒热对症适宜可转机，摧枯水银沙棘加双倍，口涎牛溲揉之使无疹，脉口开用调料花椒为，置器红铜煅灰配之宜，若无铜灰水银不著身，丸药之前炼酥数日餐，外护结合寒热酥油涂。增加功放丸药酒送服，进食酒肉时而汗窍出，不知食法方剂转毒剂，犹如恶器挤取狮子乳，方剂可分独收与遍行，第一硫黄灰贝加诃子，砂仁海金砂与男女精，群药沙棘等分和蜂蜜。脓与黄水水肿得干涸，止除脑漏脉症散传痊。六君紫白檀香三实药，草决明与芸香大麻仁，熊胆木香相配制为丸，浊热内核败疽脉病除。乌头诃子硫黄与麝香，菖蒲木香黑香六君药，草决明与芸香大麻仁，和蜜为丸癫核喉闭疽，水肿鼓胀浮肿消无遗。六君药与麝香白檀香，犀角牛黄诃子甘露药，五灵脂与川乌三尸粪，钩藤熊胆地丁郁金香，青木香气木香黄柏皮，和以白糖为丸除毒热。牛黄麝香川乌三凉药，五灵脂与木香波棱瓜，麻雀萝卜蔓荆子收膏，共制为丸肉毒得解除。三凉紫红檀香闹羊花，黄连余甘子丸除乱热。牛黄川乌河子波棱瓜，三凉地丁制丸解疫热。赭石长石炉甘寒水石，硼砂麝香为丸黑痧息。乌头麝香黑香与诃子，黑色蛤蟆菖蒲共为丸，败疽病类无遗尽解除。乌头硇砂狼毒与诃子，木香犬牙喉闭可解除。地农紫堇款冬覆盆子，止泻果与熊胆五灵脂，上药共配为剂治肠痧，此等药方对治善为治，和以水银难疗诸症愈，黄金羚角硇砂紫草茸，香墨蛇肉上碱翻白草，犏牛骡子髓脂可绝育。遍行水银硫黄与沙棘，和以帝释手内所研膏，黄精白芨相配补养身，犀角鹿角贝灰与紫堇。铜灰鲜酥胸腔脓血涸，元明粉与灰盐三热药，黄羊角与灰盐加桂皮，上药共配可使水肿涸，乌头黑香孔雀胆共配，涂或内服癫病得解除，草决明与降香大麻仁，和以芸香黄水诸症涸，贝灰灵脂苦参痛风除，熊胆黑香共配大麻仁，内服外涂可使核症除。李子银灰明矾止死肌，逆反沉迷六君配白糖，泻则六君铜灰相配止，口内生疮以及肠痧痛，胃内长期不消转肿痞，对治六药煎汤趁热服，或者研之细末滚水送，吐逆可用沙棘和牛溲，头晕口眼歪斜牙龈痛，酒肉炼油大蒜服之宜，骨节疼痛如裂用荜茇，硇砂沙棘光明凉汤服，九种食法避免生逆反。"

12. 草剂部喻示

复次心生仙求问道："善哉明智仙长尊足前，平息八部珍宝方剂等，患者病症不治凡无几，一旦五百浊世到人间，贫困患者药饵投不支。周围地带珍药难寻觅，深入他乡寻觅患者失，所长所见皆可配方法，维命药王复次请喻示！"

导师答道："善哉心生大仙听我言，你所请问是语谓之真，五百年代末动来临时，所长所见如果不入药，珍品稀少束手无可为，犹如天神地龙珍宝般，虽得贫困患者力不支，又如无货上市游荡般，为此周围穷人除病故，慈悲为怀草药配方剂。然而功能露剂甚草剂，冰片本身亦可逞药威。不生本草之境几乎无，对其主要分支有七种，产地生与及时去采集，善为晾干新鲜与陈旧，出毒嫩软适于配伍等，产地洁净宜人佛陀践，吉祥功德满而土地肥，雪山穿空凉暖生本土，日月之力产地之处生，采集根部枝节与株茎，凡属茎类骨脉肌症解，秋季之干之时收为宜，叶子汁液幼苗分三类，凡属叶类腑髓骨槽愈，开花降雨之时采为宜，花朵果实顶端共三类，凡属实类眼脏头疾愈，秋熟季节采摘甚为宜。表皮中皮树脂共三类，凡属皮类肌筋四肢愈，含苞春季之时采为宜，泻药汁干功效下行时，吐药含苞上引之时采，尤其上弦月出择吉日，洁净儿童浴后整容端，心持咒符喜庆伴之采，药有毒性根茎皮髓毒，枝节之毒茎干叶之毒，花朵覆毒核骨果实毒，汁髓脂等三处无毒性，表皮之毒肌附中层毒，去毒药料柔软消化易，晾干所采即刻切碎之，凉药荫寒热药烤晒干，凉风莫摧火日莫过烘，烟雾莫熏其他味莫蒸，具其药性功效谓无量，新鲜陈旧一年未满时，超限药性将失满年换。柔软有三其中柔软方，持病柔软对治柔软剂。方剂柔软同类加多味，持病柔软胃与脏腑器，适宜视病为持可进服。对治柔软本草诸种药，风致胃火熄而体素涸，是故颠风人肉陈红糖，调养胃火石榴加荜菝，增强体质药物用诃子。上药未备适当用膏剂，配方三大关键理当知，凉暖莫混相合方为配，解热驱寒之方亦当知。

解热可分通常和转机，通常草剂君妃太子方，臣民官兵配方一系列。君方月光清凉甘露方；妃方紫堇沙参共相配，太子方用药物栀子花，臣方糖芥再加角茴香，地丁地衣黄连芫民方。臣民六味可使病转机，加倍剂量除病早官方，兵方凉性本草尽力配，此等方剂雪水做药引。未熟隐热三分煎二投，热盛之时凉水送服宜。陈热煎晾虚热气消服。转机草剂七味之配方，黄连地衣紫堇秦艽四，主药君方四部为基础，臣方昆仲多而转病机，苦苈唐松草与木通草，上药共配疫热得解除。杜仲独味紫草除传热，沙参糖芥川乌清乱热。川乌覆盆生姜治合毒。怪柳糖芥麻雀伏肉毒。冬花茜草川乌止热泻，豌豆玄参茜草黑痘愈，独收之方细辛翻白草，喉闭败疽诸症全解除，旋复花与独活牡丹花，上药共配司治疫热痛，蒲公英根墨菜青木香，上药共配可以治紫症，旋复花与杜仲绢毛菊，上药为剂头部创裂愈。白胫草与三七臭当归，吸附四肢水与解热症。毛绣球与葶苈黄秦艽，胸腔脏器血干断脉续。蒲公英与翻白草贝灰，胸腔脓血黄水得干涸。茜草紫草墨菜解血热。鹅不食草川乌加黄柏，上药共配胆热得解除，刺玫黄柏藤籽解黄水，松塔贝母郭贝解陈热，桔梗龙胆草剂除肺热。青藏虎耳草与栀子花，麻黄共配肝热得解除。大小蓟与郭贝白胫草，上药共配脾热得解除。刺柏大小蓟与葵花味，共配可使肾热得解除。蒲公英根蓄栀子花，上药共配胃热得解除。蓄川乌茜草清肠热，苦苈姜黄黄柏解肌热。石韦贝母长花马先蒿，上药共配可治脉热症。杜仲刺玫冬花清骨热。汤药散剂当视胃热配，散剂白糖为引送服宫。

共配可使胎痞得消除，黑盐银莲贝灰水肿涸。玉竹黄精天花粉消肿，猫眼草与茵陈栀子花，上药共配肺疾得解除。刺玫大栀子花加荜菝，上药共配肝病得解除。又方玉竹蒺藜天花粉，共配内服肾疾得解除。猫眼草与黄精钩藤籽，共配内服黄水得干涸。黄精白芨鹿茸止寒脓。诸方白糖为引滚水送，另有六根药与五叶药，一种花朵四种果实药，三盐二灰红糖为药引，滚水送服寒症清无遗，周围本草方剂之医诀，牢记心中慈悲为众生。"

驱寒冬青沙棘铁线莲，寒水石制四味做基础，再加萝卜野葱荜菝味，转机可使胃火得生发。豌豆洒曲土碱消糌粑，黑盐荨麻野葱消蔬菜。硝石鹭粪银莲破肿痞，苍耳子与硝石天花粉，上药共配可使石痞攉。

13. 先行油治法

复次明智仙长开讲道："大仙请听！五业先行油治可与否，用法优劣及其逆反情。

可治老瘦乏力心神劳，食贫失血内陷精液耗，风重眼花需泻用此法。不可油治火衰泻未消，痛痹珍毒胃口闲不开，痰类吐逆剧渴宜禁忌，用法总纲分解共两类，首先籽油炼油髓与脂，外擦身与头部内轻泻，耳疾眼疾催涎鼻内催，视其病症适量可配药。进食剂量火热消力废，小中大方依次作递增，经常失眠对油已习惯，先行粗擦然后可内服。食贫中陷油内和咸盐，诸神油治滚水消化露。禁忌蔬菜腐酸与生食，轻而热性易消少食安，女性劳损悲哀与多语，骑马昼眠水风烟皆忌。

分治药酥等类平息油，空腹食物莫混单味投，延年牛发火热意念明。若增智力可服炼酥油，增气固腹进服籽油宜，大热产后极端觉疲劳，精耗脉窍闭者髓油益。疮伤火熨骨节疼痛症，腹胎耳脑疼者脂油宜，冬用炼油夏季用籽油，春季归昼髓脂堪称奇，清泻油治黎明用炼油，内食眼中无益则厌倦。荣养小儿老儿居安乐，惯使火热小而觉剧渴，力衰复元肉汤青稞粥，蜂蜜红糖炼油和之食，消食开胃增力堪称奇，此等进食食前与食后，进油身体上中下焦安。油由腹中转化气安适，大便不闭大热不食油，功效泽润宫明老益坚，过则上下生油胃口闭，春发进食籽油痰黄动，冬食脂油身寒食不消，逆反饥渴温熨可催吐，豌豆大麦酪汁清酒宜。"

14. 五业催泻法

复次明智仙长开讲道："大仙请听！五业上乘催泻与分诊察，催泻缺点优点共四类，第一可否催泻诊病情，适与不适诊察其时令，能与不能诊察体力情，可催疫乱热症熟与盛，毒症腑热食积与肿痞，浮肿鼓胀紫症黄水癫，痛痹虫症翳障陈旧疮，内外一般病症用之宜，尤其胆黄诸病堪称奇。不可冬季精耗与老衰，魔障孕妇风症火热微，肛症下逆吐逆之患者，腹内刺痛手术不催泻。适与不适诊察其时令，所患熟聚攉发扩清泻。与此相反过早病不出，及时未泻偏迟养病毒，是故清泻时间慎掌握。能与不能诊察体力情，体耗无力拒绝不进食，脉力失而短停泻不能。只缘其人病症系性命，轻泻病起复次胃口闭。重泻疾病性命两覆灭，是故不投涤药如施毒，如此轻泻灌肠两为用。

服法先行正题与善后，先行又分长服与短服。长服先行不是实发病，汤剂散剂散聚拢者推，著者阻之隐者使生发，未熟使之成熟服之奇，短服先行星曜吉日期，青稞酒糟温水相混合，洗净全身然后鲜酥油，籽油结合寒热相配伍，腹部之外涂揉使充盈，风症偏盛腹部坚硬者，内服炼油长咀诃子含，下注轻剂镇风起痰黄，总之泻敌为风当镇之，十分短服治前一昼夜，麦豆蔬菜腐酸鱼猪肉，牛乳等类所伤食物发，当晚荨麻不加调料饮，以此引病腹软镇风端，正题药物方剂和服法，鞭策泻量逆反镇除法。方剂普遍施行总泻方，零星病症分泻方两类，第一引饮舵手和护持，引饮长嘴诃子和大黄，亚大黄与荜菝光明盐，煎汤温饮夜半令内服；泻力肠鸣无效共三种。其中先验肚腹硬与软，舵手剂量大小方可知。只缘腹软剂量需微小，病起不能外出有大患。腹软剂大不止体质耗，为此诊察腹部需引领，腹软不吐锐软两相辅。舵手长咀诃子与巴豆，白檀香与亦芍共四种。诃子热灰之内可炮制，巴豆制宜去舌制粉末，等分为末揉制为丸剂，锐利猛烈实症诸病除。又方狼毒赤芍与诃子，大黄黑丑白丑白檀香，巴豆蓖麻皂角牛溲煎，莫使焦糊制膏锐而软，不时不聚痞与风不生，结合病症强弱桶为泄，冬季孕妇老年与体耗，途中旅客投之则无妨。主药方加辅药病转机，檀香沉香广枣共相配，心经之热服之可清泻。硼砂甘草葡萄茵陈配，肺经诸症清泻驱除之。闹阳花与红花五灵脂，肝经热症通过清泻除。元明粉灰荜菝共相配，脾病通过泻清可痊愈。蜀葵砂仁再加铁线莲，肾经诸病清泻可驱除。青木香与荜菝光明盐，胃经诸病清泻可痊愈。波棱瓜与地丁止泻果，共配胆经诸病轻泻除。萹蓄茜草共配藏红盐，大肠小肠腑病清泻除。斑蝥螃蟹芸香共相配，一切脉症清泻可除净。铁线莲与银莲斑蝥配，头疾脉症清泻可除净。草河车与熊胆葵花配，胸部脉症全部清泻净。硇砂螃蟹砂仁共相配，腹部脉症全部清泻净。刺玫中皮大麻铁线莲，皮肤诸症清泻可除净。菊花木瓜共配冲天子，头部诸症清泻可除净。木贼诃子铁落共相配，眼部诸症清泻可除净。冰片檀香牛黄共相配，各种热症清泻可除净，荜菝胡椒相配光明盐，各种寒症清泻可除净。三实相配寒热混合泻。芸香草决明与大麻仁，相配黄水诸症清泻净，钩藤申姜川乌共相配，一切毒症清泻可除净。木瓜芫荽木香共相配，痰类紫症清泻可除净。铁线莲与银莲菖蒲配，各种肿痞清泻可除净，藏木腰与黑丑斑蝥虫，水肿诸症清泻可除净，山豆根与硇砂肉豆蔻，吐逆诸疲清泻可除净。胡麻青木香与桶酥配，肠胃臌胀诸病清泻净。肉豆蔻与荜菝胡椒配，上逆风与二肠鸣可泻。蔓荆子与花椒可瓜子，共配虫症无遗清泻净。铁线莲与红花大麻仁，痛风诸症清泻可除净。木香硫黄硇砂共相配，骨肉脉病清泻可除净。天门冬与赤芍元明粉，共配胎内诸疾清泻净。陈旧入骨共配元明粉，糌粑不泄诸症清泻净。天花粉配孕妇不流产。亚大黄配可止吐逆症。水银海螺灰与硇砂配，不吐不鼓迅即得贯通。门隅黄连相配病不散。童便小胡芦苗治尿患。和以葵花籽味口不渴。转机三十关键七秘诀，具此病境除之当无遗。

零星疾病泻法说端详，狼毒及时采后牛溲制，大黄白丑黄连波棱瓜，乱疫炽盛之热清泻净。狼毒大戟三根亚大黄，喉疽肠痧疫症霍乱清。赤芍黄连硼砂与沙棘，痰类紫症之热清泻净。白丑硇砂公英清胆病。赤芍沙棘蛇肉海螺灰，硇砂红糖相配制为丸，血黄食积痧症鼓胀愈。白檀香与热性三草药，硇砂红糖为丸肿痦清，赤芍松木干姜与铁屑，牛溲为剂浮肿清泻净，蓖麻赤芍狼毒白檀香，白丑大黄大戟与皂角，黑丑硇砂铜锈亚大黄，荜茇红糖诸药共为丸，水肿鼓胀诸症清泻净，诃子黄柏皮与大麻仁，地锦皂角大黄龙胆草，煎汁加入赤芍清毒症，赤芍黄连硼砂紫草茸，贝灰麝香为丸清肉毒。赤芍蓖麻银朱与荜茇，硇砂诃子于姜光明盐，血犯胸腔清泻可除净，大黄尖咀诃子各等分，葵花甘草荜茇光明盐，煎汤食积初期瘟疫病，尤其肝胃诸病清泻奇。尖嘴诃子毛诃余甘子，大黄赤芍芸香牛溲煎，常清痛风风痹与黄水，浊热陈热著身清泻净。

服法汤散丸剂药酥四，年老体弱患者煎汤饮，或服或停掌握使适宜。体强病盛粉剂丸药吉，吐逆病者丸剂服之宜。腹部极坚然而吐逆者，和以药酥暗中常清泻，药钝胃呆食物共相配。黎明时服对药诵吉详，饮药漱口甘味噙少许，忌门不语不卧蹲坐之，下气开时病出想泄泻。鞭策洗涤需要二三次，胃口清净之后饮滚水，过早吐逆过迟病不净。风类偏盛骨汁做鞭策，体耗之人红糖汁送服，热症熟盛之时雪水策，黄水陈热诸症牛溲策。泻力迟缓尖咀诃子策，一般鞭策光明盐滚水。力小神昏同时多吐逆，涂揉烟熏骨汁镇风端。

出量数量容量颜色中；数量三十二十末整十，容量三升二升整一升，颜色水样痰样胆黄样。上中末尾三者为标准，病势体力以及后测之。力大病未净者做鞭策，病虽未净体耗收鞭尾，病净其泻如水药需停。反压其超者寻所失，聚则引之散者则截止，侦察性命攸关共五题，吐逆冷石罨劲令闻香，牵其顶发面部喷口雾，按其两肩谨防其动摇。药粗剂大其风未镇伏，病中所生厌药胃口呆。言语行动九魔为吐因，粗药及时采集炮制宜，大剂止吐食物消后送，风未随伏先行可充实，病中所生上品亚大黄，压药胃口闭者暗中送，不语不动使之宜蹲坐，魔障所致忌门可驱鬼。泻失可分药失和病失，药失无痛复次令服药，病失若觉疼痛酸物治。鼓聚胃中胀满同时生，温熨胃部散步灌肠引，药用瞿麦黑丑各等分，细研极末煎汁可送服，上吐下泻胃中不留病。

散症可分热散和寒散，药余滞留病口开四般。热散红黄恶味脉尿热，小胫水罨紫堇露水断，冷散无味水泻肉汁样，炼油桂皮五味子可止，药余滞留光明盐滚水，病口既开不止扶元气。胆腑脉口开者迅速止，连翘四味再加熊胆止。通病总治进食大米粥，或者鲜肉肉汤青稞粥，水胶葫芦橡实五味子，臭黑子与车前子少量，莫使口渴以其断病症，性命攸关其中分五类；零星风起未曾镇其端，药物不适病症觉刺痛，吐逆既压流窜入肺经，虫动转化成为痧症病，病在命位出则命不全，清泻不安出现空呕状，力小神志昏而无所措，零星风症燎熏涂揉宜，骨汤火灸补虚止泻余。可摧不可其时若不知，病与治疗相错生刺疼，诊其寒热对治依凉暖：热痛木香青木香凉汤，冷罨法与适当散药治，寒痛等分汤服温熨之，泻药失肺多咳胸刺痛，肺部催吐散剂涠药砭。虫动胃逆对治以伏之，体弱病未出者善沟止，只缘病出精耗将丧命。善后之法催泻完毕后，米线面粥未经炒过之，微放调料单纯而粥饮，养身药余病尾可驱除。其后稀食中等再稠食，肉汤热面依次作递增。分别热后遗与寒后遗，热后遗分新遗与旧遗。乱疫热症新遗等病症，冷水乳酪青稞粥可止，陈热诸症新鲜凉性肉，无脂肉汤茶水凉开水，乳酪等类凉营时可截，寒遗新旧羊肉与肥汤，淡酒炼油热面暖为止，分量渐次加大可内服，热遗温截残热将生炎，寒遗凉截或者食过量，胃火熄灭食积鼓痞生。

清泻失误太过与不及，太过精耗牛风火热熄，对其食药温营火保养，清泻不及病发总不清，胃口呆滞食饮皆不消，病势增而痰黄将增盛，饥渴石榴光明盐养火，体强先行准备再催泻，体弱灌肠缓下交替行，善泻疾病根除痰黄清，身轻腹内生热胃口开，沉渴按时二便亦适当。"

15. 五业催吐法

复次明智仙长开讲道："大仙请听！五业催吐先行与正题，催吐善后优劣说端详。

先行诊察可吐不可吐，方剂先行长剂与短剂。不可体耗风盛尿道闭，眼翳虫症痔疮与肉毒，过老过幼魔甚禁催吐。可吐食积胸痞著铁锈，毒症痧症血黄犯胃腑，头疾胃口闭与虫翻动，尤其痰类诸位催吐清。方剂先行长短同催泻，偶尔食积进食不适物，痰黄盛与聚于不消处，油润腹内不须做先行。正题药方服法鞭策量，逆反处理共计有五讲，第一药方主药与护持，主药卵叶橐吾和刺参，赤芍三味沙生出则采。配以菖蒲荜拨光明盐，缓催汤汁猛催制为丸。护持食积之症配干姜，夹风娑罗夹胆丝瓜子。

肿瘟铁线莲加毒川乌，配以地锦胸部脓可引，肺部疾病配以甘草除。服法天亮饮服并漱口，不语莫凉患者蹲坐之。若是吐逆几次掘其疾，太过下窜病发令吐宜，病人垂头膝盖胃腧支，吐入锅具观察病成色。鞭策刺参橐吾赤芍煎，和以菖蒲荜菝光明盐，滚水汽散令其交替服，翎毛手指搔喉做引吐。催吐强弱当视鞭策情，结合体质病势吐适量。吐量吐逆之症四六八，容量半升一升与二升，颜色痰色胆黄水样色。反压零星风与胆口失，紫症湖海肺之脉口穿，药之清液流窜于眼部。头疼空呕神志亦模糊，涂揉燎熏踝骨汤可阻。胆口失者予汤砭纯道，湖海穿者熏治散剂止。肺脉散者药物束脉口，头疼目赤放血于水淋。适止之后做法同催泻，饮食行止尤其要放松。黑香香附鲜酥烟可熏，清除药余光明盐水服。善吐宫明身轻胃口舒，口味芳香延液痰汁净。"

16. 五业鼻药

复次明智仙长开讲道："大仙请听！五业鼻药平息与清泻，平息不可优劣治法三；鼻药不可新疫骤然伤，酪酊食油等类应忌禁。功效只因鼻乃脑门户，头及锁骨之上鼻药奇。分别和以红花炼油糖，头部风血相攻闪痛除。甘草白糖炼酥余甘子，耳眼腮颊脑病皆可清。箩卜取汁耳症头症愈，马粪鼻血脑血虫牙止，炼油锁骨以上风症除。施治黎明黄昏做仰卧，低枕垂头注入五七滴，卧之片刻烟气寒风禁。鼻泻禁忌功效与方剂，施治之法反压讲五般。不可风致头晕有翳障，睫毛翻转牙病脓血禁。功效伤风著之于鼻孔，热件喉闭炭疽窜其境，目赤癫病黄水向上逆，头破脉散黄水堕症解。方剂海巴川乌与桔梗，三柰四味共烧灰存性，斑蝥硇砂童使共配剂。又方地锦硇砂广木香，菖蒲甘草黄牛尿为剂。施法清晨擤鼻做仰卧，低枕之上悬头注九滴。出于上颚谓阻使其回，成事刹那百数之间卧。难达桔梗粉末吹鼻内，觉热鼻涕多则起身拭。其后黄水脓等生则出，喉间鼻孔洁故饮滚水，芸香鲜酥焚烟熏之宜。反压失血头胸水淋之，药与火灸放血治适宜。未达目赤头与额刺痛，鼻脉额脉砭后用水淋。"

17. 五业缓下法

复次明智仙长开讲道："大仙请听！五业缓下可下不可下，方剂施治功效与失误。可下风瘟腹胀泻糌粑，精液耗竭月经呈崩漏，二肠肾腰寒症已扩展，力小腹虫风症皆可服。不可水肿水鼓胃口呆，毒症肝症二肠与腑热，过肥不消痰类增者禁。方药结合稀缓与涤缓，半缓纯风痰黄二合症。第一羊肉牦牛奶与酥，木香苦枑荜菝绣线菊，光明盐与诃子配稀缓。第二水柄肉汤与奶酥，上药和以赤芍配涤缓。第三陆栖肉汤山羊乳，上药和以婆罗配半缓。酥上肉汤中等乳下品，辅肉为奶辅奶为酥油。护持风类阿魏藏红盐，痰类二合干姜与荜菝，胆黄二合苦参与秦艽，肿痞硇砂虫症蔓荆子，胃与大肠胀者配木香，服法一握一捧与半捧，烤如温乳腹部用吸盘，晚间清便全身治疗毕，腹内气出未伤置入之，令期仰卧臀治击脚底，持其脚趾向上提而抖，低枕翘臀仰卧莫受凉。稀缓出时日落与黄昏，其法未出灌肠法可引。风盛火热大者连缓施，若其不然鞭策法施治。功效风镇痰黄病起著，过之胃口闭而火热熄。交替灌肠无害诸病引，是故体弱久病难治者，一次二次交替可多施。"

18. 五业灌肠法

复次明智仙长开讲道："大仙请听！五业灌肠之法分禁区，功效方剂如何施治法。禁区脱肛泄泻常护散，新热火衰遗精宜禁忌。功效可分总纲与分解；第一下腹中械大便干，疹症腹热小便禁不通，腹胀虫症新肿久疫症，尤其病势大者需浚利。遗尿热致泄泻难治疫，痛风水臁精耗缓泻除。方剂中等锐钝共三类；中等赤芍土碱与酒曲，斑蝥煤灰牛溲配酒糟。中械胆黄疹症铁线莲，腹热大黄腹胀一枝蒿，虫症大蒜寒症用荜菝。病上转机锐利归大戟。缓治诃子茜草枇杷叶，秦艽赤芍大黄牛乳尿。施治半升四捧二捧量，烤如温奶籽油注一口，腹满之症吸盘纳适量。低枕弯身后窍涂油熨，出气莫伤缓然纳四指，少许外抽挤腹行灌肠。如果不进左右上下扭，所剩少许有风莫纳置，取出药筒肛部用布填。左半身下倒反二三次，未运未达甚则愈界岭，未效使之蹲坐倾器中。球形凝聚物出则已达，未达翻转为水再施治，守饥一日下病皆可引。"

19. 清泻反压法

复次明智仙长开讲道："大仙请听！清泻反压脉泻说端详，先行正题善后与功效。先行长治短治共两类，远治所患病症作对治，三实等分煎汤晚间服。小儿比丘患布肾疾者，雪鳖八味散剂清脉道。短治选择值日星曜吉，青蒿酒糟温水共相混，净洗全身之后肥酥油，籽油甘松为剂涂全身，尤其百会阴处肤节揉。花椒葵花汤可分脉口，性交密药山羊尾椎骨，葵花作菜盐椒加之服。正题清道启药与斑蝥，配量引导施治到达象，鞭策反压共计讲九种。

清道砂仁螃蟹与瓦松，葵花寒热药引速贯通。启药硇砂丁香螃蟹砆，蜀葵依前为引病启动。斑蝥质地首先察优劣，出毒觅软微痛出其病。上品红花白刺旱地生，大旱秋季杀死为优等。下品黄花湿叶隙间生，大雨秋尽之时死者劣，毒者中翅发白生痛楚。寻软当与水甲虫共配，此物不备则用蝗虫头，炒青稞与童便制者吉。斑蝥若去头足出病微，优而头足全者十一具，劣旧头足不全用十七。配量斑蝥硇砂螃蟹硃，红花滑石硼砂研如漆，用酒制丸大如泡豌豆。又方羚角苍耳蝙蝠骨，赤包子与锐利三种药，砂仁银朱为丸脉病清。引导肺心肝脾与肾脏，毒与黄水等类之病症，配以所适之药引病上，或者和以启药令内服。治法夜间葵花叶汤饮，薄暮清道夜半服启药，黎明时分脉泻丸九粒，结合寒热药引可送服，日升之时一般能外达。其时不达再加七粒丸，真正到达每服需五粒，前者消则后者按服之。如此丸剂为这分段服，斑蝥毒症不会一时出，病者微痛不需疑封阻。

一再压而不会不外达，直至未出之间大叫服。不知就里丸药一齐送，斑蝥毒起黄水骤然推，尿闭剧疼自扰将致命。达象身麻有病之处痛，下腹热腐阴部热而挺，恶水其滴难出一再出。鞭策之时乃用新淡酒，一再鼓动脉道尿道净，其热偏盛茶或水汁饮。病著甚者交替用启药，痛处酒浸石子烤热熨，避风双足卷曲放暖处，如此莫使受凉依温熨。涤脉不断病净当无疑，身寒黄水盛则病未出。剧痛不行水淋病不净，是故水淋温暖最关紧。器皿往常置于阴部下，有时枕边瓦罐之内积。黄色紫色脓血毛等出，引病药尾止而数鞭策。反压有六逾起做镇伏，失者寻觅积者引导之，痛者止之清阻流窜截。未达吐则压法同催泻，失而一无所有出其因。年久过甚小剂药引反，所病对治寻觅其所失。聚积胃满涂抹并温熨，滚水八令童便数次饮。下腹阴部刺痛烤熨之，此法未止则为黄水聚，硇砂螃蟹荜菝和酒服。又方肉桂新酥为丸吞，此法未愈则为斑蝥病，三枚蝗虫之头水甲虫，川乌和酒使之可内服，未愈为风陈骨汤热服，此等方法不会不痊愈，阻则精液黏附包包裹，血肌石阻阴部揉且挤，未效硇砂木香和菖蒲，胡椒汁用药筒送膀胱，流窜身体强者置不理，需止红曲煎汤熊胆饮，未效小便自逆熊胆良。予后寒气甚者用淡酒，羊肉煎汤热面服增量，热气偏盛牛肉可煎汤，凉开水茶热面进服之，莫寒散步食行慎半月。

功效药与病体当知之，第一斑蝥可引脉黄水，硇砂螃蟹使之脉道开，红花脉软银朱分清浊，硼砂聚病滑石引深部，依病生育药与绝生育，胎盘滞留胎痞血散重，血胆毒等陈热与痛风，风痹核与搔养头部破，散脉陈久疮伤久不愈，败疽水肿脉肿黄水盛，佝偻癫病传脉皆清泻，除去遗精之外皆称奇，尤其降脉之病对治药。"

20 五械放血法

复次明智仙长开讲道："大仙请听！五械之首放血之章法，用具诊察方法优与劣。

第一用具锐柔之金属，高艺铁匠制如管翎针，弯尖犹如月升初二三，以及厚直刃凸胸针，形如斧刃大般长六指，精炼锐利捶击善磨砺，锐度向上吹刃截断毛，锐与不锐由此可判断，良针应手经常藏身边。

诊察可与不可诊本病，适与不适诊察时间知，可以放血病症传乱疫，肿与疮类痛风和败疽，丹毒黄水癫病等类病，生于热血胆黄须放血，不可中邪体耗与孕妇，产后浮肿重痨火热衰，总之生于风类病禁忌，然而血未分与疫未熟，虚热毒未清与时疫热，体耗虽属热症不放血，虽属风痰伴有血黄砭，狭与脉结魂位不放血。

时间最初中间和末尾，血降胸腔中于脏器者，血未止与扩乱熟无暇，不等时间力争先放血，中间放血痛时止寒栗，脉系沉麻增则放血宜，分血不显图纹时来临，如其不然汤药分而砭，血黄恶血扩散于脉窍，饮食诱发残热束放血，放血过早生风热扩散，迟则恶血传脉浊不出，热势偏盛脉脏腐脓浆。

方法先行正题与善后，放血先行长治和短治，长治未成熟者使成熟，病血体血汤剂两分析，不投汤药放血失体血，病血不出生风留残热。短治先行火烤日晒暖，护理包扎用具要预备，正题包扎放法及部位，血象血量反压说端详，包扎额脉阴穴囟会俞，眉际绳缠再用木片弯，两处耳尖两腋交互扎，胸脉绳绕颈项从后拉。

舌脉竹钳裹绢箍住之，臂脉腋窝之下用绳扎，黄水六首上脉与短角，纯道等脉肘窝三指缠。烧上细脉背脉六会等，手指间脉腕上需包扎，大脉放血膝内一小拃，膝窝笼头胫尾靴面上，踝脉颜面马镫弯胫间，行脉等脉踝上包扎之，空隙诸脉脉系木片拧，所放系垫之上用系绳，勿使皮皱力匀抽紧束。脉系若觉麻木则束扎，不束不达皱则血不出。扎后诸脉用于做揉摩，肌麻诸脉扩胀血易达，扎即不砭其血出之难。

放法莫使脉皱拇指按，稍微向下牵之脉不转，一般扎束之下三指砭。壁划上划分划与迭划，竹划等法适宜可迭用。况复大脉一般上划法，细脉当用极细竹划之，关键之脉迭划最称著。使致利器划口需较大，口小易肿血汽不易出，脉口肤口匀者最合理。骨上诸脉斧刃针放血，脉上不转横刺可弹指。阴穴会门左右上三指，脉上打线砭后火灸护，囟会发际四指之上划，颞颥动脉发间可放血。耳尖之下四指放血位，短角肘突端起量四指。胫尾蹬上一拃可放血，放血即刻不松血不流，头顶踝等三脉不宜松，其他血止之时依次解。部位颈强难转砭阴穴，痰黄头疾酒后热则痛，额痛囟门沉重眼不支，囟会开而金枪银枪砭，目赤之翳甚则放眼脉，鼻病鼻尖耳病放耳脉，心热剧渴难言砭舌脉，牙眼鼻颊之病后鬓脉，牙病牙脉耳尖臂脉砭，肺咳心热疯癫气不匀，音哑前颈之间砭胸脉。脑虫血犯胸腔中脏器，增乱传肺血热扩牙区，肿痞核症放血耳尖脉。肺热胸沉气促又刺痛，放血六首上脉两处宜。肺心膈膜胸背交互痛，脏肺同病腑脉可放血。肺心血盛肺心合脉砭，目黄身重胃口呆闭者，胆俞纯道放血二细脉，肝脾膈膜传乱与刺痛，紫症热性肿痞砭短角，音哑痨咳上脉可放血。胸部肝胃膈膜环痛者，腋下刺痛肺肝合脉血。血黄肝胆合脉放学宜，肝胃血症背脉六会血。二肠中械传热睾丸肿，下重痔疮胎病放大脉。脊强后仰腰胯作环痛，胎血滴漏膝窝可放血，脾经伤传黄水疮发痒，胆病黄水水臌笼头脉。肾传中械腰部下不支，足拖胫痛如裂胯眼疼，败疽胎血窜者放胫尾。腹部中械痧症胎血漏，小便闭者踝脉可放血。小肠血盛头疾犯心经，心疾诸般无效小肠俞。脚心脚面肿痛热难熬，黄水病症颜面马镫脉。总之上焦耳尖上脉放，下焦放血踝脉胫尾脉，中间疾病腑脉短角砭。上身放血上脉六首脉，乳肝胸疾腑脉短角砭。心热腑脉舌脉与胸脉，肺热六首上脉与桡上，肺心二合耳尖合脉砭。肝热放血短角与上脉，脾热笼头无名指后脉。胃热放血胃角与六会，胆热纯道细脉金枪脉。肾热胫尾阳物两边脉，二肠踝脉传经胫曲脉。肌热放血肺俞和肝俞，骨骼之热肾俞可放血，肤热黄水放血肝胆脉，剧痛肺俞沉迷放短角。胃口闭者放血痰黄脉，然而就近所盛放血宜。热症势重颈端下降砭，势轻之病细脉上升刺，重症细脉之处多放血，颈端等处放血堪称著，若其不然不知部位情，下血上引体血易耗失，上血下引火热将熄灭。血象力强清稀黄恶味，形如蝙蝠之背浮白沫，粘液脓与胆汁结病血，止痛速效出病皆容易。黑红混纹汤后再放血，脓黄结者补养放血宜，血红粘稠无益少放之。风血黑而质粗泡沫红，胆黄之血黄稀脓味恶，痰类之血淡红稠软弱。色如银朱红曲体素血，此等少许放血亦不当。出量病出体血出则止，体弱虽未收尾宜适量。为正脏痛血痛可出之，疏通血道体血亦出之。体耗夹风虽为恶血置，盛乱痛与胸腔血增盈，四肢发肿量多血力低，不属上情多放量需微。沫有红血凝覆即收尾，体弱放血分寸出脓水，或者放血为水当适度。只看脓情放血过多者，体竭难治有转水臌者。

反压血未出与无恶血，血未止与肿晕生风六。第一身寒刃钝食过饱，邪气客怪口小皮肤皱，扎之即放放之即松绑，此等当是血未出者因，除此十因放血无阻碍。虽放大脉不见恶血时，弃其痕迹转而觅他脉，早晨放血病血可外出。热断脉道脉空无血时，内血向外推动秘诀治。血未止时脉系用水罨，毡片蘸水贴之带子缠，肿则盐酥犬毛焦涂揉，此法未愈热面温熨法，出现血晕熏熨喷水治，病情严重活血可补虚。砭后风起涂揉嚼红糖，糖酒骨汤肉汁补风端。放完解绳血口拇指揉，冷石贴上裹毛慎行动，完生恶血禁忌淡麦酒。失误亏盈逆反与错施，亏则残血不出留病根，肝痞紫症癫核败疽生，胸膛肢节黄水转脓汁。过则体耗风起火热熄，冷硬浮肿水肿转者多。逆反不可之症行放血，错施伤及肌肉筋韧断，刺激关键或者动脉断，医师手误患者致伤亡，是故诸误良医宜慎重。善放功效脉病恶血清，刺痛止除发肿亦根除。腐烂荣养脓水得根治，伤痕色转局部蒸气出。胖者转瘦瘦者肌肉丰，本病外出善治首放血。"

21. 五械火灸法

复次明智仙长开讲道："大仙请听！五械火灸艾绒可不可，灸位灸法预后功效七。艾绒秋季三月及时采，莫折捶击其绒卷坚实，底部紧圆尖锐燃火速。脊节艾绒大如食指尖，头部肢前艾如小指头，阻止脉口扁形羊粪般，核与肿痞艾如诃子大，小儿胸口文如泡豌豆。

可施火灸疗法之病症，食积火衰浮肿水肿病，胆寒头部四肢之黄水，痰核炭疽以及虚热症，疯癫健忘一切脉疾类，发热之后一般火灸除，总之风痰所转诸寒症，脉病黄水火灸堪称奇。不灸胆热一切血类症，五官孔窍男女生殖腺。

火灸部位病与医师寻，痰疾显示火灸之部位，按则觉益技处留指痕，脉跳脉病起所火灸宜。医师寻觅脏腑诸俞穴，大杼大椎当为风俞穴，疯癫浮哑疾病灸之宜。二椎黄俞寒性黄类灸，三椎痰类俞位风寒症，肺心头胸痰黄盛火灸，四椎肺母五椎肺子叶，风与痰类犯肺可灸之，六椎包络七椎心灸位，心跳癫昏风痰火灸之。

八椎膈膜九椎肝灸位，肝肿风痰犯肝火灸之，十椎胆穴食积目色黄，胆囊肿痞火热衰可灸，十一脊椎脾穴肠鸣灸，十二脊椎胃俞火热衰，胸痞铁锈肿症灸之宜。十三脊椎三焦之灸位，遗精血漏心悸风寒灸。十四肾穴肾寒可解除，十五脏腑总穴风寒解，十六大肠鸣响肿痞灸。十七小肠穴位小肠痞，风寒下泻泡沫粘液灸。十八膀胱穴位结石痧，寒致尿闭遗尿可火灸，十九精液穴位遗精止，二十下解风类之穴位，便秘阻塞之病火灸之，身前灸位气户本位穴，心包络与心脏二台点，心脏痉挛呃逆喉闭灸。两乳中直胸窝黑白际，心悸颤栗心闷火灸之。胸端起量一寸心窝位，其下一寸三穴肿痞部，旗下一寸三穴等火位，胸痞火衰风寒盛可灸。肚脐左右一寸大肠位，再往左右一寸大肠里，大肠硬痞鸣转泻利灸。脐下一寸三穴小肠上，其下一寸三穴小肠下，风寒入于小肠泻可灸。其下一寸三穴膀胱位，寒致尿闭遗尿得解除。头部四肢指按之穴位，会门百会囟门之聚处，风致头晕卒倒病火灸。胡说昏厥后颈发漩灸，风疫不能言语下唇下，喉症不能语者外踝上，上量四指韧筋之间灸，瘟疫哭喊见鬼手腕处，四指韧筋之间可火灸。阳萎不举遗精病患者，内踝对直之上韧间灸，足拖难以行者手中指，所达火腿外部皱处灸，妇人产后肿胀灸喉窝。后颈强直睾丸发肿者，疯哑可灸足拇生毛处，目赤昏厥可灸后蹱位，二肠胃疼内踝动脉灸，惊恐呃逆呕吐灸气户，唇症左右无名指端灸，牙病耳旁无名指端灸，鼻血不止鼻孔气所至，左右肩头之处可火灸。

灸法煮烧烤暖共四种；核与肿痞二十以上煮，痰类黄水心风十五烧，风虫脉尿艾绒五七烤，小儿火灸一艾温暖之。产后泻后脉断续灸三，此类灸之过则多患失。放好艾绒点后皈做依，火过余烬不移酥酪按，烟消之后余艾针头除，三分燃二续燃一艾绒，其热不止迅速作煮灸，善烧平匀没有弯曲处，细小水泡坏绕龙病邪。煮曾前灸后部痛彻然，后灸前部疼痛欲吐逆，当是煮成艾烧可收尾，劈刺发声艾消有大效。

善后火熄艾凉拇指压，略作散步当晚莫饮水。散步增力饮水扑火威，腑穴食后不用火灸治。功效脉道阻制病逃窜，止除病痛风症蔓延止。食积可消胸痞可摧毁，核与瘤疮死肌诸位愈。镇伏肿症黄水导涸控，护卫脏腑生热神志清，治疗技穷一般用火灸。"

22. 五械熨法

复次明智仙长开讲道："大仙请听！五械熨法可熨不可熨，熨法功效共计讲四种。第一风痰食积与痞症，黄水凝血热痛可熨之。不熨浮肿急性胆症病，急性羊毛疔癫毒水肿，过胖撞痘疥食后宜禁忌。

熨治方法冷熨与温熨，冷熨传乱热致疼痛者，露水淋酒或注肚子罨。疫乱热症除热露水淋，眼部中械剧肿水肚罨。肉食中毒喉闭发烦热，川乌雪水盛满肚子罨。肠痈川乌杷叶和水罨，血黄寒热水再作冷熨，热痛水石熟铁片冷熨，又方松塔奶酪作冷熨。鼻衄露水和以黑泥罨，牙齿血热风肿用泥罨，痛风酷热苦参牛粪罨

温熨食积痞症烤盐熨，创伤血凝烤水石温熨。肝血凝者墙衅炒温熨，肾寒刺痛尿闭干糟熨，产后下腹尾脊肾腰痛，东向鼠穴土浸酒烤熨，紫症攻痛砂症复盆子，大黄叶与杷叶泡煎熨，毒与陈血犯胃口镇除。食积寒痞鸽粪烤熨之，寒症发作砖与瓦器熨。虫动独活根叶烤之熨，肛虫青蒿马粪烤后熨。寒致脱肛油陶烤后熨，风类刺痛油毡水石熨。肾腰寒症猞猁狼毛熏，胃与二肠寒者熨手心。节缝黄水酒炒砂砾熨，或用干糟墙藓烤热熨，寒致尿闭麻渣鸽粪熨。虚热风痛带虫河卵石，陈骨酒泡烤之作温熨，四肢黄水酒泡羊粪熨，立止病痛械治熨法良。"

23. 五械浸浴法

复次明智仙长开讲道："大仙请听！五械浸浴可浴不可浴，浴法功效共计

讲四种。可浴四肢僵跬与瘸跛，核与炭疽陈疮与新疮，险症驼背肌骨黄水浮，凡属风症无遗皆可除。不浴疫乱热盛与浮肿，扁弱胃呆患者禁忌云。眼与颧骨四掌与睾丸，肚腹心口等处不可浴。

传脉肿僵独活麻黄蒿，甘松童便煎煮浴稠伏，浊热扩散松塔沙参浴，癫毒药用麝香山羊粪，和以童便浸浴法可治。珍宝中毒宝塔之石灰，一肘添土童便煎热浴。

浸浴疗法水浴与缚浴，水浴一般通用热水入，传毒陈热扩散与渗著，痰核旧疮败疽和脉病，僵跬驼背肌干得痊愈。此法未效五种甘露煎，汽浴热水缚浴治如前。陈旧入骨汽欲热水浴，热僵夹风传经刺痛除。青蒿土碱酒曲煎汤浴，旧疮肿与跛瘸得解除。缚治解热驱寒共两类，解热头伤脉数谷类浴。秦艽牛粪和酪热肿除，脉数各种花卉浴可伏。白脉中风肾经传散症，五甘露或獐粪酒煎沐。

驱寒四肢发肿并汇脓，干酒糟与鼠粪酒煮沐，山簇羊粪鼠粪童便浴，赤芍刺参橐吾与狼粪，浓糟煎浴水疗寒肿状。四肢黄水浮肿与鼓胀，野马驴马胃渣可热浴，瘦核鸽粪酒煮做浸浴，镇核人之髓头腿肚肉，独活根与大戟酒煎沐，镇伏石痞刺参藏黑盐，青蒿玉竹鼠粪浓酒糟，干姜荜茇共煎作浸浴，骨骼重症人骨天花粉，心悸昏厥风重诸心浴，疫染足部骨骼疼痛者，一肘深土童便煎浸浴。骨节痛则杂骨酒煮浴，风肿麻渣煮酒作浸浴，浴使热汽黄水出毛孔，镇风消肿瘦者肌肉丰。"

24. 五械涂治法

复次明智仙长开讲道："大仙请听！五械涂治可涂不可涂，涂治疗法功效共四讲。可涂体粗血与精液耗，力小衰老愁悲心神劳，口昏失眠以及劳损症，一切风症可依涂治愈，肤疾疹痘发肿涂膏剂。食积腿僵珍毒胃口闭，水鼓痰症禁忌油涂治。

涂法会门四掌六七椎，涂抹人脂干后面粉拭，心风鬼附核症全清除，一切涂揉应知如此行，籽汹亦然失眠诸风除。若使思敏意清涂炼油，昏厥瘁倒可涂经年酥，黄水搔痒野马驴脂涂。肾亏虚弱精液淋漓者，水獭或者雪鳖涂腰节。虱蚖多者可涂鹿脂油，狗咬伤溃则用狗脂涂。皮癣可涂猪油和硫青，面部痘瘢紫草山羊脂。黄水疮及旧疮檀酥涂，眼翳涂以鹜脂与猪脂，或者牦酥籽油涂足底。风症犯骨骨隙隐隐痛，干妄籽油调和可涂之，失眠白酥麝香涂头身。涂膏磺黄赤芍人犬粪，菖蒲焦角童便除炭疽，硫黄酒曲煤灰陈酥盐，为膏涂烧黄水疮尽消。鼠粪人乳金矿石引脓，无脓肿与刺痛可止除。棘豆灰与马驴奶调和，旧疮脓漏转为核疮愈。芝麻粉入水煎痛风愈，菖蒲大麻仁与三实药，苦参牛粪泥皮解热肿，锅烟姜黄黄柏止泻果，酪汁可治疹痘皮肤病。白芥菖蒲杷叶光明盐，涂面面斑白　疹痘解。轻柳诃子和以童便调，毒症四肢肿者皆可除。檀香秦艽黄连雪水调，血痛肤病热症丹毒解。余甘子与鲜酥绿绒蒿，上药共配遍身作涂擦，汗散疫症热气外失解，锅烟木香戟灰亚大黄，盐曲桶酥肤疮奇痒解，黑色蛇蜕莫使漏烟烧，和以猪脂白癜风可除，黑丑银莲和酪除奇痒，涂治功效长寿五官明。

25. 四部医典结束要义

于是心生仙向明智仙长求问道："善哉明智仙长尊足前，四部结束要义何处宜，维命药王复次请示宣！"导师开讲道："善哉心生大仙细当听，满弓放矢命中一箭地，农夫四季辛劳为衣食，分类虽多只为结硕果，同样四续分支点会要，虽分几种概括为两般：有病无病全数可包涵。

无病要义常行与时行，摄生壮阳四项理应知。饮食药物一般同总章。病家医事基诊疗三项，虽然病有四百零四种，不属寒热二症无他病。辨认诊查一千二百法，不属望切问法无他诊。切法诊察其脉知生死，望诊寒热观尿知病性，起缘病位痛法问则明。调养对治一千零二法，不属药械食行无他法。除去平泻之外无他药，除去凉暖平息不存在，除去峻缓清泻无他法，除去柔粗械治无他法，除去利害食治无他物，除去急缓行止无他途。虽然实施疗法三百六，辨认医理疗法三门中，善哉心生大仙求此情，识病一切望切问可收，假象貌似寒热混者清。九种治法视病做对治，十八实施病之本质伏，总纲六章要义说根本，论说医典医道总又解，秘诀医典专讲治诸病，后续医典实施作总结，一切平息当按五部方，一切清泻当按五业清，械治何为当依五械行，风胆痰类当循总义道，各自疾患治法选适宜，毒与紫症以及陈旧热，相辅相成症象疗法参，食积胸痞火热衰退症，相辅相成症象疗法参，鼓胀浮肿水肿三种病，相辅相成征象疗法参，同样肿痞内核疗法参，核与败疽旧疮三种病，相辅相成症象疗法参，泻症肠痧热致泻利三，痛风风痹足肿症疗参，瘟疫未熟虚热慎掌握，传经混乱热盛慎掌握。热症凉治未效反压温，寒症热治未效反压凉。此句莫停书本重实施，实施莫使消逝记心上。医诀莫停口头重实施，药械莫可轻率慎审视，人命莫作试验需慎重。动手莫早细问患者言，莫可冒险医师手误禁。病在两界须敏如鹰鹞，审度病体需愚如绵羊，使病低头需祛如狐狸，处理失误需勇如猛虎。"

复次心生仙求问道："善哉，明智仙长尊足前，药味既消无需做配伍，一味除病良药或有无，配伍药物何者为上品？同样食行诸法和何为良？维命药王复次请示宣。"明智仙长开讲道："善哉心生大仙细当听，汝之所问如果不回答，拒人门外我行将失误，是故回答之言请留心。

各种痰病诃子堪称著，风症骨汁红糖大蒜宜。胆黄地丁波棱瓜称奇，痰类胡椒蜂蜜称上品。血症黄连闹羊花最佳，紫色痰症寒水石称著。食积藏红盐味称上品，肿痞之症石灰烧煎汁。水肿之病葶苈子称奇，浮肿之症冬青铁落效。鼓胀疾病棘豆牛溲优，大痨疾病酒肉牛奶宜，瘟疫角茴香和香附奇，热乱白檀香与黄连吉，一切热症牛黄为上等，毒症诃子蔓荆称上品。肉食中毒麻雀萝卜优，险症黑香麝香用之良，目疾黄柏膏与三实药，口腔疾病甘味可催涎，心疾上等肉豆蔻为奇，肺部石灰华味堪称著，肝病红花五灵脂为良，脾症草果荜拨称上品，肾脏疾病砂仁为最殊，胃腑疾病石榴为上乘，遗尿姜黄黄柏余甘子，尿闭硇砂海金沙为奇。吐逆炒米泻痢上泻果，肺咳茵陈真珠杆为良，肺穿紫草茸与豌豆花，渴症砖块烧煎汁最良，肋间刺痛木香最优胜，痔疮酪汁虫症蔓荆子，痧症莨菪内核臭当归，痛风苦参风痹驴血佳，黄水水银癞症降香良，疯癫陈酥瘁到啐水奇，失眠牛乳喉症鱼汤灵，火灼之伤禹粮土称佳，骨折赭石止腐用银灰，止血独活虫良疮熊胆。配药热盛冰片君臣效，瘟疫苦枑五味方最佳。热良冰片七味用之良，一切虚热二十五味方。一切热症主宰八味方，寒热混症石庆华息方。二合热分青木香四味，恶血分解三实汤称奇。一切毒症多味大剂方，胃口闭者石榴四味吉，火热增则火山药末著，一切寒症否榴八味奇。肿痞诸症变换灰药吉，紫症病用对治七味方。心风病症乌头药酥奇，尿闭盐味大方最相当，目疾明目九味用之良，疫虫叮用大鹏五味方。血疾械治放血法称著，胆黄诸症浴法清泻法。痰类疾病催吐火灸宜，风类痰病涂揉缓下良。核症浸浴火灸两法奇，饮食上品青稞糌粑香。饮料上品芽药最相宜，止汗散步行止疗法奇。如此诸般病体上乘药，性能功效超群堪称奇。"复次心生仙求问道："善哉，明智仙长尊足前，如此良时善行虽清净，五百浊世恶病蔓延时，那时护持自他有无法，无则治他我自无依恃，有则众生怙主请训诫。"导师答道："善哉，心生大仙细当听，诚哉尔诚我讲请留神。一时五百末尾降临时，诸类魔障骤然降奇灾，女魔空行恶病降瘟疫，恶毒外道物之变幻威，那时护持自他慎审度。

第一法其诸类魔障病，冰片再加六君药等类，麝香阿魏黑香菖蒲等。一切芳香药味可用之，石黄雄黄硫黄囊距雀，土石草药一切芳香味，狐臭肉类奇蹄动物肉，禽兽山羊绵羊生物类，翎粪尿与指甲和苦胆，蛙蛇鱼与蝌蚪等类肉，谷类毒类血类皆镇除，研为细末揉制为丸剂，焚烟熏与或者煎汁涂，上方魔与下方魔皆伏。尤其祛瘟总纲和分解，总治祛法咒符与药物，第一先对自身做护符：'唵嗜蝶哇咧卡铺尔，呵蝶铺尔，威铺尔索，威呼索，木尔雅索，勾麻尔牙索，拉几索，班塔班塔索，咂巴聂巴聂索，嗜蝶嗜蝶索，得嘎咂那索，玛玛都如索，布咂约郭尼索！'口诵一百零八常本尊，若驻方位应诵三百遍。调养病人三时不断诵。'唵牧通撒尔哇牧通，得咂牧通台铺尔索，尼铺尔索，治岗索，乃索，仍木索，达索，延木索莎哈！'三时百诵门涎无名指，足底垢秽取而涂鼻孔。物祛乌头法药与麝香，葛蒲黑香硫黄囊距翠，大蒜人中黄等尿为丸。每晨三份如上须知法，乌头麝香硫黄与菖蒲，黑白芸香再加大蒜味。切未包袋柔颈熏鼻孔，此法瘟疫动数火炽扬，身坚犹如金刚毒难伤。空腹心祛之时防病气，吃饱饮足生勇之时看。逢时甘露二味束九窍，防不严密瘟疫染放肆，犹如赤手空拳去交战。特别防护热疫（心修本尊，向佛陀如来阿罗汉正觉金刚上师光王顶礼膜拜。请防护我等避瘟疫，救护我等，诛灭瘟疫，使疫雾消散！'搭雅塔，唵则则玛哈则，撒尔哇哈呐哈呐则呐莎哈，汤森吾汤森吾索，朗朗隆隆索、埋埋索，兰兰木索，察哇埋也哇索！'咒念一百零八遍，吹之入鼻，冰片、六君药、痰香、犀角、沉香、绿绒蒿、麝香、草河车、白糖、童便为丸，每晨内服。冰片、肉豆蔻、檀香可熏鼻）与痘疹（檀香、麝香、阿魏、菖蒲、硫黄、童便内服：檀香、麝香、红花、硫黄、黑香、大蒜、童便调涂身体；麝香、阿魏、黑香、石花、黄柏、大蒜等味焚烟熏。'咳帕嘎宛曼珠沾麻喇撒尔哇塔塔嘎塔嘎搭雅撒尔哇戴搭那格氏，撒尔哇撒塔南莎哈。唵搭雅塔，先梅先梅先先尼雅莎哈！'诵咒于豌豆，系上颈上，每晨诵之！）防护喉疽（内修大鹏：'唵朗朗则则知搭知搭，夏夏，歇歇，通通，卫都卫都'，炭疽弟兄七症，核疮弟兄三症，'则索哈则索哈，达霍达霍夏制夏制'，浓雾一魔莎哈！每晨诵、猪鼻、野蒜、菖蒲、黑香、麝香、硫黄等味系于木橛，内服五鹏丸）肠痧（自缢者头颅、甘露丸童便泡令服。冰片、乌头、麝香、肉豆蔻、大蒜、甘松、白芥子、菖蒲等系于颈上，'布克姆勾如桑哈，请保护我！'每晨诵百遍）和伤风（口诵'唵阿罗嘎尔波都咔帕'，吹之入鼻）。自我守护誓语未效应，染疫当因仙家令不真，行如经典欺则我自知。物配防护毒类有三宗；焚地触摸鼻窍芳水门，防护蒸汽日光二者宜，投之食物防内此法中，雨季蔓菁其顶成熟者，金色诃子芥子三等分，独头蒜浸水丸一昼夜，掌握份量无暇消吐逆。投之食物防内此法中，雨季蔓荆收膏作备用，或作润滑（人与鹿）粘著（白芥子三十颗）和监视（麝香量如羊粪），脏腑护门（六君药与三热药各一份）秘诀三药（蛙尾部、金色诃子、五灵脂各量如指头）配，四或五丸初一早晨起，直至脉开九日每增一，早晨食禁柔软温营物，既毕三日早晨束脉口，此法一年之内莫减弱。殊胜君药诸症可对治（殊胜、无畏两种诃子得一即可），用以监视润滑与粘著（麝香、独头蒜、蔓菁、寒水石、三甘露之酥油汁、白芥子），脏腑肌骨脉门作防护（六君药、石榴、蒲公英、止泻果、荜茇、螃蟹、毛诃子、姜黄、杜仲、地锦、甘草、余甘子、紫堇）。风胆痰血黄水与虫症（药用苦参、地丁、青木香、芫荽、闹羊花、硼砂、大麻仁、降香、可瓜子与蔓荆子等），镇伏五行紊乱作时治，防护镇除珍毒作对治（金、松石、红铜、铁、珍珠、珊瑚、银等七种各如豌豆大；硼砂、硫黄、犀角、五灵脂各一份）。防护镇除石毒作对治（赭石、炉甘石、银珠、寒水石四味各为份的三分之一，硫黄、硇砂、硼砂三味各一份，麝番、甘露丸、覆盆子、川乌三味各一份），防护镇除草药中毒剂（广枣三味、狼毒、赤芍、莨菪、赤包子、黄牛肾、蒺藜等各量如羊粪大；一枝蒿、菊花、火绒草、蒲公英根、百合、申姜等各一份），防护镇除肉食中毒剂（十岁女子之肝、死于刀下男子腿肚肉，尚未睁眼之狗崽和哺乳褐色山羊羔之肉，猪肺、鹞鹰之肝、花色鸡孔雀肉等皆需未腐者各如羊粪大小；人、马、犬止尸粪、麻雀、箩卜、山鸡肉，人、山羊、鱼、猪、熊、花色鸡等苦胆各一份），毒症总状从属兵士药（紫白钩藤、川乌、密花翠雀、荆棘稞、万能草、三七、冬花、地衣、龙胆草、甘松、石苇、怪柳、小茴香、翻白草、刺玫、黄柏皮、复盆子等各一份），热症总治药类（冰片、檀香、牛黄三味各一份，热盛则汇集诸凉药，中等发热则用石、露、草等三类作防护，其它各味）研细料，绸绢滤汁蔓荆膏为丸，泡豌豆大荫凉使干纯，初一算起童便送三晨，此法每月之间得安逸，调治自解堪称药中王。雨季蔓荆三实与五根，主宰六味药酥如法配，其中上述药粉加浓味（无论病甚或中等，总之六种珍宝药、六君药、三尸药，三种草乌、钩藤、荆芥稞、姜黄、乌头等），和以甘味秋季末月服，冬季人中黄与童便中，黄铜器内配以三甘露，净布滤汁蒿间置七日，荫凉干粉七份酒送服，毒症无遗直至死期效，诸症防护食行相反物，疾病方剂相反可换之，烟气蒸汽疫味从鼻入，是故当务之急护脉门，冰片童便寒水石涂掌，鼻吸七个早晨之后面，肉豆蔻与红花使君子，龙胆草与紫檀焚烟熏，阻梗头重身沉寒颤栗，出毒疫等防护堪称著。防护汗孔檀香酥油汁，桶酥肥酥甘草人脂等，煎汁起水未消之以前，和以红花麝香肉豆蔻，甘松龙胆草等浴后涂，又方麝香猪脂与蛇肉，螃蟹硫黄犀酥山羊血，又方冰片檀香三凉药，麝香甘露猪脂山羊血，汗孔阻塞身麻觉沉重，触及日光蒸汽亦无忧。"

复刺心生仙求问道："善哉，明智仙长尊足前，此续未备诊疗有或无？"对其求问之语作回答："如来诸尊化身为众生，梵域天竺境内讲配伍，内地境域火灸与清泻。多波境内主讲放血篇，西藏境内主讲脉尿诊，天神之属诊疗十万规，仙长之属根本讲八部。外道之属黑色自在续，内道之属三类怙主部。诊疗本续一切简言之，不属此续诊疗无他类，圣地慈悲虽然无偏侧，有情信念见解观各自。犹如天空月亮只一轮，各只水碗之内各得月，虽此一讲理解各殊异。"

26. 诸续概说

复次心生仙求问道："善哉明智仙长尊足前，最初病势未完症状现，虽作治疗中途未回转，中期病盛对治未立止，末期虽具十二分支法，病魔未除性命将尽残。只为与其相反可回返，医学药物对其何所为，维命药王复次请解惑。"

明智仙长开讲道："心生大仙对其莫惶惑，或说疾病四百零四种，一百零一假象骤发病，不治任其自然亦可愈。然而施治迅即得安逸，犹如用手扶起跌倒者。初期虽然症状很明显，不治中途亦可自回转。犹如天空云布降雨霖，忽而天晴又转旱象般。一百零一病症为魔类，对其莫治药械无效应。治魔无药依然可庆生，得到一臂之助囚犯般。另有一百零一死生病，不治死亡治则得生机。况复最初中间及末期，发热症状中途不回转，对治善施不得效应故，势微新期没有不转症。中期病势对治难奏效，犹如洪水面前筑堤坝；随时冲毁随时再添雍，水力既尽堤坝可显威，同样病盛对治两交战，貌似不止连续显效应。寒盛沉重对治难镇伏，犹如武装商旅阵容般；对其对治温热需加大。另有一百零一前业病，虽治不愈乃是死候症，对其归纳丧生共九病：热症翻越山口或未翻，犹如镜鉴投入炉膛般；不熔生水熔则彼不还。寒症深处黏附或不黏，犹如青苗和那老树干；前者易熟后者不易烂。风症包络断者与不断，犹如网罗之内鸟难飞；未逃可捕逃则无捕策。体耗病症之上连性命，除却疾病性命亦丧失，犹如基础不牢之墙壁。全面危害魔障勾人魂，貌似可治实则死无疑，犹如小肠穿孔之病人。生机福禄寿等竭尽者，病解脉失本源阻塞故，犹如雨季之末洒雨霖。处于政对寒热混合症，此治彼生对后皆不受，犹如决庄之后去商讨。方剂雷同因缘对治反，所治伤害亲善助者身，犹如中毒又使饮乌头。大仙心中不可生惶惑，治与不治等同理不当。并非诸般生死都有药，谓之诸般无药亦不然。火头浇水怎会不熄灭，然而浇之少则难扑灭。进食糌粑怎会不解饥，饮水之后怎会不解渴。喉症炭疽无治谁得宁，尿闭药械无效怎通息。若无对治中毒谁可医，上等效力据典使病愈，是故对浴治疗莫生疑。"

复次心生仙求问道："善哉，明智仙民尊足前，无病安居病则需治疗，所需方法联系有或无，无关之物用之成何事，岂不变为酥油挤沙粒，对此唯命药王请训喻。"

导师讲道："善哉，心生大仙细当听，方法其源如何无联系，众生身体四源所形成，所治疾病亦因四源增，对治药物仍有四源质，疾病对治浑然为一体。病人疾病依与所依连，受治所治当与福份连，犹如珍宝之于龙王般。不知所知医学方法连，方法所致五行平衡连。五行平衡连接身安泰，术及术源由此所生连，只缘所为欲效决定焉。"

于是心生仙等众仙异口同声地赞颂明智仙长曰："善哉导师维命药王明，导师心中无明全扫净。无解根除明智已通融，恻悲光芒众生幽暗清。汇集一切本纲医典出，对于同仁法身伏首拜。导帅尊身已无衰老迹，空澈明净如同琉璃身。身发光芒解除众生病，词义不昏论说医典生，对于福相行满伏首拜。导师功德无穷亦无增，善知一切佛陀称药圣。功德之光众生贫苦解，秘诀医典当从功德生，对于珍宝本源伏首拜。导师之言无碍梵天语，举一通悟从属欲望满。语汇之光众生语障解，四部问答导师语中生，对于清净莲身伏首拜。"

于是明智仙长为赞颂本续开言道："噫唏善哉，心生大仙长，根本纲目医典如种子，没有诊疗不从其中生。身之论续空中日月般，语义无遗无碍讲通明。秘诀功能医典如珍宝，所需不备不齐无一样。后续事业医典金刚石，用于诸病一扫无障碍。明智仙长深藏如虚空，所问必答知识无止境。语化心生大仙如猛狮，求问之语无怯亦无惧。汇聚一切本续如鹏飞，病之深渊危俱一概无。心旷神怡犹如杜鹃啼，众生听闻之后生喜悦。世之稀有犹如优昙花，见闻行止各自有福份，如同阳光压伏群星辉。医典之王威镇众医道，此情犹如无咒护身线。回转死神魔部之奇轮，镇伏病之敌阵如勇士。五行增损平调之总领，斩断非时死索如利剑。止除疾病痛楚如铁锤，拔救痛苦泥潭如铁钩。救死如同无畏大施主，起死犹如甘露之宝瓶，诸位仙长对此牢记心。"

复次心生仙求问道："善哉明智仙长尊足前，四部之王秘诀医典部，如何用于未劫之时刻，隐秘不宣恶器藏何方，用于隐秘患失功德何，维命请您对我讲分明。"

明智仙长开讲道："善哉心生大仙请听言，所用藏器如何分优劣，诸多恶器不贮要诀精。譬如白狮所产之洁乳，并非珍器注之一般内，藏器破裂乳精一抛洒，是故隐秘恶器如此情，教师隐密自大出自见，诡法剽窃旁敲侧面问，无恩无义作为末自失。狡诈诡计赚取众生财，傲慢之极并无恻隐心，此生当于主宰手中失。金石马铠供奉所不淫，谨防甜言蜜语手中失。如此无缘藏器不具备，犹如珍宝吞入鳄鱼喉。时劫虽乱守口需严密，用之命黄毒剂等物类，外道法与明智相不换。伪授女巫点金工巧类，假设词语诸法相不换，如此诸般恶器不守密，失却诸毒无可成良医，对于诸毒相混无益处，腐于内部不可达秘诀，自毁誓言来世堕恶趣，是放守之极密诸列仙。面向本续善器有子弟，心怀誓言顶礼本师长。不惜财产生命敢放舍，大智大慧语义分事非。菩提心重常怀利他心，挺胸向法并无诡诈意。对于具备医师六因者，列仙四部医典可传之。此等心悦供物未续者，不予施舍亦不坚持之。如此藏器一代传一代，川流不息为利众生事。若具善器有谁持此续，此生富豪兴旺并发达。众生齐载威名扬四方，来世成就步入菩提道。解除众生所染病痛楚，非时死亡之缘得解脱。我之严训当得广传扬，当如所祝之愿得成就。"

言毕，明智仙长隐没于医圣琉璃光王的身内去了。

甘露精要八支秘诀续本尊医圣琉璃光王加持所化明智仙长与心生仙问答诊疗君首诸卷圆满结束。

第八章　宇宙人文论

第一节　皮尼山上游　漫游皮尼山

布不细　吐珠液
阿举史娄孙
布幕笃仁
布幕鲁则
他为二兄弟
白天龙根现
鸿行境多多
兄弟龙仙长

长着的人了
后以一天
大布幕笃仁
雨天南天北
雁白飞端样
天东天西到
海鹰样往旋
我来经有啊

此皮尼山上
到没过还呢
天来今日
春情和和
居不舒的呀

你我皮尼山上
地观遍去嘛
他们兄弟呀
马厩长以里
马雄壮者
背鞍又辔套

从者一些带
鹿幼地不知
随奔而行去
皮尼山上
地它到了呢
宫廷一院修
君在民君住
山背箐来罩
师家沉住啰
衫生和柏贾
脚尾交错人

知悬叶雁鸣
乾啊远响应
七天空
那时影美创
鱿啊鸟黑飞
酒奉正直啊
我们俩兄弟
慕啊笑颜寻
喜乐多亦然
它乃讲不必
布慕笃人者

他又叙述了
此皮尼山上

既已到了呢
七层亮堂堂
七地明朗朗
这样看来是
山妖雾围绕
转向左边观
蒙格绿郁箐
整整照的啊
对面对面高

箐绿里葱葱
树啊齐整整
又啊长着的
共源所有
你它讲来嘛
后面弟又说
舟子人远居
楫橹双白漂
此也照着的
水流所也生
你它讲来嘛

底壳戛那呢
山延峰排排
他两距之下
匠人蝴蝶舞
火花流星亮
银光下
金色燕儿成
银坑青幽幽
金坑红彤彤
银金始出现
这里面有的

银苗全部升
金苗全部生
这些还不止
底壳戛那火
红是岩红伸
火焰日脚伸

火炯雾青漫
火花星明出
这里照着的
火苗何处生
你它讲来嘛
后面兄弟呀

第二节　气一股风一门　一股气一路风

布慕鲁则者
他就开讲了
我大位高者前
小知博不驳
说的会有呢
行啊住了呢
苦戛之狂风

人来一门讲
我来听见的
树妖鸟都栖
山妖雾都罩
河妖鱼都繁
此说头从啊
却说天遮气熏熏

始产浊沉沉
它二又相触
气熏熏
浊沉沉之中
气一股
风一门兴了
又相触了呢
青排排
红排排生了
又啊升降作
天啊青

地啊赤产了
天产来
地产来以后
哎与哺并兴
且与舍并生
这个以后呢
天地二层间
日晴月经
七层亮堂堂
地也四门产
天南与天北

天东与天西
此产生以后
人古金甲披
银杖金杖住
宇宙山上站
静悄悄地
佛言三句作
宇宙天北方
金坑一次查

水大四处记
中央漫了去

水源此生啊
古人一次转
宇宙天东方
树妖齐整整
一枝折用来
树大四面撒
树长天上去
中央箐九处
这一些以产
树根此也生
宇宙天南方

金坑一些挖
龙白一次现
火烟雾青漫
火焰岩红延
中央漫了去
火根此也生
人古一回转
宇宙天西方
银树一节变
金花一朵折
青气红气献

地上凡间
地四面里撒
现在今天
人们都六祖
威荣所好
福禄所美的

知了就是呀
金坑这里有
人古一次转
宇宙天北站
土黑一把取

地四方而扔
中央山九排
这一些也产
山根这里生
它是是不知

这门我来写
这里搁在了
此青排排
红排排
讲来我听长兄啊

第三节　青排排红排排　一派青幽幽、一派红彤彤

布慕笃仁者
是呢此是了
它不止的了
此青排排
红排排
如此是的呢
却说气熏熏

浊沉沉之前
天没产
地没产之时
大空空

大虚虚而然
当时于其中
先则一门变

气熏熏
浊沉沉产了
它二者又相触
气翻来是青
浊执来是赤
青与赤一对
又在变了啊
天开开
地辟辟
青漂漂
赤门门也者然

又在变化呢
天生地生同
天线地线织
青气赤气同
二气生了后
天白上末生
青气自己生
地黑尚未产
赤气自己出
这个以后呢
宝出根威高

珠花遍地艳
天之下美大
色内女群降
地上人多行
动会命有生

千累累根牢
兆丝忽本好
说的这是啊
其由我来写

这里搁下了
它不止尚有
青排排
红排排之中
此天啊青
地啊赤
说来是有呢
生啊兴处
说来嘛兄弟啊

第四节 天啊青地啊赤 天是青的地是赤的

布慕鲁则者
讲他出来了

产啊天白始
天者讲来是
始产气与浊
蓝天美林地
七层映着日
其中青光绕
中央绛排排
它是说不必
青天高
赤门门
后金雪产了

金行水
雪之中
一形又使变
气浊形湖漫
它二影之中
阳未升
阳未降之时
气熏熏
浊沉沉
风和和的有
又啊变了呢

银源集
金本好生了
此时在其中
仙风吹徐徐
气浊闹蓬勃
青气赤气生
浑气清气转
青气移远远
清气天空运
天白其中产
赤气乃和和

浑气七地游
地黑其中兴
天产地兴有
天东天南间
天一块不满
天西天北间
地一盖不合
此乃天里福生根
粗形分临同

六祖本缘好
说的他是嘛

此文我来写
这里搁在下
清的照着云
它不止的啊
地生土兴后
宇宙其中产
说来有哪是
你它讲来嘛
后之兄长啊

第五节　宇宙随着产　宇宙间的事物陆续产生了

布慕笃仁者
往事叙的啊
始产天始产
始产地始产
天产天高张
地产地开阔
它二又相触

哎与哺并产
哎则乾者长
七十层上居
哺则坤者长
七十层上居
七天七十层
层层哎来主

七地七十层

层层哺来司
这个远后呢
哎子白髻生
哺子金勒戴
天白的
地黄的相触
白淄淄
黄生生产了
秋是雾和雾
春是朔和风

冬季雪和冰
雾沉沉
濛霖霖
雨滂沱
白降落
黄漂摇者然
此即天地气浊漫
地土福生根
说来是有呢
地运梯岂尼
土运诺武肥

地威与土荣
地师与土臣
其上生了呢
又呀升降了
地议庭
土知备
天地开
地土辟之后
福禄也显耀
这样做了的

宇宙福生根

产须如是呀

其由我来写

这里搁在了

它不止的还

古日往月来

宇宙亮堂堂

讲来有的啊

讲来嘛兄弟啊

第六节　日生与月根　太阳和月亮的根源

布慕鲁则者

却说宇宙产生后

银坑鹰青鸣

金坑兽猛啸

雾罩棉花样

濛雨降霏霏

宇宙风狂临

银产光无彩

金出明不亮

当时啊其中

荣大天华悬

地产了昏昏

鸟翅生合花

兽爪又难张

此啊从后呢

鸟变日产体

兽变月生根

威荣根也培

雁样地台站
宇宙悬寻好
往集车样转
月晴又夜降
七层亮堂堂
天地耳目设

天白体大聚
地黑辽且阔
它两者之间
银戈金戟收
云尾青车和
转旋着有的
日月万国灿
云星实勺根
五河中央漫
宇宙南北

一天一次转
一月一样明
说的此是嘛
其由我来写
这里搁千下
它不止的啊
此宇宙四方
是谁来始产
是谁来完成
讲来嘛兄长啊

第七节　宇宙　宇宙上哎哺产生

博慕笃仁者

话说气与浊皆聚
天地二者合
天延地衍
七层光芒芒
宇宙明亮亮
又在变了呢
哎哺其上生
适白万次转
天晴月脚伸
金枝鸟翅振

且舍花瓣青
青红又萌现
哎者耳十有
耳实则飘飘
哺者目百生
目百则亮亮
天与地合交
哺者一次萌
哎威哺荣
根也地则降
他生古天象

本好漫来啊
且者一次生
舍也一次衍
青延蓬勃兴
生本德域挨
真的想是嘛
哎父与哺母
且子与舍女
宇宙四门转
一人一地司

其由我来写

这里搁下了
它不止的呢
宇宙生了后
天南天北间
人古历者是
四万又六千
所及独是呀
天东天西间
四万又八千
所及独是呀
此乃讲不须

生啊哎气先
五行福临和
中央漫来后

你它讲来嘛
后面兄弟啊

第八节　五行福生根　五行为福禄之源

布慕鲁则者
它又开言答
却说气浊哎皆聚
青红哺湖漫
日晴月过
五行尚产未
地将威不高

土降荣不大

动会根没有
命有本没有
当时啊其中
白天出行萌
哎哺根本好
气浊一次变

金木水火土
五行门门产
中央漫来啊
一项一地兴
一项一根本
说的它是嘛
五行木着呢
东方他来主
东令他来司
五行金者呢
西方他来主

西令它来司
五行火者呢
天南它来主
南令它来司
五行水者呢
天北他来主
北令它来司
五行土者呢
宇宙它来产
中央它来主
这个远后呢

天空水车转
大河水尾封

动会命有
垓多则兆渺
根本中繁衍
夏似花朗朗
象啊有的呢

五行运势呀
其由我来写
这里搁下了
它不止的尚
宇宙四方
变来有的呢
讲来嘛兄长啊

第九节　宇宙八角变　宇宙八方的变化

布慕笃仁者
讲他说出了
气产浊沉
天白驰遊
宇宙产了后
日晴月过
七层亮堂堂
地生土兴
哎哺后始萌
当时啊其中
宇宙四门变
宇宙八角足
将来有啊是
是谁来始产
是谁有父母

是谁来子女
宇宙南北
四门做了成
宇宙天北方
它是谁来主？
宇宙天南方
它是谁来主
宇宙天东方
它是谁来主
宇宙天西方
它是谁来主？

帛名卷长似
首往而末来
你它讲来嘛
后面兄弟啊
布慕鲁则者
他又开讲了
荣产往林地
艳卉放天空
宇宙变了啊
人们一人讲
我来听到的

气根形湖漫
天产辽体苍
哎哺始为根
当时啊其中
宇宙陆续变
宇宙八方足
哎哺父与母
始主场口啊
且舍与哼哈

天生福生根
闻者此是啊

宇宙松松产
中央陆续生
这个远后呢
宇宙天南方
它哎父来主
宇宙天北方
它哺母来主
宇宙天西方
它舍女来主

东与北二间
宇宙天角变
他鲁子来主
西与南二间
宇宙天角变
它朵女来主
东与南二间
宇宙天角变
它哼子来主
西与北二间
宇宙天角变

它哈女来主
宇宙四方变
宇宙八方足
变是是不知
其由我来写
这里搁下了
这个远后呢

此宇宙山上
变变还不知
变来还是呢
五行来司令
子女来依靠
你它讲来嘛
后面兄长啊

第十节　宇宙八名定　宇宙八方（八卦）的命名

布慕笃仁者
他又开讲了
天产辽体苍
天白形大完
宇宙产了后
一人一地令

一姓一根本
五行司司产
宇宙松松变
哎变水生了
天北海源深
哺变火生了
天南火位高
且变木生了
天东林森木
舍变金生了
西方金位高

银金中央漫
鲁变山生了
怪变原生了

哈变金生了
哼变木生了
此宇宙八角
五角来中寻
这个远后呢
地上凡间
动会命有生
地开土辟兴

产此如是呀
他呢讲不必
此宇宙子女
是谁大又小
象人是的呢
且子次
舍女此是啊
鲁子大
朵女大是啊
哼子少
哈女少是啊

产此如是啊
它呢讲不必
此宇宙子女
是谁大又小
象人是的呢
且子次
舍女次是啊
鲁子大
朵女大是啊
哼子少
哈女少是啊

宇宙八角

父母我来辩

子女我来别

其由我来写

这里搁下呀

它不止的啊

天白十二层

产啊是谁始

在啊他何方

你它讲来嘛

后面兄弟啊

第十一节　天白十二层　天地间的十二地支

布慕鲁则者

他又开讲了

天白十二层

我来听到的

气浊九兆万

尼能哺湖漫

一项项产了

又在变了呢

子丑寅卯

辰巳午未

申酉戌亥

十二门影

此天白十角

天地大事当

动会命有生

现在今天

一人一宇宙
一门一根木
说的这是嘛
地区住域来
卯午酉子
宇宙四方
主搁的是了
戌辰与丑未
天地立是呀
五行其上遍

甲寅与己亥
天地福生了
五行其上绕
它是说不必
此十二图影
一门生来啊
子变水生了
丑变火土生
寅变木生了
卯变木生了
辰变土生了
巳变火生了
午变火生了
未变土生了
申变金生了
酉变金生了
戌变土生了
亥变水生了
五行天体到
五行自己变
闻着它是呀
其由我来写

这里搁下了
它不止的啊
疾风后光辉
人来一门讲
我来听着的
这天生福生本
象人是的啊
天一而地二
天三而地四
天五而地六

天七而地八
天九而地十
此生根二门
长如云行
日脚生了象
行见不行见
走的就是啊
你它讲来嘛
后面兄长啊

第十二节 生根二门述 总论两门的根生

布慕笃仁者
笑了样脸遮
讲它说出了
却说气熏熏
浊沉沉之中
天排排生了

又在变了呢
气浊亮堂堂

天地明朗朗
天地根聚本
五生十成了
十生五成有
似此推的呢
根者天白悬
本着地黑遍
云星与日月
动会与生气

水底龙来漫
十箐兽猖狂
人住地四门
万类何多多
水呢也不越
它来盖
它来束起啊
现在今天
你来问了呢
水流本流样
断不可是嘛

二又三向
讲啊你听给
此五生十成
天地黑气浊
叙了就是呀
此十生五成
天地首位司
生了就是呀
五生我也爱
十成我也慕
它二是的呢

天地二层间
天气与地气
五行门门转
左变与右变
福禄花朗朗
往来就是呀
此五生十成
身者天白仿
图形左运行
体着地黑仿
令司地四角

此十生五成
身者地黑仿
图影地四角
体者天白仿
天地二层间
气浊独是呀
哎哺二门啊
五行福禄集
万类根本产
这个远后呢
气浊天空驰

天白福禄萌
浊浑七地游
地黑万类生
天气门门变
听者此是嘛
这五生十成
一三五七九
天气漫是呀
生产五成有

地气流动生
二四六八十

地气漫是呀
地产于五成
生根来它是
它不止的呀
十生五成有
天一天九和
二门则为十
天南天北主
天三与地七
二门和为十
东西二门主

天四地六和
二门则为十
东北西南间
主起者是了
天二地八和
二门则为十
西北东南间
主起的是呀
天五宇宙成
说着此是呀
行啊住了呢

此五生十成
堆啊多的有
我它知不尽
你它和
你它见若是
你它讲来嘛

后面兄弟啊

第十三节　五生十成

布慕鲁则者
他又开讲了
气浊酒兆根
哎哺蓬勃现
知与认并生
且与舍并漫
天地并产尽
五生十成
象的是了呢
它讲从头呢
天气潮蓬蓬
地气潮熏熏
当时在其中
天地图形萌
金木水火土
各有一宇宙
主起的是呀
天一是水生
水往四处
地六是水托
水尾门门漫
地二是火生

火源亮堂堂
天七是火司
火花明星出
天三乃木生
箐绿九岭兴

地八乃树长
枝长很整齐
地四是金生
银金土内生
天九是银司
银金中央漫
五行是山产
地银天上生
地十是山生
中央山九排
五生十成有
五行司司产
首人根本现
动会命有生
它不止的啊
天一地六水
地二天七火

天三地八木
地四天九金
天五地十土
一样一门主
此五生十成
天地图影萌
五十五之中
天为二十五
天白图是啊
地之三十影
地黑根是呀

它产生了以后
水行气本固
门门图形变

河流完不尽
漫了就是呀
它不止的啊
此十生五成
天地司是啊
人类根是嘛
图形何为面
你它讲来嘛
后面兄长啊

第十四节　十生与五成

布慕笃仁者
产乃尼能先
成的五成美
如此推的呢
它讲来从头
却说气与浊皆至

天地形湖漫
水尼中央行
当时啊其中
天白地黑间
宇宙九角产
单独中也归
说来真有呢
天气地气生
举行着的啊
天地转
日月产

云星观

人类生不能
这十生五成
又啊一次变
一人一宇宙
天地令司同
天地里气浊
萌的就是啊
天一天九水
宇宙南北
二门去啊

一十随着生
它青老做起
天三天七水
宇宙东西
二门啊又管
一十其中生
它青少做起
地二地八漫
宇宙鲁朵
二门啊又管
地十者啊漫

它红老做起
地四地六漫
宇宙哼哈
二门去啊
一十其中漫
福禄流流生
这个远后呢
天九头做起
天一尾做起
天五中也归

五行身体

宇宙八角
何为天五面
天一五见六
地二五见七
天三五见八
地四五见九
地兴乃二十
见是讲不必
十生五兴门
天产二十五
地成乃二十

青红四十五
气浊二面行
青老红老辨
青少红少别
这个远后呢
天地亮堂堂
福禄明朗朗
如此住了的
产此应是啊
其由我来写
这里搁下呀

此尾后水
地此所照
天地图形叙
天地气经述
明的照着呢
它不止的啊
此青气红气

冬春夏秋更
四季天来宣
听来是有呢
讲来嘛兄弟啊

第十五节　天地气浊路　清浊二气运行的轨道

布慕鲁则者
他又开讲了
此天气地气
象人所推的
却说天未产
地未产
哎哺未生
且舍不现时
气熏熏
浊沉沉始生
他二又想触
佈铺青气红气
浊气沉气经
这个远后呢
宇宙四角产
冬春夏秋四门生
宇宙八角变
年月八门产

说的这是呀
现在今天
千动和叶气
兆气的本好
春生而夏长
秋收而冬藏

象这样了呢
其气生浊气
顺行就是呀
一年十二月
八节天行放
春始乃春令
夏始乃夏令
秋始乃秋令
冬始乃冬令
其八门之上
天气与地气
交行着的啊
青线为四根
红线为四根
中为气浊路
九根皆并行

青转红者合
红转青者交
白气上也升
黑气下也游
气清尚蓬勃
它二距之下

云星日月生
人类图影萌
福禄中央往
如此往来呢
青线红线交
顺利就是呀
其由我来写
这里搁下呀
又在升降作

蔚兰高处看

宇宙一门变

产出尼能和

二十四门成

天与地事任

说来有的呢

是谁者始变

你它讲来嘛

后面兄长啊

第十六节　二十四门　宇宙的二十四方位

布慕笃仁者

阔头鸟青口

一言答来了

这宇宙八角

变二十四门成

真是有的啊

山垭的和风

人来一门讲

我来听着的

却说气浊福产本

天地形湖漫

当时啊其中

古人金甲披

口言三句作

手干三次摆

宇宙移远远

又在变生作

这二十四门

成了的是啊

哎即父它是
始乃一门变
变为午生了

左乃一门变
变为丙生了
右乃一门变
变为丁生了
它产在又出
哺即母它是
始乃一门变
变为子生了
左乃一门变
变为壬生了
右乃一门变

变为癸生了
它产在以后
且子次它是
始乃一门变
变为卯生了
左乃一门变
变为甲生了
右乃一门变
变为乙生了
它产在以后
舍女次它是

始乃一门变
变为酉生了
左乃一门变
变为庚生了
右乃一门变

变为辛生了
它产在以后
鲁子大它呢
左乃一门变
变为丑生了
右乃一门变

变为寅生了
它产了以后
朵女大它呢
左乃一门变
变来未生了
右乃一门变
变为申生了
它产了以后
哼子少它呢
左乃一门变
变为辰生了

右乃一门变
变为巳生了
它产了以后
哈女少它呢
左乃一门变
变为戌生了
右乃一门变
变为亥生了
它产了以后
天地两者门
宇宙亮堂堂

人生本流流
在就是的呀

宇宙一次变
气浊中央漫
天干地支和
一人一地司
如此说不必
这宇宙二十四门
象人是了的
壬子与癸丑
鲁庚寅甲卯

乙辰亨己
丙午又丁末
朵申与庚酉
辛戌与哈亥
它它讲就是
变二十四门
十二天来主
十二地来主
这个远后呢
天干地支和
实勺福生本

天地它来辨
气浊它来别
人类根本产
这门我来写
这里搁下了
它不止的啊
天地与实勺
天干人国治
子生与本女
五行皆转长
你它讲来嘛

后面兄弟啊

第十七节　天地实勺萌　实勺的产生

布慕鲁则者
雁脚长之子
前去又啊站
一首叙来了
天产地出
天白象悬
日晴月往
云星亮堂堂
这是说不必
天地创起来
天呢天是了
天产青沥沥
天生是长远

地呢地是了
地兴浑浊浊
地生是相连
又啊变了呢
哎与哺生了
天子哎是了
哎子是子了
子生青沥沥
子长是长远
地呢哺是了
女成浑浊浊

女长是相连
哎哺生了后

哎者子九千
雾象一漂漂
哎者女八方
雾象一转旋
河尾汇了后
六祖人多生
子女图影别
福与禄位高
这个远后呢

千动动根固
兆气气本好
堆着多的有
如此住了的
五行者转长
顺行就是啊
又在变了呢
影有呢体有
图有呢失有
如此有了的
此五行转克

顺行就是啊
天地我来辨
子女我来别
其由我来写
这里搁下了

第十八节　人生天为本　人体同与天体

布慕笃仁者
是呢它是了

五行长了后
青生天白管
鸿行兴多司
宇宙四面

日晴月往
天地亮堂堂
哎哺且舍
本好天里漫
天做地设
宇宙一面主
赤陀与恶末
女男才心巧
银团金线
七天日运转
天产地现

荣冠华之脚
此作毕啊有
银角金蹄
三界四极美
日月云星
天地耳目安
此作法临来
君产臣出
生乃天啊由
这个远后呢
天福人来萌

地禄人来受
人临天临和
福临禄临同
五行人体寻

渐渐中央漫
说来有的啊
你它讲来嘛
后面兄弟啊
布慕鲁则者
他又开讲了
生乃天也仿

真是有的啊
却说气浊形湖漫
五行人本
地生土兴后
五行一门变
中央漫来的
人体寻呀阅
五行水者呢
人血是的啊
五行金者呢
人之骨是呀

五行火者呢
人之心是啊
五行木者呢
人之筋是呀
五行土者呢
人之肉是呀
这个远后呢
人体蠕动产
天则天也仿
天上日月呢
人之目是也

天上风者呢

人之气是也
天雷鸣者呢
人讲话是也
天晴明者呢
人喜乐是也
天雾笼者呢
人心怒是也
天云有的呢
人衣衣是也
天上星辰呢

八万四千颗
人头发者呢
八万四千根
天白周着呢
三百六十度
人之骨者呢
三百六十度
人之骨者呢
三百六十节
这样看来呢
天产人之本

人产天也仿
人见则天知
天知则人见
说着此是啊
这个远后呢
武洛撮之子
一人一天边
五行五令司
五金灵魂生
气临心白主

浊临生命易

土者国界定
天北河象水
土见是不行
天南则象火
土者见则过
去的就是啊
眼看则心动
鼻嗅则气移
水里则知寻
火上则识追
血运则气长

气运则浊产
人体上也着
下行天浊运
如此做了呢
不经则不长
天白地黑握
天气地气萌
左边眼目呢
金太阳是也
影降木中交
右边眼目呢

银月亮是也
形长木中更
这样说不必
心气眼者主
所见心它和
吼叫耳者主
所闻变为音

喉笼雾之气
香味喉来辨
胆影口之气
所讲胆来言

眼不见者呢
己浊者所染
耳不聪者呢
己息者所染
口不讲者呢
己气者所阻
心不想者呢
天地长不知
天白一边象
足来啊是了
此尾后水

人类人六祖
未过诸人们
陆续我照耀
心中千钟想
所想人乐慕
眼里万种照
所照我与同
敢敢做须呀
现在今天
人图我来造

人命我来撒
常须记着哩
图此知者呢
未经根是呀
这些还不止

人类天地知

德耿叩者呢

由有否

图有否不知

讲来嘛兄长啊

第十九节　人类天地同

布慕笃仁者

他又开讲了

气浊人生本

人类啊青红

并临着有呢

图来有知矣

却说宇宙八角产

这个远后呢

一人一图影

人身体也萌

哎宇宙父呢

人头它来生

哺宇宙母呢

人体它来萌

且宇宙者呢

人舌它来产

舍宇宙者呢

人命它来生

鲁宇宙者呢

人肩膀是也

朵宇宙者呢

人口是云耳

哼宇宙者呢

人眼目是也

哈宇宙者呢

人耳有是也

它不止的呢

喉下颌以前

变宇宙八角

一人一门生

还有此说呢

哎宇宙它呢

肠大它来生

产乃天白十二层也仿

肠大十二抖

哺宇宙者呢

肠小它来生

生乃天宇宙

二十四门也仿

肠小二十四圈

且宇宙者呢

人心它来主

舍宇宙者呢

人魂它来生

鲁宇宙者呢

人胃它来生

朵宇宙者呢

人肺它来生

哼宇宙者呢

人胆它来生

哈宇宙者呢

人肝它来生

如此说不必

宇宙哎哺
生了远后呢

五行中央漫
天上五行呢
天南天北
天东天西
中云星日月
地上五行呢
人之五行呢
飞肝心脾肾
说的此是嘛
天白地黑间

动会有命有
埃微与兆蠕
江流泉流似
断不可的啊
五行按是也
这不止的呢
天地福禄降
人类产了有
象人是的呢
脑髓者的呢
变水气

胃脾浊是也
七门者的呢
肠白肠黑间
通了就是呀
人长气者呢
命门呢以过
肠黑与胃间

脐底里也生
气之路三条
始之路一条
心白里也达

次之路一条
体之胃上过
七门上也生
末之路一条
肺气上也过
此水上啊生
浊之路一条
末之路一条
自尾根上过
头顶上也越
尾门去也生

次之路一条
胛节前也过
脑髓中也生
首之路一条
此水中也漫
此腹里也过
头顶上也生
气浊路六条
流流转了呢
此水朝上上
头火它也冤

水者火不过
金者木不克
五行散合呢
脐底里也生

动动又摇摇
没经没长根
古世已脸面
见来了是呀
其图我来写
生命我来撒
这里搁下呀

它就是不止
此日回月归
归由我有
图有有不知
你它讲来嘛
后面兄弟啊
人类长身体
气血经路走
此图影者呢
气浊路六条
肺肝心脾肾

人类长身体
他不知的怕
叙于此也搁
此尾后传
此所读者呢
清的学了嘛

第二十节　日回月归叙　论日月运行

布慕鲁则者
内产根涌现
福禄萌了有

人长日里寻
人产月里寻是啊
现在你来问
此日月之子

象的是了呢
天未产之时
日者乃始产
地未产之时
月者乃始产
门门乃移移
日者月与交

万种个个产
生了就是呀
如此看了是
产者天地本
生者日月始
说的此是啊
那天上白月亮
象的是了呢
天地二层间
兆动与垓气
动会又命有

福禄它为本
生产它为根
陆续中央漫
堆的多的有
这是说不必
此月亮之子
它乃天地里
动会根是也

晦时明时有
象的是了呢
它讲首从呀

却说天宇宙者呢
青线红线绕
青线者四根
红线者四根
中为气浊路
九根并行的
东西二门间
日者一运转
月者一运回
二十四门间
一月一次跑

一人一过路
有啊曾是呀
一年十二月
此太阳之子
经轨者六条
去的就是呀
正月九月呢
日者乙地出
落于庚地下
二月八月呢
日月卯地出

落于酉地去
日与月者同
日路月路口
天上宇宙形
二月天气漫

八月里上满
说着此是也
三与七月呢
日者甲地出
没于辛地下
月者卯地出

没于戌地下
四月六月呢
日乃寅地出
没于戌地下
月乃甲地出
没于申地下
五与十一月
日者艮地出
没于乾地下
月者乙地出
没于庚地下

十与十二月
日者辰地出
没于申地下
月者甲地出
没于辛地下
日归月回
说的此是呀
这太阳之子
天气伸是呢
初一日长体
此月亮之女

地气积是也
一五一上满

日晴月经
转越的有呢
天气地气
所照则所明
所越福禄生
说的此是啊
地之银月亮
初二初三间
日与月并行

日月送不远
发丝样独照
发丝样独明
初七初八呢
日者一角转
月者一边照
一半亮堂堂
所照则所游
十五十六呢
日者天上转
月者地上旋

陆续影并行
天气也下降
地气也上升
月银亮堂堂
气浊明朗朗
命有样样生
说的此是呀
十八十九呢
日者一门转
月者一角越
二十二三呢

日者一角转
月者一门越
气浊半周触
月亮一半明
月尽三十日
日与月并越
日气月气积
月者昏沉沉
说的此是呀
地上几间
垓微兆多生
动会命有本
福禄亮堂堂
似此往来者
气越合是也
这门我来写
这里搁下了
明的啊照着
这是说不必
此太阳之子
青的气是也
渐渐千钟生

月亮女它呢
赤者浊是也
门门万种产
天地中流行
去的就是啊
何必狗来吃
何为虎来啃
你它讲来嘛
后面兄长啊

第二十一节　日吃月啃叙　论日蚀月蚀

布慕笃仁者
他又开讲了
却说气熏熏
浊沉沉之中
哎与哺并产
它二又相触
天地好象产
日产天气中
日出呢天遍
星萌日体隐
星现呢日避

太阳星眼红
它二一同产
天图形是也
月生地气中
月过则地明
星萌月体缺
星过则月避
月亮与星辰
它二一同产
这个远后呢
日食虎不是

星眼红者是
天上星八千
星眼红为首
日体它来隐
天白他来主

月食者的呢
天仙狗不是
星豹子就是
地上星九千
星豹子为首
地体它来主

地黑他来主
这个远后呢
天的天白避
日乃动动行
一天一度偏
一年一次旋
日者初一日
星眼红者遇
日体它来吞
日者它见移
日气它见避

日食星来食
说的此是呀
星过去之后
日者朗复朗
天宇宙之中
月者流流过
地呢三十度
一月一次转
十五亮啊遍
星豹子遇呢
地上移远远

月体它来掩
月气它来稳

月亮昏沉沉
月食星来食
说的此是嘛
星过去了后
月者明影明
真的真啊呢
现在今天
月者落降蚀
所蚀初十五

日者落降蚀
所蚀初一日
去啊就是呀
这门我来写
这里搁下呀

这是讲不必
日月者己有
年界月界
其也有是嘛
讲来嘛兄弟啊

第二十二节　年界月界定　定年界月界

布慕鲁则者
此年界月界
人来一门讲
我来听着的
宇宙产
云星出了后
人长知不备
人降位不高

迷糊糊
懵懂懂的呀
阿祖额速者
训他说出了
年界定
月界定须呀
年界不定呢
人长位不高

月界不定呢
人临知不备
尼能湖不漫
七层昏沉沉
天就是说也
角一边也在
策耿纪者诉
天上策耿纪
真的想了嘛
人古一个差
宇宙山上站

天界一次产
年月它也仿
一年十二月
四季做来赐
冬月春月辨
夏月秋月转

春三月者呢
宇宙天东方来主
木生春令司
夏三月者呢
宇宙天南方来主

火生夏令司
秋三月者呢
宇宙天西方来主
今生秋令司
冬三月者呢

宇宙天北方来主
水源冬令司
它不止的还
天上天白界
三百六十度
日乃它也法
一年三百六十天
天界一次旋
年月一次转
一天十二时
天地十二层来主

一时即八分
春日一日圆
鸡雄一次鸣
七日一次转
九十又六分
去的就是也
一月三十夜
五月一边明
星黄一次旋
宇宙一次转
说的它是呀

一日十二时
时首子做起
它乃天者仿是也

天产子来产
一年十二月
岁首寅来生
人者法是了
人产寅来产
如此讲不必
一月三十夜
六门天来降

动会命有
五天一样
生的就是呀
年界月界定
说了远后呢
天地开了闪
人生乃知备
地土辟于闪
福禄乃明亮
动会命有生
住个个的呢

年界月界定
合了就是呀
这门我来写
这里搁下了
天地二层间
天气地气同
讲来嘛兄长啊

第二十三节　天气地气同　天气与地气结合

布慕笃仁者

一首谈来了
天地二层间
气样好的生

福禄明朗朗
宇宙亮堂堂
天气地气同
七十二气同
天白地黑间
下又上的做
冬月春月辨
夏月秋月分
气此合是呀
真的想是嘛
天地六气产

月令司有了
如果推来了
却说哎哺门门产
气浊相继萌
天气地气随
地气朝上涨
动会它也生
命有它为根
这个远后呢
人气乃知备
福禄乃明朗

千类与垓微
春长而冬枯
如此有啊的
天气地气同
合了就是呀

此气浊生来
首乃气者漫
气生气也遍
气退气也藏
气生了以后
一姓一地令

十一鼠月呢
天气一气生
十二牛月呢
天气二气生
十一与十二
它二月者呢
首气来令司
一为虎月呢
天气三气生
二月兔来司
天气四气生

这二月者呢
萌气来令司
三月龙来主
天气五气生
四月蛇来主
天气六七生
这两月者呢
长气来令司
五月马来主
地气一气本
六月羊本主

地气二气本
它二月者呢

遍气来令司
七月猴来主
地气三气本
八月鸡来主
地气四气本
这二月者呢
退气来令司
九月狗来主
地气五气本

十月猪来主
地气六气本
这二月者呢
藏气来令司
此七十二气
月之好君呢

这门我来写
这里搁下了
这不止的还
此年定月定
生与兴处
讲来嘛兄弟啊

第二十四节　年闰月闰叙　月大月小叙

——论闰年闰月和大月小月

布慕鲁则者
他又开讲了
气浊产
云星产了后
一次年界定

福禄蓬勃现
如此推来呢
他讲首有呀
始之古时

人古闳施者
年界定之时
讲它说出了
天白地黑间
年定月定者
天上天干生
地上地之包
合了就是吗
天干者十门

地支者十二
并临的有呢
所包与所定
去的就是呀
说过曾有呢
它单乃不止
七十二年满
二月足则闰
如此是了呢

越又四十七
五月闰了呢
现在此年闰的啊
七月闰的啊
周周皆无差
算于五行啊
且说尼生能殖后
天干甲寅年

十一月初一
戊戌日是呢
次年乙卯
十一月初一
戊戌日始呢
其年闰的啊

一月又为闰
此尾后啊
月闰所算者
它二距之间
清的记须呀
这是讲不必
此月大月小
如何行不知
他生啊兴处
讲来嘛兄长啊
布慕笃仁者

他又开讲了
气浊产
福禄产
年月闰之后
月大月小同
如此推的呢
他讲首有呢
且说气熏熏
浊沉沉之中
天之天白边

三百又六十五度四分余是
一年者啊尼
三百六十天

去的就是呀
此太阳之子
一天一度行
五度剩的还
一年五度生
二年半足呢
十四度也生
它不止的啊

一月小者呢
一度它又剩
二年半又距
十五度又生
他二讲啊算
二十九度满
一月它啊闰
月小它也兴
它就是不止
过去越九年

二月初十五
现在的此年
一月初一日
这二天着呢
月大月小
行行似去始
如此讲不必
这天干地支同
丙子丙午看
乙丑乙未看
如此看了呢

此月大月小

周周而不反
行行而不差
归又去了呢
六十三年足
月大月小
如此就是呀
这时到了呢
天气生
天干地支合
去又拢就是

此二距之间
天的边也推
年月它也理
月小它也兴
此尾后啊
书此所面者
清的记永学着味

这是讲不必
天福地禄降
雪青冻
霜红降
说的会有呢
讲来嘛兄弟啊

第二十五节　雪霜露白叙　论霜雪和露

布慕鲁则者
天地产了后
熏熏又沉沉
雪青霜红生

地上地四方
垓微兆多降
这样看来呢
气浊万样包
说的这是嘛
此雪白霜红

推的是了呢
露雨度是呀
地气冷着呢
雨变雪成了
花落地上下
去的就是呀
始之古时
雪君伍阿陇
讲它说出了
树花石花五
枝结的多长

后雪白花六
枝结说的啊
如此遍了呢
次年福禄生
影要就是呀
说过曾有呀
它独乃不止
一月三雪白
禾熟它见了
如此看了呢
雪白人好臻

雪白禾生本
说者此是呀

它不止的还
霜红是了呢
天气寒了呢
露白此是嘛
天宇宙之中
恒纳君姑娘
霜红主是也
始之古时
武陀尼邹且

始为必良者
身无鞋爵没有
后之一天呢
武德本皇帝
知旺者来捕
监狱内也关
陀尼邹且者
面朝天也仰
哭泣做着啊
次清早天呢
霜红一门降

德本知旺者
讲它说出去
六月空洞洞
霜红降在啊
何以是因呢
使者老的问
它知者没有
一会儿了呢
德本知旺者
这是啊这是
我于昨天天此时

邹且我来捕
监狱牢着的
天地它听后
霜红降是嘛
他说了
邹且他来放
做着曾有啊
如此看了呢
霜红人福禄
霜红人好臻
说的此是啊

露白是始呢
天气是说啊
气浊门门漫
露白足了啊
现在今天
天地生是也
天地运是也
讲来地四极

垓微兆多
露白降则旺
阿古神仙子
露白有则利
这是讲不必
此天风天雨
什么生不知
讲来嘛兄长啊

第二十六节　天风天雨叙　论风和雨

布慕笃仁者

讲它说出了
天天白之间
门门且流流
风行雨过
气浊旺蓬勃
如此推测呢

始之古时
水来化忽涨
自为天风来
热气是说也
地气漫来后
体也生不能
中央漫来呢

风白足了呢
春时风遇呢
长气是说也
夏时风遇呢
漫气是说也
秋时风遇呢
平气是说也
冬时风遇呢
藏气是说也
晴雨我来理
云行我来示

体有我来殖
人住我根本
说的曾有呢
真心想是嘛
现在今天
东门木之本

木长春中寻
春令天东在
东风行来呢
万美绿油油
如此讲不必

天南火为本
火长夏中寻
南风行来呢
万类漫蓬勃
晴雨得发展
如此讲不必
西门金为本
今生秋中寻
秋令天西在
西风行来呢
平气它是呢

万物凋残残
气退地下掩
如此讲不必
天北水为本
水生北中寻
冬令天北在
天北气行啊
气浊它来远
万类之气藏
如此是说也
地上地四方

千生万殖着
风气行是也
达不止的还

天上地下间
两白旺门门
如此推了呢
他讲首有啊
始之古时
此风君它呢
天上面住啊
到啊海白上

天神仙之子
身乃衣白穿
脚乃裹红裹
头乃鹰翅束
马白一匹骑
十二伴也帝
马踏乃嗒嗒
一次凡间遍
行行它来见
一会儿了呢
宇宙西一门

水行往外来
天一半也生
水洪三股记
做呢曾有呀
它不止的还
阿以古时候
纳特祖恒死
当时啊其中
天观空洞洞
七日亮堂堂
天雷鸣隆隆

天云脚青沥沥
雨白降降下
如此雨在的
高的六师主
它见来乃泣
天泣下是了
如此看了呢
此尾后转
天清天雨呢
天泪下是也
这是讲不必

现在今天
雾升乃雨下
日行乃雨逢
龙尾雨白撒
去的就是呀
兆多埃微
千生万繁殖呢

不死不枯者
雨白行是也
这不止的啊
雾青罩红降
你它讲来嘛
后面兄弟啊

第二十七节　雾罩云白叙　论云和雾

布慕鲁则者
他又开讲了
此雾青罩红

如此推来呢
天地产
五行漫来后
一者一气漫
不变者没有

这是讲不必
雾青是了呢
大水气是也
水气上也记
雾升七天空
罩红是了呢
露白气是也
露白者即水
罩降七地上
真的想是嘛
现在今天

雾升则天雨
罩降则天好
如此有了呢
气浊生是也
这是讲不必
雾罩人庇佑
有啊还是也
始之古时
能沾大城
贾恒益本者
心里良不想

马撒兵
柏雅妥洪交寻也
根本佑之也

前往地它到了呢
雾升罩降
忽忽它啊远
进去处不见
往和也不知
去不能而归
如果有呢啊
它不止的还

古苦俄格
阿伍尚赫氏
武沙犯来时
阿俄山上上
雾罩作靠山
做的曾有啊
地之地四极
雾罩人庇佑
成就的有啊
堆啊多的有
这雾白是应呢

地大气是也
地气向上蒸
宇宙山上转
云白成了哩
云君弥宏陇
天地气浊生
五门做来遍
地上凡间
好名影是哩
毛白人庇佑
说者讲不会

云白人话听
一年十二月
一月一令发
气浊过一日
天之天白一
云白和照呢
好名它来别
次年它来论
清沏沏的见
往事就是呀
不知者没有

这乃讲不必
此天雷天电
何者是不知
讲来嘛兄长啊

第二十八节　天雷天电述　论雷电

布慕笃仁者
讲它说出了
此天雷天电
如是推来呢

地气里也在
天气天也卷
春夏里多呢
气浊漫就是
天电是了呢
他讲首边啊
始之古时
立咪姑娘小

海白中也观
竹筐她来锁
家中到了呢

饭摆吃着哩
吃剩外也扔
雷天鸣来见
一角平也坐
策耿纪向诉
立咪姑娘小
雷天鸣来乐
五君前也到
大者策耿纪
后的独立咪
你呢地上在之时

粮食被你践
真真是的嘛
立咪姑娘小
跪哭正在啊
我粮食未践
我来扔曾的
竹筐白就是
她说了
大者策耿纪
此天雷之子
眼目也不锐

此啊远后呢
天雷你他管
地上地四极
心所不良者
你他面了哩

他就说搁呀
真的想是嘛
现在今天
天雷一门鸣
人心清的知
好名所有者

立咪姑娘小
他们辨搁下
这是讲不必
天雷是了呢
天上鼓是也
鼓击车是转
龙白龙青们
霖雨作不停
木龙脚往往
雹雨颗滚滚
中央漫去了

这是讲不必
始之古时
武沙小姑小
夜半空洞洞
往处去的啊
武沙武沙的
二句呼唤啊
君子你呼的啊
武沙姑娘小
于母之床
随即起而前往

耿纪前也进
大之策耿耿

讲它说出了
后之单武沙
你啊地上在之时
心直啊
洁人法做法
丝毫的未玷
你胜者没有
现在你我拉
令司伴作哩

天雷啊车转
取呢你啊主
这个远后呢
天地二层间
心不空的人
急急除了啊
说有过的啊
真的想是嘛
现在今天
地上地四极
心不良的人

雷天鸣来恐
红火电来漫
堆啊多的在
如此看了呢
伍洛撮之子
心直似
竹直人良想
作业顺利也

晚吃星稠密
天雷鸣不怕

图形我来写
此啊搁下了
书此所看者
清的记着哩
说的有就是

后　记

　　我国传统医学历史悠久，卷帙浩繁，令人难以卒读，故本书力图从中医及民族医学经典中的医理有关内容精中选精，以便今人学习研究，文字尽量不作变动，文中□处为原文中缺字。

　　以下为本书所选底本：

　　《黄帝内经·灵枢》，选自南宋史崧藏本。

　　《黄帝内经·素问》，选自唐代王冰订补本。

　　《伤寒卒病论》，选自日本康平年间丹波雅忠抄录本。

　　《金匮要略》，选自北宋校正医书局校本。

　　《神农本草经》，选自1987年曹元宇所辑本。

　　《脉经》，选自北宋校正医书局校本。

　　《难经》，选自北宋校正医书局校本。

　　《四部医典》，选自2012年青海省藏医药研究院组织编纂的《藏医药大典》。

　　《宇宙人文论》，选自1984年民族出版社罗国义、陈英翻译本。

李林森

2014 年 10 月